广西科学技术出版社

广西中药资源大典

GUANGXI ZHONGYAO ZIYUAN DADIAN

广西中药资源普查专家委员会 = 编著

缪剑华 余丽莹 刘演 = 总主编

○ 田林卷

黄云峰 胡仁传 党桂兰 严克俭 主编

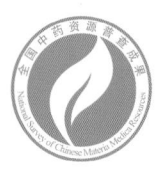

U0381405

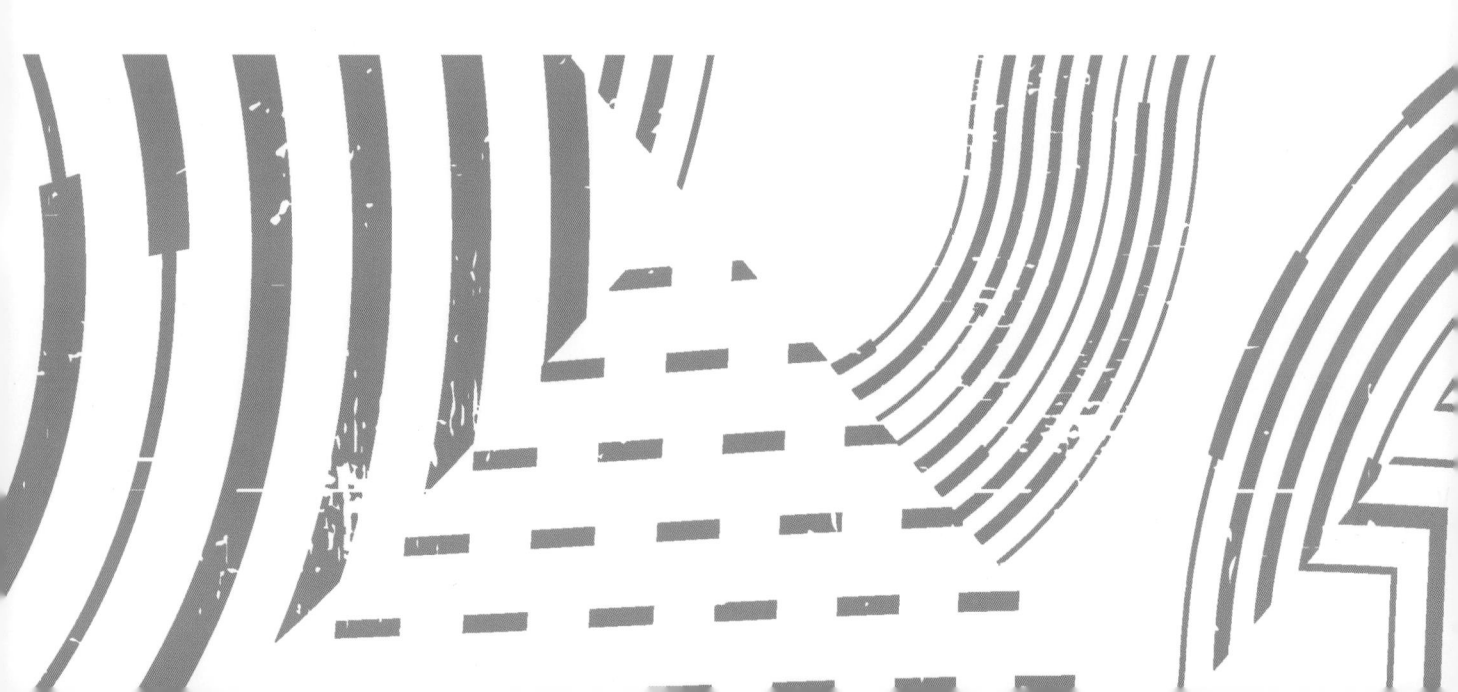

图书在版编目（CIP）数据

广西中药资源大典·田林卷 / 黄云峰等主编. — 南宁：
广西科学技术出版社，2022.12
ISBN 978-7-5551-1774-2

Ⅰ.①广… Ⅱ.①黄… Ⅲ.①中药资源—中药志—田林 Ⅳ.①R281.467

中国版本图书馆 CIP 数据核字（2022）第 196656 号

广西中药资源大典·田林卷
黄云峰 韦松基 梁柏年 严克俭 王勤 主编

责任编辑：蒋志海 韦秋梅　　　　　　　装帧设计：李寒林
责任校对：冯靖　　　　　　　　　　　　责任印制：韦文印

出版人：卢培钊
出版发行：广西科学技术出版社
地址：广西南宁市东葛路 66 号
网址：http://www.gxkjs.com　　　　　　邮政编码：530023

经销：全国各地新华书店
印刷：广西民族印刷包装集团有限公司
地址：南宁市高新区高新三路 1 号　　　邮政编码：530007

开本：890 mm × 1240 mm　1/16
字数：610 千字　　　　　　　　　　　　印张：26
版次：2022 年 12 月第 1 版　　　　　　印次：2022 年 12 月第 1 次印刷
书号：ISBN 978-7-5551-1774-2
定价：248.00 元

田林卷编委会

主　　编：黄云峰　胡仁传　党桂兰　严克俭

副主编：陈云亮　胡琦敏　覃兰芳

委　　员（按姓氏笔画排序）：

王子斌	韦　黎	韦贵元	邓慧丽
卢姿好	农云开	严克俭	杨　平
岑秀忠	张启伟	陈云亮	陈草腧
罗小珍	屈信成	赵　惠	胡仁传
胡琦敏	秦云蕊	党桂兰	徐传贵
黄　炜	黄云峰	黄甫尧	黄照明
梁　静	蒋珍藕	覃兰芳	蓝祥春

凡 例

一、《广西中药资源大典》是第四次全国中药资源普查广西普查成果著作，分为综合卷、县卷、专题卷和山脉卷。

二、综合卷为广西中药资源普查的总体情况总结分析及规划。

三、县卷按县（区、市）行政区划划分，共108卷；专题卷为广西新增普查的壮药卷、瑶药卷、海洋药卷，共3卷；山脉卷为十万大山卷、大明山卷、九万山卷、大瑶山卷、岑王老山卷，共5卷。

四、县卷总论内容为各县（区、市）自然地理概况、自然资源概况、药用资源多样性、药用资源应用、药用资源保护与管理等。

五、县卷各论中的植物药各科的排列，蕨类植物按秦仁昌1978年系统编排，裸子植物按郑万钧、傅立国1977年《中国植物志》系统编排，被子植物按哈钦松1926年、1934年系统编排。

六、县卷各论中药材条目内容包括药材名、基原、别名、形态特征、分布、性能主治、采收加工、附注等，依次著述，资料不全者项目从略，并附有药材基原植物的彩色照片。

1. 药材名为药用部位的名称，优先选择《中国药典》收载药物的药材名称，如无收载则依次参考《中华本草》《广西中药志》等权威本草著作及地方药志收录的药材名称。

2. 基原为该药材的原植物学名，附拉丁名，并注明药用部位。学名首选《中国药典》收载的学名，其次参考《中国植物志》中文版和英文版（FOC）。

3. 形态特征描述基原植物的主要特征。

4. 性能主治描述该药材的性味、作用及主治功能，参考《中国药典》《中华本草》《广西中药志》等权威典籍、本草著作、药志、标准等。

5. 采收加工主要描述该药材的采收时间、季节及初加工的方法。

6. 附注根据资料整理情况而定，可以是标准收录情况、药材流通、民间使用及利用情况等。

7. 基原植物的彩色照片包含植株、花、果实、种子和药用部位等。

七、县卷总名录包括药用植物名录、药用动物名录、药用矿物名录。药用植物名录，按照门、科、属、种进行排序，种的内容包括中文名、别名、学名、凭证标本、功效、功效来源等。名录以第四次全国中药资源普查的结果为基础，同时通过搜索国家标本平台

（NSII）和中国数字植物标本馆（CVH）中收载的全国各标本馆的馆藏标本，筛选分布地在县域内的凭证标本进行比对和补充。

1. 一般植物不写药材名。

2. 学名按照《中国药典》、地方标准、《中国植物志》、FOC的优先顺序进行排列。如FOC有修订，且确为行业热议的类群或物种，如苦苣苔科、新发表的物种按照旧的分类方法进行排序。

3. 凭证标本格式为采集人、采集号和馆藏标本馆缩写。

4. 功效记录用药部位及其作用特征。

八、药用动物名录，属于广西新增普查范围涉及的县域的，则以第四次全国中药资源普查结果为准，如不涉及则整理第三次全国中药资源普查的结果。按门、纲、目、种进行排序，内容包括中文名、学名、功效来源。

九、药用矿物名录，内容包括药材名（按拼音首字母排序）、主含成分、功效、功效来源等。

十、通用参考书籍未列入参考文献，通用参考书籍为《中国药典》（2020年版）、《中华本草》、《广西中药志》、《中国植物志》中文版和英文版。参考文献格式按照《信息与文献　参考文献著录规则》（GB/T 7714—2015）的要求著录。

前　言

　　中药资源是中药产业和中医药事业发展的重要物质基础，也是关系国计民生的战略资源。20世纪60年代、70年代、80年代，我国先后开展了3次全国性的中药资源普查。除矿物药外，中药资源作为可再生性资源，具有周期长、分布地域广、动态性强的特点，易受人为因素及自然力的影响，蕴藏量易发生变化，为此，国家中医药管理局于2011年组织开展第四次全国中药资源普查，旨在通过新一轮的普查来摸清中药资源的家底，形成中药资源调查、研究、监测和服务体系。

　　中医药的传承与发展全靠丰富的中药资源支撑。广西地跨北热带、南亚热带和中亚热带，地形地貌复杂，水热条件优越，土壤类型多样，为各类生物的生存繁衍提供了有利的因素，孕育了丰富的中药资源，中药产业发展潜力巨大。根据第三次全国中药资源普查结果统计，广西中药物种已记载有4623种，其中药用植物4064种，中药物种不仅数量位居我国第二，而且道地药材也十分丰富，民族特色突出鲜明。广西2012年启动第四次中药资源普查，先后分6批对全区108个县（市、区）组织开展了普查，并在对普查成果全面总结的基础上，组织编写《中国中药资源大典》系列重要著作《中国中药资源大典·广西卷》，同时，还组织编写《广西中药资源大典》县域卷。

　　田林县是广西启动中药资源普查的第一批县域，自2012年实施至2017年通过国家验收，历时5年完成了全县中药资源文献整理、药用物种种类调查、重点物种资源量调查、栽培药用植物调查、药材市场流通及传统知识调查、中药发展规划编制、数据汇总上传、标本提交等工作。田林县中药资源调查取得了丰硕成果，记载到中药资源1584种，药用资源总数比第三次中药资源普查增加615种，全面摸清了田林县中药资源的家底，在此基础上，田林县中药资源普查队组织编写了《广西中药资源大典·田林卷》（以下简称《田林卷》）。

　　《田林卷》包含总论、各论与总名录三部分。总论介绍田林县的自然地理、人文资源、社会经济、药用资源等情况；各论收录351种区域内重要的药用植物的药材名、基原、形态特征、分布、性能主治及采收加工等，并附有彩色照片；总名录共收录田林县中药资源1584种，其中药用植物1354种、药用动物224种、药用矿物6种。《田林卷》是一部首次全面反映田林县中药资源现状的专著，可作为了解田林中药资源的工具书。《田林卷》的编研出版，对于推广中药资源普查成果，传承和发展民族医药传统文化，深入开展中药资源研究、保护与利用，服务本地区中药产业高质量发展具重要意义。

田林县中药资源普查工作的开展以及《田林卷》的编写，是由国家中医药管理局、广西壮族自治区中医药管理局立项，广西壮族自治区中医药研究院作为技术依托单位，联合田林县卫生健康局、田林县中医医院等单位共同完成的；在实施过程中，还得到了中国科学院植物研究所、中国科学院华南植物园、中国科学院昆明植物研究所、广西壮族自治区中国科学院广西植物、上海辰山植物园、广西大学、广西师范大学、广西药用植物园、田林县林业局、田林县农业局等单位及人员的大力支持，在此谨致以衷心的感谢！在野外考察和资料整理编研过程中，还得到国家自然科学基金项目（32000264）、广西中医药重点学科建设项目（GZXK-Z-20-69）等的资助。

中药资源涉及种类多，内容广泛，鉴于编者的知识水平有限，书中错误和遗漏之处在所难免，敬请读者批评指正。

编著者

2020年12月

目 录

总名录

总论

第一章　自然地理概况

一、地理位置

田林县位于广西西北部,地处南贵昆(南宁、贵阳、昆明)经济区中心,是滇、黔、桂三省(自治区)交界的商品集散地。聚居着壮、汉、瑶、苗、彝、布依等11个民族,县域面积居广西第一位。田林县位于东经105°27′～106°15′,北纬23°58′～24°41′,北回归线以北,与二省七县(区)相邻。东部、东北部与百色市凌云县、乐业县接壤,南部与百色市右江区交界,西部与隆林各族自治县、西林县毗邻,北部与贵州省册亨县隔南盘江相望。南昆铁路、国道324线和汕昆高速公路从县境内穿过。县城距百色市68 km,距首府南宁市270 km。

田林县隶属广西百色市,是一个历史文化悠久的革命老区。田林县总面积5577 km²,下辖14个乡(镇)169个行政村(社区),总人口约30万。县域特点可以概括为"三省、三路、三江、三乡、三特"。

"三省",就是地处滇、黔、桂接合部,南与云南省富宁县交界,北与贵州省册亨县隔南盘江相望。"三路",就是南昆铁路、汕昆高速公路和国道324线穿境而过,且每条路过境都有近100 km里程。"三江",就是南盘江、驮娘江、西洋江三条大江以及12条支流,总流长1100 km。"三乡",即"中国北路壮剧之乡","北路壮剧"发源于旧州镇,至今已有300多年历史,被列为国家级非物质文化遗产,已成功举办9届壮剧文化艺术节;"中国八渡笋之乡",曾作为明清贡品的田林八渡笋,目前基地种植面积25万亩,被原国家质量监督检验检疫总局定为"国家地理标志保护产品";"中国灵芝之乡",因县内所产灵芝品质好、产量大,2014年9月5日被中国经济林协会授予"中国灵芝之乡"称号。"三特",即历史特色,震惊中外的第二次鸦片战争导火索——"马神甫事件"就发生在田林县定安镇;民族特色,全县有壮、汉、瑶、苗、彝等11个民族,民族文化丰富多彩,如壮族的"三月三",瑶族的盘王节、铜鼓舞,苗族的跳坡节等;资源特色,森林资源、水电资源和矿物资源丰富。

县境范围近似正方形,均为山地,无一处平原,有海拔2062.5 m的"桂西屋脊"——岑王老山,也有海拔200 m的河谷低地,垂直高度差异明显。县境地势呈东北、西北、西南及中部高,河水向西北、北和东南分流。石山集中在县境东北部和西北部,多溶洞;其余为土山,山上林深草密;海拔1000 m以上的高峰有200多座,层峦叠嶂,丘陵起伏。因地势、日照、辐射、热量、雨量的差异,形成温暖、温凉、高寒3个气候区。

二、地质地形

田林县地处广西山字形构造前弧西翼西侧,川滇之字形构造尾部北侧,南岭纬向构造带之西部。因各构造体系的叠加、相互影响和抑制,形成了较复杂的构造体系。

构造体系可分南西向、旋扭、纬向、东西向和北西向五类，以北西向为主，其他仅呈片断显示。受地质史上多次造山运动的影响，地层以浅海相的碳酸岩、硅质岩、碎屑岩沉积为主；构造以北西向为主，为相皱构造（断裂构造）；岩浆以基性岩为主，含有 SiO_2、TiO_2、Fe_2O_3 等有用矿物。除元古界、奥陶系、志留系未出露及侏罗系、白垩系缺失外，寒武系、泥盆系、石炭系、二叠系、三叠系、第三系和第四系均有出露，以石炭系和二叠系出露较全，三叠系分布最广。

田林县地处云贵高原和广西丘陵山区的过渡地带，主要山脉为老山山脉，其峰顶为岑王老山，海拔2062.5 m。山脉走向为北西—南东向，横贯整个县境，地势大致为西北高东南低，境内以山地为主，地势高峻，山岭连绵，山峰海拔1000～2000 m。碎屑岩中低山是该地区主要的地貌类型。根据地貌成因可分为构造溶蚀峰丛洼（谷）地地貌、构造侵蚀中低山地貌两大类型，其中构造侵蚀中低山地貌又可分为中山地貌和低山地貌。

1. 构造溶蚀峰丛洼（谷）地地貌

该地貌类型在境内分布面积较小，仅占全县面积的5%，零星分布于平塘、高龙、龙车、浪平等一带。主要由二叠系和石炭系地层组成，岩性以灰岩为主，局部为白云岩、燧石灰岩。峰丛排列及洼（谷）地走向受构造控制明显，在平塘地区以北东向为主。在浪平、龙车地区，由于构造走向变化较大，峰丛排列方向变化也较大。峰顶标高在浪平地区为1400～1700 m，在平塘地区为1200～1400 m，在高龙地区为1100～1300 m。岩溶洼地长数百米至几千米，宽百米至数百米，洼地中落水洞、溶洞等比较发育，地下河见于浪平—龙车地区。

2. 构造侵蚀中低山地貌

（1）构造侵蚀中山地貌

本地貌类型于境内有大面积分布，在东部的岑王老山一带，北部的百乐、旧州、板桃，西部的者苗、安定、福达一带，分布面积占全县面积的82%。主要由三叠系地层构成，局部地区出露泥盆系。岩性为砂岩、粉砂岩夹泥岩，或泥岩夹砂岩、粉砂岩。上覆第四系残坡积土层，厚0.5～5 m。残坡积土层及强风化带岩体对人类工程活动较为敏感，容易发生滑坡、崩塌等灾害。区域内山体标高1000～1500 m，谷地标高300～700 m。河谷一般呈"V"形，侵蚀作用强度中等，位于者苗、旧州一带，山坡坡度较缓，地形坡度为15°～30°。谷地相对开阔平坦，位于那比、安定一带，山坡坡度较陡，地形坡度为30°～40°。百华、百乐一带，地形切深大（＞500 m），山体坡度为15°～40°。总体上该地貌特点是山高、谷深、坡陡，地势险要。

（2）构造侵蚀低山地貌

分布于潞城至田林县城一带，八桂、弄瓦东南面，分布面积占全县面积的13%。由三叠系和泥盆系地层构成，岩性与构造侵蚀中山地貌相似。区域内山体峰顶标高500～1000 m，谷地标高210～600 m，地形切深小于500 m，河谷多呈"U"形，河流弯曲，显示了老年期河流的特征。山峰为丘状、钝圆状，地形坡度为5°～10°。谷地一般比较开阔平缓，该地貌区斜坡地带的第四系残坡积土层和强风化带岩体对人类工程活动也比较敏感，容易发生滑坡、崩塌等灾害。

（3）地层岩性特征

区域内出露的地层从老至新有泥盆系、石炭系、二叠系、三叠系和第四系。出露的地层岩性有沉积岩、岩浆侵入岩两大类。其中三叠系地层分布最广，主要分布于北部的百乐、旧州、板桃，西部的者苗、安定、福达一带，岩性以碎屑岩为主；泥盆系、石炭系有极小面积分布于区域内东部及南部，以碳酸盐岩为主。此外，境内东南角还零星分布有印支期的辉绿岩；第四系可分为河谷阶地冲洪积土、碎屑岩类斜坡残坡积土和岩溶洼地残积土3类。河谷阶地冲洪积土层零星分布于驮娘江、西洋江、乐里河、八桂河、板坚河、旧州河、百乐河的河谷阶地内。岩性主要为粉质黏土、砂砾石土等，厚数米至十余米。由于境内小河的河床浅，河岸坡高小，仅为1～5 m，局部大于5 m，因此冲积土层分布区地质灾害不发育。碎屑岩类斜坡残坡积土大面积覆盖于碎屑岩之上，在境内分布极广，其分布面积占全境的90%以上。其岩性为碎石黏土、粉质黏土、黏土等，厚度变化大，在陡坡地段仅0.5～2 m，在斜坡及坡脚地带为2～5 m，局部可达10 m。部分地区碎屑石土与其下伏强风化带基岩，呈逐渐过渡关系。在以砂岩为主的分布区，残坡积土层中的黏性土含砂量较多，渗透性较好。残坡积土与风化基岩，过渡带岩土裂隙一般不闭合，雨水易下渗，且易在局部地段形成上层滞水，有利于崩塌、滑坡灾害的发生和发育。岩溶洼地残积土主要分布在碳酸盐岩区的岩溶洼地等地洼处，其分布区滑坡一般不发育，但其下伏基岩地下水活动比较强烈，因此是地面塌陷的发生场所。

三、气候

田林县气候属亚热带季风气候类型。因处于低纬度，太阳辐射较强，所以温度较高，热量丰富，气候温暖，雨量适中。大部分地区夏长冬短，霜期短，雨热同季。由于地形地貌复杂，海拔高低变化大，形成错综复杂的区域小气候。其区域分布是东、西气温低，雨量多；南、北气温高，雨量较少。温度、降水量随着海拔高度的变化而变化，海拔每升高100 m，气温下降0.5 ℃。年平均气温16.9～21.6 ℃，最冷1月，平均气温为9～12.7 ℃，最热7月，平均气温为24～27.6 ℃。年均降水量1000～1600 mm，降水主要集中在5～9月，占全年降水量的79%。历年极端最高气温为42.2 ℃，最低气温-7.3 ℃。年平均日照时数1777.1小时。年无霜期320～337天。年平均风速1.7 m/s。

根据热量和雨量的地区性差异，全县气候大致可划分为低山温暖气候区、中山温凉气候区、高寒气候区等3个小气候区。

低山温暖气候区包括驮娘江、西洋江、南盘江、乐里河、者仙河、板坚河、旧州河、八中河沿岸海拔600 m以下的河谷低山地带。日平均气温稳定在10 ℃以上（含10 ℃）开始于2月上旬至中旬中期，结束于12月中旬至下旬，持续300～330天。雨季来得较迟，一般开始于5月下旬，四季雨量分配不均匀，容易发生冬干、春旱、夏涝灾害。

中山温凉气候区位于海拔600～900 m的中山地带。日平均气温稳定在10 ℃以上（含10 ℃）开始于2月中旬中期至3月上旬初，结束于11月末至12月上旬，持续

270～300天。雨季开始于5月中旬，冬干春旱也较严重。

高寒气候区位于海拔在900 m以上的高山地带，日平均气温稳定在10 ℃以上（含10 ℃）开始于3月上旬至下旬，结束于11月上旬至下旬，持续220～270天。雨季开始期，浪平镇、平山乡为5月上旬，高龙乡在5月下旬，其余为5月中旬。山高水冷，气温低，春暖迟，秋冷早。

四、土壤类型

受地形、气候、水文中成土母岩和生物等因素的影响，形成不同的自然土，土壤成土母质主要是砂页岩风化物，其次为洪积物、冲积物、石灰岩风化物。砂页岩风化物含有一定比例的细砂粒、粉粒和黏粒，所形成的土壤多为壤质土，是全县最主要的成土母质，约有5.39×10^5 hm^2，占全县总面积的96.69%。分布于河沟上游沿岸成山冲中，是山洪携带大量的沙、石泥在流水转弯或稍平处沉积而成，土层沙、石、泥相混，缺乏层理。由此发育而成的土壤约有1763.16 hm^2，占全县总面积的0.32%。冲积物分布于常年流水河的中下游沿岸较低阶地，是河水暴涨时机械沉积下来的沙、石、泥，在水的长期分选作用下发育成冲积土壤，壤质偏沙，有560.80 hm^2，占全县总面积的0.10%。真正由石灰岩风化物母质形成的土壤极少，多在石灰岩地区，有砂页岩风化土壤残留，由于砂页岩风化物长期受石灰岩影响，被含碳酸盐水分淋洗，因此其土壤性质如颜色、酸碱度等已改变并与石灰岩融合。这种石灰岩母质土壤有1.61×10^4 hm^2，占总面积的2.88%。

土壤类型随海拔升高而呈垂直分布，海拔 800 m以下为红壤，800～1200 m为黄红壤，1200 m以上为黄壤。岩溶地区多为棕色石灰土。红壤面积3.38×10^5 hm^2，占全县总面积的60.61%；黄红壤面积1.65×10^5 hm^2，占全县总面积的29.63%；黄壤面积3.60×10^4 hm^2，占总面积的6.45%；山地灌木丛草甸土面积83.33 hm^2，占全县总面积的0.015%；石灰（岩）土面积1.61×10^4 hm^2，占全县总面积的2.88%；冲积土2326.67 hm^2，占全县总面积的0.42%。地带性的红壤分布在全县90%的村屯。

土壤中有机质含量中等偏高。土层厚度一般在50 cm以上，表土质地疏松，底层较黏重。pH值为5.0～6.5，全氮含量为10%～0.25%，全磷含量为0.05%，全钾含量为1.1%～1.9%。历年来境内坡地开垦较多，造成较严重的水土流失。全县水土流失面积1.50×10^4 hm^2，占全县总面积的2.69%，其中轻度流失面积4182.09 hm^2，中度流失面积8204.10 hm^2，强度流失面积2621.31 hm^2。

五、水文

全县河流总长866.3 km，河面宽30～100 m，河床高2～6 m，总流域面积5.58×10^5 hm^2，水面面积约1.24×10^4 hm^2。年平均流量57.14 m^3/s。河流多属季节性溪河，水量的补给主要来自降水。年际变动大，丰水期流量与枯水期流量相差大。丰水年（涝年）常造成涝灾，枯水年（旱年）往往出现旱灾。土山区地表径流多，岩溶地区地表径流少。境内河流分为右江和南盘江两大水系。南盘江、驮娘江、西洋江、乐里河、八桂河、利周河、百乐河、那门河、那比河、八中河、板坚河、旧州河等12条河流集雨面积在1.00×10^4 hm^2以上，每年产水量约1.60×10^9 m^3。

　　县境内地下水埋藏深浅不一，西北及东北部较深，一般在100 m，南部则较浅。乐里等河谷地带，地下水位较高，在地表以下5～10 m。地下水径流大小不一，多分布在浪平、平山、平塘、高龙等乡镇岩溶地带内，径流较大的有龙潭、狮子口、巴央、肖厂、香维等伏流。地下水大部分是沿构造破碎带或岩组变化的接触面从山麓边缘出露。广西水文工程地质队于1980年对"田林幅"水文地质进行普查，乐里、利周、潞城、龙车、八桂、能良、洞弄、浪平、平山等乡（镇）及板桃、百乐两个乡的部分地区的地下水枯期动蓄水量为1.72 m^3/s（平塘、高龙、定安也属"西林幅"，但没有资料）。县境东北部泉水流量最大为0.03 m^3/s，枯水期出口流量最大可达0.35 m^3/s。

第二章 自然资源概况

一、植被资源

田林县林地有94.8%为土山，林业用地面积$4.56×10^5 \text{ hm}^2$，森林面积$3.55×10^5 \text{ hm}^2$。全县活立木蓄积$1.84×10^7 \text{ m}^3$，森林覆盖率达76%。设有一处国家级自然保护区——岑王老山。此区属南亚热带东部（湿润）季风常绿阔叶林地带，既有热带种属又有亚热带和温带种属。垂直分布也有差异，海拔700 m以下为季风常绿阔叶林，海拔700~1600 m为常绿阔叶林，海拔1600 m以上为常绿、落叶阔叶混交林。

二、植物资源

田林县境内的气候有利于各类植物生长。已经发现的植物有187科1600多种，有经济价值的500多种。主要用材性树种有20多种，泡桐*Paulownia fortunei*、梓木*Sassafras tzumu*、椿木*Toona ciliata*、桦木*Betula alnoides*、苦楝*Melia azedarach*、栎*Quercus acutissima*等为优良速生树种；红豆杉*Taxus chinensis*、蒜头果*Malania oleifera*、伞花木*Eurycorymbus cavaleriei*、喙核桃*Annamocarya sinensis*、福建柏*Fokienia hodginsii*、香果树*Emmenopterys henryi*、闽楠*Phoebe bournei*等为珍稀保护物种；松*Pinus massoniana*、杉*Cunninghamia lanceolata*等为日常用材树种。经济林主要有油桐*Vernicia fordii*、油茶*Camellia oleifera*、八角*Illicium verum*、核桃*Juglans regia*、板栗*Castanea mollissima*、麻竹*Dendrocalamus latiflorus*等10多种。果类主要有柑*Citrus reticulata*、橙*Citrus sinensis*、柚*Citrus maxima*、沙梨*Pyrus pyrifolia*、李*Prunus salicina*、桃*Amygdalus persica*、柿*Diospyros kaki*、枇杷*Eriobotrya japonica*、黄皮*Clausena lansium*、牛甘果*Phyllanthus emblica*、杧果*Mangifera indica*、芭蕉*Musa basjoo*等115种。主要的药用资源有田七*Panax notoginseng*、百部*Stemona japonica*、杜仲*Eucommia ulmoides*、何首乌*Fallopia multiflora*、灵芝*Ganoderma lucidum*、山银花*Lonicera hypoglauca*、天冬*Asparagus cochinchinensis*、滇黄精*Polygonatum kingianum*等60多种。县域内草地宽广，有牧地草场$2.34×10^5 \text{ hm}^2$，年产饲草总量可达$2.50×10^7 \text{ t}$。

三、动物资源

田林县野生动物资源亦十分丰富。属国家一级保护动物有云豹*Neofelis nebulosa*、黑颈长尾雉*Syrmaticus humiae*、蟒蛇*Python bivittatus*，国家二级保护动物有猕猴*Macaca mulatta mulatta*、短尾猴*Macaca speciosa thibetana*、穿山甲*Manis pentadactyla*、大灵猫*Viverra zibetha*、小灵猫*Viverricula indica pallida*、林麝*Moschus berezovskii*、苏门羚*Capricornis sumatraensis argyrochaetes*、白鹇*Lophura nycthemera nycthemera*、原鸡*Gallus gallus*、白腹锦鸡*Chrvsolophus amherstiae*、虎纹蛙*Rana tigrina rugulosa*。经济价值较高

的动物有黄麂*Muntiacus muntjak*、野猪*Sus scrofa chirodontus*、水獭*Lutra lutra chiaensis*、斑鸠*Streptopelia orientalis*、竹鸡*Bambusicola thoracica*、环颈雉*Phasianus colchicus takatsukasae*等。鸟类有小鸦鹃*Centropus bengalensis*、褐翅鸦鹃*Centropus sinensis*、四声杜鹃*Cuculus micropterus micropterus*、赤红山椒鸟*Pericrocotus flammeus fohkiensis*、红耳鹎*Pycnonotus jocosus jocosus*、白头鹎*Pycnonotus sinensis*、棕背伯劳*Lanius schach tricolor*、黑枕黄鹂*Oriolus chinensis*、红嘴蓝鹊*Urocissa erythrorhyncha*、喜鹊*Pica pica sericea*等。

第三章　人文资源概况

一、历史文化

县境宋时分属三州二峒，元时分属四州一峒，明时分属一府二长官司，清时分属一府一州一县，民国二十四（1935年）年前分属西林、西隆、凌云三县，中华人民共和国成立初期仍部分分属西林县和凌云县，1951年以后才形成现在的疆域。

文物有第四纪洞穴动物群化石，旧石器时代的打击制石器，新石器时代的磨制石器，战国至西汉时期的青铜钺，宋代陶片，清代铁钟、铜鼓。古迹有八六坡新石器时代遗址、古营垒、旧署遗址、古墓、庙宇祠堂。名胜有钳牙峡、梅花山、三川洞、观音洞、犀牛塘、普陀宝峰、卷洞门、仙人洞等。

二、民俗文化

田林县有壮、汉、瑶、苗、彝等11个民族，少数民族占总人口的73%。民族文化丰富多彩，如壮族的"三月三"，瑶族的盘王节、铜鼓舞，苗族的跳坡节等。田林传统民族文化丰富多彩，有被列入国家非物质文化遗产保护名录的北路壮剧、木柄瑶铜鼓舞，还有被列入自治区非物质文化遗产保护名录的壮族祭瑶娘、瑶族抛沙包等。

北路壮剧原叫"土戏"，诞生于清乾隆三十年（1765年），起源于田林县旧州。它的形式经历了八音班、八音说唱、板凳戏、门口戏、地方戏、搭台戏等阶段。北路壮剧的音乐经过艺师的不断改革、发展，至今已有36声腔。"正调"唱腔是北路壮剧的主要唱腔，由旧州山歌发展而成，调式稳固明朗，旋律恬静优美，素来男女通用。壮剧用本地壮话演唱，不少民间谚语、俚语、格言脍炙人口，主要伴奏乐器马骨胡是壮剧独特的乐器。

第四章 社会经济条件

一、经济发展

截至2017年底，田林县生产总值（GDP）56.52亿元，固定资产投资额36.17亿元，社会消费品零售总额12.14亿元，城镇居民人均可支配收入27241元，农村居民人均可支配收入10286元。

2017年，农林牧渔总产值23.90亿元。粮食种植面积2.08×104 hm^2，无公害蔬菜种植面积7337 hm^2，柑橘种植面积400.20 hm^2，食用菌种植面积130 hm^2，烤烟种植面积350.51 hm^2。农业高产示范基地建设稳步推进，新种用材林种植面积5602.80 hm^2、油茶种植面积1480.74 hm^2、甘蔗种植面积3355.01 hm^2、杞果种植面积1334 hm^2、中草药种植面积133.4 hm^2万亩。林业经济运行平稳，完成造林7545 hm^2，森林抚育5.33×10^4 hm^2，森林覆盖率达77.8%，林业产值7.32亿元。畜牧业提质扩面，完成12个生态养殖场认证，新增猪、牛、羊规模养殖场243个；肉鸡出栏598万羽，牛出栏3.11万头，羊出栏6.63万只，肉猪出栏19.79万头。全年肉类总产量2.29×10^4 t，水产品产量4305 t。

县境内金属矿产有铅、锑、铜、铁、金等，非金属矿产有煤、水晶、石灰石等，部分品种储量尚未探明。铅矿分布在那福、那祥、凡屯，储量约500 t。矿石品位为铅5%、锌7%、铜4%、银156 g/m^3、金32 g/m^3。锑矿主要分布在八渡的六林、高龙，百乐的百地，板桃的那社，潞城的平红，龙车的百华，浪平的委贵、大洞子、龙猫、下火槽、水井湾，平塘的小地坝、渭各、渭洛，旧州的平林、那香，定安的渭密，乐里的新建和那比的普农等。以普农、六林矿点为最佳，每立方米硫化锑矿石含金属锑50%以上。

全县2017年接待游客49.6万人次，同比增长17.5 %，实现旅游综合收入8.56亿元。水资源可开发电力6.00×10^5 kW以上。地方特产有八渡笋、油桐、八角、灵芝、黑木耳、香菇、油茶等。

二、产业结构

2017年，县域经济活力不断增强，发展稳中向好，质量效益不断提升，经济结构持续优化。全年第一产业增长5.6%，高于目标0.6个百分点；第二产业增长20.2%，高于目标6.7个百分点；第三产业增长10.1%，保持稳定。三次产业结构调整为26：41：33，第二产业成为拉动县域经济增长的主要动力，产业转型成效显现。

三、人口概况

田林县壮族村屯多分布在江河、溪涧阶地及低山丘陵地带，全县14个乡（镇）均有壮族居住。其中，旧州、洞弄、者苗、板桃4个乡（镇）的壮族人口分别占当地总人口的98%以上；能良、定安、百乐、那比4个乡（镇）的壮族人口分别占当地总人口的80%以上；弄瓦、福达2个乡的壮族人口分别占当地总人口的70%以上；八桂、利周、八渡、潞城、乐里5个乡（镇）壮族人口分别占当地总人口的64%以上。

汉族多聚居在县东北部、西北部高寒岩溶峰丛圆锥山地，亦有的杂居在其他乡（镇）。其中以浪平乡最多，占该乡人口的98%；平山乡次之，占89.8%；随后为高龙乡，占72.4%，龙车乡占68%，平塘乡占60%。

瑶族多散居在海拔800～1000 m林密草茂的高山峰峦间。主要分布在利周、潞城、八桂、弄瓦、福达、八渡6个瑶族乡。其中以利周瑶族乡最多，占该乡总人口30.6%，其次，八桂瑶族乡占22%，八渡瑶族乡占21.33%。

苗族居住在平塘乡同祥村及定安镇的八新村，人口较少，仅分别占该乡（镇）人口总数的2.36%、0.5%。

彝族聚居在定安镇的常井村，占该镇总人口的1.43%。

四、城镇化建设

县域经济工作扎实推进。强化县域经济发展组织保障，成立县域经济发展专门机构。围绕全区县域经济发展大会精神确定全县经济发展目标，建立全县基础设施、公共服务设施、产业发展"三年行动计划"项目库。

城区承载力进一步加强。以田林新区建设为重点，全面推进体育中心、壮戏中心、政务服务中心、新高中等21个重点城建项目；三宝桥建成通行，城区天然气利用工程稳步实施，乐里桥、风雨桥，以及城区背街小巷硬化、亮化、绿化工程全面竣工。环城路、进城大道提升改造工程全面推进，城区服务功能日趋完善，高铁无轨站项目开通运营。大力开展县城市容市貌和交通秩序综合整治专项工作，严厉打击"三违"现象，市容市貌展现新变化。

乡村路网建设、农田水利项目加快实施。开工建设田林至西林高速公路、旧州至那腊二级公路、八桂至那比公路架屯至弄瓦段、福达至达八渡库区淹没复建路，规划推进河口至福达、潞城至百乐、凡昌至浪平等公路建设。7个村级公共服务中心建设项目加快推进。乐里河防洪工程、7个"328"中小河流治理、2016年农田水利项目全面完工，防洪、农田水利设施日趋改善。

新型城镇化进展加快。利周、旧州、定安特色小镇建设稳步推进，浪平撤乡建镇，城镇化水平不断提高，常住人口城镇化率达23.6%。

第五章 药用资源多样性

一、药用植物资源

田林县坐落于山地之中，地形复杂，河流交错，暗河相通。海拔相差1700 m以上，气候多样，植被丰富。根据田林县的地形地势，第四次中药资源普查设计了3个采集布点方法：主要山脉、河流以及保护区的重点采集，随机布点采集和人类活动区域设计线路采集。至2017年，共采集了3436号腊叶标本，并拍摄50000多幅照片。得利于多样的地形和气候条件，田林县拥有丰富的野生药用植物资源，通过标本鉴定及相关药学资料查阅得出，田林县药用植物共1354种，隶属195科715属。

田林县药用植物资源类型如图5-1所示。田林县药用植物以野生为主，野生药用植物1301种，占药用植物总种数的96.09%；栽培药用植物53种，占药用植物总种数的3.91%。野生药用植物的数量远远大于栽培药用植物的数量，说明田林县药用植物主要依靠野生资源。

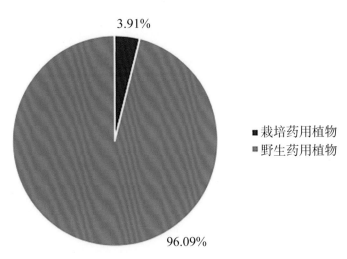

3.91%

■ 栽培药用植物
■ 野生药用植物

96.09%

图5-1 田林县药用植物资源类型统计图

田林县药用植物资源占广西和全国的比例反映了田林县药用植物资源的丰富度，统计整理结果见表5-1，田林县药用植物总科数占广西药用植物总科数的73.03%，占全国药用植物总科数的50.91%；药用植物总属数占广西药用植物总属数的49.97%，占全国药用植物总属数的30.97%；药用植物总种数占广西药用植物总种数的34.37%，占全国药用植物总种数的12.15%。说明田林县药用植物多样性高。

表5-1　田林县药用植物资源与广西及全国药用植物资源比较

类别	科	属	种
田林县药用植物资源	195	715	1354
广西药用植物资源	267	1431	3939
全国药用植物资源	383	2309	11146
田林县药用植物占广西药用植物比例（%）	73.03	49.97	34.37
田林县药用植物占全国药用植物比例（%）	50.91	30.97	12.15

注：全国药用植物资源包括了广义上的植物类群。

1. 野生药用植物

对田林县野生药用植物的分类群进行数量统计（表5-2）得出，田林县野生药用植物共188科683属1301种，其中蕨类植物35科64属137种，裸子植物3科3属6种，被子植物150科616属1158种。通过对所划分的3个类群的比较，再次说明了田林县野生药用植物资源较丰富。

表5-2　田林县野生药用植物分类群组成统计

分类群	科	属	种
野生药用蕨类植物	35	64	137
野生药用裸子植物	3	3	6
野生药用被子植物	150	616	1158
合计	188	683	1301

数据来源：《广西中药资源名录》。

（1）分布特点

田林县属于典型的山区，绝大部分地区是土山，间有少部分石山。土山地区的野生药用植物资源主要集中分布于岑王老山国家级自然保护区及周边区域，石山地区的野生药用植物资源主要分布于浪平镇。县内每个乡镇都出产一些野生药材，但资源比较集中的是定安镇、潞城瑶族乡、利周瑶族乡、八桂瑶族乡、旧州镇。

（2）种类组成

通过植物分类学类别（科、属、种）的分析，体现了田林县药用植物的物种多样性和种类组成特点。对科内属的数量结构统计（表5-3）可知，田林县药用植物含20属以上的科有3个，占县域植物总科数的1.60%，含104属，占县域植物总属数的15.23%，其中菊科Asteraceae 52属、蝶形花科Papilionaceae 31属、唇形科Lamiaceae 21属；含6～20属的科有33个，占县域植物总科数的17.55%，含304属，占县域植物总属数的44.51%，如大戟科Euphorbiaceae、茜草科Rubiaceae、蔷薇科Rosaceae、兰科Orchidaceae、荨麻科Urticaceae、芸香科Rutaceae、水龙骨科Polypodiaceae、百合科Liliaceae、萝藦科Asclepiadaceae、苦苣苔科Gesneriaceae等；含2～5属的科有67个，占县域植物总科数的35.64%，含190属，占县域植物总属数的27.82%，如桑科Moraceae、锦葵科Malvaceae、金星蕨科Thelypteridaceae、桔梗科Campanulaceae、壳斗科Fagaceae、漆树科Anacardiaceae等；单属科有85个，占县域植物总科数的45.21%，含85属，占县域植物总属数的12.45%，如卷柏科Selaginellaceae、猕猴桃科Actinidiaceae、延龄草科Trilliaceae等。可见田林县药用植物的组成以单属科和寡属科为主，共152科，占县域总科数的80.85%，含275属，占县域总属数的40.27%。中等属科和多属科较少，共36科，占总科数的19.15%，却包含408个属，占总属数的59.74%。

表5-3　田林县野生药用植物科内属的数量结构统计

类型	科数	占县域总科数的比例（%）	含属数	占县域总属数的比例（%）
单属科（1属）	85	45.21	85	12.45
寡属科（2～5属）	67	35.64	190	27.82
中等属科（6～20属）	33	17.55	304	44.51
多属科（>20属）	3	1.60	104	15.23

通过对科内种的数量结构统计（表5-4）可知，田林县药用植物含20种以上的科有14个，占县域植物总科数的7.45%，含496种，占县域植物总种数的38.12%，如菊科Asteraceae 91种、蝶形花科Papilionaceae 66种、茜草科Rubiaceae 42种、唇形科Lamiaceae 36种、大戟科Euphorbiaceae 36种、蔷薇科Rosaceae 33种等；含11～20种的科有24个，占县域植物总科数的12.77%，含331种，占县域植物总种数的25.44%，如紫金牛科Myrsinaceae、萝藦科Asclepiadaceae、鸭跖草科Commelinaceae、天南星科Araceae、葡萄科Vitaceae、五加科Araliaceae、兰科Orchidaceae等；含2～10种的科有99个，占县域植物总科数的52.66%，含423种，占县域植物总种数的32.51%，如含羞草科Mimosaceae、石竹科Caryophyllaceae、金星蕨科Thelypteridaceae、菝葜科Smilacaceae、猕猴桃科Actinidiaceae、苋科Amaranthaceae、桑寄生科Loranthaceae等；单种科（含1种）共有51个，占县域植物总科数的27.13%，含51种，占县域植物总种数的3.92%。可见县域药用植物的组成以单种科和寡种科为主，共150科，占总科数的79.79%，含474种，占总种数的36.43%。中等种科和多种科较少，共38科，占总科数的20.22%，却包含827个种，占总种数的63.56%。

经过对科所含属和种的分析，说明田林县药用植物具有优势科现象，其气候比较适宜菊科、蝶形花科、茜草科、唇形科等植物的生长。

表5-4 田林县野生药用植物科内种的数量结构统计

类型	科数	占县域总科数的比例（%）	含种数	占县域总种数的比例（%）
单种科（1种）	51	27.13	51	3.92
寡种科（2～10种）	99	52.66	423	32.51
中等种科（11～20种）	24	12.77	331	25.44
多种科（>20种）	14	7.45	496	38.12

对属内种的数量结构统计（表5-5）可知，田林县药用植物含10种以上的属有6个，占县域药用植物总属数的0.88%，含92种，占县域药用植物总种数的7.07%，其中榕属*Ficus* 21种、蓼属*Polygonum* 17种、铁线莲属*Clematis* 16种、凤尾蕨属*Pteris* 14种、悬钩子属*Rubus* 12种、铁角蕨属*Asplenium* 12种；含6～10种的属有26个，占县域药用植物总属数的3.81%，含191钟，占县域药用植物总种数的14.67%，如冷水花属*Pilea*、卷柏属*Selaginella*、茄属*Solanum*、猪屎豆属*Crotalaria*、猕猴桃属*Actinidia*、菝葜属*Smilax*等；含2～5种的属有216个，占县域药用植物总属数的31.63%，含583种，占县域药用植物总种数的44.78%，如天南星属*Arisaema*、山姜属*Alpinia*、天名精属*Carpesium*、鬼针草属*Bidens*、耳草属*Hedyotis*、清风藤属*Sabia*；单种属（含1种）有435个，占县域药用植物总属数的63.69%，含436种，占县域药用植物总种数的33.49%。可见县域药用植物的主要组成以单种属和寡种属为主，共651属，占县域药用植物总属数的95.32%，含1019种，占县域药用植物总种数的78.27%。中等种属和多种属较少，共32属，占本区药用植物总属数的4.69%，含283种，占本区药用植物总种数的21.74%。寡种属、单种属在田林野生药用植物中占比达78.27%，说明田林县药用植物物种多样性非常高。

表5-5 田林县野生药用植物属内种的数量结构统计

类型	属数	占县域总属数的比例（%）	含种数	占县域总种数的比例（%）
单种属（1种）	435	63.69	436	33.49
寡种属（2～5种）	216	31.63	583	44.78
中等种属（6～10种）	26	3.81	191	14.67
多种属（>10种）	6	0.88	92	7.07

（3）资源分析

从种类分析来看，田林县野生药用植物种类丰富，并具有较高的多样性。从表5-6可看出县内野生药用植物资源在广西药用植物中的比例。

野生药用蕨类植物总科数占广西药用蕨类植物总科数的76.09%，野生药用蕨类植物总属数占广西药用蕨类植物总属数的72.73%，野生药用蕨类植物总种数占广西药用蕨类植物总种数的60.89%。

药用裸子植物种类较少。野生药用裸子植物总科数占广西药用裸子植物总科数的

33.33%，野生药用裸子植物总属数占广西药用裸子植物总属数的17.65%，野生药用裸子植物总种数占广西药用裸子植物总种数的17.65%。

药用被子植物种类最为丰富。野生药用被子植物科数占田林县药用被子植物总科数的96.77%，野生药用被子植物总属数占田林县药用被子植物总属数的95.36%，野生药用被子植物总种数占田林县药用被子植物总种数的95.78%；野生药用被子植物总科数占广西药用被子植物总科数的79.79%，野生药用被子植物总属数占广西药用被子植物总属数的55.10%，野生药用被子植物总种数占广西药用被子植物总种数的31.47%。

田林县野生药用植物与广西药用植物整体相比，田林县野生药用蕨类植物、药用被子植物非常丰富，药用裸子植物比较丰富。

表5-6　田林县野生药用植物分类群数量统计

类别	蕨类植物数量			裸子植物数量			被子植物数量		
	科	属	种	科	属	种	科	属	种
野生药用植物	35	64	137	3	3	6	150	616	1158
田林县总药用植物	35	64	137	5	5	8	155	646	1209
广西药用植物	46	88	225	9	17	34	188	1118	3680
野生占县总数比（%）	100	100	100	60.00	60.00	75.00	96.77	95.36	95.78
野生占广西比（%）	76.09	72.73	60.89	33.33	17.65	17.65	79.79	55.10	31.47

注：野生占县总数比指野生药用植物占田林县总药用植物的比例，野生占广西比指野生药用植物占广西药用植物的比例。

对田林县药用植物的性状进行统计（表5-7），草本植物共有631种，占田林县药用植物总种数的48.50%，常见的有爵床*Justicia procumbens*、牛蒡*Arctium lappa*、闭鞘姜*Costus speciosus*、裂叶秋海棠*Begonia palmata*、白花鬼针草*Bidens alba*等；灌木植物共289种，占田林县药用植物总种数的22.21%，常见的有粉叶栒子*Cotoneaster glaucophyllus*、罗伞树*Ardisia affinis*、小蜡*Ligustrum sinense*、西域旌节花*Stachyurus himalaicus*等；乔木植物共116种，占田林县药用植物总种数的8.92%，常见的有假苹婆*Sterculia lanceolata*、毛叶黄杞*Engelhardia spicata* var. *colebrookeana*、木姜叶柯*Lithocarpus litseifolius*、毛叶青冈*Cyclobalanopsis kerrii*等；藤本植物共265种，占田林县药用植物总数的20.37%，常见的有蚬壳花椒*Zanthoxylum dissitum*、翼梗五味子*Schisandra henryi*、粗叶悬钩子*Rubus alceifolius*等。可见田林县的药用植物以草本为主，其次为灌木和藤本。

表5-7　田林县药用植物性状统计表

植物类型	种数	占县域药用植物总种数比例（%）
草本	631	48.50
灌木	289	22.21
乔木	116	8.92
藤本	265	20.37

2. 栽培药用植物

此次调查的对象包括中药材收购站、重点品种经营大户、专营店、专业合作社以及从事中药材种植加工和经营人员等。调查目的是了解中药材种植情况、品种来源、药材使用部位、销售量和销售地点。通过野外作业调查、专业合作社以及各乡镇收购站访问获得的统计数据得出，田林县栽培药用植物有53种，其中具有种植规模的栽培药用植物品种有八角、姜 *Zingiber officinale*、田七、鸦胆子 *Brucea javanica* 等。

（1）种植种类

根据调查记录数据统计，田林县的栽培药材有16种，为八角、姜、田七、砂仁 *Amomum villosum*、鸦胆子、三叶青 *Tetrastigma hemsleyanum*、牛大力 *Millettia speciosa*、茯苓 *Poria cocos*、薏苡仁 *Coix lacryma-jobi*、橘红 *Citrus maxima*、何首乌 *Fallopia multiflora*、灵芝、天冬、百部 *Stemona tuberosa*、铁皮石斛 *Dendrobium officinale* 和白及 *Bletilla striata*。

从采收部位、采收周期和生活型三个角度讨论田林县栽培药材的特征。由表5-8可见，按采收部位划分，根茎类有8种，块根类药材种植年限越长，价值越高；果实类有5种，果实类药材按周期采收，且采收时间有限制；全株类有3种，全株类药材对种植要求较高，种植和管理较难。按采收周期划分，一次采收的药材有13种，常年采收的药材有3种。按生活型划分，真菌植物药材2种，草本植物药材7种，灌木植物药材2种，乔木植物药材1种，藤本植物药材4种。

表5-8　田林县栽培药材种植种类统计

特征	类型	数量（种）	药材
采收部位	果实类	5	八角、橘红、砂仁、鸦胆子、薏苡仁
	根茎类	8	姜、田七、牛大力、何首乌、天冬、百部、白及、三叶青
	全株类	3	铁皮石斛、灵芝、茯苓
采收周期	常年采收	3	八角、橘红、鸦胆子
	一次采收	13	灵芝、薏苡仁、铁皮石斛、姜、田七、牛大力、茯苓、何首乌、天冬、百部、白及、三叶青、砂仁
生活型	真菌	2	灵芝、茯苓
	草本	7	砂仁、薏苡仁、铁皮石斛、姜、田七、天冬、白及
	灌木	2	橘红、鸦胆子
	乔木	1	八角
	藤本	4	三叶青、牛大力、何首乌、百部

（2）种植历史

田林县药用植物资源丰富，是八角、姜、山银花 *Lonicera japonica*、黄精 *Polygonatum cyrtonema*、天冬、何首乌、七叶一枝花 *Paris polyphylla* 和杜仲 *Eucommia ulmoides* 的历史传统产地，但品种大多还是以野生采集为主。1987年人工栽培面积有

8.20 hm^2，2017年调查结果（表5-9）所示，田林县中药材栽培面积增至8250.12 hm^2。

砂仁：1982年以前以采集为主，年收购量约3000 kg。1983年开始在八渡瑶族乡进行林下人工栽培，至1985年，有收面积1.20 hm^2，产量约900 kg。至2017年，砂仁的种植面积达到200.10 hm^2。

八角：1949年起，广西各地兴起八角种植，八角产业逐渐扩大，百色是八角的原产地之一。20世纪90年代初，田林县开始扩大种植规模，至2017年，种植面积逾3335 hm^2。

（3）种植现状

据2017年调查数据统计，田林县栽培的中药材品种共16种，共8250.12 hm^2，具体品种见表5-9。从现有的种植药材可看出，橘红Citrus reticulata为引进种，是受市场影响而引进的栽培种，八角、姜、田七、砂仁、鸦胆子、三叶青、牛大力、茯苓、薏苡仁、何首乌、灵芝、天冬、百部、铁皮石斛和白及为当地原产药材。主产的八角和姜均栽培面积均达3335 hm^2，说明田林县拥有稳定的药材产出。田七种植历史悠久，田林县是原产地之一。在田林县，田七、砂仁、鸦胆子、三叶青、牛大力、茯苓和薏苡仁已有千亩以上的种植规模，说明这几种中药材的种植已相对成熟。何首乌、灵芝、天冬、百部、铁皮石斛和白及种植面积较小，除何首乌外，其余的都还处于零散种植的阶段。

整体来看，田林县栽培药用植物以八角和姜为主，其次为田七、砂仁、鸦胆子、三叶青、牛大力、茯苓和薏苡仁，后备品种为何首乌、灵芝、天冬、百部、铁皮石斛和白及。整个药材种植产业成熟品种少，中游品种齐头发展，后备品种不足。

表5-9 田林县2017年中药材的生产种植情况调查结果

序号	乡镇	种植品种	学名	面积	备注
1	全县	八角	*Illicium verum*	5万亩	市场化
2	全县	姜	*Zingiber officinale*	5万亩	市场化
3	全县	田七	*Panax notoginseng*	0.4万亩	政府资金补贴
4	全县	砂仁	*Amomum villosum*	0.3万亩	市场化
5	全县	鸦胆子	*Brucea javanica*	0.5万亩	市场化
6	全县	三叶青	*Tetrastigma hemsleyanum*	0.2万亩	市场化
7	全县	牛大力	*Millettia speciosa*	0.3万亩	市场化
8	全县	茯苓	*Poria cocos*	0.3万亩	市场化
9	全县	橘红	*Citrus reticulata*	0.05万亩	市场化
10	全县	薏苡仁	*Coix lacryma-jobi*	0.3万亩	市场化
11	全县	何首乌	*Fallopia multiflora*	120亩	市场化
12	全县	灵芝	*Ganoderma lucidum*	20亩	市场化
13	全县	天冬	*Asparagus cochinchinensis*	20亩	市场化
14	全县	百部	*Stemona tuberosa*	10亩	市场化
15	全县	铁皮石斛	*Dendrobium officinale*	10亩	市场化
16	全县	白及	*Bletilla striata*	10亩	市场化
合计				12.369万亩	

（4）发展趋势

田林县拥有丰富的野生药用植物资源，一直以来，都是作为野生药材产地向外供应。生产由市场需求引导，产出由科技能力决定，当市场需求长期存在，野生药材供应不足，或野生采摘成本大于种植成本时，将促成药材种植的发展。从目前药材种植的情况看来，橘红为引进种植，八角、姜、田七、砂仁、鸦胆子、三叶青、牛大力、茯苓、薏苡仁、何首乌、灵芝、天冬、百部、铁皮石斛和白及均是由本地野生药材发展起来的种植。灵芝、天冬、百部、铁皮石斛和白及为零散种植，说明其仍处于野生采摘向种植过渡阶段。田七、砂仁、鸦胆子、三叶青、牛大力、茯苓和何首乌均已发展成小规模种植，说明这些药材已经具备一定的种植经验，并已衔接上市场。八角和姜为大规模种植，说明市场已经很成熟。田林县曾是田七的原产地，后在市场经济竞争中逐渐失去优势，近年来田七已逐渐发展成为日常保健食材，市场扩大是药材供应的良机，有重振的势头。橘红为引进栽培药材，也是市场需求引导生产的体现。

至2017年，以田七、茯苓、砂仁、橘红、三叶青、鸦胆子和何首乌等多种中药材为主要种植经营项目的合作社有10多个，以科技研究、推广种植、产销一体的形式活跃于市场。

总体来看，田林县的药材种植产业发展路线为野生中药材→零散种植→扩大种植→规模种植→计划种植（科学种植，产销结合）。鉴于田林县药材种植产业成熟品种少、中游品种齐头发展、后备品种不足的情况，药材种植应与市场结合，促进中游品种发展壮大，紧贴市场筛选后备品种，运用科技手段，有效降低销售、种植和成本风险，使中药种植产业快速扎稳脚跟融入市场，这是未来的发展趋势。与此同时，达到有效控制野生药材采挖，保护丰富的野生药材种质资源和生态多样性的目的。

3. 珍稀濒危及特有药用植物

（1）珍稀濒危物种

基于第四次中药资源普查（田林县）的调查数据，以《中国稀有濒危保护植物名录（Ⅰ）》（1984年国务院环境保护委员会公布，1987年国家环保局、中科院植物所修订）、《中国国家重点保护野生植物名录（第一批）》（1999年国家林业局和农业部公布）以及《广西壮族自治区第一批重点保护野生植物名录》（2010年广西壮族自治区人民政府公布）为依据，对田林县重点保护植物进行统计（表5-10），田林县有国家重点保护野生植物4种，其中属于国家一级重点保护野生植物有1种，为南方红豆杉 *Taxus wallichiana* var. *mairei*，国家二级保护野生植物有8种，广西重点保护野生植物有19种，大部分为兰科植物。

表5-10　田林县重点保护野生植物

序号	中文科名	中文名	学名	保护等级
1	红豆杉科	南方红豆杉	*Taxus wallichiana* var. *mairei*	国家一级
2	桫椤科	粗齿桫椤	*Alsophila denticulata*	国家二级
3	桫椤科	大叶黑桫椤	*Alsophila gigantea*	国家二级

续表

序号	中文科名	中文名	学名	保护等级
4	桫椤科	桫椤	*Alsophila spinulosa*	国家二级
5	水蕨科	水蕨	*Ceratopteris thalictroides*	国家二级
6	松科	五针松	*Pinus kwangtungensis*	国家二级
7	樟科	樟	*Cinnamomum camphora*	国家二级
8	珙桐科	喜树	*Camptotheca acuminata*	国家二级
9	茜草科	香果树	*Emmenopterys henryi*	国家二级
10	松科	黄山松	*Pinus taiwanensis*	广西重点
11	防己科	广西地不容	*Stephania kwangsiensis*	广西重点
12	马兜铃科	葫芦叶马兜铃	*Aristolochia cucurbitoides*	广西重点
13	大戟科	蝴蝶果	*Cleidiocarpon cavaleriei*	广西重点
14	榆科	青檀	*Pteroceltis tatarinowii*	广西重点
15	兰科	黄花白及	*Bletilla ochracea*	广西重点
16	兰科	叉唇虾脊兰	*Calanthe hancockii*	广西重点
17	兰科	流苏贝母兰	*Coelogyne fimbriata*	广西重点
18	兰科	多花兰	*Cymbidium floribundum*	广西重点
19	兰科	钩状石斛	*Dendrobium aduncum*	广西重点
20	兰科	重唇石斛	*Dendrobium hercoglossum*	广西重点
21	兰科	聚石斛	*Dendrobium lindleyi*	广西重点
22	兰科	半柱毛兰	*Eria corneri*	广西重点
23	兰科	毛唇芋兰	*Nervilia fordii*	广西重点
24	兰科	羽唇兰	*Ornithochilus difformis*	广西重点
25	兰科	云南石仙桃	*Pholidota yunnanensis*	广西重点
26	兰科	毛唇独蒜兰	*Pleione hookeriana*	广西重点
27	兰科	绶草	*Spiranthes sinensis*	广西重点
28	兰科	琴唇万代兰	*Vanda concolor*	广西重点

根据2013年由国家环境保护部和中国科学院联合编制的《中国生物多样性红色名录——高等植物卷》的评估，田林县药用植物有极危（CR）、濒危（EN）、易危（VU）的物种共56种，见表5-11。

表5-11 田林县药用植物多样性评估（易危、濒危、极危）

序号	中文科名	中文名	学名	濒危程度
1	白花菜科	毛叶山柑	*Capparis pubifolia*	EN
2	蝶形花科	秧青	*Dalbergia assamica*	EN
3	防己科	广西地不容	*Stephania kwangsiensis*	EN
4	兰科	黄花白及	*Bletilla ochracea*	EN
5	石杉科	蛇足石杉	*Huperzia serrata*	EN
6	梧桐科	桂火绳	*Eriolaena kwangsiensis*	EN
7	延龄草科	具柄重楼	*Paris fargesii* var. *petiolata*	EN
8	薯蓣科	七叶薯蓣	*Dioscorea esquirolii*	CR
9	绣球花科	变叶豆草	*Saniculiphyllum guangxiense*	CR
10	百合科	多花黄精	*Polygonatum cyrtonema*	VU
11	车前蕨科	车前蕨	*Antrophyum henryi*	VU
12	大戟科	蝴蝶果	*Cleidiocarpon cavaleriei*	VU
13	杜鹃花科	假木荷	*Craibiodendron stellatum*	VU
14	杜仲科	杜仲	*Eucommia ulmoides*	VU
15	椴树科	南京椴	*Tilia miqueliana*	VU
16	防己科	血散薯	*Stephania dielsiana*	VU
17	红豆杉科	南方红豆杉	*Taxus wallichiana* var. *mairei*	VU
18	胡桃科	胡桃	*Juglans regia*	VU
19	葫芦科	金瓜	*Gymnopetalum chinense*	VU
20	槲蕨科	团叶槲蕨	*Drynaria bonii*	VU
21	槲蕨科	石莲姜槲蕨	*Drynaria propinqua*	VU
22	姜科	乌姜	*Zingiber lingyunense*	VU
23	旌节花科	云南旌节花	*Stachyurus yunnanensis*	VU
24	景天科	齿叶费菜	*Phedimus odontophyllus*	VU
25	桔梗科	同钟花	*Homocodon brevipes*	VU
26	蒟蒻薯科	箭根薯	*Tacca chantrieri*	VU
27	兰科	重唇石斛	*Dendrobium hercoglossum*	VU
28	兰科	毛唇芋兰	*Nervilia fordii*	VU
29	兰科	云南石仙桃	*Pholidota yunnanensis*	VU
30	兰科	多花兰	*Cymbidium floribundum*	VU
31	兰科	钩状石斛	*Dendrobium aduncum*	VU
32	兰科	毛唇独蒜兰	*Pleione hookeriana*	VU

续表

序号	中文科名	中文名	学名	濒危程度
33	兰科	琴唇万代兰	*Vanda concolor*	VU
34	列当科	藨寄生	*Gleadovia ruborum*	VU
35	马兜铃科	葫芦叶马兜铃	*Aristolochia cucurbitoides*	VU
36	猕猴桃科	两广猕猴桃	*Actinidia liangguangensis*	VU
37	猕猴桃科	糙毛猕猴桃	*Actinidia fulvicoma* var. *hirsuta*	VU
38	猕猴桃科	蒙自猕猴桃	*Actinidia henryi*	VU
39	猕猴桃科	粉毛猕猴桃	*Actinidia farinosa*	VU
40	瓶尔小草科	心叶瓶尔小草	*Ophioglossum reticulatum*	VU
41	茜草科	大叶鱼骨木	*Canthium simile*	VU
42	茜草科	香果树	*Emmenopterys henryi*	VU
43	蔷薇科	小叶枇杷	*Eriobotrya seguinii*	VU
44	薯蓣科	黑珠芽薯蓣	*Dioscorea melanophyma*	VU
45	薯蓣科	光叶薯蓣	*Dioscorea glabra*	VU
46	水蕨科	水蕨	*Ceratopteris thalictroides*	VU
47	苏木科	中国无忧花	*Saraca dives*	VU
48	桫椤科	桫椤	*Alsophila spinulosa*	VU
49	蹄盖蕨科	拟鳞毛蕨	*Athyrium cuspidatum*	VU
50	天南星科	磨芋	*Amorphophallus konjac*	VU
51	天南星科	凌云南星	*Arisaema lingyunense*	VU
52	铁角蕨科	石生铁角蕨	*Asplenium saxicola*	VU
53	延龄草科	狭叶重楼	*Paris polyphylla* var. *stenophylla*	VU
54	延龄草科	华重楼	*Paris polyphylla* var. *chinensis*	VU
55	延龄草科	海南重楼	*Paris dunniana*	VU
56	芸香科	黎檬	*Citrus limonia*	VU

数据来源：《中国生物多样性红色名录——高等植物卷》。

（2）特有物种

田林县地处滇、黔、桂三省（区）交界地带，地理位置特殊，各种自然地理成分交融汇集，植物种类极其丰富。由于田林县山高谷深，土山石山交错，植物特有现象也十分显著（特有现象是指植物局限分布于特定的区域，其分布范围有一定的限制）。在对田林县药用植物物种名单分析统计的基础上，发现属于中国特有的药用植物有231种（不含广西特有种），属于广西特有的药用植物5种（表5-12）。

表5-12　田林县野生药用植物特有性情况表

序号	基源中文名	科名	学名	特有性
1	马尾松	松科	*Pinus massoniana*	中国特有
2	柏木	柏科	*Cupressus funebris*	中国特有
3	八角	八角科	*Illicium verum*	中国特有
4	翼梗五味子	五味子科	*Schisandra henryi*	中国特有
5	凹叶瓜馥木	番荔枝科	*Fissistigma retusum*	中国特有
6	中华野独活	番荔枝科	*Miliusa sinensis*	中国特有
7	红果黄肉楠	樟科	*Actinodaphne cupularis*	中国特有
8	毛桂	樟科	*Cinnamomum appelianum*	中国特有
9	川钓樟	樟科	*Lindera pulcherrima* var. *hemsleyana*	中国特有
10	近轮叶木姜子	樟科	*Litsea elongata* var. *subverticillata*	中国特有
11	红叶木姜子	樟科	*Litsea rubescens*	中国特有
12	檫木	樟科	*Sassafras tzumu*	中国特有
13	打破碗花花	毛茛科	*Anemone hupehensis*	中国特有
14	钝齿铁线莲	毛茛科	*Clematis apiifolia* var. *argentilucida*	中国特有
15	两广铁线莲	毛茛科	*Clematis chingii*	中国特有
16	威灵仙	毛茛科	*Clematis florida*	中国特有
17	单叶铁线莲	毛茛科	*Clematis henryi*	中国特有
18	裂叶铁线莲	毛茛科	*Clematis parviloba*	中国特有
19	莓叶铁线莲	毛茛科	*Clematis rubifolia*	中国特有
20	盾叶唐松草	毛茛科	*Thalictrum ichangense*	中国特有
21	亮叶十大功劳	小檗科	*Mahonia nitens*	中国特有
22	四川轮环藤	防己科	*Cyclea sutchuenensis*	中国特有
23	肾子藤	防己科	*Pachygone valida*	中国特有
24	血散薯	防己科	*Stephania dielsiana*	中国特有
25	黄叶地不容	防己科	*Stephania viridiflavens*	中国特有
26	山蒟	胡椒科	*Piper hancei*	中国特有
27	毛蒟	胡椒科	*Piper hongkongense*	中国特有
28	小叶爬崖香	胡椒科	*Piper sintenense*	中国特有
29	全缘金粟兰	金粟兰科	*Chloranthus holostegius*	中国特有
30	毛叶山柑	白花菜科	*Capparis pubifolia*	中国特有
31	深圆齿堇菜	堇菜科	*Viola davidii*	中国特有
32	柔毛堇菜	堇菜科	*Viola fargesii*	中国特有

续表

序号	基源中文名	科名	学名	特有性
33	尾叶远志	远志科	*Polygala caudata*	中国特有
34	巫山繁缕	石竹科	*Stellaria wushanensis*	中国特有
35	愉悦蓼	蓼科	*Polygonum jucundum*	中国特有
36	绿萼凤仙花	凤仙花科	*Impatiens chlorosepala*	中国特有
37	黄金凤	凤仙花科	*Impatiens siculifer*	中国特有
38	小黄构	瑞香科	*Wikstroemia micrantha*	中国特有
39	短萼海桐	海桐花科	*Pittosporum brevicalyx*	中国特有
40	棱果海桐	海桐花科	*Pittosporum trigonocarpum*	中国特有
41	山羊角树	大风子科	*Carrierea calycina*	中国特有
42	镰叶西番莲	西番莲科	*Passiflora wilsonii*	中国特有
43	翅茎绞股蓝	葫芦科	*Gynostemma caulopterum*	中国特有
44	裂苞栝楼	葫芦科	*Trichosanthes fissibracteata*	中国特有
45	中华栝楼	葫芦科	*Trichosanthes rosthornii*	中国特有
46	掌裂秋海棠	秋海棠科	*Begonia pedatifida*	中国特有
47	白毛茶	山茶科	*Camellia sinensis* var. *pubilimba*	中国特有
48	凹脉柃	山茶科	*Eurya impressinervis*	中国特有
49	细枝柃	山茶科	*Eurya loquaiana*	中国特有
50	四角柃	山茶科	*Eurya tetragonoclada*	中国特有
51	京梨猕猴桃	猕猴桃科	*Actinidia callosa* var. *henryi*	中国特有
52	簇花猕猴桃	猕猴桃科	*Actinidia fasciculoides*	中国特有
53	黄毛猕猴桃	猕猴桃科	*Actinidia fulvicoma*	中国特有
54	糙毛猕猴桃	猕猴桃科	*Actinidia fulvicoma* var. *hirsuta*	中国特有
55	蒙自猕猴桃	猕猴桃科	*Actinidia henryi*	中国特有
56	两广猕猴桃	猕猴桃科	*Actinidia liangguangensis*	中国特有
57	革叶猕猴桃	猕猴桃科	*Actinidia rubricaulis* var. *coriacea*	中国特有
58	聚锥水东哥	水东哥科	*Saurauia thyrsiflora*	中国特有
59	锦香草	野牡丹科	*Phyllagathis cavaleriei*	中国特有
60	肉穗草	野牡丹科	*Sarcopyramis bodinieri*	中国特有
61	风车子	使君子科	*Combretum alfredii*	中国特有
62	桂火绳	梧桐科	*Eriolaena kwangsiensis*	中国特有
63	拔毒散	锦葵科	*Sida szechuensis*	中国特有
64	四川溲疏	绣球花科	*Deutzia setchuenensis*	中国特有

续表

序号	基源中文名	科名	学名	特有性
65	西南绣球	绣球花科	*Hydrangea davidii*	中国特有
66	变叶豆草	绣球花科	*Saniculiphyllum guangxiense*	中国特有
67	桃	蔷薇科	*Amygdalus persica*	中国特有
68	粉叶栒子	蔷薇科	*Cotoneaster glaucophyllus*	中国特有
69	云南山楂	蔷薇科	*Crataegus scabrifolia*	中国特有
70	小叶枇杷	蔷薇科	*Eriobotrya seguinii*	中国特有
71	柔毛路边青	蔷薇科	*Geum japonicum* var. *chinense*	中国特有
72	厚叶石楠	蔷薇科	*Photinia crassifolia*	中国特有
73	李	蔷薇科	*Prunus salicina*	中国特有
74	全缘火棘	蔷薇科	*Pyracantha atalantioides*	中国特有
75	火棘	蔷薇科	*Pyracantha fortuneana*	中国特有
76	周毛悬钩子	蔷薇科	*Rubus amphidasys*	中国特有
77	宜昌悬钩子	蔷薇科	*Rubus ichangensis*	中国特有
78	棠叶悬钩子	蔷薇科	*Rubus malifolius*	中国特有
79	川莓	蔷薇科	*Rubus setchuenensis*	中国特有
80	美脉花楸	蔷薇科	*Sorbus caloneura*	中国特有
81	渐尖绣线菊	蔷薇科	*Spiraea japonica* var. *acuminata*	中国特有
82	光叶绣线菊	蔷薇科	*Spiraea japonica* var. *fortunei*	中国特有
83	山蜡梅	蜡梅科	*Chimonanthus nitens*	中国特有
84	火索藤	苏木科	*Bauhinia aurea*	中国特有
85	紫荆	苏木科	*Cercis chinensis*	中国特有
86	湖北紫荆	苏木科	*Cercis glabra*	中国特有
87	肥皂荚	苏木科	*Gymnocladus chinensis*	中国特有
88	亮叶崖豆藤	蝶形花科	*Callerya nitida*	中国特有
89	茸毛叶菼子梢	蝶形花科	*Campylotropis pinetorum* subsp. *velutina*	中国特有
90	三棱枝菼子梢	蝶形花科	*Campylotropis trigonoclada*	中国特有
91	大金刚藤	蝶形花科	*Dalbergia dyeriana*	中国特有
92	藤黄檀	蝶形花科	*Dalbergia hancei*	中国特有
93	中南鱼藤	蝶形花科	*Derris fordii*	中国特有
94	干花豆	蝶形花科	*Fordia cauliflora*	中国特有

续表

序号	基源中文名	科名	学名	特有性
95	小叶干花豆	蝶形花科	*Fordia microphylla*	中国特有
96	白花油麻藤	蝶形花科	*Mucuna birdwoodiana*	中国特有
97	杜仲	杜仲科	*Eucommia ulmoides*	中国特有
98	板凳果	黄杨科	*Pachysandra axillaris*	中国特有
99	野扇花	黄杨科	*Sarcococca ruscifolia*	中国特有
100	亮叶桦	桦木科	*Betula luminifera*	中国特有
101	锥	壳斗科	*Castanopsis chinensis*	中国特有
102	白栎	壳斗科	*Quercus fabri*	中国特有
103	藤构	桑科	*Broussonetia kaempferi* var. *australis*	中国特有
104	珍珠莲	桑科	*Ficus sarmentosa* var. *henryi*	中国特有
105	岩木瓜	桑科	*Ficus tsiangii*	中国特有
106	广东冬青	冬青科	*Ilex kwangtungensis*	中国特有
107	毛冬青	冬青科	*Ilex pubescens*	中国特有
108	过山枫	卫矛科	*Celastrus aculeatus*	中国特有
109	苦皮藤	卫矛科	*Celastrus angulatus*	中国特有
110	核子木	卫矛科	*Perrottetia racemosa*	中国特有
111	锈毛钝果寄生	桑寄生科	*Taxillus levinei*	中国特有
112	毛叶钝果寄生	桑寄生科	*Taxillus nigrans*	中国特有
113	黔桂大苞寄生	桑寄生科	*Tolypanthus esquirolii*	中国特有
114	棱枝槲寄生	桑寄生科	*Viscum diospyrosicola*	中国特有
115	光枝勾儿茶	鼠李科	*Berchemia polyphylla* var. *leioclada*	中国特有
116	山绿柴	鼠李科	*Rhamnus brachypoda*	中国特有
117	革叶鼠李	鼠李科	*Rhamnus coriophylla*	中国特有
118	梗花雀梅藤	鼠李科	*Sageretia henryi*	中国特有
119	皱叶雀梅藤	鼠李科	*Sageretia rugosa*	中国特有
120	长叶胡颓子	胡颓子科	*Elaeagnus bockii*	中国特有
121	披针叶胡颓子	胡颓子科	*Elaeagnus lanceolata*	中国特有
122	三裂蛇葡萄	葡萄科	*Ampelopsis delavayana*	中国特有
123	毛三裂蛇葡萄	葡萄科	*Ampelopsis delavayana* var. *setulosa*	中国特有
124	叉须崖爬藤	葡萄科	*Tetrastigma hypoglaucum*	中国特有
125	刺葡萄	葡萄科	*Vitis davidii*	中国特有
126	小黄皮	芸香科	*Clausena emarginata*	中国特有
127	豆叶九里香	芸香科	*Murraya euchrestifolia*	中国特有

续表

序号	基源中文名	科名	学名	特有性
128	毛竹叶花椒	芸香科	*Zanthoxylum armatum* var. *ferrugineum*	中国特有
129	蚬壳花椒	芸香科	*Zanthoxylum dissitum*	中国特有
130	复羽叶栾树	无患子科	*Koelreuteria bipinnata*	中国特有
131	中华槭	槭树科	*Acer sinense*	中国特有
132	平伐清风藤	清风藤科	*Sabia dielsii*	中国特有
133	角叶鞘柄木	鞘柄木科	*Torricellia angulata*	中国特有
134	小花八角枫	八角枫科	*Alangium faberi*	中国特有
135	黄毛楤木	五加科	*Aralia chinensis*	中国特有
136	台湾毛楤木	五加科	*Aralia decaisneana*	中国特有
137	锈毛罗伞	五加科	*Brassaiopsis ferruginea*	中国特有
138	三叶罗伞	五加科	*Brassaiopsis tripteris*	中国特有
139	贵州桤叶树	桤叶树科	*Clethra kaipoensis*	中国特有
140	灯笼吊钟花	杜鹃花科	*Enkianthus chinensis*	中国特有
141	毛滇白珠	杜鹃花科	*Gaultheria leucocarpa* var. *crenulata*	中国特有
142	广西杜鹃	杜鹃花科	*Rhododendron kwangsiense*	中国特有
143	岭南杜鹃	杜鹃花科	*Rhododendron mariae*	中国特有
144	油柿	柿科	*Diospyros oleifera*	中国特有
145	尾叶紫金牛	紫金牛科	*Ardisia caudata*	中国特有
146	剑叶紫金牛	紫金牛科	*Ardisia ensifolia*	中国特有
147	月月红	紫金牛科	*Ardisia faberi*	中国特有
148	广西密花树	紫金牛科	*Myrsine kwangsiensis*	中国特有
149	瘤枝密花树	紫金牛科	*Myrsine verruculosa*	中国特有
150	黄牛奶树	山矾科	*Symplocos cochinchinensis* var. *laurina*	中国特有
151	华素馨	木犀科	*Jasminum sinense*	中国特有
152	女贞	木犀科	*Ligustrum lucidum*	中国特有
153	多毛小蜡	木犀科	*Ligustrum sinense* var. *coryanum*	中国特有
154	光萼小蜡	木犀科	*Ligustrum sinense* var. *myrianthum*	中国特有
155	鸡骨常山	夹竹桃科	*Alstonia yunnanensis*	中国特有
156	链珠藤	夹竹桃科	*Alyxia sinensis*	中国特有
157	川山橙	夹竹桃科	*Melodinus hemsleyanus*	中国特有
158	薄叶山橙	夹竹桃科	*Melodinus tenuicaudatus*	中国特有
159	贵州络石	夹竹桃科	*Trachelospermum bodinieri*	中国特有

续表

序号	基源中文名	科名	学名	特有性
160	朱砂藤	萝藦科	*Cynanchum officinale*	中国特有
161	贯筋藤	萝藦科	*Dregea sinensis* var. *corrugata*	中国特有
162	香花球兰	萝藦科	*Hoya lyi*	中国特有
163	贵州娃儿藤	萝藦科	*Tylophora silvestris*	中国特有
164	羊角藤	茜草科	*Morinda umbellata* subsp. *obovata*	中国特有
165	粗毛玉叶金花	茜草科	*Mussaenda hirsutula*	中国特有
166	钩毛茜草	茜草科	*Rubia oncotricha*	中国特有
167	柄花茜草	茜草科	*Rubia podantha*	中国特有
168	毛钩藤	茜草科	*Uncaria hirsuta*	中国特有
169	攀茎钩藤	茜草科	*Uncaria scandens*	中国特有
170	长花忍冬	忍冬科	*Lonicera longiflora*	中国特有
171	短序荚蒾	忍冬科	*Viburnum brachybotryum*	中国特有
172	球核荚蒾	忍冬科	*Viburnum propinquum*	中国特有
173	云南蓍	菊科	*Achillea wilsoniana*	中国特有
174	长穗兔儿风	菊科	*Ainsliaea henryi*	中国特有
175	总序蓟	菊科	*Cirsium racemiforme*	中国特有
176	金仙草	菊科	*Pulicaria chrysantha*	中国特有
177	蒲公英	菊科	*Taraxacum mongolicum*	中国特有
178	异叶黄鹌菜	菊科	*Youngia heterophylla*	中国特有
179	红花龙胆	龙胆科	*Gentiana rhodantha*	中国特有
180	石山细梗香草	报春花科	*Lysimachia capillipes* var. *cavaleriei*	中国特有
181	灵香草	报春花科	*Lysimachia foenum-graecum*	中国特有
182	落地梅	报春花科	*Lysimachia paridiformis*	中国特有
183	报春花	报春花科	*Primula malacoides*	中国特有
184	球果牧根草	桔梗科	*Asyneuma chinense*	中国特有
185	线萼山梗菜	半边莲科	*Lobelia melliana*	中国特有
186	上思厚壳树	紫草科	*Ehretia tsangii*	中国特有
187	来江藤	玄参科	*Brandisia hancei*	中国特有
188	毛叶蝴蝶草	玄参科	*Torenia benthamiana*	中国特有
189	广西芒毛苣苔	苦苣苔科	*Aeschynanthus austroyunnanensis* var. *guangxiensis*	中国特有
190	革叶粗筒苣苔	苦苣苔科	*Briggsia mihieri*	中国特有
191	羽裂唇柱苣苔	苦苣苔科	*Chirita pinnatifida*	中国特有

续表

序号	基源中文名	科名	学名	特有性
192	滇黔紫花苣苔	苦苣苔科	*Loxostigma cavaleriei*	中国特有
193	华紫珠	马鞭草科	*Callicarpa cathayana*	中国特有
194	老鸦糊	马鞭草科	*Callicarpa giraldii*	中国特有
195	金腺莸	马鞭草科	*Caryopteris aureoglandulosa*	中国特有
196	臭茉莉	马鞭草科	*Clerodendrum chinense* var. *simplex*	中国特有
197	三台花	马鞭草科	*Clerodendrum serratum* var. *amplexifolium*	中国特有
198	滇桂豆腐柴	马鞭草科	*Premna confinis*	中国特有
199	灯笼草	唇形科	*Clinopodium polycephalum*	中国特有
200	野草香	唇形科	*Elsholtzia cyprianii*	中国特有
201	野拔子	唇形科	*Elsholtzia rugulosa*	中国特有
202	碎米桠	唇形科	*Isodon rubescens*	中国特有
203	小叶假糙苏	唇形科	*Paraphlomis javanica* var. *coronata*	中国特有
204	钝叶黄芩	唇形科	*Scutellaria obtusifolia*	中国特有
205	西南水苏	唇形科	*Stachys kouyangensis*	中国特有
206	竹叶山姜	姜科	*Alpinia bambusifolia*	中国特有
207	长柄山姜	姜科	*Alpinia kwangsiensis*	中国特有
208	深裂竹根七	百合科	*Disporopsis pernyi*	中国特有
209	长茎沿阶草	百合科	*Ophiopogon chingii*	中国特有
210	棒叶沿阶草	百合科	*Ophiopogon clavatus*	中国特有
211	厚叶沿阶草	百合科	*Ophiopogon corifolius*	中国特有
212	宽叶沿阶草	百合科	*Ophiopogon platyphyllus*	中国特有
213	狭叶沿阶草	百合科	*Ophiopogon stenophyllus*	中国特有
214	多花黄精	百合科	*Polygonatum cyrtonema*	中国特有
215	凌云重楼	延龄草科	*Paris cronquistii*	中国特有
216	海南重楼	延龄草科	*Paris dunniana*	中国特有
217	具柄重楼	延龄草科	*Paris fargesii* var. *petiolata*	中国特有
218	云南肖菝葜	菝葜科	*Heterosmilax yunnanensis*	中国特有
219	短梗菝葜	菝葜科	*Smilax scobinicaulis*	中国特有
220	南蛇棒	天南星科	*Amorphophallus dunnii*	中国特有
221	磨芋	天南星科	*Amorphophallus konjac*	中国特有
222	灯台莲	天南星科	*Arisaema bockii*	中国特有
223	小花鸢尾	鸢尾科	*Iris speculatrix*	中国特有

续表

序号	基源中文名	科名	学名	特有性
224	七叶薯蓣	薯蓣科	*Dioscorea esquirolii*	中国特有
225	毛胶薯蓣	薯蓣科	*Dioscorea subcalva*	中国特有
226	叉唇虾脊兰	兰科	*Calanthe hancockii*	中国特有
227	黄山松	松科	*Pinus taiwanensis*	中国特有
228	广西地不容	防己科	*Stephania kwangsiensis*	中国特有
229	青檀	榆科	*Pteroceltis tatarinowii*	中国特有
230	喜树	珙桐科	*Camptotheca acuminata*	中国特有
231	香果树	茜草科	*Emmenopterys henryi*	中国特有
232	粉毛猕猴桃	猕猴桃科	*Actinidia farinosa*	广西特有
233	矮山姜	姜科	*Alpinia psilogyna*	广西特有
234	匙苞姜	姜科	*Zingiber cochleariforme*	广西特有
235	乌姜	姜科	*Zingiber lingyunense*	广西特有
236	凌云南星	天南星科	*Arisaema lingyunense*	广西特有

二、药用动物资源

田林县药用动物有穿山甲 *Manis pentadactyla*、竹叶青 *Trimeresurus stejnegeri*、胡蜂 *Polistes fadwigae*、赤麂 *Muntiacus muntjak*、中华鳖 *Trionyx sinensis*、蓖麻蚕 *Philosamia cynthia ricini*、中华壁虎 *Gekko chinensis*、鸽 *Columba livia* var. *domestic* 等共108科166属224种。

三、药用矿物资源

田林县矿产资源丰富，县境内有27种矿产资源，金属矿产有铅、锑、铜、铁、金等，还有石油、煤、水晶、石灰石等非金属矿产。药用矿物有钟乳石、钟乳鹅管石、石灰、方解石、黄土和伏龙肝6种。

第六章　药用资源应用

一、市场流通

据田林县市场随机调查的数据，田林县药材收购市场流通的主要品种有35种，分别为何首乌、黄药子、牛大力、百部、灵芝、女贞子、鸡血藤、鸦胆子、决明子、高良姜、黄精、八角、天冬、重楼、铁皮石斛、桑白皮、天花粉、通草、南板蓝根等。各品种收购情况见表6-1。

田林县药材供应主要依赖野生采收，在调查的药材种类中，销量最大的药用植物是首乌藤，年销售量237.6 t，其次为生姜、丁公藤和大叶紫珠。种植面积3335 hm^{2}以上的药用植物有生姜和八角，生姜年销售量130 t，八角年销售量44.8 t。

表6-1　田林县主流药材收购情况

序号	药材名	中文名	学名	药用部位	年销售量（t）
1	首乌藤	何首乌	*Polygonum multiflorum*	茎木类	237.6
2	生姜	姜	*Zingiber officinale*	根及根茎类	130
3	丁公藤	丁公藤	*Erycibe obtusifolia*	茎木类	100
4	大叶紫珠	大叶紫珠	*Callicarpa macrophylla*	根及根茎类	100
5	长柱十大功劳	长柱十大功劳	*Mahonia duclouxiana*	茎木类	80
6	宽筋藤	中华青牛胆	*Tinospora sinensis*	茎木类	45
7	八角茴香	八角	*Illicium verum*	果实和种子类	44.8
8	东风草	东风草	*Blumea megacephala*	全草类	40
9	黄药子	黄独	*Dioscorea bulbifera*	根及根茎类	29
10	广西地不容	广西地不容	*Stephania kwangsiensis*	根及根茎类	27.5
11	何首乌	何首乌	*Polygonum multiflorum*	根及根茎类	22.6
12	百部	对叶百部	*Stemona tuberosa*	根及根茎类	19.4
13	南板蓝根	板蓝	*Baphicacanthus cusia*	根及根茎类	12
14	黄精	滇黄精	*Polygonatum kingianum*	根及根茎类	8.2
15	决明子	决明	*Senna tora*	果实和种子类	5
16	土茯苓	光叶菝葜	*Smilax glabra*	根及根茎类	5
17	天花粉	中华栝楼	*Trichosanthes rosthornii*	根及根茎类	4.3
18	鸡血藤	密花豆	*Spatholobus suberectus*	茎木类	4
19	桑白皮	桑	*Morus alba*	皮类	4
20	桑寄生	桑寄生	*Taxillus sutchuenensis*	茎木类	4

续表

序号	药材名	中文名	学名	药用部位	年销售量（t）
21	牛大力	美丽崖豆藤	*Millettia speciosa*	根及根茎类	3
22	天冬	天门冬	*Asparagus cochinchinensis*	根及根茎类	1.3
23	女贞子	女贞	*Ligustrum lucidum*	果实和种子类	1.1
24	鸦胆子	鸦胆子	*Brucea javanica*	果实和种子类	1
25	高良姜	高良姜	*Alpinia officinarum*	根及根茎类	1
26	木蝴蝶	木蝴蝶	*Oroxylum indicum*	果实和种子类	1
27	九牛力	抱茎菝葜	*Smilax ocreata*	根及根茎类	1
28	灵芝	赤芝	*Ganoderma lucidum*	真菌类	0.8
29	千斤拔	大叶千斤拔	*Flemingia macrophylla*	根及根茎类	0.8
30	山豆根	越南槐	*Sophora tonkinensis*	根及根茎类	0.5
31	灵芝	紫芝	*Ganoderma sinense*	真菌类	0.3
32	金线兰	金线兰	*Anoectochilus roxburghii*	全草类	0.3
33	通草	通脱木	*Tetrapanax papyrifer*	茎木类	0.2
34	重楼	七叶一枝花	*Paris polyphylla*	根及根茎类	0.05
35	铁皮石斛	铁皮石斛	*Dendrobium officinale*	茎木类	0.02
36	白及	黄花白及	*Bletilla ochracea*	根及根茎类	0.01

二、传统医药

田林县有壮、瑶、苗等多个少数民族，民间医生多为祖传，用药具有民族特色，有熏洗、热熨、刮（夹）痧、灯花灸、药敷、针挑、拔罐、刺、内服汤药等疗法。民间药方收集如下：

1. 骨伤跌打药

【处方1】

药方：大驳骨，小驳骨，羊角拗，藤杜仲，刘寄奴。

使用地区：田林县（壮族）。

性能主治：用于治疗闭合性骨折。

采收加工：秋季采收，洗净，鲜用或切片晒干备用。

用法：诸药共捣烂，拌淘米水敷患处，患处有热感马上除药，除下的药可再加淘米水使用。

【处方2】

药方：假防风（矮陀陀）叶。

使用地区：田林县（壮族）。

性能主治：用于治疗闭合性骨折。

采收加工：全年均可采收，洗净，鲜用。

用法：捣烂取汁，涂擦骨折处，尤适用于肋骨骨折。

【处方3】

药方：〔1〕螃蟹1～3只，山蚂蝗2只，咳床菜（毛叶车前草）适量。〔2〕接骨丹，小驳骨，断鸡骨，金钮扣，山黄瓜藤，小叶榕（皮），小四方草，酒糟，各适量。

使用地区：田林县（壮族）。

性能主治：用于闭合性骨折。

采收加工：全年均可采收，洗净，鲜用。

用法：取〔1〕方共捣烂，药泥敷于骨折处，敷后不久可听到骨移动摩擦声，当摩擦声停即洗去药泥，接着用〔2〕方共捣烂拌酒糟，煨暖敷于患处，每天换药1次。

【处方4】

药方：十万错。

使用地区：田林县百乐乡（汉族）。

性能主治：味淡，性凉。有续伤接骨、解毒止痛、凉血止血的作用。主治跌打骨折。

采收加工：7～8月采收，采全草，洗净，切段，鲜用或者晒干备用。

用法：鲜品10～15 g，捣敷患处或研末外用。用药期间忌辛辣食物。

来源与历史：该药方来自祖传，已超过3代。

【处方5】

药方：矮坨坨配接骨丹，铁骨头，五加皮。

使用地区：田林县浪平镇（汉族）。

性能主治：味甘、微苦，性凉。有清热解毒、活血止痛的作用。主治跌打骨折。

采收加工：全年均可采收，采集全草，洗净，切段，鲜用或晒干。

用法：本品10～15 g，煎汤内服。适量捣敷或研末外用。用药期间忌辛辣食物。

来源与历史：该药方来自祖传，已超过3代。

【处方6】

药方：小叶买麻藤配沙田柚（叶子），两面针（根、皮），鹅不食草（全草）。

使用地区：田林县利周瑶族乡（壮族）。

性能主治：味苦，性微温。有活血散瘀、消肿止痛、化痰止咳的作用。主治跌打骨折。

采收加工：全年均可采收，采集藤、根和叶，鲜用或者晒干备用。

用法：鲜品100 g，与小鸡或螃蟹捣烂，加适量白酒，热敷患处，与西医配合治疗。用药期间忌辛辣食物。

来源与历史：该药方来自祖传，已超过3代。

【处方7】

药方：透骨消。

使用地区：田林县旧州镇（壮族）。

性能主治：味苦、辛，性温；有小毒。有祛风消肿、散瘀止痛的作用。主治跌打损伤，扭挫伤，骨折，风湿骨痛。

采收加工：夏、秋季采收，采集全草，洗净，晒干备用。

用法：本品50～100 g，捣敷患处或研末外用。忌内服。

2. 骨质增生药

药方：土田七。

使用地区：田林县乐里镇（壮族）。

性能主治：味辛、微苦，性温。有散瘀消肿、活血止血、行气止痛的作用。主治骨质增生。

采收加工：春、秋、冬季采挖根茎，洗净，晒干备用。

用法：本品50 g，打碎加适量白酒，热敷。用药期间忌辛辣食物。

来源与历史：该药方来自祖传，已超过3代。

3. 疱疹药

药方：五加皮叶，米泔水，各适量。

使用地区：田林县（壮族）。

性能主治：用于治疗带状疱疹。

采收加工：全年均可采收，洗净，鲜用。

用法：捣烂拌匀，敷于患处。

4. 蛇药

【处方1】

药方：金线吊葫芦。

使用地区：田林县（壮族）。

性能主治：味苦，性寒。有清热解毒、消肿止痛的作用。主治毒蛇（青蛇、五步蛇、眼镜蛇）咬伤。

采收加工：秋季采收全草，洗净切片，烘干或晒干备用。

用法：剪去患者头发，针刺百会穴，取本品20 g，捣烂外敷百会穴。

来源与历史：该药方来自祖传，已超过3代。

【处方2】

药方：母草。

使用地区：田林县利周瑶族乡（壮族）。

性能主治：味苦、微辛，性凉。有清热利湿、消肿止痛、解毒的作用。主治毒蛇咬伤。

采收加工：夏秋季采收全草，洗净，鲜用或晒干备用。

用法：百会穴、肩髃穴放血，用鲜全草100～200 g，捣烂取汁内服，渣敷伤口周围。用药期间忌辛辣食物。

来源与历史：该药方来自祖传，已超过3代。

5. 结石药

【处方1】

药方：拦路虎。

使用地区：田林县（壮族）。

性能主治：味苦，性寒。有清热解毒、利尿消肿、通经下乳的作用。主治肾结石，尿路结石。

采收加工：秋季采收藤，洗净，鲜用或晒干备用。

用法：本品100～150 g，白酒100～150 g，加水500～1000 ml煎至300 ml左右，内服。用药期间忌辛辣食物。

来源与历史：该药方来自祖传，已超过3代。

【处方2】

药方：石楠藤配粪箕笃，穿破石，磨盘根，车前草。

使用地区：田林县利周瑶族乡布平村（汉族）。

性能主治：味辛，性温。有祛风湿、舒筋络、强腰膝、利尿的作用。主治肾结石，肾炎。

采收加工：全年均可采收，割取带叶茎枝，晒干备用。

用法：干品150 g，加蜂蜜炒到不粘手为止，水煎内服。用药期间忌辛辣食物。

来源与历史：该药方来自祖传，已超过3代。

6. 血尿药

【处方1】

药方：红玉米，鸭脚栗，各适量。

使用地区：田林县（壮族）。

性能主治：主治血尿。

采收加工：秋季采收，洗净，鲜用或晒干备用。

用法：炒焦加水煎，服其水。

【处方2】

药方：韩信草适量。

使用地区：田林县（壮族）。

性能主治：主治血尿。

采收加工：全年均可采收，洗净，鲜用或晒干备用。

用法：水煎，服其水。

7. 前列腺药

药方：淡竹叶配大商陆。

使用地区：田林县乐里镇（壮族）。

性能主治：味淡、甘，性寒。有清热除烦、利尿通淋的作用。主治前列腺炎。

采收加工：夏季未抽穗前采挖根，去除杂质，洗净，切段，晒干备用。

用法：本品10～15 g，水煎内服，每天1剂，1个月为一个疗程。用药期间忌辛辣食物。

来源与历史：该药方来自祖传，已超过3代。

8. 妇科药

药方：地桃花配算盘子、水瓜手。

使用地区：田林县乐里镇（壮族）。

性能主治：味辛、甘，性凉。有祛风活血、清热利湿、解毒消肿的作用。主治习惯性流产。

采收加工：秋季采挖根或全草，洗净，切碎，晒干备用。

用法：本品18.6～29.8 g，水煎内服，每天1剂，1个月为一个疗程。用药期间忌辛辣食物。

来源与历史：该药方来自祖传，已超过3代。

9. 乳腺炎

【处方1】

药　　方：白花丹叶适量。

使用地区：田林县（壮族）。

性能主治：主治乳腺炎。

采收加工：全年均可采收，洗净，鲜用或晒干备用。

用法：捣烂，用布包线扎，吊在床头蚊帐上，距额30 cm左右，2～3天即消散。

【处方2】

药方：七叶一枝花，樟果。

使用地区：田林县（壮族）。

性能主治：主治乳腺炎。

采收加工：全年均可采收，洗净，鲜用或晒干备用。

用法：共磨酒涂。

10. 游走性风湿性关节炎

药方：铁脚威灵仙藤叶，苦马菜（生在田基上的草）全草，水面步还魂全草，臭牡丹叶，红枫树叶。

使用地区：广西田林县（壮族）。

性能主治：主治游走性风湿性关节炎。

采收加工：全年均可采收，洗净，鲜用或晒干备用。

用法：捣烂加酒渣炒熟，敷于患处，片刻即出现反应，表现为凉感，有鸡虱爬感。

11. 血栓药

药方：铁脚威灵仙藤叶，苦马菜（生在田基上的草）全草，水面步还魂全草，臭牡丹叶，红枫树叶。

使用地区：广西田林县（壮族）。

性能主治：主治游走性风湿性关节炎。

采收加工：全年均可采收，洗净，鲜用或晒干备用。

用法：捣烂加酒渣炒熟，敷于患处，片刻即出现反应，表现为凉感，有鸡虱爬感。

12. 小儿破伤风

药方：阳性，取旱莲草、马鞭草；阴性，取旱莲草、香辣蓼。

使用地区：田林县（壮族）。

性能主治：主治小儿破伤风。

采收加工：全年均可采收，洗净，鲜用或晒干备用。

用法：两味药共捣烂取汁，服少许，药渣涂于发黑发紫处。辅以艾灸，选择肩、印堂、人中、承仓、曲池、合谷、膏盲、肺俞、肾俞、命门、悬骨等部位和穴位，还可用中药朱砂、辰砂、硼砂磨水涂于口腔。

13. 疳积药

药方：独脚疳配紫背金牛，射干（根），田七粉。

使用地区：田林县利周瑶族乡（汉族）。

性能主治：味甘、微苦，性凉。有清热利尿、健脾、消积化滞的作用。主治小儿疳积。

采收加工：夏秋季采收全草，鲜用或晒干备用。

用法：本品3.7～11.2 g，用茶油炸干研成粉，与独脚疳放置鸡肚蒸服，紫背金牛、射干（根）后下。用药期间忌辛辣食物。

来源与历史：该药方来自祖传，已超过3代。

第七章 药用资源保护与管理

一、保护与管理现状

田林县设有一个国家级自然保护区，即岑王老山国家级自然保护区。保护区内药用植物资源非常丰富，同时管理规范，能够有效保护分布在保护区内的绝大部分药用植物；保护区外分布的广西大宗、道地、特色药材，如滇黄精、多花黄精、何首乌、百部、天冬、七叶一枝花等多年来采挖严重，急需开展药材的人工种植和保护工作。

二、存在主要问题

存在的主要问题是缺乏种源到栽培、病虫害、加工、渠道等关联技术，种植规模小，生产不规范，产业化程度低、无产业链、缺乏龙头企业，投入投资少、融资困难、品牌意识不强等，这极大制约了县域中药材产业的发展。

1. 田林县属老少偏穷地区，人才、资金支撑不足

产业成长壮大，离不开资金、技术、人才、市场等要素强有力的支撑。特别在培育发展初期，资金和人才的作用尤为重要。而田林县属于革命老区、少数民族地区、偏僻山区、国家级贫困地区，资金来源很少，可用财力更少。据统计，2015年，全县财政收入2.8亿元，能用于扶持中医药民族医药产业发展的财政资金仅1000万元，可谓杯水车薪。从人才看，目前全县与中医药民族医药产业发展直接相关的技术人才和经营管理人才屈指可数。

2. 土地分散，集中连片种植不易

田林县中药材种植生产规模小而散，缺乏大宗品种。现代中药产业是资源型产业，田林县中医药民族医药产业发展，必须加快药材的规模化、规范化种植，需要以龙头企业为核心，在建设示范种植基地的基础上，向广大农户提供优质种苗、栽培管理技术、采收加工技术和收益保障，形成稳定的"公司+基地+农户"发展格局。而种植所需土地、山林农户分散农户，农户对中药材种植的认识不一、收益预期不一，因而态度不一，要开展集中连片的规范化种植，矛盾和难度较大。另外，中药材与常规作物相比，种植管理技术要求较高，市场风险也大。在缺乏政策扶持和资金投入的情况下，企业参与积极性较差，带动能力不强，重点品种种植零星分散，拳头品种不突出。

3. 基础设施整体滞后，招商引资难度大

中医药产业不仅是高技术产业，也是战略性新兴产业，其发展壮大离不开一大批创新创业的高端人才，而高端人才对工作和生活环境的要求同样很高。田林县地域偏僻、经济欠发达，全县不仅生产性基础设施建设严重滞后，而且科技、教育、文化、卫生、住宅等社会性基础设施发展也比较滞后。近年来的实践证明，县域招商引资工作较为困难，大型项目难以落户。

4. 产品远离核心市场，竞争优势弱

田林县中药材产业绝大部分的目标市场不是本县、本市，田林县距首府南宁约270 km，离环渤海湾、长江三角洲、珠江三角洲等中心城市群距离更远。原生态、高品质的中药材及其加工品，运送到核心市场的高额物流成本将大大削弱竞争优势。

三、发展策略与建议

中药资源的合理开发利用和可持续发展，必须遵循经济效益、社会效益和生态效益三统一的原则，以实现资源、生态环境与经济的同步发展为目标。根据中药产业发展的趋势和田林县中药资源概况、生态环境和市场需求特点，结合第四次中药资源普查结果和田林县中药材产业现状，提出田林县中药资源开发与产业化发展的建议。

1. 政府引导和扶持，鼓励新的经营模式

建立起以政府为引导，企业为主体、农户和社会共同投入的发展机制。引导企业与药农通过销售合同、生产合同、基地建设等多种形式开展合作，对达到一定种植规模的药农给予补贴，制定鼓励中药企业发展的政策措施。注重推广合作社+农户的经营模式。以乡或村为合作范围成立种植合作社，在合作社的组织和带动下，从种植到销售等环节实行"四统一"，即统一培育种苗、统一苗木发放、统一技术培训和指导、统一采收和销售。

2. 科学种植，提高效益，发展中药材GAP生产基地

引导企业在规范化种植研究的基础上，按照《中药材生产质量管理规范》的要求，逐步建立药材生产质量管理规范（GAP）生产基地。

3. 加强中药材发展的技术研究

一是借助引入科研单位和院校的科技力量，针对中药材规范化种植，优先开展技术研究，解决关键和共性技术问题，如金线兰栽培及采收技术研究、金线兰品种选育和栽培技术研究以及相关的种质资源研究等；二是重要药用植物的野生变人工栽培研究，以产业化开发野生中药资源为导向，全面开展百部、七叶一枝花、白及、黄精等中药材的野生变人工栽培研究，探明资源的繁殖方法、种植技术，建立示范基地和生产基地，逐步减少直接采集野生中药资源。

4. 加强中药材资源保护

开展中药资源普查，建立县内特色中药材种质资源库，为中药材产业发展提供科学数据。加强野生中药材的抚育保护和研究，推广规范化采集，通过增加人工繁殖和推广规范化采集等措施，建立野生中药材抚育基地。禁止滥采滥伐，建立中药材种质资源保护区，避免常用珍贵药材物种过度采挖造成资源枯竭，实现中药材资源可持续利用和生态保护。在现有基础上解决机构编制、人员编制、专项经费的问题，尽快组建中药材资源保护监测机构，加强县域内中药材野生资源保护行政执法工作，运用技术和法律手段保护中药材野生植物资源的合理开发和利用，禁止和杜绝非法采挖、破坏中药材野生植物资源的现象。

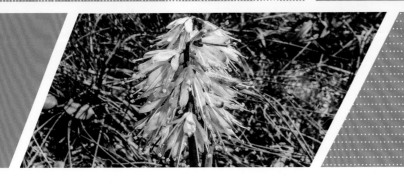

各 论

千层塔

【基原】为石杉科长柄石杉*Huperzia javanica*（SW.）Fraser-Jenk.的全草。

【别名】虱婆草。

【形态特征】多年生草本，高10~30 cm。二回至四回二叉分枝，枝上部常有芽胞。叶片狭椭圆形，长1~3 cm，基部楔形，下延有柄，先端急尖或渐尖，边缘平直，有不整齐的尖齿，两面有光泽，中脉突出明显，薄革质；孢子叶与不育叶同形。孢子囊生于孢子叶的叶腋，两端露出，肾形，黄色。

【分布】生于海拔300~2700 m的林荫下湿地、灌木丛中、路旁、沟谷石上。产于我国东北、长江流域和浙江、云南等地。

【性能主治】味辛、甘、微苦，性温。有散瘀止血、消肿止痛、清热解毒的作用。主治肺炎，肺痈，劳伤吐血，痔疮便血，白带异常，跌打损伤，肿毒，水湿膨胀，溃疡久不收口，烧烫伤。

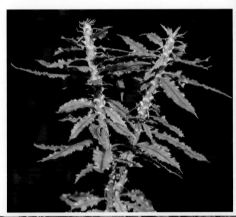
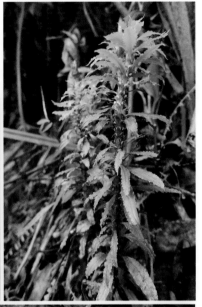

【采收加工】夏末秋初采收全草，除去泥土，晒干。7~8月采收孢子，干燥。

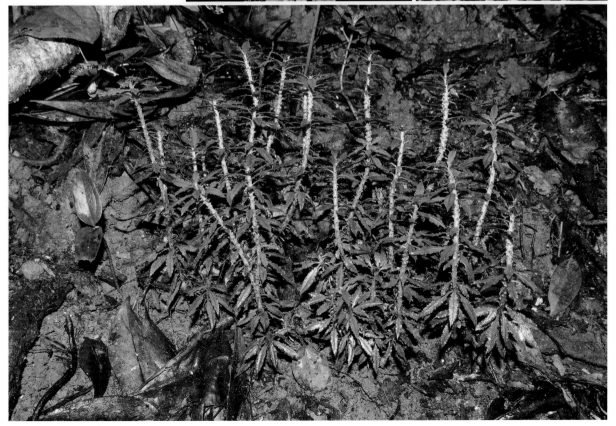

舒筋草

【基原】为石松科藤石松*Lycopodiastrum casuarinoides*（Spring）Holub.的全草。

【别名】伸筋草、灯笼草、吊壁伸筋草、石子藤。

【形态特征】木质攀缘藤状。不育枝圆柱状，二叉分枝，叶密生，基部下延，无柄，先端渐尖，具长芒；能育枝扁平，二叉分枝，叶稀疏，鳞片状，基部下延，无柄，先端渐尖，具芒。孢子囊穗生于孢子枝顶端，圆锥形；孢子叶阔卵形，先端具长芒，边缘具钝齿；孢子囊生于孢子叶叶腋，圆肾形。

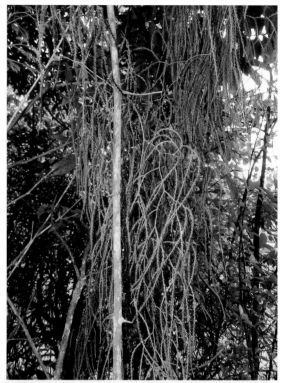

【分布】生长于海拔1200 m以下的常绿阔叶林或灌木林中。产于我国南部、西南地区及浙江、湖北、福建、台湾等地。

【性能主治】味微甘，性平。有祛风除湿、舒筋活血、明目、解毒的作用。主治风湿性关节炎，跌打损伤，筋骨疼痛，月经不调，脚转筋，夜盲症，盗汗，风湿腰痛，腰肌劳损，烧烫伤，疮疡肿毒。

【采收加工】夏、秋季采收，鲜用或晒干。

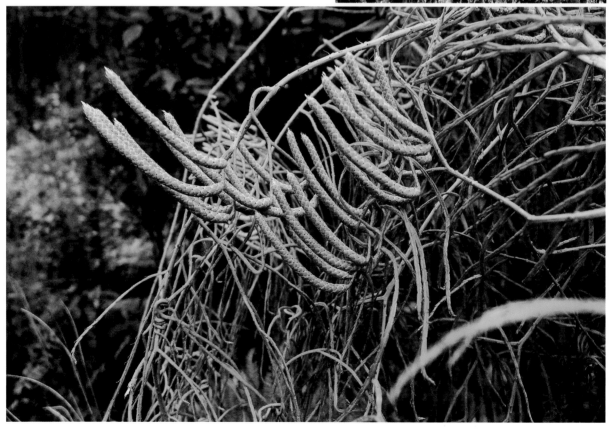

伸筋草

【基原】为石松科石松*Lycopodium japonicum* Thunb.的全草。

【形态特征】多年生草本。匍匐茎地上生。侧枝直立，多回二叉分枝，压扁状。叶螺旋状排列；叶片披针形或线状披针形，基部楔形，无柄，先端渐尖，具透明发丝。孢子囊穗圆柱形，集生于长达30 cm的总柄；孢子叶阔卵形，先端急尖，具芒状长尖头，边缘膜质，啮蚀状；孢子囊生于孢子叶叶腋，略外露，圆肾形，黄色。

【分布】生于低山的酸性土草地、阔叶林边及马尾松林中。产于我国长江以南各地。

【性能主治】味微苦、辛，性温。有祛风除湿、舒筋活络的作用。主治关节酸痛，屈伸不利。

【采收加工】夏、秋季茎叶茂盛时采收，除去杂质，晒干。

【附注】石松子（为石松的孢子）主治皮肤湿烂，小儿夏季汗疹，咳嗽。

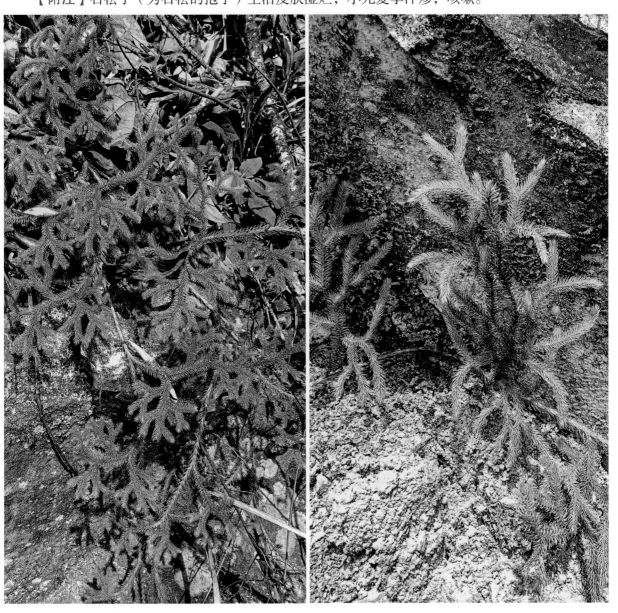

薄叶卷柏

【基原】为卷柏科薄叶卷柏 *Selaginella delicatula*（Desv.）Alston 的全草。

【别名】山柏枝、山扁柏、地柏、岩卷柏、地柏桠。

【形态特征】多年生草本。茎直立，基部横卧，高35~50 cm，主茎羽状分枝，背腹压扁。叶二型；中叶斜，窄椭圆形或镰形；侧叶长圆状卵形或长圆形，先端急尖或具短尖头；孢子叶四棱柱形，单生于小枝末端；孢子叶一型，宽卵形，具白边，先端渐尖。大孢子白色或褐色；小孢子橘红色或淡黄色。

【分布】生于海拔100~1000 m的林下或沟谷阴湿处。产于我国西南部、南部部及东南部沿海地区等。

【性能主治】味苦、辛，性寒。有清热解毒、活血、祛风的作用。主治肺热咳嗽或咯血，肺痈，急性扁桃体炎，乳腺炎，眼结合膜炎，膝疮，烧烫伤，月经不调，跌打损伤，小儿惊风，麻疹，荨麻疹。

【采收加工】全年均可采收，鲜用或晒干。

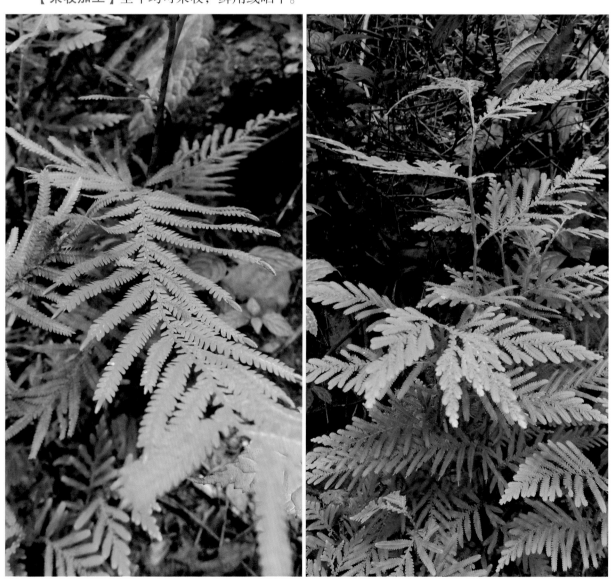

地柏枝

【基原】为卷柏科江南卷柏*Selaginella moellendorffii* Hieron.的全草。

【别名】烂皮蛇。

【形态特征】多年生草本，高20~55 cm。主茎羽状分枝，圆柱状。侧枝压扁状。叶二型；中叶卵圆形，先端与轴平行或顶端交叉，具芒，基部斜，近心形；侧叶卵状三角形，先端急尖，上侧边缘基部扩大，边缘有细齿。孢子囊穗四棱柱形，单生于小枝末端；孢子叶一型，卵状三角形。大孢子浅黄色；小孢子橘黄色。

【分布】生于海拔100~1500 m的潮湿山坡、林下、溪边或岩石缝中。产于我国长江以南各地及陕西、甘肃。

【性能主治】味甘，性平。有清热利湿、止血的作用。主治肺热咯血，吐血，鼻出血，便血，痔疮出血，外伤出血，发热，小儿惊风，湿热黄疸，淋病，水肿，烧烫伤。

【采收加工】7月（大暑前后）采收全草，抖净根部泥沙，洗净，鲜用或晒干。

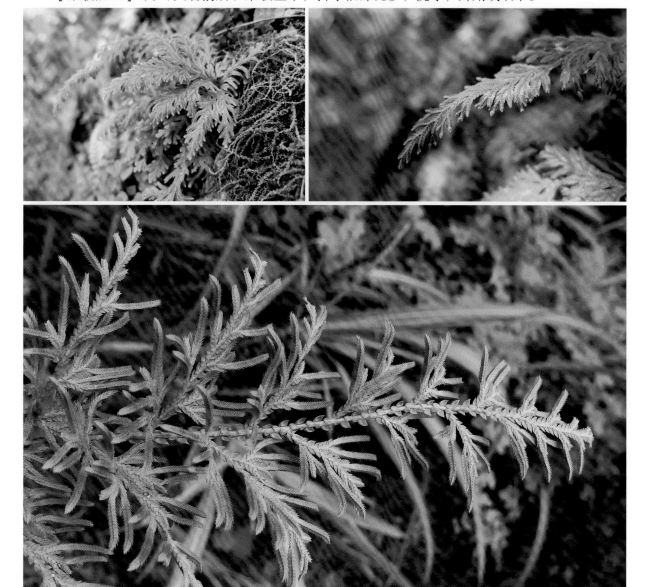

翠云草

【基原】为卷柏科翠云草 *Selaginella uncinata*（Desv.）Spring 的全草。

【形态特征】多年生草本。主茎直立后攀缘状，长50~100 cm。羽状分枝，先端鞭形。叶二型；中叶卵圆形，先端与轴平行或交叉，长渐尖；侧叶长圆形，先端急尖。孢子囊穗四棱柱形，单生于小枝末端；孢子叶一型，卵状三角形，先端渐尖，龙骨状。大孢子灰白色或暗褐色；小孢子淡黄色。

【分布】生于海拔50~1200 m的山谷林下或溪边阴湿处及岩洞石缝内。产于我国东部、中南、西南各地。

【性能主治】味淡、微苦，性凉。有清热利湿、解毒、止血的作用。主治黄疸，痢疾，泄泻，水肿，淋病，筋骨痹痛，吐血，咳血，便血，外伤出血，痔漏，烧烫伤，蛇咬伤。

【采收加工】全年均可采收，洗净，鲜用或晒干。

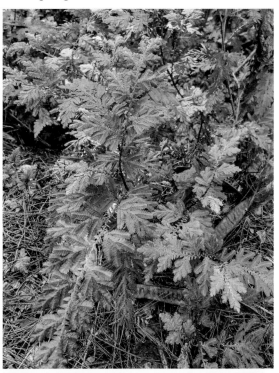

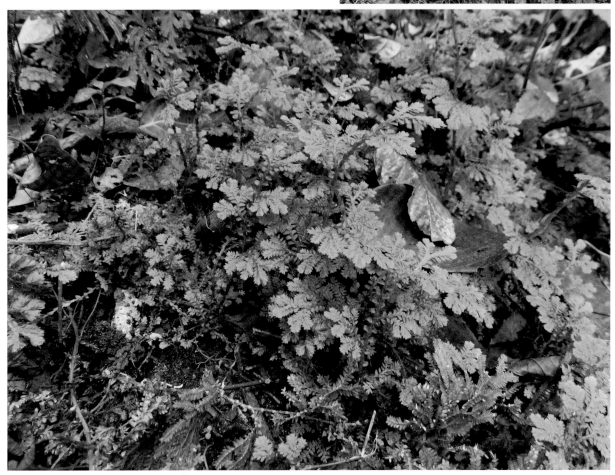

密枝问荆

【基原】为木贼科披散木贼*Equisetum diffusum* D. Don的全草。

【别名】小笔筒草、小木贼、接续草、别合草。

【形态特征】多年生草本。枝一型，高10~30（70）cm，节间长1.5~6.0 cm，多分枝；主枝有脊4~10条，每棱各有1行小瘤伸达鞘齿，鞘筒狭长，鞘齿5~10枚，披针形，先端尾状；侧枝纤细，圆柱状，有脊4~8条，脊的两侧有棱和小瘤，鞘齿4~6枚，三角形。孢子囊穗圆柱状，长1~9 cm。

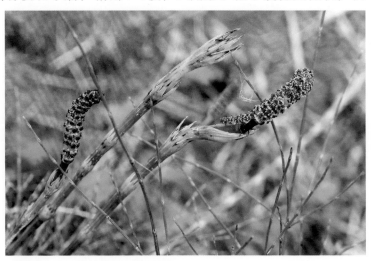

【分布】生于海拔约3400 m的空旷潮湿的沙土地上。产于我国西南及甘肃、湖南、广西、西藏等地。

【性能主治】味甘、微苦，性平。有清热利尿、明目退翳、接骨的作用。主治感冒发热，小便不利，目赤肿痛，翳膜遮睛，跌打骨折。

【采收加工】夏、秋季采收，洗净，鲜用或晒干。

心叶一支箭

【基原】为瓶尔小草科心脏叶瓶尔小草*Ophioglossum reticulatum* L.的带根全草。

【形态特征】直立草本，高10~30 cm。总叶柄长4~8 cm，营养叶片长3~4 cm，宽3.5~6 cm，卵形或卵圆形，先端圆或近于钝头，基部深心脏形，有短柄，边缘多少呈波状，草质，网状脉明显。孢子叶自营养叶柄的基部生出，长10~15 cm，细长。孢子囊穗纤细，长3~3.5 cm。

【分布】生于海拔1600 m以下的密林下。产于我国西南及陕西、甘肃、江西、福建、台湾、河南、湖北等地。

【性能主治】味苦、甘，性微寒。有清热解毒、活血散瘀的作用。主治痈肿疮毒，疥疮身痒，跌打损伤，瘀血肿痛，毒蛇咬伤，烧烫伤，瘀滞腹痛。

【采收加工】春、夏季采收带根全草，去泥土，洗净，鲜用或阴干。

紫萁贯众

【基原】为紫萁科紫萁*Osmunda japonica* Thunb.的根茎及叶柄残基。

【别名】紫萁苗。

【形态特征】多年生草本，高50~80 cm。叶簇生，叶柄长20~30 cm；叶片三角状广卵形，长30~50 cm，顶部一回羽状，其下为二回羽状；羽片3~5对，对生，长圆形，叶脉两面明显，二回分歧；孢子叶与营养叶等高，羽片和小羽片均短缩，小羽片变成线形，长1.5~2 cm，沿中肋两侧背面密生孢子囊。

【分布】生于林下、山脚或溪边的酸性土上。产于我国西南、南部、中部、东部沿海等地。

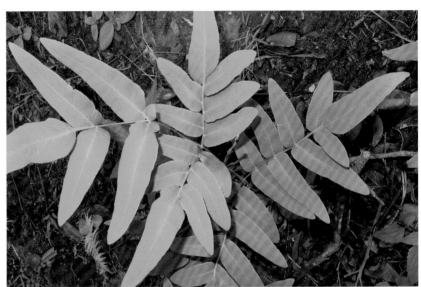

【性能主治】味苦，性微寒。有清热解毒、祛瘀止血、杀虫的作用。主治病毒感冒，热毒泻痢，痈疮肿毒，吐血，鼻出血，便血，崩漏，虫积腹痛。

【采收加工】春、秋季采收，除去须根，晒干。

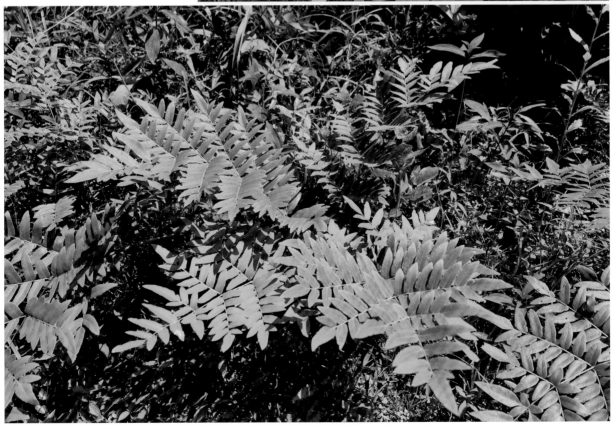

大芒萁

【基原】为里白科大芒萁*Dicranopteris ampla* Ching et Chiu的嫩苗及髓心。

【形态特征】多年生草本，高1~1.5 m。叶远生，叶轴二叉分枝；末回羽片长20~40 cm，披针形或长圆形，顶渐尖；裂片披针形至线形，长4~10 cm，圆顶，基部汇合；中脉在背面突起，侧脉明显，每组5~7分枝。孢子囊群圆形，沿中脉两侧排成2~3列，生于每组的基部上侧和下侧小脉弯弓处，由7~15个孢子囊组成。

【分布】生于海拔600~1400 m的疏林下或灌木丛中。产于海南、广西、云南等地。

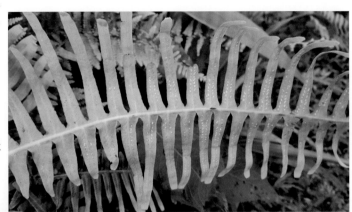

【性能主治】味微甘、涩，性平。有解毒、止血的作用。主治蜈蚣咬伤，鼻出血，外伤出血。

【采收加工】春、夏季采收，洗净，鲜用或晒干。

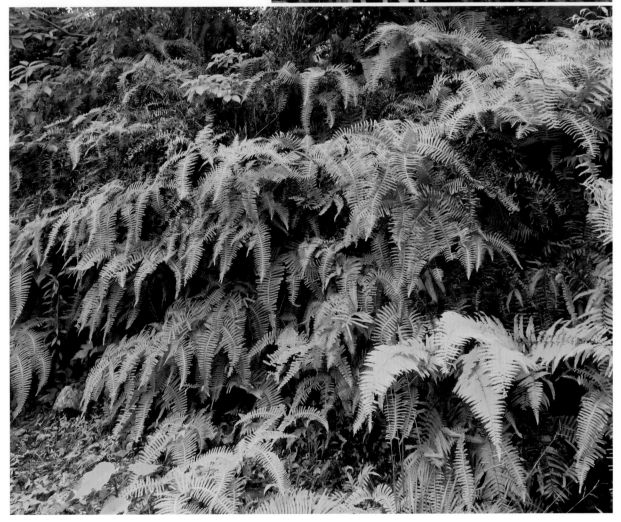

海金沙

【基原】为海金沙科海金沙*Lygodium japonicum*（Thunb.）Sw.的成熟孢子。

【形态特征】攀缘草本。叶轴有狭边，羽片多数，对生于叶轴短距两侧。能育羽片卵状三角形，长、宽12~20 cm，二回羽状；一回小羽片4~5对，互生，长圆披针形，长5~10 cm，一回羽状；二回小羽片3~4对，卵状三角形，羽状深裂。孢子囊穗长2~4 mm，排列稀疏，暗褐色，无毛。

【分布】生于阴湿山坡灌木丛中或路边林缘。产于江苏、浙江、福建、台湾、广东、广西、湖南、云南、陕西等地。

【性能主治】味甘、咸，性寒。有清利湿热、通淋止痛的作用。主治热淋，砂淋，石淋，血淋，膏淋，尿道涩痛。

【采收加工】秋季孢子未脱落时采收藤叶，晒干，搓揉或打下孢子，除去藤叶。

【附注】海金沙根主治肺炎，感冒高热，流行性乙型脑炎，急性胃肠炎，痢疾，急性传染性黄疸型肝炎，尿路感染，膀胱结石，风湿腰腿痛，乳腺炎，腮腺炎，睾丸炎，蛇咬伤，月经不调。

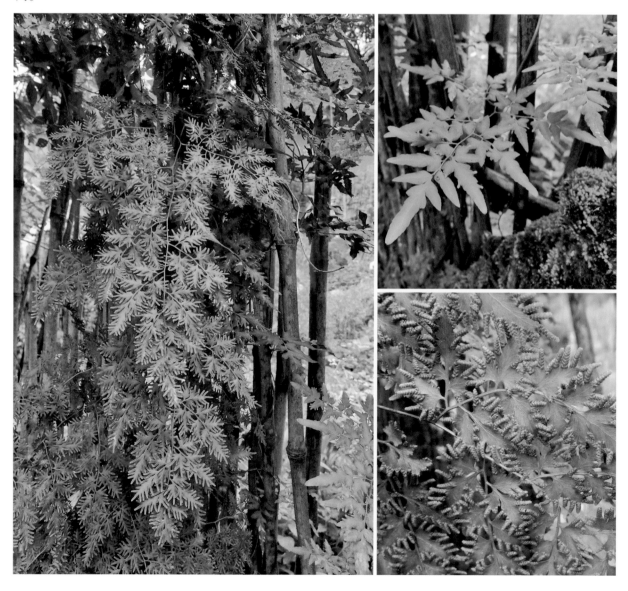

大桫椤

【基原】为桫椤科大叶黑桫椤*Alsophila gigantea* Wall. ex Hook.的叶。

【别名】黑狗头。

【形态特征】乔木或灌木状蕨类植物，高2~5 m。叶三回羽裂，长达3 m，叶柄乌木色，疏被头垢状的暗棕色短毛，基部、腹面密被棕黑色鳞片；鳞片条形，长达2 cm；小羽片约25对，互生，条状披针形，长约10 cm，羽裂达1/2~3/4；叶脉在背面可见，小脉6~7对。孢子囊群生于主脉与叶缘之间，成"V"形排列。

【分布】生于海拔600~1000 m的溪边密林下。产于广东、广西、云南等地。

【性能主治】味涩，性平。有祛风除湿、活血止痛的作用。主治风湿性关节炎，腰痛，跌打损伤。

【采收加工】全年均可采收，鲜用或晒干。

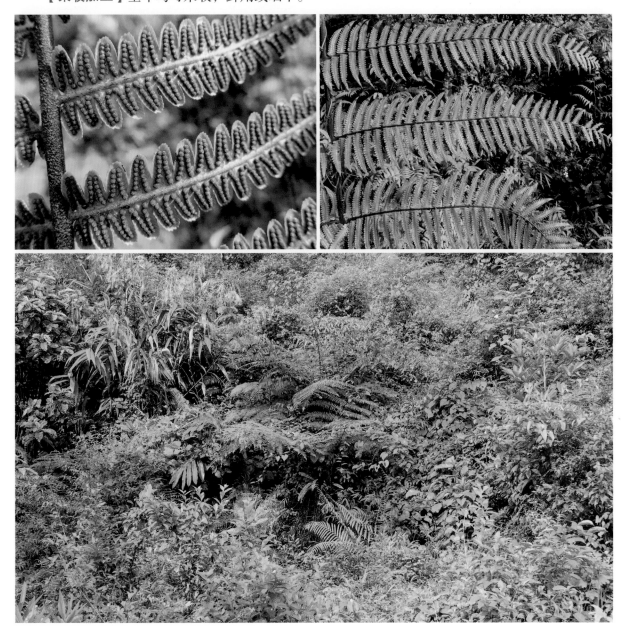

龙骨风

【基原】为桫椤科桫椤*Alsophila spinulosa*（Wall. ex Hook.）Tryon的茎。

【别名】大贯众。

【形态特征】乔木或灌木状蕨类植物，高达6 m或更高。叶长1~2 m，三回羽状深裂；叶柄、叶轴和羽轴有刺状突起；小羽片18~20对，羽状深裂；裂片18~20对，镰状披针形，短尖头，边缘有齿；叶脉在裂片上羽状分裂；羽轴、小羽轴和中脉腹面被糙硬毛，背面被灰白色小鳞片。孢子囊群生于侧脉分叉处，囊群盖球形，膜质。

【分布】生于海拔100~1000 m的溪边林下草丛中或阔叶林下。产于我国西南及福建、台湾、广东、西藏等地。

【性能主治】味微苦，性平。有祛风除湿、活血通络、止咳平喘、清热解毒、杀虫的作用。主治风湿痹痛，肾虚腰痛，跌打损伤，小肠气痛，风火牙痛，咳嗽，哮喘，疥癣，蛔虫病，蛲虫病及流行性感冒。

【采收加工】全年均可采收，削去坚硬的外皮，晒干。

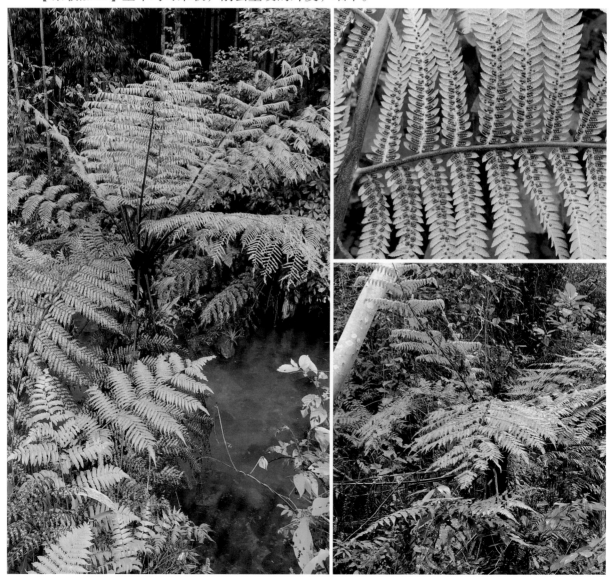

大叶金花草

【基原】为鳞始蕨科乌蕨*Odontosoria chinensis*（L.）J. Sm.的全草或根状茎。

【别名】上树细辛草、大金花草。

【形态特征】多年生蕨类。叶近生；叶片披针形，长20~40 cm，先端渐尖，四回羽状；羽片小，倒披针形，先端截形，有齿牙，基部楔形；叶脉在背面明显，在小裂片上为二叉分枝。孢子囊群边缘着生，每裂片上1~2个，生于1~2条小脉顶上；囊群盖半杯形，宿存。

【分布】生于海拔200~1900 m的林下、路边或空旷处。产于我国西部、南部及东部沿海等地。

【性能主治】味微苦，性寒。有清热解毒、利湿、止血的作用。主治感冒发热，咳嗽，咽喉肿痛，肠炎，痢疾，肝炎，湿热带下，痈疮肿毒，痄腮，口疮，烧烫伤，毒蛇、狂犬咬伤，湿疹，吐血，尿血，便血，外伤出血。

【采收加工】夏、秋季采收带根状茎的全草，除去杂质，洗净，鲜用或晒干。

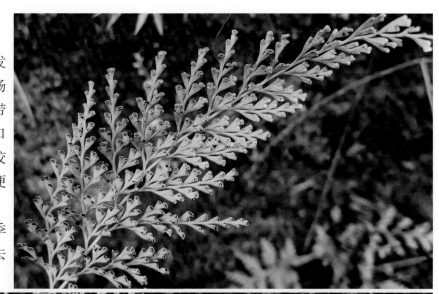

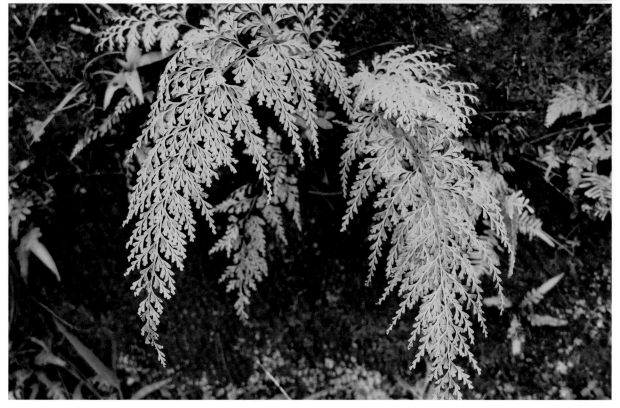

蕨

【基原】为蕨科蕨*Pteridium aquilinum*（L.）Kuhn var. *latiusculum*（Desv.）Underw. ex A. Heller的嫩叶。

【别名】荒地蕨。

【形态特征】多年生蕨类，高达1 m。叶片阔三角形或长圆三角形，长30~60 cm，三回羽状；羽片4~6对；柄长20~80 cm；末回裂片10~15对，长圆形，钝头或近圆头；小羽轴下面被疏毛，各回羽轴上均有深纵沟。孢子囊群沿叶边呈线形分布，着生于叶边内的1条联结脉上，无隔丝；囊群盖双层；孢子囊有长柄。

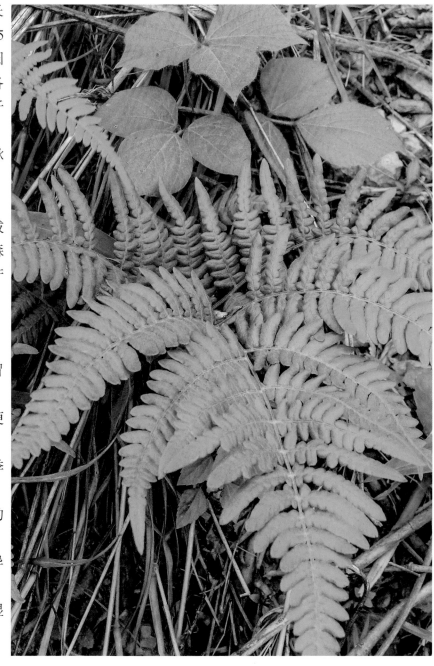

【分布】生于海拔200~830 m的山地阳坡及森林边缘阳光充足的地方。产于全球热带及温带地区。

【性能主治】味甘，性寒。有清热利湿、止血、降气化痰的作用。主治感冒发热，黄疸，痢疾，带下，噎膈，肺结核咳血，肠风便血，风湿痹痛。

【采收加工】秋、冬季采收，鲜用或晒干。

【附注】蕨根（为蕨的根）主治发热，咽喉肿痛，腹泻，痢疾，黄疸，白带异常，高血压，头昏失眠，风湿痹痛，痔疮，脱肛，湿疹，烧烫伤，蛇虫咬伤。

半边旗

【基原】为凤尾蕨科半边旗*Pteris semipinnata* L.的全草、干燥根状茎。

【别名】半边莲、半边蕨。

【形态特征】多年生蕨类，高80（120）cm。叶簇生，近一型；叶柄连同叶轴均呈栗红色，有光泽；叶片二回半边深裂；顶生羽片阔披针形，先端尾状，篦齿状，深羽裂几达叶轴；侧生羽片半三角形，先端长尾头，上侧仅有1条阔翅，下侧篦齿状深羽裂几达羽轴。孢子囊群线形，沿叶缘连续延伸，着生于叶缘内的联结小脉上。

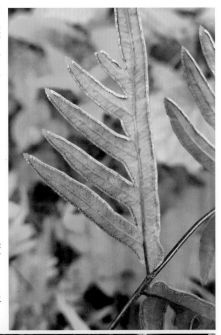

【分布】生于海拔850 m以下的林下或岩石上。产于我国南部、西南及东部沿海等地。

【性能主治】味苦、辛，性凉。有清热利湿、凉血止血、解毒消肿的作用。主治泄泻，痢疾，黄疸，目赤肿痛，牙痛，吐血，痔疮出血，外伤出血，跌打损伤，皮肤瘙痒，毒蛇咬伤。

【采收加工】全年均可采收全草，洗净，鲜用或晒干。根状茎采收后，除去叶、须根和鳞叶，洗净，趁鲜切片，干燥。

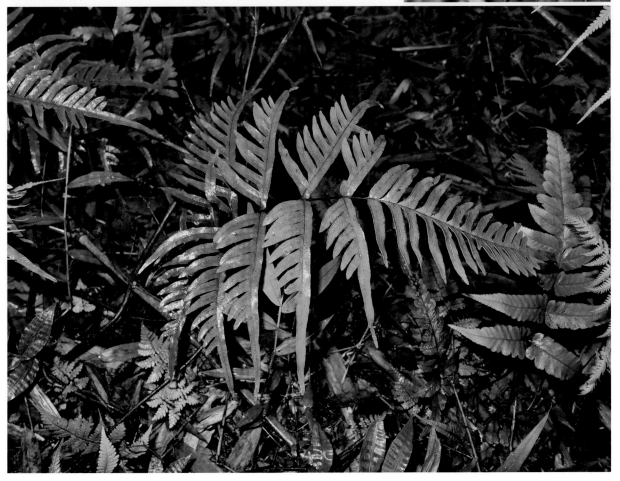

蜈蚣草

【基原】为凤尾蕨科蜈蚣草*Pteris vittata* L.的全草或根状茎。

【别名】蜈蚣连、斩草剑《广西药用植物名录》。

【形态特征】多年生蕨类，高20~150 cm。叶簇生；叶片倒披针状长圆形，长20~90 cm或更长，一回羽状；顶生、侧生羽片同形，侧生羽片多数，互生，无柄，中部羽片最长，狭线形，长达15 cm，先端渐尖，基部浅心形。除下部羽片外，几乎全部羽片均能育。孢子囊群线形，着生于叶缘内的联结小脉上。

【分布】生于海拔2000~3100 m的空旷钙质土或石灰岩石上。产于我国中南、西南、西北、东南沿海地区。

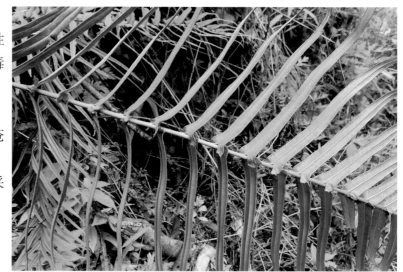

【性能主治】味淡、苦，性凉。有祛风除湿、舒筋活络、解毒杀虫的作用。主治风湿筋骨疼痛，腰痛，肢麻屈伸不利，半身不遂，跌打损伤，感冒，痢疾，乳痈，疮毒，疥疮，蛔虫病，蛇虫咬伤。

【采收加工】全年均可采收，洗净，鲜用或晒干。

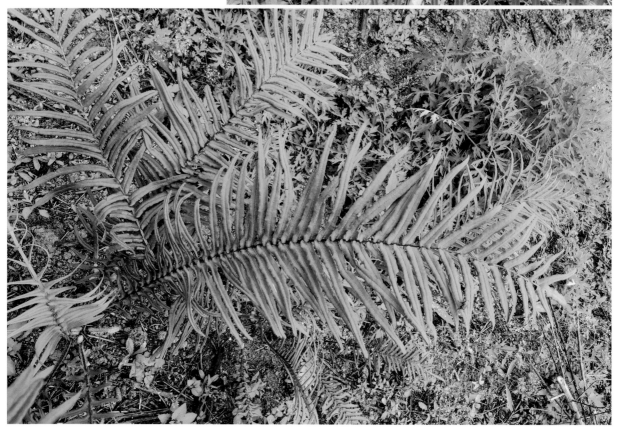

水蕨

【基原】为水蕨科水蕨 *Ceratopteris thalictroides*（L.）Brongn.的全草。

【别名】水松草。

【形态特征】一年生水生蕨类，高达 70 cm。叶簇生，二型；叶柄圆柱形，肉质；不育叶片狭长圆形，二回至四回羽状深裂；能育叶片长圆形或卵状三角形，长15~40 cm，二回至三回羽状深裂；裂片狭线形，角果状。孢子囊沿能育叶的裂片主脉两侧的网眼着生，幼时被反卷叶缘所覆盖，熟后张开，露出孢子囊。

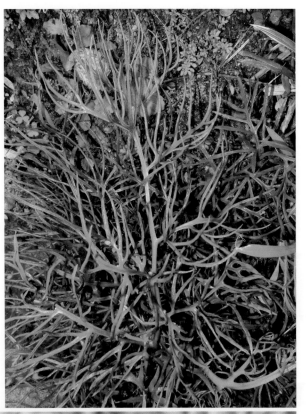

【分布】生于池沼、水田或水沟的淤泥中，有时漂浮于深水面上。产于我国西南、南部及东部沿海等地。

【性能主治】味苦，性寒。有消积、散瘀、解毒、止血的作用。主治腹中痞块，痢疾，小儿胎毒，疮疖，跌打损伤，外伤出血。

【采收加工】夏、秋季采收，洗净，鲜用或晒干。

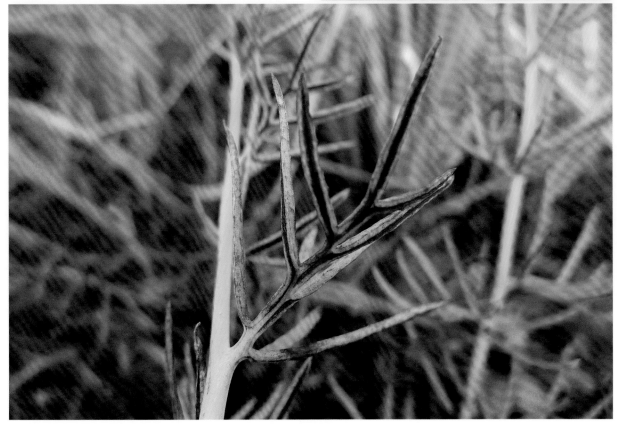

小金狗

【基原】为肿足蕨科肿足蕨*Hypodematium crenatum*（Forsk.）Kuhn的全草或根状茎。

【别名】青蕨。

【形态特征】多年生蕨类。根状茎、叶柄基部密被亮红棕色、狭披针形的鳞片。叶片长

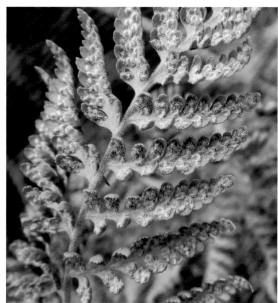

20~30 cm，卵状五角形，三回羽状；羽片8~12对，基部一对最大，二回羽状。叶脉两面明显，侧脉羽状，单一；叶两面连同叶轴和各回羽轴密被灰白色柔毛。孢子囊群圆形，背生于侧脉中部，裂片1~3枚；囊群盖肾形，背面密被柔毛，宿存。

【分布】生于海拔50~1800 m干旱的石灰岩缝。产于我国西南部及甘肃东南部、河南、安徽、台湾中南部等地。

【性能主治】味微苦，性凉。有清热解毒、除湿消肿、止血生肌的作用。主治疮毒，乳痈，泄泻，痢疾，风湿痹痛，淋证，水肿，外伤出血。

【采收加工】全年或夏、秋季采收全草，夏、秋季采挖根状茎，洗净，鲜用或晒干。

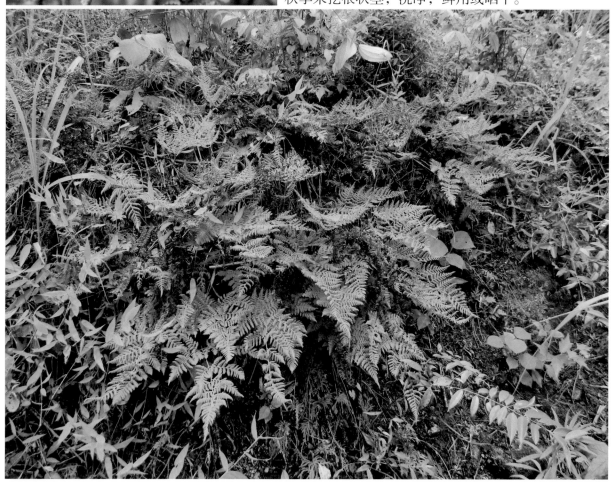

渐尖毛蕨

【基原】为金星蕨科渐尖毛蕨*Cyclosorus acuminatus*（Houtt.）Nakai的根状茎。

【别名】小水花蕨。

【形态特征】多年生蕨类。根状茎长而横走。叶远生，长达45 cm，长圆状披针形，先端尾状渐尖并羽裂；羽片13~18对，羽裂达1/2~2/3，基部上侧裂片最长，约10 mm，披针形；裂片侧脉达9对，仅基部一对联结；羽轴下疏被针状毛，羽片上被短糙毛。孢子囊群圆形，生于侧脉上部；囊群盖大，密生短柔毛。

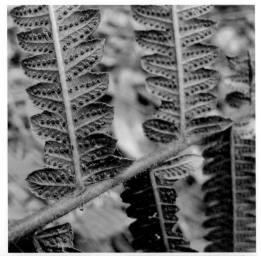

【分布】生于海拔100~2700 m的灌木丛中、草地、田边、路边、沟旁湿地或山谷乱石中。产于我国西南、南部、中部及东部沿海地区。

【性能主治】味微苦，性平。有清热解毒、祛风除湿、健脾的作用。主治泄泻，痢疾，热淋，咽喉肿痛，风湿痹痛，小儿疳积，狂犬咬伤，烧烫伤。

【采收加工】夏、秋季采收，晒干。

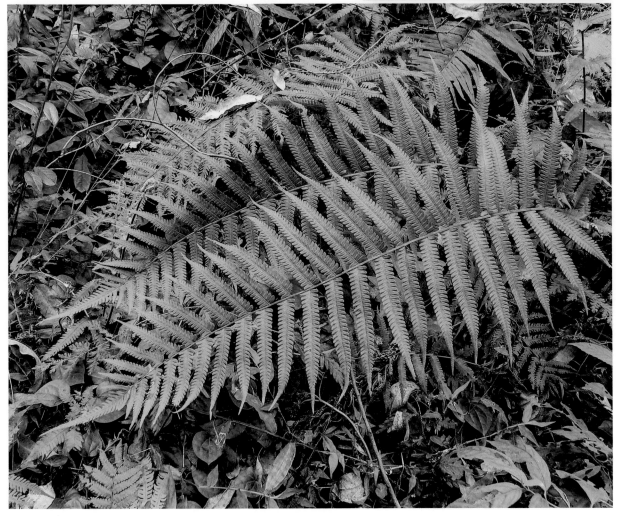

狭翅铁角蕨

【基原】为铁角蕨科狭翅铁角蕨*Asplenium wrightii* A. A. Eaton ex Hook.的全草。

【别名】人头发（广西）。

【形态特征】多年生蕨类，高达1 m。根状茎密被褐棕色鳞片。叶片椭圆形，长30~80 cm，一回羽状；羽片16~24对，长9~15 cm，披针形或镰状披针形，边缘有明显的粗齿或重齿，中部以上的羽片基部下延于柄，下侧并以狭翅沿叶轴下延；叶脉羽状，小脉二回二叉。孢子囊群线形，生于上侧一脉；囊群盖线形。

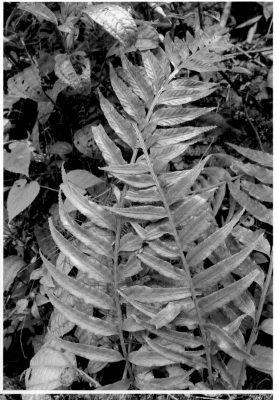

【分布】生于海拔230~1100 m的林下溪边岩石上。产于我国南部及东南沿海地区。

【性能主治】味苦，性寒。有清热解毒、消肿止痛的作用。主治疖肿，牙痛，口腔溃疡。

【采收加工】春、秋季采收，洗净，晒干。

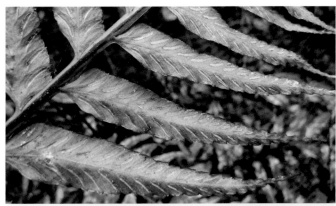

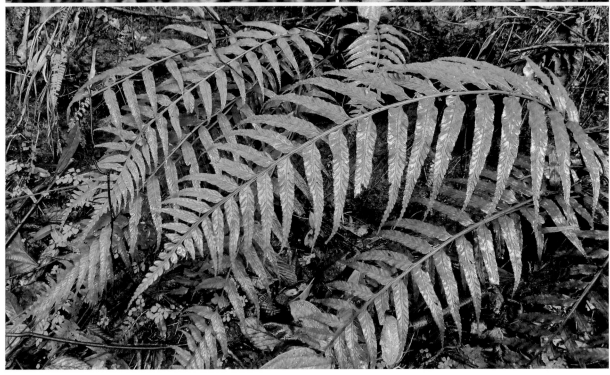

贯众

【基原】为鳞毛蕨科贯众*Cyrtomium fortunei* J. Sm.的根状茎。

【别名】阉鸡尾。

【形态特征】多年生蕨类，高25~50 cm。根状茎直立，密被棕色鳞片。叶片矩圆披针形，长达42 cm，奇数一回羽状；侧生羽片7~16对，披针形，多少上弯成镰状，长5~8 cm；具羽状脉，小脉联结成2~3行网眼，背面微突起；叶轴腹面有浅纵沟，疏生披针形棕色鳞片。孢子囊群遍布羽片背面；囊群盖圆形，盾状，全缘。

【分布】生于海拔2400 m以下的石灰岩缝或林下。产于我国西南、南部、东部沿海及中部地区。

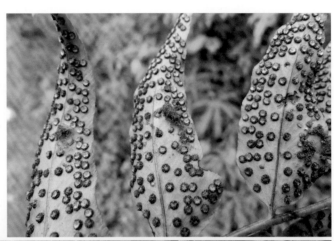

【性能主治】味苦、涩，性寒。有清热解毒、凉血祛瘀、驱虫的作用。主治感冒，热病斑疹，白喉，乳痈，瘰疬，痢疾，黄疸，吐血，便血，崩漏，痔疮出血，带下，跌打损伤，肠道寄生虫。

【采收加工】全年均可采收，清除地上部分及须根，晒干。

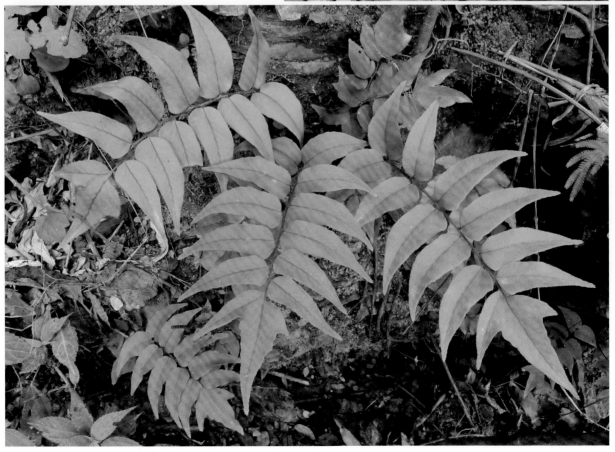

黑鳞大耳蕨

【基原】为鳞毛蕨科黑鳞耳蕨*Polystichum makinoi*（Tagawa）Tagawa的嫩叶或根状茎。

【形态特征】多年生蕨类，高40~60 cm。叶柄密生鳞片，卵形或卵状披针形，二色，中间黑棕色，有光泽；叶片二回羽状；小羽片镰状三角形至狭矩圆形；叶下面疏生短纤毛状小鳞片；叶轴上有纵沟，下有线形和披针形鳞片。孢子囊群每小羽片5~6对，生于小脉末端；囊群盖圆形，盾状。

【分布】生于海拔600~2500 m的林下湿地、岩石上。产于我国西南、南部、中部及东南沿海地区。

【性能主治】味甘，性微凉。有清热解毒的作用。主治痈肿疮疖，泄泻，痢疾。

【采收加工】春季采收嫩叶，全年均可采收根状茎，鲜用或晒干。

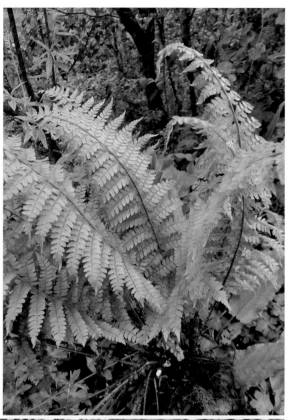

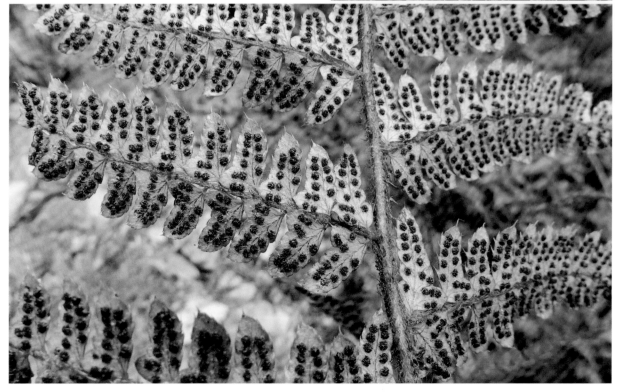

肾蕨

【基原】为肾蕨科肾蕨*Nephrolepis cordifolia*（L.）C. Presl的根状茎、叶或全草。

【别名】凤凰蕨。

【形态特征】多年生蕨类。根状茎被长钻形鳞片，有铁丝状的匍匐茎，生有块茎。叶片线状披针形，长30~70 cm，一回羽状；羽状多数，先端钝圆，基部心形，几无柄，以关节着生于叶轴；侧脉纤细，下部分叉，小脉直达叶边附近，顶端具水囊。孢子囊群排成1行位于主脉两侧，肾形，生于小脉顶端；囊群盖肾形。

【分布】生于海拔30~1500 m的溪边林下。产于我国西南、南部及东南沿海地区。

【性能主治】味甘、淡、涩，性凉。有清热利湿、通淋止咳、消肿解毒的作用。主治感冒发热，肺热咳嗽，黄疸，淋浊，小便涩痛，泄泻，痢疾，带下，疝气，乳痈，瘰疬，烧烫伤，刀伤，淋巴结炎，体癣，睾丸炎。

【采收加工】全年均可采收根状茎，刮去鳞片，洗净，鲜用或晒干。夏、秋季采收叶或全草，洗净，鲜用或晒干。

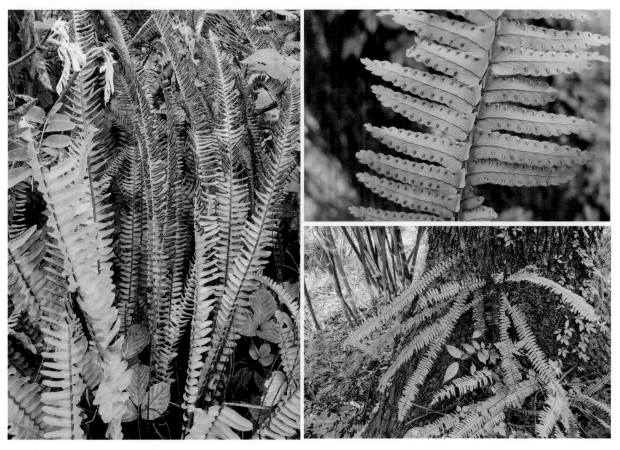

鱼鳖金星

【基原】为水龙骨科抱石莲*Lemmaphyllum drymoglossoides*（Baker）Ching的全草。

【别名】石钱草。

【形态特征】小型附生蕨类。根状茎细长横走，被鳞片。叶二型；不育叶长圆形至卵形，长1~2 cm，圆头，基部楔形，几无柄，全缘；能育叶舌状或倒披针形，长3~6 cm，基部狭缩，几无柄或具短柄，有时与不育叶同形，肉质，干后革质，下疏被鳞片。孢子囊群圆形，沿主脉两侧各排成1行，位于主脉与叶边之间。

【分布】附生于海拔200~1400 m的阴湿树干或岩石上。产于我国长江流域及福建、广东、广西、贵州、陕西和甘肃。

【性能主治】味微苦，性平。有清热解毒、利水通淋、消瘀、止血的作用。主治小儿高热，痄腮，风火牙痛，痞块，臌胀，淋浊，咯血，吐血，鼻出血，便血，尿血，崩漏，外伤出血，疔疮，痈肿，瘰疬，跌打损伤，高血压，鼻炎，气管炎。

【采收加工】全年均可采收，清除泥沙，洗净，鲜用或晒干。

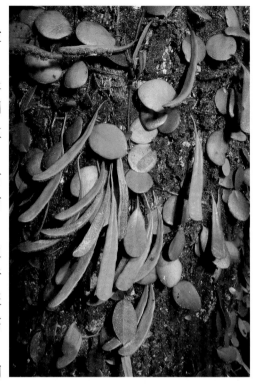

上树咳

【基原】为水龙骨科骨牌蕨*Lepidogrammitis rostrata*（Bedd.）Ching的全草。

【别名】瓜核草。

【形态特征】小型附生蕨类，高约10 cm。根状茎细长横走，被鳞片。叶一型；叶片阔披针形或椭圆形，长6~10 cm，肉质，干后革质；主脉两面均隆起，小脉稍可见，有单一或分叉的内藏小脉。孢子囊群圆形，位于叶片最宽处以上，在主脉两侧各排成1行，幼时被盾状隔丝覆盖。

【分布】附生于海拔240~1700 m的林下树干上或岩石上。产于浙江、广东、海南、广西、贵州、云南等地。

【性能主治】味微苦、甘，性平。有清热利尿、止咳、除烦、清肺的作用。主治淋沥，癃闭，热咳，心烦。

【采收加工】全年均可采收，洗净，鲜用或晒干。

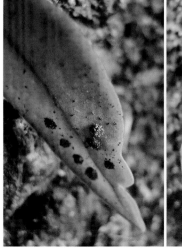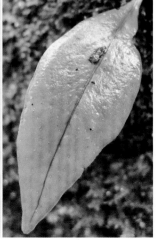

瓦韦

【基原】为水龙骨科瓦韦*Lepisorus thunbergianus*（Kaulf.）Ching的全草。

【形态特征】多年生蕨类，高8~20 cm。根状茎横走，密被披针形鳞片；鳞片褐棕色，大部分不透明，仅边缘1~2行网眼透明。叶片线状披针形，渐尖头，基部渐变狭并下延，纸质；主脉在腹、背面均隆起，小脉不见。孢子囊群圆形或椭圆形，彼此相距较近，熟后扩展，幼时被圆形褐棕色的隔丝覆盖。

【分布】附生于海拔400~3800 m的山坡林下树干或岩石上。产于我国东部、西南及陕西、台湾、广东等地。

【性能主治】味苦，性寒。有清热解毒、利尿通淋、止血的作用。主治小儿高热，惊风，咽喉肿痛，痈肿疮疡，毒蛇咬伤，小便淋沥涩痛，尿血，咳嗽咳血。

【采收加工】夏、秋季采收带根状茎全草，洗净，鲜用或晒干。

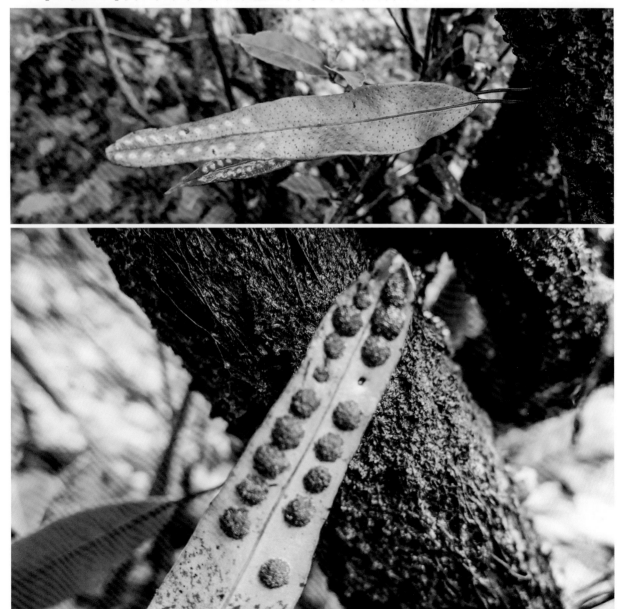

光石韦

【基原】为水龙骨科光石韦*Pyrrosia calvata*（Baker）Ching的全草。

【别名】棵盟泯（壮语）。

【形态特征】多年生蕨类，高25~70 cm。根状茎被狭披针形鳞片；鳞片具长尾状渐尖头，边缘具睫毛。叶柄基部密被鳞片和长臂状的星状毛；叶片长披针形，基部狭楔形并下延，腹面光滑，背面幼时被两层星状毛，上层为长臂状，下层为卷曲茸毛状，老时大多脱落。孢子囊群近圆形，聚生于叶片上半部，无盖，幼时略被星状毛覆盖。

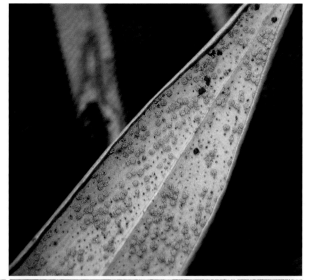

【分布】附生于海拔400~1750 m的林下树干或岩石上。产于我国西南、南部、东南沿海及中部地区。

【性能主治】味苦、酸，性凉。有清热、利尿、止咳、止血的作用。主治肺热咳嗽，痰中带血，小便不利，热淋，沙淋，颈淋巴结核，烧烫伤，外伤出血。

【采收加工】全年均可采收，除去杂质，洗净，鲜用或晒干。

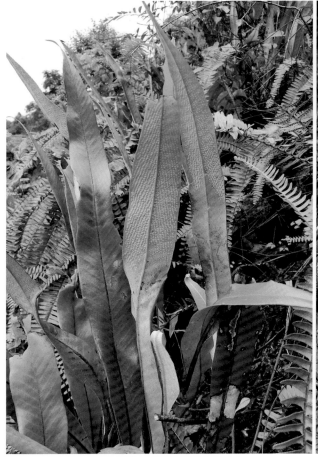

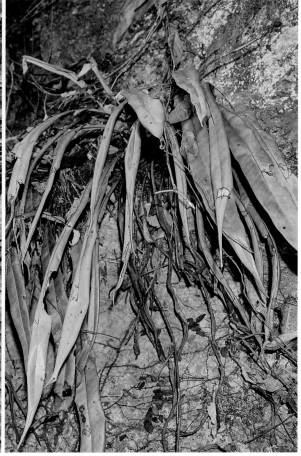

石韦

【基原】为水龙骨科石韦*Pyrrosia lingua*（Thunb.）Farwell的叶。

【别名】蛇舌风。

【形态特征】多年生附生蕨类，高10~30 cm。根状茎密被披针形鳞片；鳞片具长渐尖头，边缘有睫毛。叶片近长圆形或长圆披针形，全缘，干后革质，腹面无毛，背面被星状毛。孢子囊群近椭圆形，在侧脉间呈多行整齐排列，布满整个叶片背面，幼时被星状毛覆盖而呈淡棕色，熟时孢子囊开裂外露而呈砖红色。

【分布】附生于海拔100~1800 m的林下树干上或稍干的岩石上。产于我国长江以南各地，北至甘肃，西至西藏，东至台湾。

【性能主治】味甘、苦，性微寒。有利尿通淋、清肺止咳、凉血止血的作用。主治热淋，血淋，石淋，小便不通，淋沥涩痛，肺热喘咳，吐血，牙出血，尿血，崩漏。

【采收加工】全年均可采收，洗净，晒干。

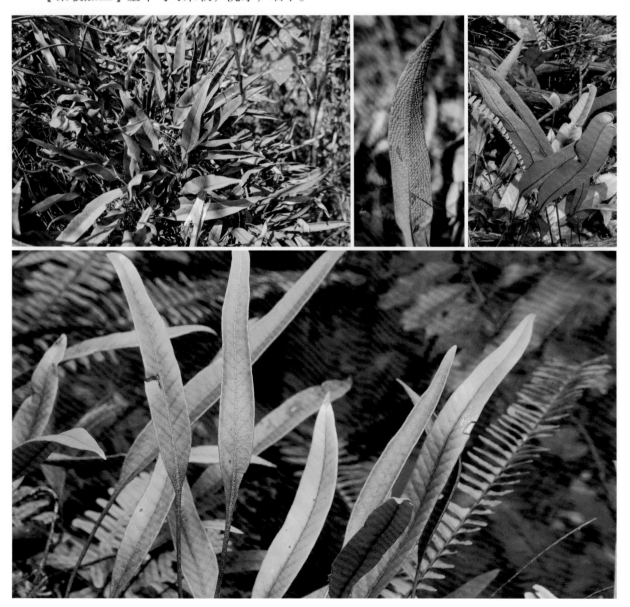

石韦

【基原】为水龙骨科庐山石韦*Pyrrosia sheareri*（Baker）Ching的叶。

【别名】蛇舌风。

【形态特征】多年生附生蕨类，高20~50 cm。根状茎密被线状棕色鳞片。叶片椭圆状披针形，近基部处为最宽，顶端钝圆，基部近圆截形或心形，长10~30 cm或更长，腹面布满洼点，背面被厚星状毛。孢子囊群呈不规则的点状排列于侧脉间，布满基部以上的叶背面，无盖，幼时被星状毛覆盖，熟时孢子囊开裂而呈砖红色。

【分布】生于海拔500~2200 m的林中树干或石上。产于我国西南及浙江、江西、福建、台湾、湖北、广东等地。

【性能主治】味甘、苦，性微寒。有利尿通淋、清肺止咳、凉血止血的作用。主治热淋，血淋，石淋，小便不通，淋沥涩痛，肺热喘咳，吐血，牙出血，尿血，崩漏。

【采收加工】全年均可采收，洗净，晒干。

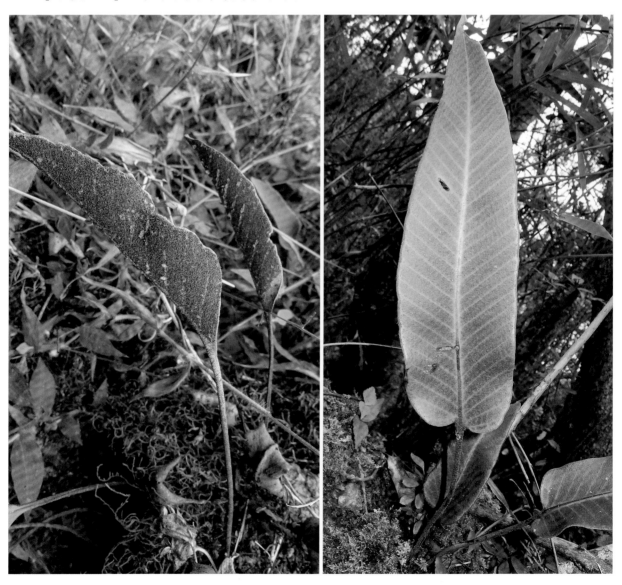

团叶槲蕨

【基原】为槲蕨科团叶槲蕨*Drynaria bonii* Christ的根状茎。

【别名】骨碎补。

【形态特征】附生蕨类。根状茎肉质，密被鳞片。不育叶无柄，心形、圆形、肾形至卵形，长10~15 cm，顶端钝，基部浅心形，边缘全缘或浅裂；能育叶柄长10~20 cm，两侧有狭翅，叶片长圆状卵形，羽状深裂，裂片阔披针形。孢子囊群细小，在中肋两侧约排成2行，生于2~4小脉交汇处。

【分布】附生于海拔300~1700 m的密林中树干、岩石上。产于海南、贵州、广西、云南等地。

【性能主治】味微苦，性温。有益肾气、壮筋骨、散瘀止血的作用。主治肾虚耳鸣，牙痛，跌打损伤，骨折，风湿腰痛，外伤出血。

【采收加工】全年均可采收，洗净，除去须根、叶柄，鲜用或晒干。

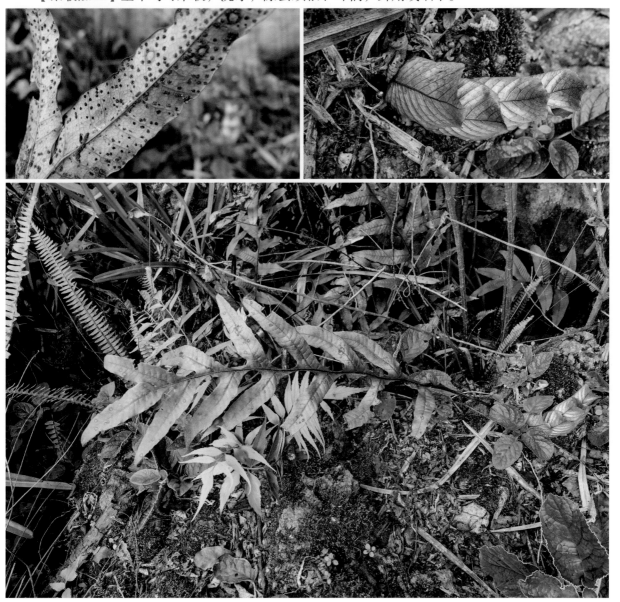

骨碎补

【基原】为槲蕨科槲蕨*Drynaria roosii* Nakaike的根状茎。

【别名】兴盆（壮语）。

【形态特征】多年生附生蕨类。叶二型；基生不育叶圆形，长5~9 cm，基部心形，浅裂至叶片宽度的1/3，腹面有疏短毛；能育叶长20~45 cm，羽状深裂。孢子囊群圆形或椭圆形，沿裂片中肋两侧各排成2~4行，熟时相邻2侧脉间有圆形孢子囊群1行，或幼时排成1行长形的孢子囊群，混生腺毛。

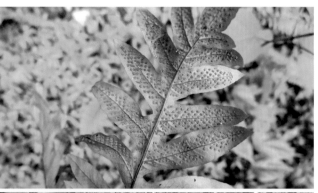
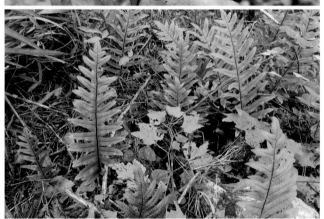

【分布】附生于海拔100~1800 m的树干或石上，偶生于墙缝。产于我国东部、南部、西南及台湾、湖北、江西等地。

【性能主治】味苦，性温。有补肾强筋骨、续伤止痛的作用。主治肾虚腰痛，耳鸣耳聋，牙齿松动，跌扑闪挫，筋骨折伤；外用治斑秃，白癜风。

【采收加工】全年均可采收，除去泥沙，干燥，或再燎去茸毛（鳞片）。

松花粉

【基原】为松科马尾松*Pinus massoniana* Lamb.的花粉。

【形态特征】乔木。树皮红褐色。针叶2针一束，稀3针一束，长12~20 cm，两面有气孔线，边缘有细齿。雄球花淡红褐色，聚生于新枝下部苞腋；雌球花单生或2~4个聚生于新枝近顶端，淡紫红色。球果卵圆形或圆锥状卵圆形。花期4~5月，球果翌年10~12月成熟。

【分布】在长江下游生于海拔700 m以下地带，在长江中游生于海拔1100~1200 m以下地带，在西部生于海拔1500 m以下地带。产于我国中部、东南沿海及云南以东部分地区。

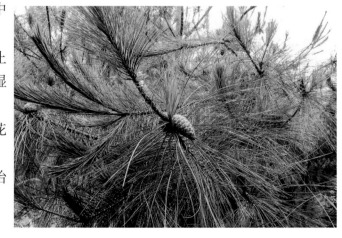

【性能主治】味甘，性温。有收敛止血、燥湿敛疮的作用。主治外伤出血，湿疹，黄水疮，皮肤糜烂，脓水淋漓。

【采收加工】春季花刚开时，采收花穗，晒干，收集花粉，除去杂质。

【附注】松油（为马尾松的松脂）主治疥疮，皮癣。根部主治风湿痹痛，风疹瘙痒，白带异常，咳嗽，跌打吐血，风虫牙痛。

柏树果

【基原】为柏科柏木*Cupressus funebris* Endl.的果实。

【形态特征】乔木。树皮淡褐灰色。鳞叶二型，长1~1.5 mm，先端锐尖，中央叶的背部有条状腺点，两侧的叶对折，背部有棱脊。雄球花椭圆形或卵圆形，雄蕊通常6对，药隔顶端常具短尖头；雌球花近球形。球果圆球形，直径8~12 mm；种鳞4对，能育种鳞有5~6粒种子。花期3~5月，种子翌年5~6月成熟。

【分布】为我国特产树种。产于我国西南、中部及东南沿海地区。以四川、湖北西部和贵州栽培最多，江苏南部也有栽培。

【性能主治】味苦、甘，性平。有祛风、和中、安神、止血的作用。主治感冒发热，胃痛呕吐，烦躁，失眠，劳伤吐血。

【采收加工】8~10月，果实长大而未裂开时采收，晒干。

【附注】柏树油（为柏木的树脂）主治风热头痛，白带异常，淋浊，痈疽疮疡，赘疣，刀伤出血。柏树叶主治吐血，血痢，痔疮，癫疮，烧烫伤，刀伤，毒蛇咬伤。

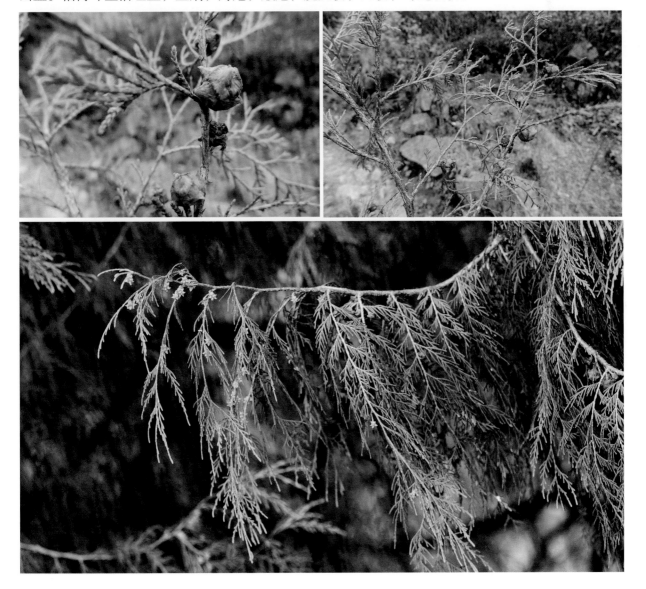

南方红豆杉

【基原】为红豆杉科南方红豆杉*Taxus wallichiana* Zucc. var. *mairei*（Lemée et H. Lév.）L. K. Fu et Nan Li的种子。

【别名】美丽红豆杉。

【形态特征】乔木。树皮灰褐色、红褐色或暗褐色。叶片排列成2列，多呈弯镰状，长2~4.5 cm。雄球花淡黄色，雄蕊8~14枚，花药4~8枚。种子生于杯状红色肉质的假种皮中，倒卵圆形，上部较宽，稀柱状矩圆形，长7~8 mm，直径5 mm；种脐常呈椭圆形。

【分布】生于海拔1000~1200 m以下的地方。产于我国中部地区及福建、台湾、广西等地。

【性能主治】味苦、辛，性温。有杀虫消积、祛湿止痒的作用。主治虫积腹痛，食积，疮疹，皮炎。

【采收加工】种子成熟后采收，晒干。

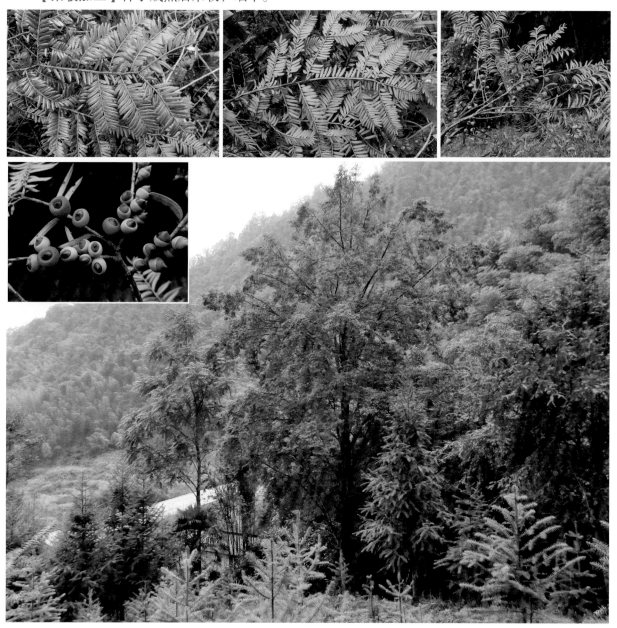

买麻藤

【基原】为买麻藤科小叶买麻藤*Gnetum parvifolium*（Warb.）Chun的茎叶。

【别名】木花生。

【形态特征】藤本。茎土棕色，皮孔明显。叶片椭圆形、窄长椭圆形或长倒卵形，革质。雄球花穗长1.2~2 cm，具5~10轮环状总苞，每轮总苞内具雄花40~70朵；雌球花穗每轮总苞内有雌花5~8朵。成熟种子的假种皮红色，长椭圆形或窄矩圆状倒卵圆形，无种柄或近无。

【分布】生于海拔较低的干燥平地或湿润谷地的森林中，缠绕在大树上。产于福建、广东、广西、湖南等地。

【性能主治】味苦，性微温。有祛风除湿、散瘀血、化痰止咳的作用。主治风湿痹痛，腰痛，鹤膝风，跌打损伤，溃疡出血，慢性支气管炎。

【采收加工】全年均可采收，鲜用或晒干。

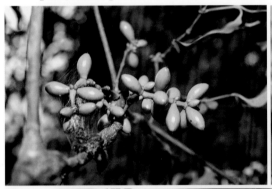
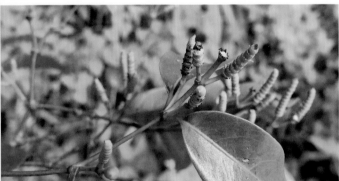
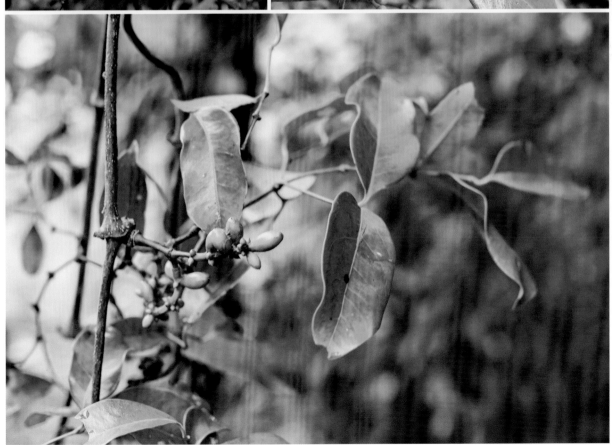

八角茴香

【基原】为八角科八角*Illicium verum* Hook. f.的成熟果实。

【别名】唛角（壮语）。

【形态特征】乔木。树皮深灰色。叶片革质至厚革质，在阳光下可见密布的透明油点。花粉红色至深红色，单生于叶腋或近顶生；花被片7~12片；雄蕊11~20枚；心皮通常8个。蓇葖多为8个，呈八角形，先端钝或钝尖。正糙果花期3~5月，果期9~10月；春糙果花期8~10月，果期翌年3~4月。

【分布】生于海拔300~800 m的山谷、丘陵或平原。产于广西、广东、云南、海南等地。

【性能主治】味辛，性温。有温阳散寒、理气止痛的作用。主治寒疝腹痛，肾虚腰痛，胃寒呕吐，脘腹冷痛。挥发油有芳香调味及健胃的作用。

【采收加工】秋、冬季果实由绿变黄时采摘，置沸水中略烫后干燥或直接干燥。

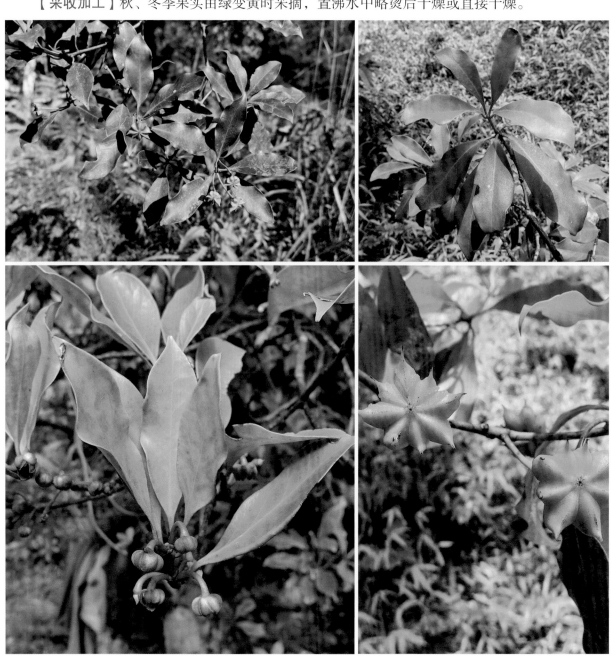

野独活

【基原】为番荔枝科中华野独活 *Miliusa sinensis* Finet et Gagnep.的茎、枝。

【别名】勒随农（壮语）、野黄皮、山黄皮。

【形态特征】乔木。小枝、叶背、叶柄、苞片、花梗、花萼两面及花瓣两面均被黄色柔毛。叶片薄纸质或膜质，椭圆形；侧脉9~11对。花单生于叶腋；萼片披针形；外轮花瓣与萼片等大，内轮花瓣紫红色；心皮卵圆形，被长柔毛，每心皮有2颗胚珠。果圆球状，熟时紫黑色；种子1~2粒。花期4~9月，果期7~12月。

【分布】生于海拔500~1000 m的山地密林中或山谷灌木林中。产于广东、广西、云南、贵州等地。

【性能主治】有调谷道、补肾虚、止痛的作用。主治胃痛，肾虚，腰痛。

【采收加工】全年均收采收，洗净，晒干。

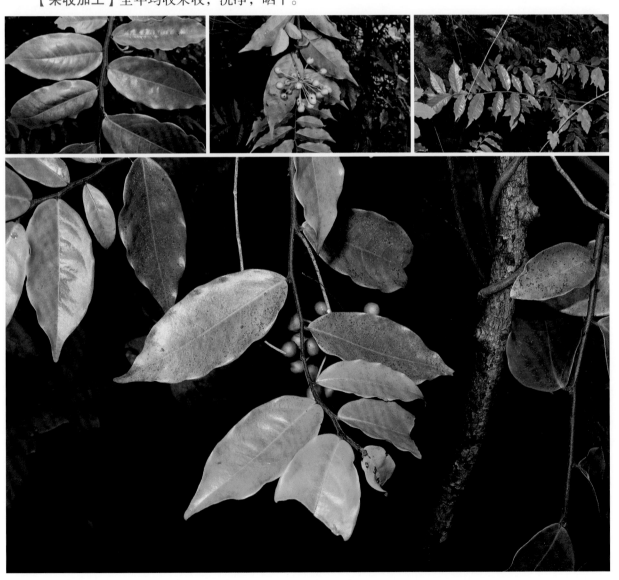

樟木

【基原】为樟科樟*Cinnamomum camphora*（L.）Presl的木材。

【别名】油樟、香樟。

【形态特征】常绿大乔木。树皮黄褐色。叶互生；叶片卵状椭圆形，具离基三出脉，侧脉及支脉脉腋具腺窝。花被内面密被短柔毛，花被筒倒锥形，花被裂片椭圆形；能育雄蕊9枚，长约2 mm，花丝被短柔毛；退化雄蕊3枚。果卵球形或近球形，熟时紫黑色。花期4~5月，果期8~11月。

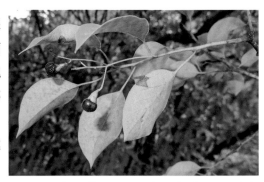

【分布】常生于山坡或沟谷中，常有栽培。产于我国南部及西南地区。

【性能主治】味辛，性温。有祛风散寒、温中理气、活血通络的作用。主治风寒感冒，胃寒胀痛，寒湿吐泻，风湿痹痛，脚气，跌打损伤，疥癣风痒。

【采收加工】定植5~6年成材后，通常于冬季砍收树干，锯段，劈成小块，晒干。

【附注】香樟根主治胃脘疼痛，霍乱吐泻，风湿痹痛，皮肤瘙痒。樟梨子（樟的病态果）主治胃寒脘腹疼痛，食滞腹胀，呕吐腹泻，疮肿。樟树皮主治风湿痹痛，胃脘疼痛，呕吐泄泻，脚气肿痛，跌打损伤，疥癣疮毒，毒虫咬伤。樟木子（樟的成熟果实）主治吐泻，胃寒腹痛，脚气，肿毒。樟树叶主治风湿痹痛，胃痛，烧烫伤，疮疡肿毒，慢性下肢溃疡，疥癣，皮肤瘙痒，毒虫咬伤。

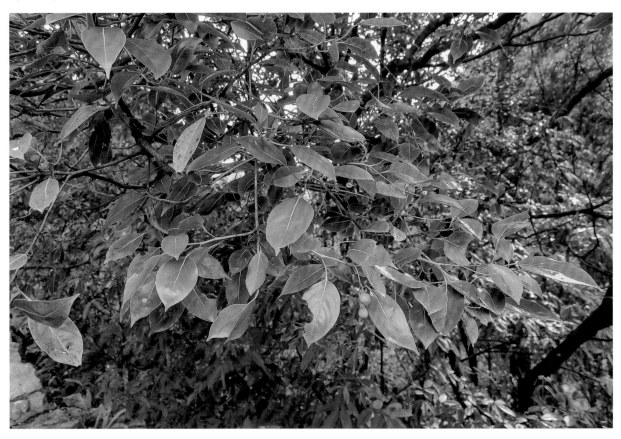

肉桂

【基原】为樟科肉桂*Cinnamomum cassia*（L.）D. Don的树皮。

【形态特征】乔木。树皮灰褐色。当年生枝条密被短茸毛。叶片长椭圆形至近披针形，革质，腹面无毛，背面疏被短茸毛，离基三出脉，侧脉与中脉在腹面明显凹陷。圆锥花序腋生或近顶生，花序梗与各级序轴被茸毛；花白色，花被两面密被短茸毛；能育雄蕊9枚。果椭圆形，熟时黑紫色。花期6~8月，果期10~12月。

【分布】原产于我国，现广东、广西、福建、台湾、云南等地的热带及亚热带地区广为栽培，其中尤以广西栽培为多。

【性能主治】味辛、甘，性大热。有补火助阳、引火归源、散寒止痛、活血通经的作用。主治阳痿，宫冷，腰膝冷痛，肾虚作喘，阳虚眩晕，目赤咽痛，心腹冷痛，虚寒吐泻，寒疝，奔豚，经闭，痛经。挥发油有驱风健胃的作用。

【采收加工】多于秋季剥取，阴干。

【附注】桂枝主治风寒感冒，脘腹冷痛，血寒经闭，关节痹痛，痰饮，水肿，心悸，奔豚。桂丁（肉桂的幼嫩果实）主治心胸疼痛，脘腹冷痛，恶心，嗳气，呃逆，呕吐，肺寒咳喘。肉桂叶主治外感风寒，头痛恶寒，咳嗽，胃寒胸闷，脘痛呕吐，腹痛泄泻，冻疮。

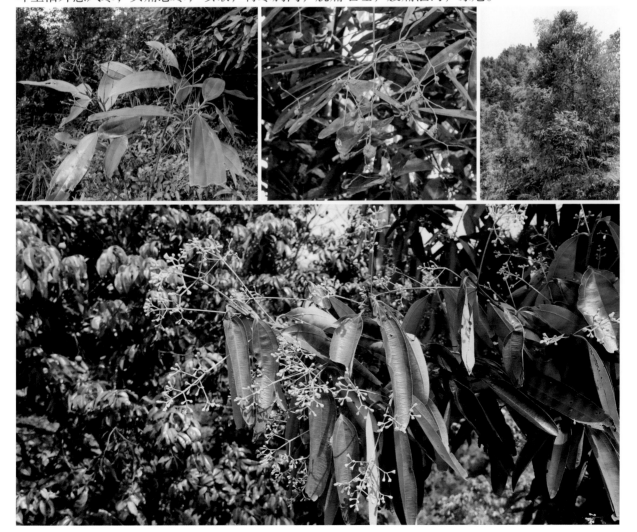

毛叶三条筋

【基原】为樟科香面叶*Iteadaphne caudata*（Nees）H. W. Li的根、叶及树皮。

【形态特征】灌木或小乔木。树皮黑灰色。叶互生；叶片长卵形或椭圆状披针形，先端尾状渐尖，基部宽楔形至圆形，离基三出脉。伞形花序退化成每花序只有1朵花，2~8个花序集生于腋生短枝上；花单性，雌雄异株；花被片6片；雄蕊9枚。果近球形，直径5~6 mm。花期10月至翌年4月，果期3~10月。

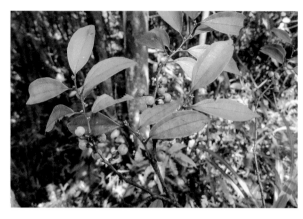

【分布】生于海拔700~2300 m的灌木丛中、疏林中、路边、林缘等处。产于云南南部及广西西部。

【性能主治】味微甘、辛，性温。有活血止血、理气止痛的作用。主治跌打损伤，瘀肿疼痛，外伤出血。

【采收加工】全年均可采收，阴干或研粉。

荜澄茄

【基原】为樟科山鸡椒*Litsea cubeba*（Lour.）Per.的成熟果实。

【形态特征】落叶灌木或小乔木。小枝无毛，枝、叶具芳香味。叶互生；叶片披针形或长圆形。花单性，雌雄异株；伞形花序单生或簇生；每花序有花4~6朵，花被片6片；能育雄蕊9枚；退化雌蕊无毛；子房卵形，花柱短，柱头头状。果近球形，幼时绿色，熟时黑色。花期2~3月，果期7~8月。

【分布】生于海拔500~3200 m向阳的山地、灌木丛中、疏林中或林中、路旁、水边。产于我国东部、中部、西南地区及广东、台湾等地。

【性能主治】味辛，性温。有温中散寒、行气止痛的作用。主治胃寒呕逆，脘腹冷痛，寒疝腹痛，寒湿郁滞，小便浑浊。

【采收加工】秋季果实成熟时采收，除去杂质，晒干。

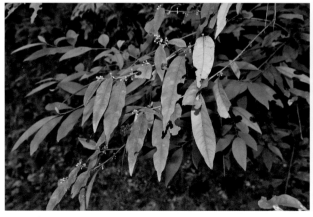
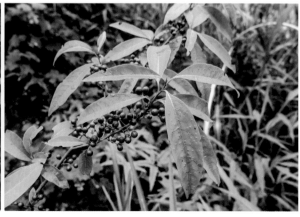

红花青藤

【基原】为莲叶桐科红花青藤*Illigera rhodantha* Hance的根或茎藤。

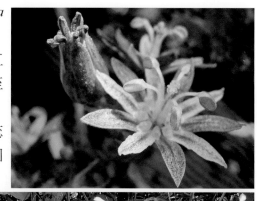

【形态特征】藤本。幼枝被金黄褐色茸毛。叶互生，有小叶3片；叶柄密被金黄褐色茸毛；小叶卵形至卵状椭圆形，基部圆形或近心形。圆锥聚伞花序腋生，密被金黄褐色茸毛；萼片紫红色；花瓣玫瑰红色；雄蕊5枚；子房、花柱被黄色茸毛。果具4翅，翅舌形或近圆形。果期12月至翌年4~5月。

【分布】生于海拔200~2100 m的山谷密林或疏林灌木丛中。产于广东、广西、云南等地。

【性能主治】味甘、辛，性温。有祛风止痛，散瘀消肿的作用。主治风湿性关节疼痛，跌打肿痛，蛇虫咬伤，小儿麻痹症后遗症。

【采收加工】种后2~3年，于夏、秋季采收，洗净，切段，晒干。

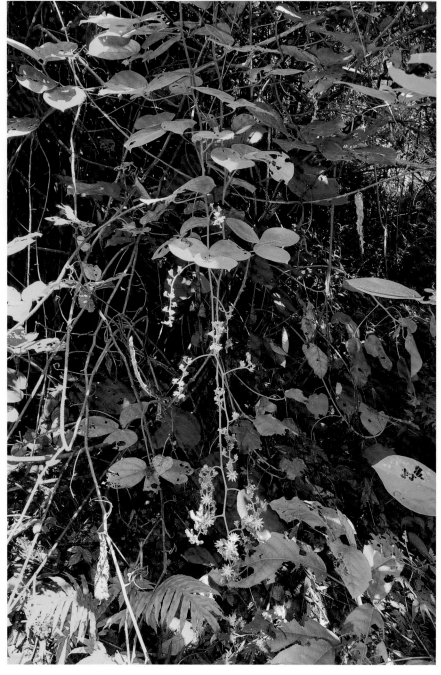

打破碗花花

【基原】为毛茛科打破碗花花*Anemone hupehensis*（Lemoine）Lemoine的根或全草。

【别名】棵柏夺（壮语）。

【形态特征】多年生草本。基生叶3~5片，多为三出复叶，偶有单叶；小叶片卵形或宽卵形，基部圆形或心形，两面有疏糙毛。花葶疏被柔毛；聚伞花序2~3回分枝，偶有不分枝；苞片3片，有柄，叶状；萼片5片，紫红色或粉红色，外面有短茸毛；雄蕊、心皮多数。聚合果球形；瘦果，有细柄，密被绵毛。花期7~10月。

【分布】生于海拔400~1800 m的低山或丘陵的草坡或沟边。产于陕西、云南、广西北部、广东北部、江西等地。

【性能主治】味苦、辛，性平。有清热利湿、解毒杀虫、消肿散瘀的作用。主治痢疾，泄泻，疟疾，蛔虫病，疮疖痈肿，瘰疬，跌打损伤。

【采收加工】栽培2~3年，6~8月花未开放前挖取根部，除去须根及泥土，切段，鲜用或晒干。

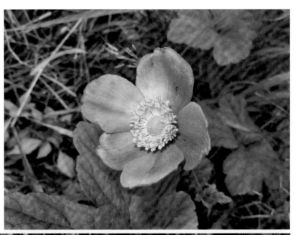

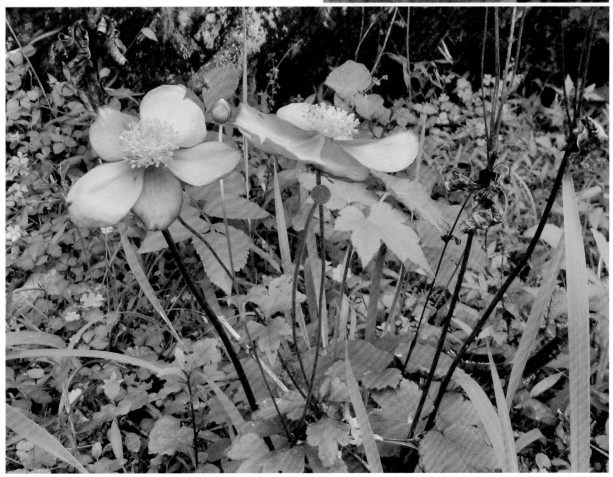

川木通

【基原】为毛茛科小木通*Clematis armandii* Franch.的藤茎。

【形态特征】木质藤本。叶对生,三出复叶;小叶片革质,卵状披针形、长椭圆状卵形至卵形,全缘,无毛。聚伞花序或圆锥状聚伞花序,腋生或顶生,与叶近等长;萼片4(5)片,白色;雄蕊多数。瘦果扁,卵形至椭圆形,疏被柔毛,宿存花柱长达5 cm,被白色长柔毛。花期3~4月,果期4~7月。

【分布】生于山坡、山谷、路边灌木丛中、林边或水沟旁。产于我国西南部及甘肃、陕西、湖北、福建等地。

【性能主治】味苦,性寒。有利尿通淋、清心除烦、通经下乳的作用。主治淋证,水肿,心烦尿赤,口舌生疮,经闭乳少,湿热痹痛。

【采收加工】春、秋季采收,除去粗皮,晒干,或趁鲜切薄片,晒干。

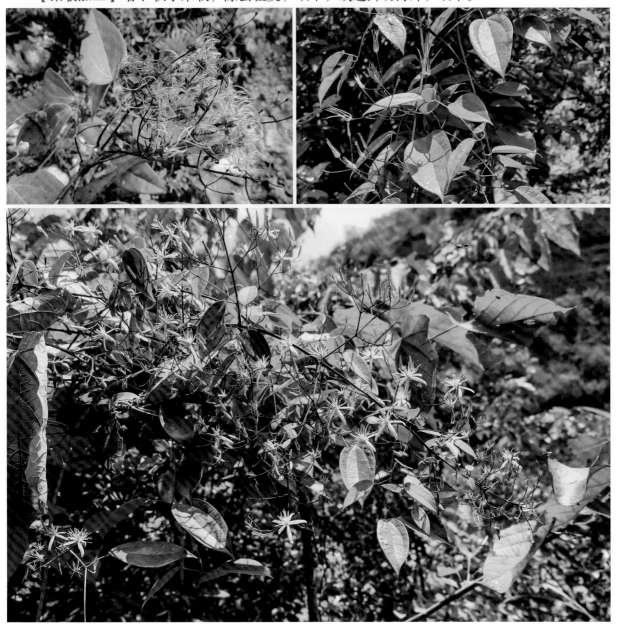

小粘药

【基原】为毛茛科滑叶藤*Clematis fasciculiflora* Franch.的根、皮和叶。

【形态特征】藤本。三出复叶，数叶与花簇生或对生；小叶片革质，长椭圆形至卵状披针形，近全缘。花1~9朵与叶簇生；花梗比叶短，密被茸毛；萼片4片，白色，椭圆状倒卵形，外面密被茸毛；雄蕊多数。瘦果近无毛，宿存花柱长1~1.5 cm，被金黄色绢状毛。花期12月至翌年3月，果期7~10月。

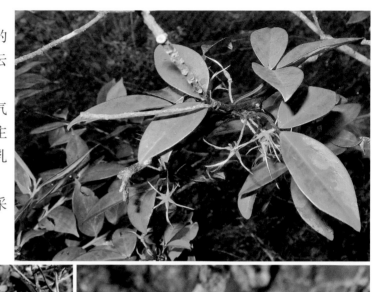

【分布】生于海拔1000~2700 m的山坡丛林中、草丛中或林边。产于云南、四川、广西等地。

【性能主治】味辛，性温。有行气止痛、活血化瘀、祛风除湿的作用。主治气滞腹胀，风湿骨痛，跌打损伤，乳痈，疮疖肿毒，刀伤出血。

【采收加工】根或根皮全年均可采收，叶春、夏季采收，鲜用或晒干。

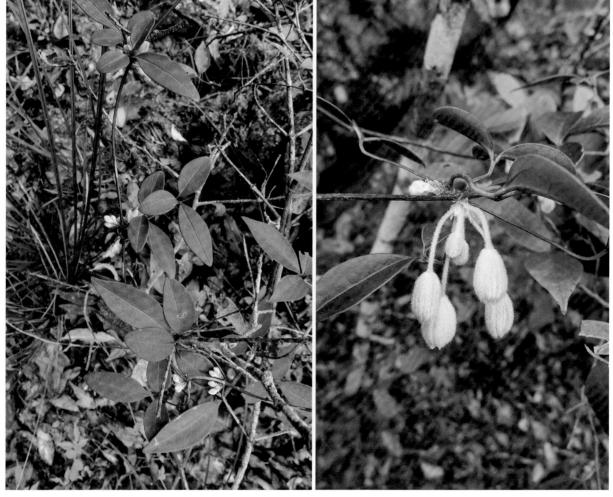

小蓑衣藤

【基原】为毛茛科小蓑衣藤*Clematis gouriana* Roxb. ex DC.的全草。

【形态特征】藤本。一回羽状复叶，小叶（2~3）5（7）片；小叶卵形至披针形，顶端渐尖或长渐尖，基部圆形或浅心形，常全缘。圆锥状聚伞花序；花序梗、花梗密被短柔毛；萼片4片，白色，椭圆形或倒卵形，被短柔毛；雄蕊无毛；子房有柔毛。瘦果纺锤形或狭卵形，被柔毛，宿存花柱长达3 cm。花期9~10月，果期11~12月。

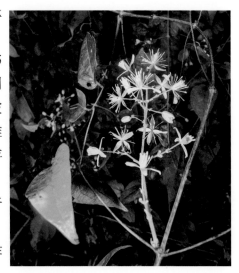

【分布】生于山坡、山谷灌木丛中或沟边、路旁。产于云南、湖北、广西、广东等地。

【性能主治】味辛，性温。有祛风除湿、活血祛瘀的作用。主治风湿性骨痛，肢体麻木，跌打损伤，瘀滞疼痛。

【采收加工】全年均可采收，晒干。

岩扫把

【基原】为毛茛科盾叶唐松草*Thalictrum ichangense* Lecoy. ex Oliv.的全草或根。

【别名】水香草、连钱草。

【形态特征】多年生草本，高14~32 cm。基生叶长8~25 cm，有长柄，一回至三回三出复叶；顶生小叶卵形、宽卵形或近圆形，小叶柄盾状着生。复单歧聚伞花序；萼片白色，卵形，早落；雄蕊长4~6 mm，花药椭圆形，花丝上部倒披针形，比花药宽；心皮5~12（16）个，有细子房柄，柱头近球形。瘦果近镰刀形。

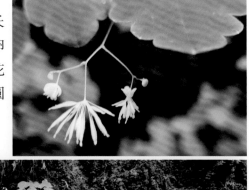

【分布】生于林中、溪边、路旁石缝中和阴湿岩石上。产于辽宁、湖北、四川、云南、广西、浙江等地。

【性能主治】味苦，性寒。有祛风、清热解毒的作用。主治湿热黄疸，湿热痢疾，小儿惊风，目赤肿痛，丹毒游风，鹅口疮，跌打损伤。

【采收加工】秋季采收，根和全草，分别晒干。

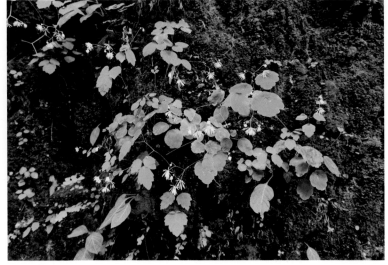

功劳木

【基原】为小檗科长柱十大功劳 *Mahonia duclouxiana* Gagnep. 的茎。

【形态特征】灌木，高 1.5~4 m。叶长圆形至长圆状椭圆形，薄革质，具 4~9 对无柄小叶；小叶狭卵形、长圆状卵形或椭圆状披针形，每边具 2~12 枚刺状齿，先端渐尖或急尖。总状花序 4~15 个簇生；花柱长 2~3 mm，胚珠 4~7 个。浆果球形或近球形，宿存花柱长 2~3 mm。花期 11 月至翌年 4 月，果期 3~6 月。

【分布】生于海拔 350~2000 m 的山坡沟谷林中、灌木丛中、路边或河边。产于云南、四川、广西等地。

【性能主治】味苦，性平。有清热补虚、止咳化痰的作用。主治肺痨咳血，骨蒸潮热，头晕耳鸣，腰酸腿软，心烦，目赤。

【采收加工】全年均可采收，截段，晒干。

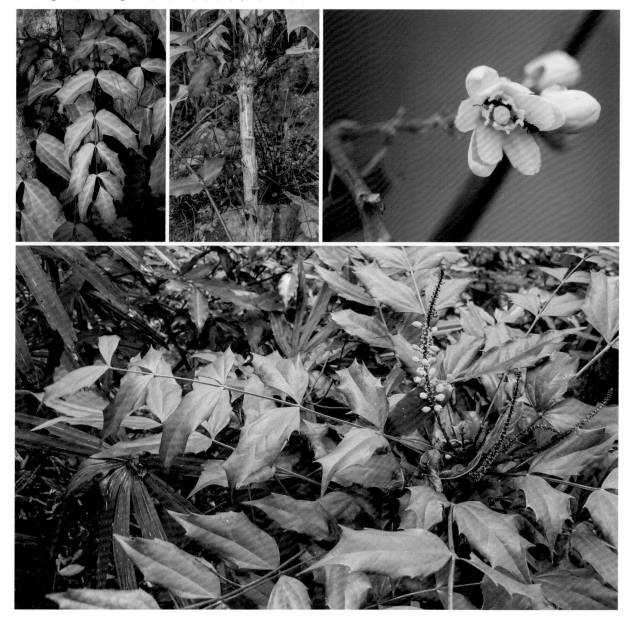

木通根

【基原】为木通科三叶木通*Akebia trifoliata*（Thunb.）Koidz.的根。

【别名】八月瓜。

【形态特征】木质藤本。茎灰褐色，有皮孔和小疣点。掌状复叶互生，或在短枝上簇生；小叶3片，薄革质，卵形至阔卵形。总状花序自短枝上的簇生叶中抽出，下部有1~2朵雌花，上部有15~30朵雄花。果长圆形，长6~8 cm，直径2~4 cm，熟时灰白略带淡紫色。种子极多数。花期4~5月，果期7~8月。

【分布】生于海拔250~2000 m的山地沟谷边疏林中或丘陵灌木丛中。产于长江流域各地及河北、山西、山东等地。

【性能主治】味苦，性平。有祛风通络、利水消肿、行气活血的作用。主治风湿痹痛，跌打损伤，闭经，疝气，睾丸肿痛，脘腹胀闷，小便不利，带下，蛇虫咬伤。

【采收加工】秋、冬季采收，晒干或烘干。

【附注】八月札（三叶木通去皮的藤茎）主治小便短赤，淋浊，水肿，胸中烦热，喉喉疼痛，口舌生疮，风湿痹痛，乳汁不通，闭经，痛经。

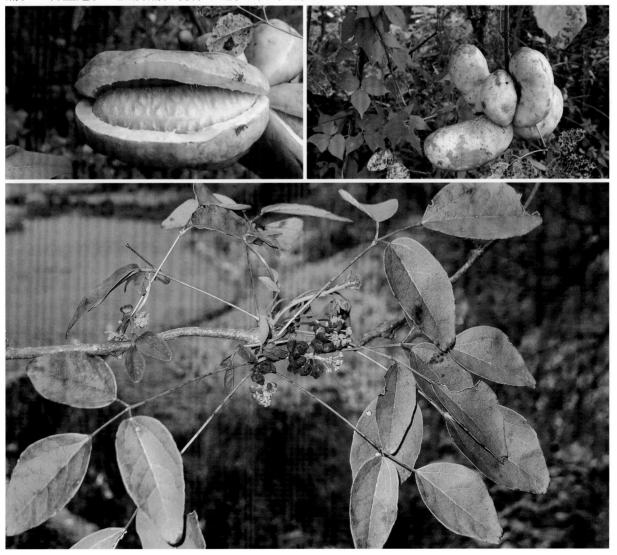

猫儿屎

【基原】为木通科猫儿屎*Decaisnea insignis*（Griff.）Hook. f. et Thomson的根、茎。

【别名】猫屎瓜。

【形态特征】直立灌木。奇数羽状复叶；小叶13~25片，膜质，卵形至卵状长圆形。花杂性，组成总状花序或再复合排成顶生的圆锥花序；萼片6片，花瓣状，2轮；雄蕊6枚，合生为单体；心皮3个，无花柱。果下垂，圆柱形，熟时蓝色。花期4~6月，果期7~8月。

【分布】生于海拔900~3600 m的阴坡、灌木丛中或沟边，性喜阴湿。产于陕西、甘肃、云南、浙江、广西、安徽、湖北等地。

【性能主治】味甘，性平。有祛风除湿、清肺止咳的作用。主治风湿痹痛，肛门湿烂，阴痒，肺痨咳嗽。

【采收加工】全年均可采收，洗净，晒干。

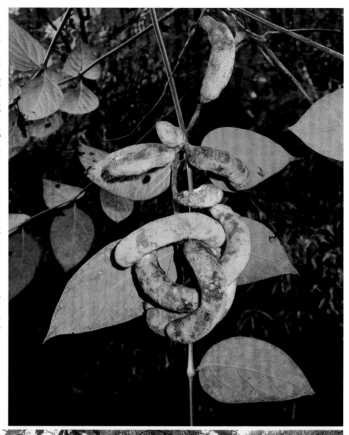

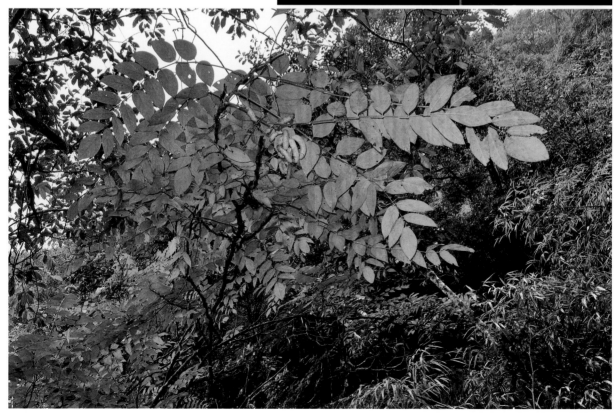

六月瓜

【基原】为木通科西南野木瓜*Stauntonia cavalerieana* Gagnep.的根、藤和果实。

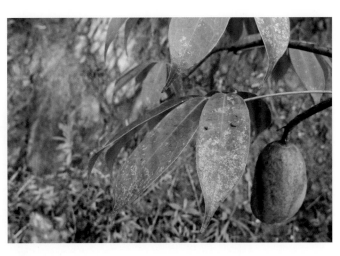

【别名】野木瓜。

【形态特征】木质藤本。掌状复叶，有小叶7~9片；小叶近革质，披针状线形或披针形，先端具细长的尾状渐尖。圆锥花序；花雌雄异株；雄花萼片6片，花瓣状，排成2轮，外轮萼片披针形，内轮萼片极狭；花瓣缺；雄蕊6枚，花丝合生为管；退化心皮锥尖状，藏于花丝管内。

【分布】生于海拔500~1500 m的山地、山谷溪旁的林中。产于广西、贵州等地。

【性能主治】味甘，性温。有祛风除湿、行气活血、补虚、镇咳的作用。主治风湿痹痛，疝气疼痛，跌打损伤，肾虚腰痛，痢疾，劳伤咳嗽。

【采收加工】秋季采收，洗净，晒干。

百解藤

【基原】为防己科粉叶轮环藤*Cyclea hypoglauca*（Schauer）Diels的根、滕茎。

【形态特征】藤本。小枝纤细，除叶腋有簇毛外其他部位无毛。叶片阔卵状三角形至卵形，基部截平至圆形；叶柄纤细，盾状着生。花序腋生，雄花序为穗状花序状；雄花萼片4片或5片，分离，花瓣4~5片；雌花序为总状花序状，萼片、花瓣均2片。核果红色，果核背部中肋两侧各有3列小瘤状突起。

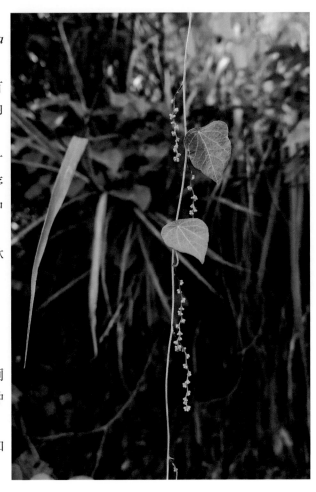

【分布】生于疏林中、石山灌木丛中、林缘或草丛中。产于海南、广东、广西、云南、贵州、湖南、江西、台湾、福建等地。

【性能主治】味苦，性寒。有清热解毒、祛风止痛、利水通淋的作用。主治风热感冒，咳嗽，咽喉肿痛，白喉，风火牙痛，肠炎，痢疾，尿路感染及尿路结石，风湿疼痛，疮疡肿毒，毒蛇咬伤。

【采收加工】全年均可采收，除去须根和枝叶，洗净，切段，晒干。

血散薯

【基原】为防己科血散薯*Stephania dielsiana* Y. C. Wu的块根。

【形态特征】草质藤本。枝、叶含红色汁液。叶片纸质，三角状近圆形，基部微圆至近截平。复伞形聚伞花序；雄花序一回至三回伞状分枝；雄花萼片6片，排成2轮，花瓣3片，肉质；雌花序近头状，雌花萼片1片，花瓣2片。核果红色，倒卵圆形，极扁；果核背部两侧各有2列钩状小刺，胎座迹穿孔。花果期夏季。

【分布】生于山谷、溪边、林中、石缝中及峭壁上。产于广西、湖南、广东、贵州等地。

【性能主治】味苦，性寒。有清热解毒、散瘀止痛的作用。主治上呼吸道感染，咽炎，疮痛，胃痛，胃肠炎，牙痛，神经痛，跌打损伤。

【采收加工】秋、冬季采挖，洗净，晒干。

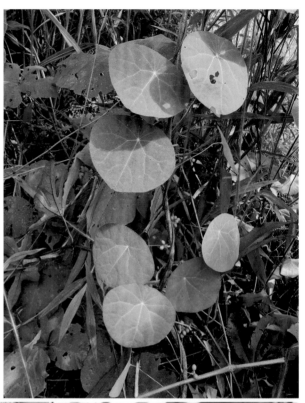

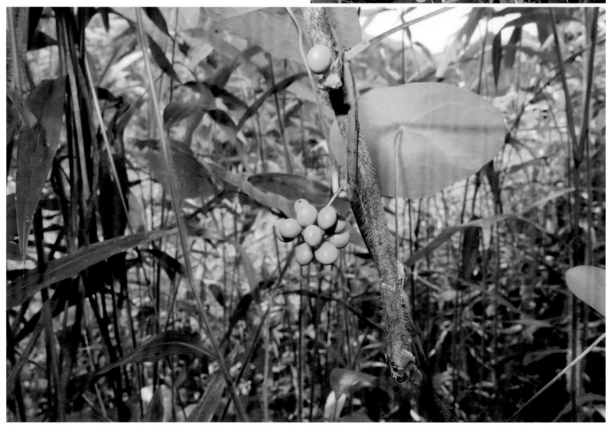

山乌龟

【基原】为防己科广西地不容*Stephania kwangsiensis* H. S. Lo的块根。

【别名】金线吊乌龟。

【形态特征】草质藤本。叶片三角状圆形至近圆形。复伞形聚伞花序腋生；雄花萼片6片，排成2轮，花瓣3片，花药4枚；雌花萼片1片，偶有2片，花瓣2片，偶有3片。核果红色；果核倒卵圆形，背部有4行刺状突起，每行18~19颗，刺稍扁，末端钩状下弯，胎座迹正中穿孔。花期5月。

【分布】生于石灰岩山壁的缝穴中。产于广西西南部、云南东南部等地。

【性能主治】味苦，性寒。有散瘀止痛、清热解毒的作用。主治胃痛，痢疾，咽痛，跌打损伤，疮疖痈肿，毒蛇咬伤。

【采收加工】全年均可采挖，洗净，切片，晒干。

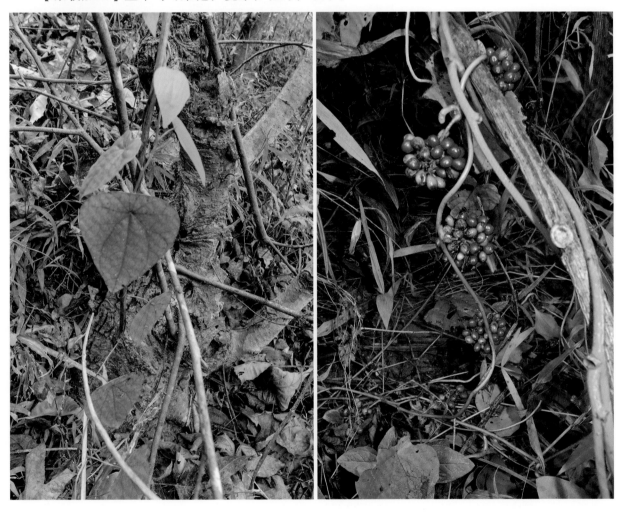

金果榄

【基原】为防己科青牛胆*Tinospora sagittata*（Oliv.）Gagnep.的块根。

【别名】黄金古。

【形态特征】草质藤本。块根黄色。枝纤细，常被柔毛。叶片披针状箭形或披针状戟形。聚伞花序或分枝成圆锥状花序，腋生或簇生；雄花萼片6片，外轮3片小，内轮较大，椭圆形或椭圆状倒卵形，长2~3 mm，花瓣6片，雄蕊6枚；雌花萼片与雄花相似，花瓣楔形；退化雄蕊6枚；心皮3个。核果红色，近球形。花期4月，果期秋季。

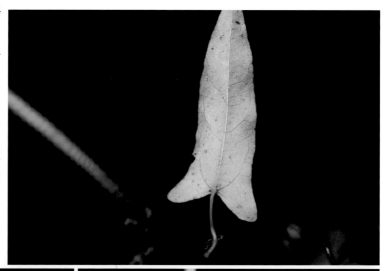

【分布】生于林下、林缘、竹林中或草地上。产于广西、湖南、湖北、四川、贵州等地。

【性能主治】味苦，性寒。有清热解毒、利咽、止痛的作用。主治咽喉肿痛，痈疽疔毒，泄泻，痢疾，脘腹疼痛。

【采收加工】秋、冬季采收，除去须根，洗净，晒干或烘干。

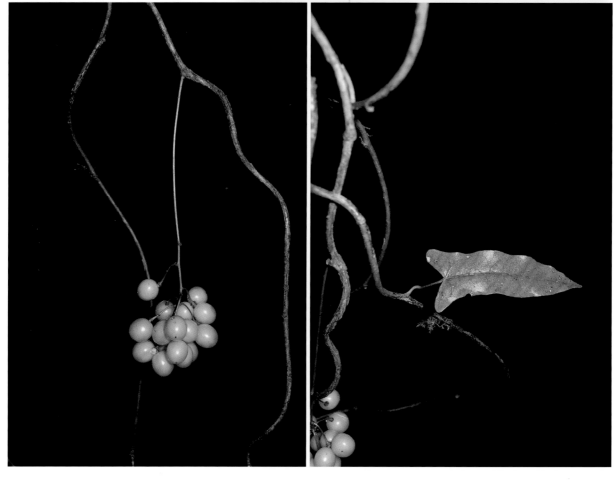

尾花细辛

【基原】为马兜铃科尾花细辛*Asarum caudigerum* Hance的全草。

【别名】土细辛。

【形态特征】多年生草本。叶片阔卵形或卵状心形，基部耳状或心形。花被被紫红色圆点状短毛丛；花被裂片直立，下部合拢如管，喉部稍缢缩，上部卵状长圆形，先端长尾尖，尾长可达1.2 cm；雄蕊比花柱长，药隔伸出；子房下位，花柱合生，顶端6裂。果近球状，具宿存花被。花期4~5（11）月。

【分布】生于海拔300~1700 m的林下阴湿处或溪边。产于浙江、台湾、广西、云南等地。

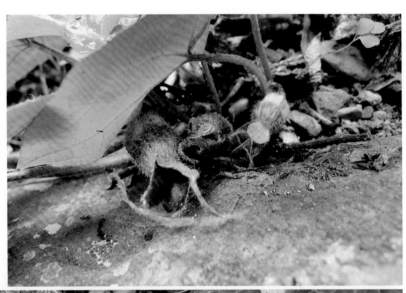

【性能主治】味辛、微苦，性温；有小毒。有温经散寒、化痰止咳、消肿止痛的作用。主治风寒感冒，头痛，咳嗽哮喘，风湿痹痛，跌打损伤，口舌生疮，毒蛇咬伤，疮疡肿毒。

【采收加工】全年均可采收，阴干。

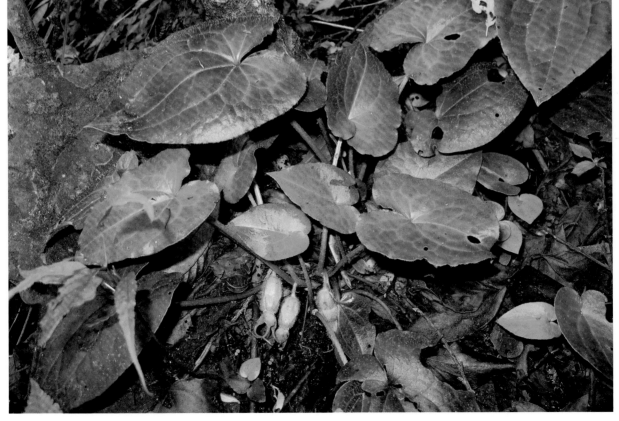

豆瓣绿

【基原】为胡椒科豆瓣绿*Peperomia tetraphylla*（G. Forst.）Hook.et Arn.的全草或根。

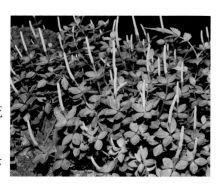

【别名】豆瓣菜。

【形态特征】肉质、丛生草本。叶密集，3片或4片轮生，肉质，有透明腺点，阔椭圆形或近圆形，两端钝或圆。穗状花序单生，顶生和腋生；花序轴密被毛；苞片近圆形，有短柄，盾状；花极小，两性，无花被；雄蕊2枚，花丝短；柱头近头状，被短柔毛。浆果近卵形，长约1 mm。花期2~4月及9~12月。

【分布】生于海拔600~3100 m的岩石上或石隙阴湿处。产于四川、云南、贵州、广东、广西等地。

【性能主治】味苦，性微寒。有舒筋活血、祛风除湿、化痰止咳的作用。主治风湿筋骨痛，跌打损伤，疮疖肿毒，咽喉炎，口腔炎，痢疾，水泻，宿食不消，小儿疳积，劳伤咳嗽，哮喘，百日咳。

【采收加工】夏、秋季采收，鲜用或晒干。

山蒟

【基原】为胡椒科山蒟*Piper hancei* Maxim.的茎叶。

【别名】石蒟、穿壁风、爬岩香、石南藤、廿四症、上树风。

【形态特征】攀缘藤本。叶片卵状披针形或椭圆形；叶脉5~7条，最上1对互生，离基1~3 cm。花单性，雌雄异株；穗状花序，与叶对生；雄花序长6~10 cm，花序轴被毛；苞片近圆形，近无柄，盾状；雄蕊2枚；雌花序长约3 cm；苞片与雄花序相同；子房近球形，离生，柱头4裂或稀3裂。浆果球形。花期3~8月。

【分布】生于林中，常攀缘于树上或岩石上。产于我国南部地区。

【性能主治】味辛，性温。有祛风除湿、活血消肿、行气止痛、化痰止咳的作用。主治风湿痹痛，胃痛，痛经，跌打损伤，风寒咳喘，疝气痛。

【采收加工】秋季采收，切段，晒干。

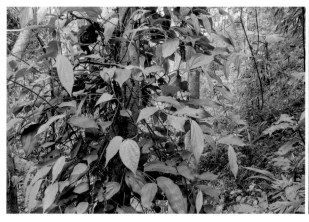
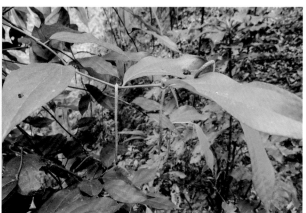

假蒟

【基原】为胡椒科假蒟*Piper sarmentosum* Roxb.的根。

【形态特征】多年生草本。叶片近膜质，阔卵形或近圆形，背面沿脉上被极细的粉状短柔毛。花单性，雌雄异株；穗状花序，与叶对生；雄花序轴被毛，苞片扁圆形，近无柄，盾状；雄蕊2枚；雌花序轴无毛；苞片近圆形，盾状；柱头4个，稀3个或5个。浆果近球形，基部嵌生于花序轴中并与其合生。花期4~11月。

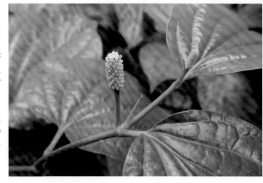 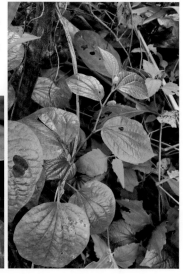

【分布】生于林下或村旁湿地上。产于我国南部地区。

【性能主治】味苦，性温。有祛风散寒、行气止痛、活络、消肿的作用。主治风寒咳喘，风湿痹痛，脘腹胀满，泄泻，痢疾，产后脚肿，跌打损伤。

【采收加工】全年均可采收，洗净，鲜用或阴干。

南藤

【基原】为胡椒科石南藤*Piper wallichii*（Miq.）Hand.-Mazz.的茎叶或全株。

【形态特征】攀缘藤本。叶片椭圆形，背面被疏粗毛；叶脉5~7条，最上1对离基1~2.5 cm，从中脉发出。花单性，雌雄异株，穗状花序；雄花序轴被毛，苞片圆形，近无柄，盾状，雄蕊2枚，稀3枚；雌花序轴和苞片与雄花序的相同，但苞片柄在果期长达2 mm，密被长毛，子房离生。浆果球形，有疣状突起。花期5~6月。

【分布】生于海拔300~2600 m的山谷林中阴处或湿润处，攀缘于树上或岩石上。产于甘肃、湖北、云南、广西等地。

【性能主治】味辛、甘，性温。有祛风湿、强腰膝、补肾壮阳、止咳平喘、活血止痛的作用。主治风寒湿痹，腰膝酸痛，阳痿，咳嗽气喘，痛经，跌打肿痛。

【采收加工】8~10月割取带叶茎枝，晒干。

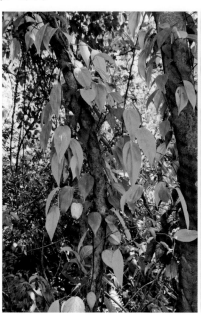 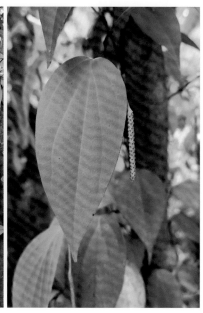

百部还魂

【基原】为三白草科裸蒴 *Gymnotheca chinensis* Decne. 的全草或叶。

【形态特征】多年生草本。叶片肾状心形；叶柄与叶片近等长；托叶膜质，与叶柄边缘合生，基部扩大抱茎，叶鞘长为叶柄的1/3。花序单生；花序轴压扁，两侧具阔棱或几成翅状；苞片倒披针形；雄蕊6枚，生于子房近顶部；雌蕊由4个合生心皮组成；子房下位，1室；花柱4裂，外弯。花期4~11月。

【分布】生于海拔600~1200 m的水沟边、山溪旁或阴湿疏林下。产于湖北、湖南、广西、广东、四川、贵州、云南等地。

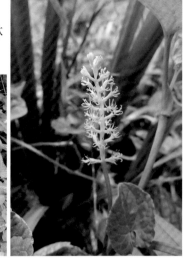

【性能主治】味苦，性温。有消食、利水、活血、解毒的作用。主治食积腹胀，痢疾，泄泻，水肿，小便不利，带下，跌打损伤，疮疡肿毒，蜈蚣咬伤。

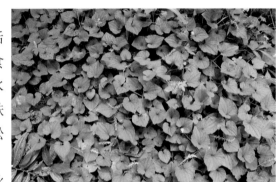
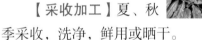

【采收加工】夏、秋季采收，洗净，鲜用或晒干。

鱼腥草

【基原】为三白草科蕺菜 *Houttuynia cordata* Thunb. 的地上部分。

【别名】折耳根。

【形态特征】多年生草本。具腥臭味。叶片卵形或阔卵形，有腺点，基部心形，背面常呈紫红色；托叶膜质，下部与叶柄合生成鞘。花小，穗状花序，顶生或与叶对生，基部有4片白色花瓣状总苞片；雄蕊3枚；雌蕊由3个部分合生的心皮组成，子房上位，花柱3枚，柱头侧生。蒴果近球形，顶端开裂。花期4~7月。

【分布】生于海拔2500 m以下的山地、沟边、塘边、田梗或林下湿地。产于浙江、江西、四川、云南、广西等地。

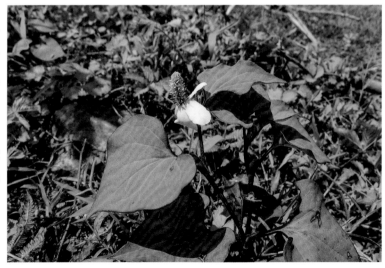

【性能主治】味辛，性微寒。有清热解毒、消痈排脓、利尿通淋的作用。主治肺痈吐脓，痰热喘咳，热痢，热淋，痈肿疮毒。

【采收加工】夏季茎叶茂盛、花穗多时采割，除去杂质，晒干。

三白草

【基原】为三白草科三白草*Saururus chinensis*（Lour.）Baill.的根状茎或全草。

【别名】水伴深乌、白面姑、过塘莲。

【形态特征】多年生草本。叶片阔卵形至卵状披针形，密生腺点，基部心形或斜心形，上部叶较小，茎顶端的叶2~3片，于花期常为白色，呈花瓣状；叶柄基部与托叶合生成鞘状，略抱茎。花序白色，花序轴密被短柔毛；苞片近匙形；雄蕊6枚。果近球形，表面多疣状突起。花期4~6月。

【分布】生于海拔1700 m以下的沟旁、沼泽等低湿或近水的地方。产于我国东部地区及湖北、河北、四川等地。

【性能主治】味辛甘，性寒。有清热解毒、利尿消肿的作用。主治小便不利，淋沥涩痛，白带异常，尿路感染，肾炎水肿；外用治疮疡肿毒，湿疹。

【采收加工】全草全年均可采收，洗净，晒干。

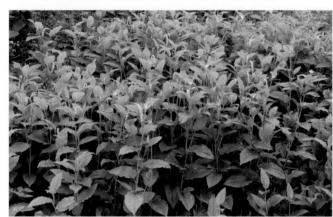 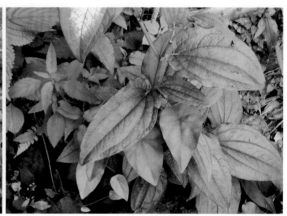

肿节风

【基原】为金粟兰科草珊瑚*Sarcandra glabra*（Thunb.）Nakai的全株。

【别名】节骨茶。

【形态特征】常绿半灌木。叶片革质，椭圆形、卵形至卵状披针形，边缘具粗锐齿；叶柄基部合生成鞘状。穗状花序顶生，常分枝成圆锥花序；花黄绿色；雄蕊1枚，肉质，棒状至圆柱状，花药2室；子房球形或卵形，无花柱，柱头近头状。核果球形，熟时亮红色。花期6月，果期8~10月。

【分布】生于海拔2000 m以下的山沟、溪谷、林阴湿地。产于我国东部、中南、西南地区。

【性能主治】味苦、辛，性平。有清热凉血、活血消斑、祛风通络的作用。主治血热紫斑、紫癜，风湿痹痛，跌打损伤。

【采收加工】夏、秋季采收，除去杂质，晒干。

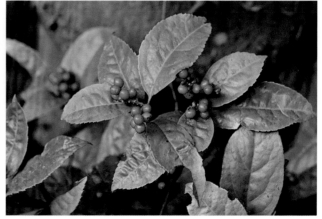

地白草

【基原】为堇菜科七星莲*Viola diffusa* Ging.的全草。

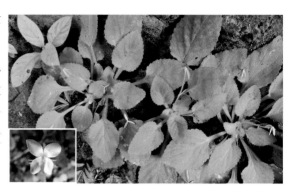

【形态特征】一年生草本。全体被糙毛或白色柔毛，于花期生出地上匍匐枝；匍匐枝先端具莲座状叶丛，通常生不定根。叶片卵形或卵状长圆形；叶柄长，具明显的翅。花小，两侧对称；萼片5片，披针形；花瓣5片，淡紫色或浅黄色，矩短。蒴果长圆形，顶端常具宿存的花柱。花期3~5月，果期5~8月。

【分布】生于海拔2000 m以下的路边及较湿润地。产于安徽、台湾、浙江、湖南、云南、西藏等地。

【性能主治】味苦、辛，性寒。有清热解毒、散瘀消肿的作用。主治疮疡肿毒，眼结膜炎，肺热咳嗽，百日咳，黄疸型肝炎，带状疱疹，水火烫伤，跌打损伤，骨折，毒蛇咬伤。

【采收加工】夏、秋季采收全草，洗净，除去杂质，鲜用或晒干。

大金牛草

【基原】为远志华南远志*Polygala chinensis* L.的带根全草。

【别名】银不换。

【形态特征】一年生直立草本。茎基部木质化，分枝被卷曲短柔毛。叶片椭圆形或披针形，先端具短尖头，疏被短柔毛。总状花序腋生；萼片5片，宿存；花瓣3片，淡黄色或白色带淡红色，龙骨瓣顶端具2束条裂鸡冠状附属物；雄蕊8枚，花丝中部以下合生成鞘。蒴果圆形，具狭翅及缘毛。花期4~10月，果期5~11月。

【分布】生于海拔500~1500 m的草地灌木丛中。产于我国南部、西南地区及福建、湖北、湖南等地。

【性能主治】味辛、甘，性平。有祛痰、消积、散瘀、解毒的作用。主治咳嗽咽痛，小儿疳积，跌打损伤，瘰疬，痈肿，毒蛇咬伤。

【采收加工】春、夏季采收，切段，晒干。

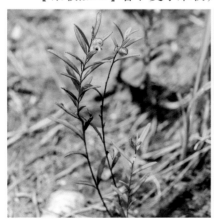
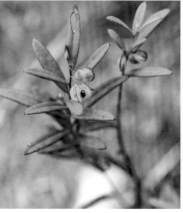
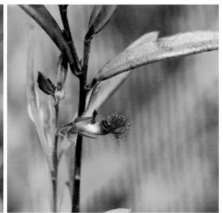

蝉翼藤

【基原】为远志科蝉翼藤 *Securidaca inappendiculata* Hassk.的根。

【别名】五味藤、一摩消、丢了棒、象皮藤。

【形态特征】攀缘灌木。小枝细，被紧贴的短伏毛。叶片椭圆形或倒卵状长圆形，背面被紧贴的短伏毛。圆锥花序顶生或腋生，被淡黄褐色短伏毛；苞片早落；萼片5片；花瓣3片，淡紫红色，龙骨瓣近圆形，顶端具1兜状附属物；雄蕊8枚，花丝2/3以下合生成鞘。核果球形，翅长圆形。花期5~8月，果期10~12月。

【分布】生于海拔500~1100 m的密林中。产于广东、广西、云南等地。

【性能主治】味辛、苦，性微寒。有活血散瘀、消肿止痛、清热利尿的作用。主治急性肠胃炎，跌打损伤。

【采收加工】全年均可采收，洗净，切片，晒干。

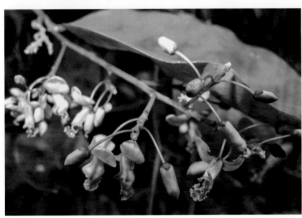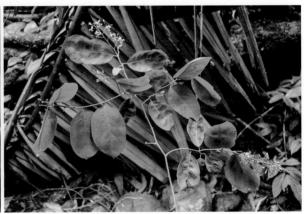

肾萼金腰

【基原】为虎耳草科肾萼金腰 *Chrysosplenium delavayi* Franch.的全草。

【形态特征】多年生草本。叶对生，阔卵形或扁圆形。单花或聚伞花序2~5朵；苞叶通常阔卵形；花黄绿色；萼片4片，开展，近扁圆形；雄蕊8枚；子房近下位；花盘8裂。蒴果先端近平截而微凹，2片果瓣近等大且呈水平状叉开。花果期3~6月。

【分布】生于海拔500~2800 m的林下、灌木丛中或山谷石隙中。产于我国西南地区及台湾、湖北、湖南等地。

【性能主治】味甘，性寒。有清热解毒、生肌的作用。主治小儿惊风，烧烫伤，痈疮肿毒。

【采收加工】夏季采收，鲜用或晒干。

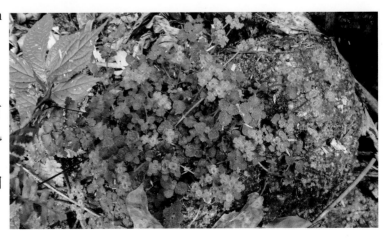

繁缕

【基原】为石竹科繁缕*Stellaria media*（L.）Vill.的全草。

【形态特征】一年生或二年生草本。茎俯仰或上升，被1（2）列毛。叶片宽卵形或卵形。聚伞花序顶生；花梗细弱，具1列短毛；萼片5片，卵状披针形，外面被短腺毛；花瓣白色，长椭圆形，比萼片短，深2裂达基部；雄蕊3~5枚；花柱3枚，线形。蒴果卵形，顶端6裂，具多数种子。花期6~7月，果期7~8月。

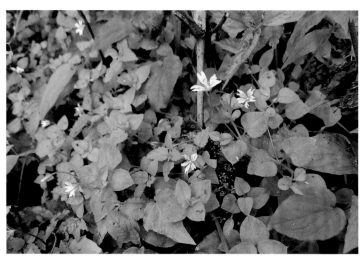

【分布】生于原野及耕地上。全国各地都有产。

【性能主治】味甘、微咸，性平。有活血去瘀、下乳、催生的作用。主治产后瘀滞腹痛，乳汁不多，暑热呕吐，肠痈，淋病，恶疮肿毒，跌打损伤。

【采收加工】夏、秋季采收，鲜用或晒干。

首乌藤

【基原】为蓼科何首乌*Fallopia multiflora*（Thunb.）Haraldson的滕茎。

【别名】夜交藤。

【形态特征】多年生草本。块根肥厚。茎缠绕，具纵棱。叶片卵形或长卵形，顶端渐尖，基部心形或近心形。圆锥花序，顶生或腋生；苞片三角状卵形，每苞内具2~4朵花；花梗下部具关节；花被5深裂，外面3片较大，背部具翅；雄蕊8枚；花柱3枚。瘦果卵形，具3棱，包于宿存花被内。花期8~9月，果期9~10月。

【分布】生于海拔200~3000 m的草坡、路边、山坡石隙及灌木丛中。产于我国东部、中南、西南地区及陕西、台湾等地。

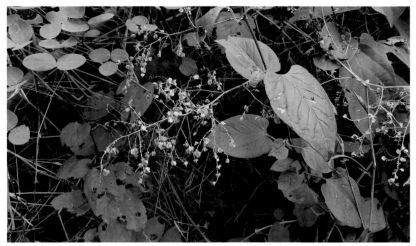

【性能主治】味甘，性平。有养血安神、祛风通络的作用。主治失眠多梦，血虚身痛，风湿痹痛；外用治皮肤瘙痒。

【采收加工】秋、冬季采割，除去残叶，捆成把，干燥。

水蓼

【基原】为蓼科水蓼*Polygonum hydropiper* L.的全草。

【别名】痛骨消、假辣蓼、斑蕉草。

【形态特征】一年生草本。叶片披针形或椭圆状披针形；托叶鞘筒状，疏生短硬伏毛，顶端截形，具短缘毛，托叶鞘内通常藏有花簇。总状花序穗状，顶生或腋生，下部间断；花被5深裂，被黄褐色透明腺点；雄蕊6枚，稀8枚。瘦果卵形，双凸镜状或具3棱，密被小点，包于宿存花被内。花期5~9月，果期6~10月。

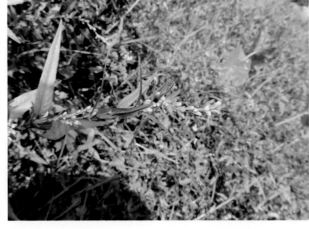

【分布】生于海拔50~3000 m的湿地、水边或水中。我国大部分地区均有出产。

【性能主治】味辛，性平。有化湿、行滞、祛风、消肿的作用。主治痧秽腹痛，吐泻转筋，泄泻，痢疾，风湿，脚气，痈肿，疥癣，跌打损伤。

【采收加工】秋季开花时采收，晒干。

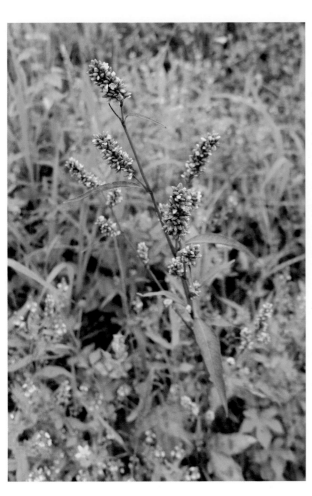

辣蓼草

【基原】为蓼科酸模叶蓼*Polygonum lapathifolium* L.的全草。

【形态特征】一年生草本。叶片披针形或宽披针形，两面沿中脉被短硬伏毛，边缘具粗缘毛；托叶鞘筒状，顶端截形，无缘毛，稀具短缘毛。总状花序穗状，顶生或腋生，花紧密，常由数个花穗再组成圆锥状，花序梗被腺体；花被淡红色或白色，4（5）深裂；雄蕊6枚。瘦果宽卵形，双凹。花期6~8月，果期7~9月。

【分布】生于海拔30~3900 m的近水草地、流水沟中或阴湿处。我国南北各地均有出产。

【性能主治】味辛，性温。有解毒、健脾、化湿、活血、截疟的作用。主治疮疡肿痛，暑湿腹泻，肠炎痢疾，小儿疳积，跌打损伤，疟疾。

【采收加工】夏、秋季采收，晾干。

小萹蓄

【基原】为蓼科习见蓼*Polygonum plebeium* R. Br.的全草。

【形态特征】一年生平卧草本。叶片狭椭圆形或倒披针形；叶柄极短或近无柄；托叶鞘膜质，白色，透明，顶端撕裂。花3~6朵，簇生于叶腋；苞片膜质；花梗中部具关节；花被5深裂；雄蕊5枚；花柱3枚，稀2枚。瘦果宽卵形，具3条锐棱或双凸镜状，熟时黑褐色，平滑，有光泽，包于宿存花被内。花期5~8月，果期6~9月。

【分布】生于海拔30~2200 m的原野、荒地、路旁。产于长江以南各地，北至河北、陕西等地。

【性能主治】味苦，性凉。有利尿通淋、清热解毒、化湿杀虫的作用。主治热淋，石淋，黄疸，痢疾，恶疮疥癣，外阴湿痒，蛔虫病。

【采收加工】开花时采收，晒干。

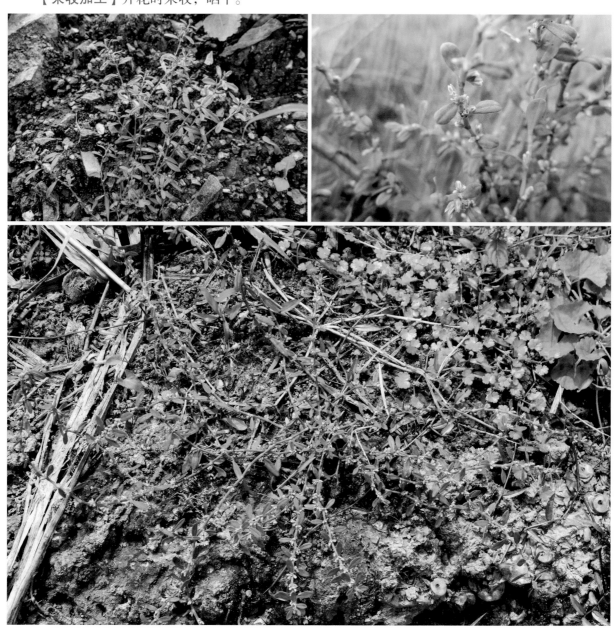

虎杖叶

【**基原**】为蓼科虎杖*Reynoutria japonica* Houtt.的叶。

【**形态特征**】多年生草本。根状茎粗壮，横走。叶片宽卵形或卵状椭圆形；托叶鞘膜质，无毛。花单性，雌雄异株，圆锥花序，腋生；花梗中下部具关节；花被片5深裂，雄花花被片具中脉，无翅，雄蕊8枚；雌花花被片外轮3片，背部具翅；花柱3枚，柱头流苏状。瘦果卵形，具3棱，熟时黑褐色，有光泽。花期8~9月，果期9~10月。

【**分布**】生于海拔140~2000 m的山谷溪边。产于我国东部、中南、西南及河北、陕西、甘肃等地。

【**性能主治**】味苦，性平。有祛风湿、解热毒的作用。主治风湿性关节疼痛，蛇咬伤，漆疮。

【**采收加工**】春、夏、秋季均可采收，洗净，鲜用或晒干。

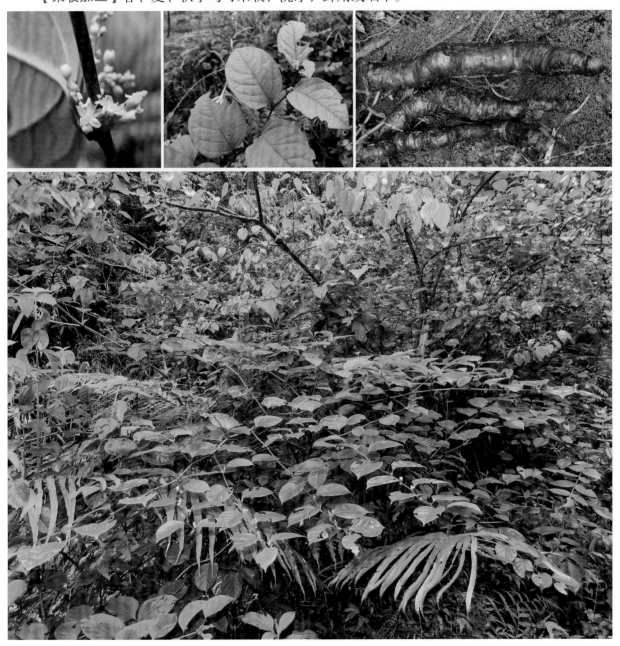

商陆

【基原】为商陆科商陆*Phytolacca acinosa* Roxb.的根。

【形态特征】多年生草本。茎直圆柱形，肉质，绿色或红紫色。叶片椭圆形或披针状椭圆形，两面散生细小白色斑点（针晶体）。总状花序顶生或与叶对生；花两性；花被片5片；雄蕊8~10枚；心皮通常为8个。果序直立；浆果扁球形，熟时黑色。种子肾形，黑色，具3棱。花期5~8月，果期6~10月。

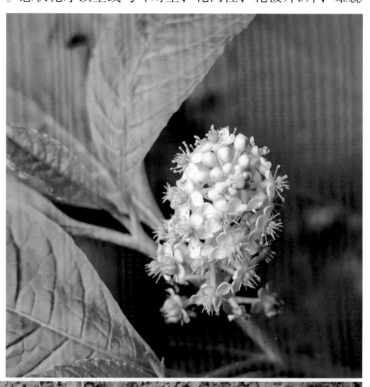

【分布】生于海拔500~3400 m的疏林下、林缘、路旁、山沟等湿润的地方。我国大部分地区有种植，产于河南、安徽、湖北等地。

【性能主治】味苦，性寒；有毒。有逐水消肿、通利二便、解毒散结的作用。主治水肿胀满，二便不通，癥瘕，疝癖，瘰疬，疮毒。

【采收加工】秋季至翌年春季采挖，除去须根及泥沙，切成块或片，晒干或阴干。

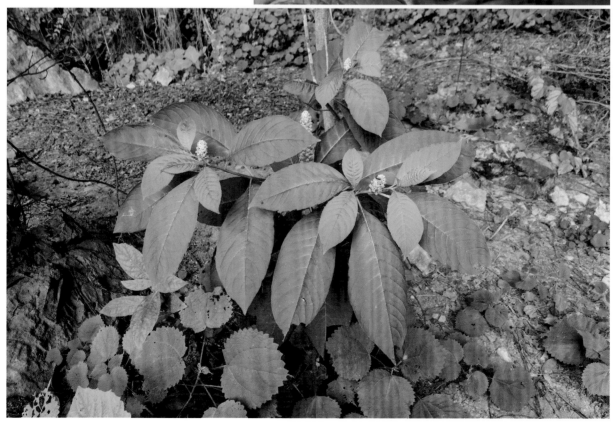

土牛膝

【基原】为苋科土牛膝*Achyranthes aspera* L.的根。

【别名】倒扣草、倒扣簕、倒钩草、粗毛牛膝、鸡掇鼻、鸡骨癀。

【形态特征】多年生草本。茎四棱形，有柔毛。叶片宽卵状倒卵形或椭圆状矩圆形，两面密生柔毛，或近无毛。穗状花序顶生；花序梗密生毛；苞片披针形，顶端长渐尖；小苞片刺状，基部有膜质翅；花被片5片；雄蕊5枚，退化雄蕊顶端截状或细圆齿状，有具分枝流苏状长缘毛。胞果卵形。花期6~8月，果期10月。

【分布】生于海拔800~2300 m的山坡上。产于福建、广东、广西、云南等地。

【性能主治】味甘、微苦、微酸，性寒。有活血祛瘀、泻火解毒、利尿通淋的作用。主治闭经，跌打损伤，风湿性关节痛，痢疾，白喉，咽喉肿痛，疮痈，淋证，水肿。

【采收加工】冬春间或秋季采挖，除去茎叶及须根，洗净，晒干或用硫黄熏后晒干。

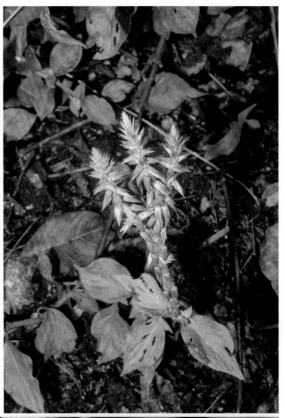

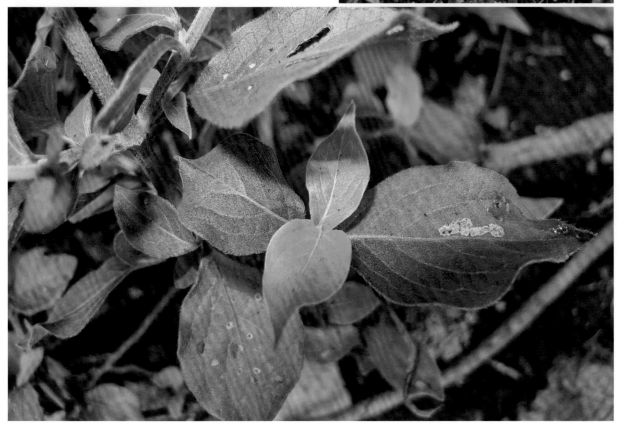

牛膝

【基原】为苋科牛膝*Achyranthes bidentata* Blume的根。

【别名】怀牛膝、牛髁膝、山苋菜、对节草、红牛膝、杜牛膝、土牛膝（野生品）。

【形态特征】多年生草本。茎有棱角或四方形，被白色贴生或开展柔毛，或近无毛。叶片椭圆形或椭圆披针形，顶端尾尖，两面被贴生或开展柔毛。穗状花序顶生及腋生；苞片宽卵形，顶端长渐尖；小苞片刺状，顶端弯曲，基部有膜质小裂片；花被片5片；雄蕊5枚；退化雄蕊顶端平圆。胞果矩圆形。花期7~9月，果期9~10月。

【分布】栽培或野生于海拔200~1800 m的山野路旁。产于长江以南各地及四川、云南等地。

【性能主治】味甘、苦、酸，性平。有散瘀血、消痈肿的作用。生用主治淋病，尿血，闭经，癥瘕，难产，胞衣不下，产后瘀血腹痛，喉痹，痈肿，跌打损伤；熟用可补肝肾，强筋骨，主治腰膝骨痛，四肢拘挛，痿痹。

【采收加工】冬季茎叶枯萎时采挖，除去须根及泥沙，捆成小把，晒至干皱后，将顶端切齐，晒干。

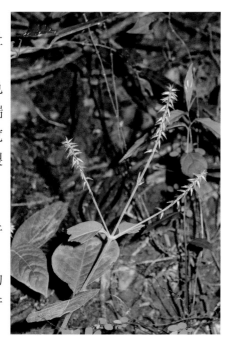

青葙子

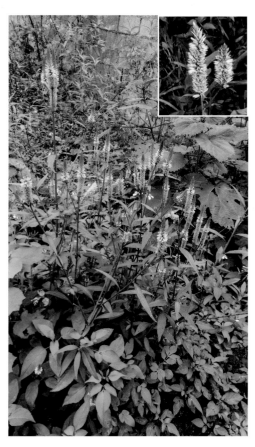

【基原】为苋科青葙*Celosia argentea* L.的成熟种子。

【形态特征】一年生草本。叶片矩圆披针形至披针形。穗状花序，塔状或圆柱状；苞片及小苞片披针形，顶端渐尖，延长成细芒；花被片矩圆状披针形；子房有短柄，花柱紫色。胞果卵形，包裹在宿存花被片内。种子凸透镜状，肾形。花期5~8月，果期6~10月。

【分布】生于海拔1100 m的荒野路旁、山沟、河滩、沙丘等疏松土壤上，也有栽培。我国大部分地区有野生或栽培。

【性能主治】味苦，性凉。有祛风热、清肝火的作用。主治目赤肿痛，障翳，高血压，鼻出血，皮肤风热瘙痒，疥癞。

【采收加工】8~10月采收，割取地上部分或花穗，晒干，搓出种子，除去杂质，晒干。

【附注】青葙花主治吐血，鼻出血，崩漏，赤痢，血淋，白带异常，目赤肿痛，目生翳障。

落葵

【基原】为落葵科落葵*Basella alba* L.的全草。

【别名】软藤菜、滑腹菜。

【形态特征】一年生缠绕草本。茎肉质。叶片卵形或近圆形，基部微心形或圆形。穗状花序，腋生；苞片早落；小苞片2片，萼状，长圆形，宿存；花被片5片，淡红色或淡紫色，卵状长圆形；雄蕊5枚；柱头椭圆形。果实球形，熟时红色至深红色或黑色，外包宿存小苞片及花被。花期5~9月，果期7~10月。

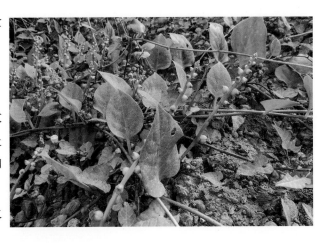

【分布】生于海拔2000 m以下的地区。我国长江流域以南各地均有栽培，北方少见。

【性能主治】味甘酸，性寒。有润肠通便、清热利湿、凉血解毒、活血的作用。主治大便秘结，小便短涩，痢疾，热毒疮疡，跌打损伤。

【采收加工】夏、秋季采收叶或全草，洗净，除去杂质，鲜用或晒干。

白花柴

【基原】为亚麻科米念芭*Tirpitzia ovoidea* Chun et How ex W. L. Sha的枝、茎叶。

【形态特征】灌木。树皮灰褐色，有皮孔。叶片卵形，椭圆形或倒卵状椭圆形，基部宽楔形或近圆形。聚伞花序腋生；萼片5片；花瓣5片，白色，阔倒卵形；雄蕊5枚，花丝基部合生成筒状；退化雄蕊5枚；子房5室；花柱5枚。蒴果卵状椭圆形。种子褐色，具膜质翅，翅倒披针形。花期5~10月，果期10~11月。

【分布】生于海拔300~2000 m的山谷、疏林中，岩石上、石灰岩山顶、山坡阳处的灌木丛中、密林石上。

【性能主治】味微甘，性平。有活血散瘀、舒筋活络的作用。主治跌打损伤，风湿性关节炎，小儿麻痹后遗症，疮疖。

【采收加工】全年均可采收，鲜用或晒干。

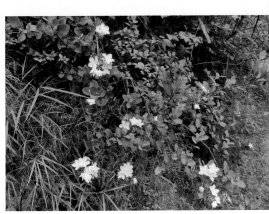

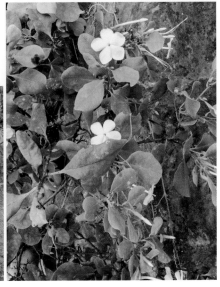

酢浆草

【基原】为酢浆草科酢浆草*Oxalis corniculata* L.的全草。

【形态特征】草本。全株被柔毛。根茎稍肥厚。叶基生或于茎上互生；叶柄基部具关节；小叶3片，无柄，倒心形。花单生或数朵集为伞形花序状，腋生；花序梗淡红色，与叶近等长；萼片5片，披针形或长圆状披针形；花瓣5片，黄色，长圆状倒卵形；雄蕊10枚；子房长圆形，5室；花柱5枚。蒴果长圆柱形，5棱。花、果期2~9月。

【分布】生于山坡草池、河谷沿岸、路边、田边、荒地或林下等阴湿处。全国各地均有分布。

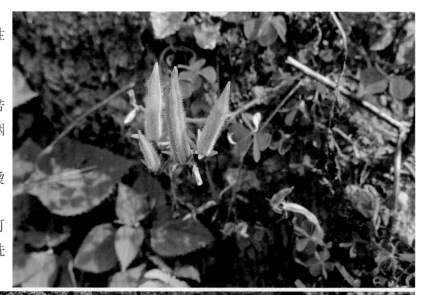

【性能主治】味酸，性寒。有清热利湿、凉血散瘀、消肿解毒的作用。主治泄泻，痢疾，黄疸，淋病，赤白带下，麻疹，吐血，鼻出血，咽喉肿痛，疔疮，痈肿，疥癣，痔疾，脱肛，跌打损伤，烧烫伤。

【采收加工】全年均可采收，尤以夏、秋季为宜，洗净，鲜用或晒干。

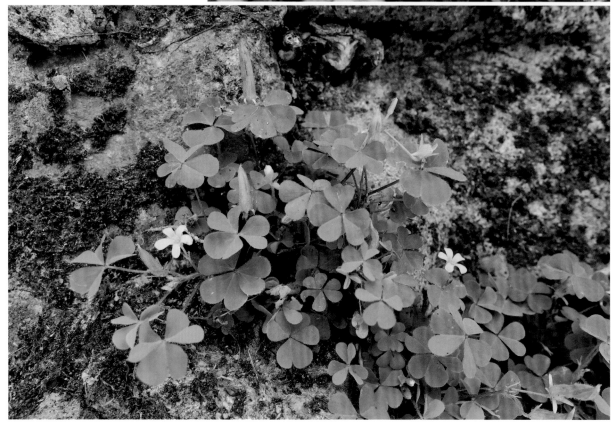

了哥王

【基原】为瑞香科了哥王*Wikstroemia indica*（L.）C. A. Mey.的根、茎叶。

【别名】山棉皮、火索木、毒鱼藤、暴牙郎。

【形态特征】灌木。小枝红褐色。叶对生；叶片倒卵形、椭圆状长圆形或披针形。花黄绿色，数朵组成顶生头状总状花序；花序梗长5~10 mm，无毛；花萼4片，近无毛；雄蕊8枚，排成2列；子房倒卵形或椭圆形；花柱极短或近无，柱头头状，花盘鳞片通常2枚或4枚。果椭圆形，熟时红色至暗紫色。花果期夏、秋季。

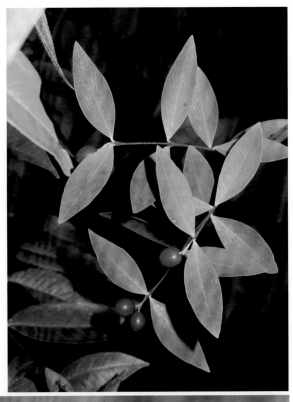

【分布】生于海拔1500 m的山脚及山坡潮湿的灌木丛中。产于广东、台湾、浙江、江西、湖南、四川等地。

【性能主治】味苦、辛，性寒；有毒。有清热解毒、消肿散结、止痛的作用。主治瘰疬，痈肿，风湿痛，百日咳，跌打损伤。

【采收加工】夏季采叶，秋季采根及根内皮。

【附注】了哥王子（了哥王的果实）主治痈疽，瘰疬，疣瘊。

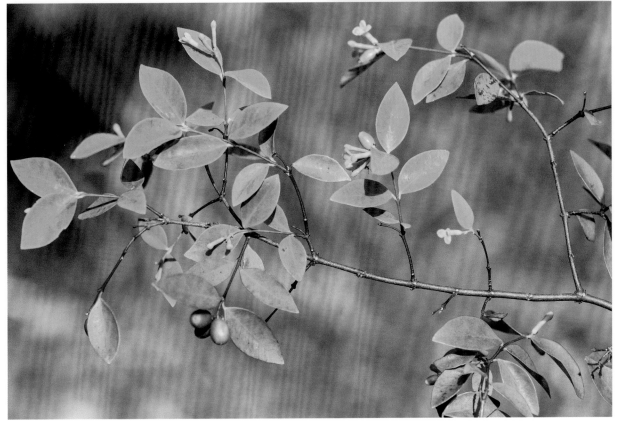

马桑根

【基原】为马桑科马桑*Coriaria nepalensis* Wall.
的根。

【别名】乌龙须、黑龙须。

【形态特征】灌木。小枝四棱形或成四狭翅；幼
枝疏被微柔毛，常带紫色；老枝紫褐色。叶对生；叶片
椭圆形或阔椭圆形，基出3脉。总状花序，生于二年生
的枝条上；花杂性，雄花序先叶开放；萼片、花瓣各5
片；雄蕊10枚；不育雌蕊存在；心皮5个，分离。浆果
状瘦果，熟时由红色变紫黑色。种子卵状长圆形。

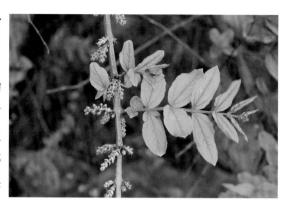

【分布】生于海拔400~3200 m的山地灌木丛中。产于我国西南地区及陕西、甘肃、湖南、广
西、西藏等地。

【性能主治】味苦，性凉；有毒。有清热明目、生肌止痛、散瘀消肿的作用。主治风湿麻
木，风火牙痛，痰饮，痞块，瘰疬，跌打损伤，急性结膜炎，烧烫伤。

【采收加工】秋、冬季采挖，除净泥土，晒干。

【附注】马桑叶主治风湿麻木，风火牙痛，痰饮，痞块，瘰疬，跌打损伤，急性结膜炎，烧
烫伤。

对叉疔药

【基原】为西番莲科杯叶西番莲*Passiflora cupiformis* Mast.的根、茎叶。

【别名】羊蹄草、半截叶、四方台。

【形态特征】藤本。叶先端截形至2裂，裂片顶端钝，背面被粗伏毛，并具6~25个腺体。花序
有多朵花，被棕色毛；花白色；萼片5片，被毛，外面近顶端具1个角状附属器；外副花冠裂片丝
状；内副花冠褶状；雌、雄蕊柄长
3~5 mm；雄蕊5枚。浆果球形，熟时
紫色。花期4月，果期9月。

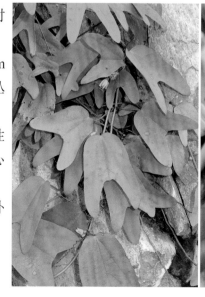
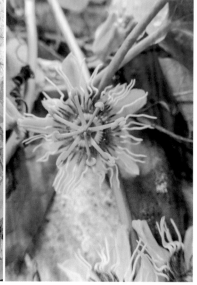

【分布】生于海拔1700~2000 m
的山坡、路旁草丛中或山沟灌木丛
中。产于湖北、四川、云南等地。

【性能主治】味甘、微涩，性
温。有祛风除湿、活血止痛、养心
安神的作用。主治风湿性心脏病，
血尿，白浊，半身不遂，疔疮，外
伤出血，痧气腹胀疼痛。

【采收加工】秋季挖取全株，
洗去泥土，切碎，鲜用或晒干。

绞股蓝

【基原】为葫芦科绞股蓝*Gynostemma pentaphyllum*（Thunb.）Makino的全草。

【别名】七叶胆。

【形态特征】草质攀缘植物。茎细弱，无毛或疏被短柔毛。叶鸟足状，具3~9片小叶；小叶卵状长圆形或披针形，边缘具波状齿或圆齿，两面均疏被短硬毛。花雌雄异株，圆锥花序；花萼5片；花冠5片；雄蕊5枚；子房球形，2~3室，花柱3枚，柱头2裂。果实肉质不裂，球形。花期3~11月，果期4~12月。

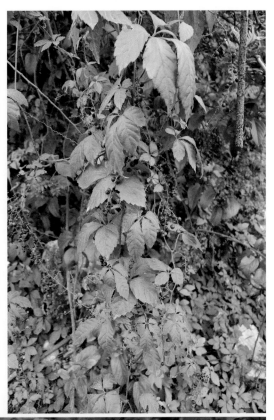

【分布】生于海拔100~3200 m的山谷密林中、山坡疏林下或灌木丛中。产于我国长江以南地区及陕西、甘肃等地。

【性能主治】味苦、微甘，性凉。有消炎解毒、止咳祛痰的作用。主治体虚乏力，虚劳失精，白细胞减少症，高脂血症，病毒性肝炎，慢性胃肠炎，慢性气管炎。

【采收加工】夏、秋季可采收3~4次，洗净，晒干。

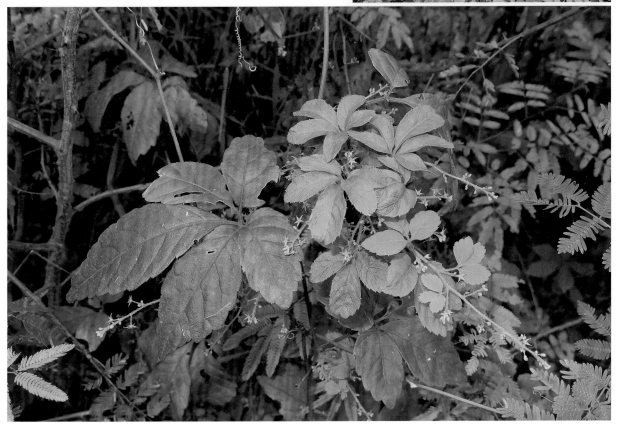

赤瓟

【基原】为葫芦科大苞赤瓟Thladiantha cordifolia（Blume）Cogn.的成熟果实。

【形态特征】草质藤本。全体被长柔毛。叶片卵状心形，基部心形。雌雄异株；雄花3朵至数朵生于花序梗上端，呈密集的总状花序；苞片覆瓦状排列，折扇形；花萼5片，裂片线形；花冠黄色，裂片卵形或椭圆形；雄蕊5枚；雌花单生，花萼及花冠似雄花；子房长圆形，被疏长柔毛，柱头3裂。果实长圆形。花果期5~11月。

【分布】生于海拔800~2600 m的林中或溪旁。产于西藏、云南、广西、广东等地。

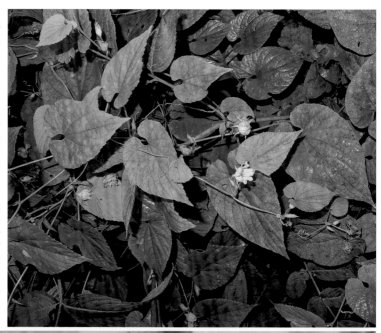

【性能主治】味酸、苦，性平。有理气活血、祛痰、利湿的作用。主治反胃吐酸，肺痨咳血，黄疸，痢疾，胸胁疼痛，跌打损伤，筋骨疼痛，闭经。

【采收加工】果实成熟后连梗摘下，为防止果实破裂，用线将果梗串起，挂于日光下或通风处晒干后存放于通风干燥处，防止潮湿霉烂及虫蛀。

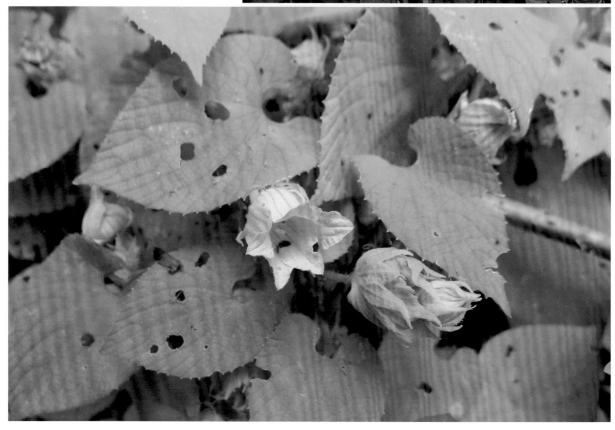

瓜蒌子

【基原】为葫芦科中华栝楼*Trichosanthes rosthornii* Harms的成熟果实。

【形态特征】攀缘藤本。茎疏被短柔毛。叶片阔卵形至近圆形，3~7深裂，裂片线状披针形至倒披针形。花雌雄异株；雄花单生或为总状花序；花萼裂片线形；花冠白色，裂片倒卵形，顶端具丝状长流苏；雄蕊3枚；雌花单生，子房椭圆形。果实球形或椭圆形，熟时橙黄色。种子卵状椭圆形，扁平。花期6~8月，果期8~10月。

【分布】生于海拔400~1850 m的山谷密林中、山坡灌木丛中或草丛中。产于甘肃、陕西、湖北、云南、江西等地。

【性能主治】味甘、微苦，性寒。有清肺化痰、润肠通便的作用。主治燥咳痰黏，肠燥便秘。

【采收加工】秋季果实成熟变为淡黄色时采收，悬挂于通风处阴干。

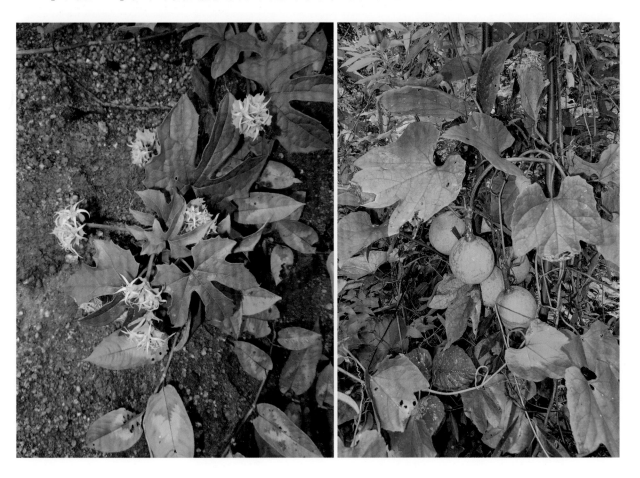

瓜蒌子

【基原】为葫芦科红花栝楼*Trichosanthes rubriflos* Thorel et Cayla的种子。

【形态特征】草质攀缘藤本。茎被柔毛。叶片阔卵形或近圆形，3~7掌状深裂，裂片阔卵形至披针形。花雌雄异株；雄花总状花序，苞片阔卵形或倒卵状菱形；萼裂片线状披针形，红色；花冠粉红色至红色，裂片倒卵形，具流苏；雌花单生，子房卵形。果实阔卵形或球形，熟时红色。种子长圆状椭圆形。花期5~11月，果期8~12月。

【分布】生于海拔400~1540 m的山谷密林中、山坡疏林或灌木丛中。产于广东、云南、西藏等地。

【性能主治】味甘、微苦，性寒。有清肺化痰、润肠通便的作用。主治燥咳痰黏，肠燥便秘。

【采收加工】秋季果实成熟变为淡黄色时采收，悬挂于通风处阴干。

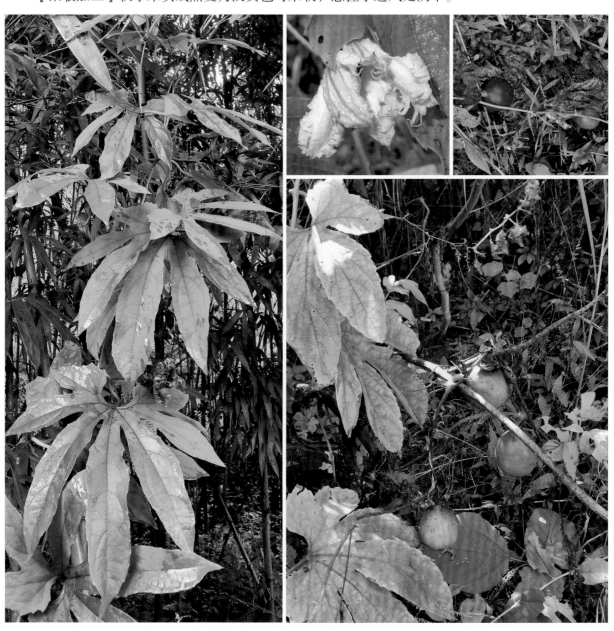

大叶半边莲

【基原】为秋海棠科食用秋海棠*Begonia edulis* H. Lév.的全草。

【形态特征】多年生草本。茎粗壮，近无毛。叶片轮廓近圆形或扁圆形，掌状6~8条脉；托叶膜质，三角状披针形。雄花粉红色，常4~6朵，呈二至三回二歧聚伞状；花梗密被褐色茸毛；花被片4片；雄蕊多数。果4~6个，呈二至三回二歧聚伞状；2室，每室胎座具2裂片，有不等的3翅。花期6~9月，果期8月开始。

【分布】生于海拔500~1500 m的山坡水沟边、岩石上、山谷潮湿处、混交林下的岩石上。产于贵州、云南、广西、广东等地。

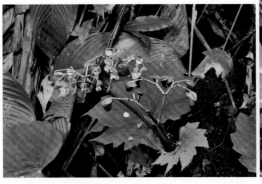
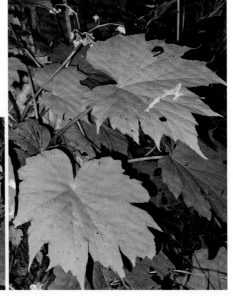

【性能主治】味酸、涩，性寒。有消肿止痛的作用。主治蛇咬伤，疮疖，便血。

【采收加工】夏季采收，阴干。

量天尺

【基原】为仙人掌科量天尺*Hylocereus undatus*（Haw.）Britton et Rose的茎。

【别名】霸王鞭、三棱羊古埃。

【形态特征】攀缘肉质灌木。棱常翅状，老枝边缘常胼胀状，骨质；小窠沿棱排列，每个小窠具1~3枚开展的硬刺；刺锥形。花托及花托筒密被鳞片，鳞片卵状披针形至披针形；萼状花被片线形至线状披针形；瓣状花被片白色，长圆状倒披针形，先端具1枚芒尖；花柱黄白色；柱头线形。浆果红色，长球形。花期7~12月。

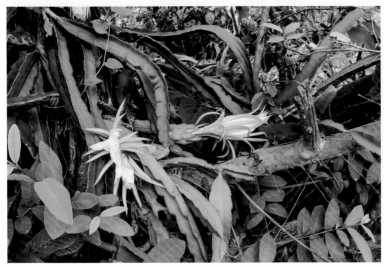

【分布】借气根攀缘于树干、岩石或墙上。全国各地常见栽培，在福建、广东、海南、台湾及广西逸为野生。

【性能主治】味甘、淡，性凉。有舒筋活络、解毒消肿的作用。主治跌打骨折，痄腮，疮肿，烧烫伤。

【采收加工】全年均可采收，洗净，去皮、刺，鲜用。

茶油

【基原】为山茶科油茶*Camellia oleifera* Abel的成熟种子用压榨法得到的脂肪油。

【别名】楂油、茶子油。

【形态特征】灌木或中乔木。嫩枝被粗毛。叶片椭圆形、长圆形或倒卵形，边缘有细齿。花顶生，苞片与萼片约10片，背面被柔毛或绢毛，花后脱落；花瓣白色，5~7片，倒卵形；外侧雄蕊仅基部略连生；子房被长毛，3~5室，柱头不同程度3裂。蒴果球形或卵圆形，3室或1室，3片或2片裂开。花期冬春间。

【分布】我国从长江流域到南部各地广泛栽培，是主要的木本油料作物。

【性能主治】味甘、苦，性凉。有清热解毒、润肠、杀虫的作用。主治疝气腹痛，便秘，蛔虫腹痛，蛔虫性肠梗阻，疥癣，烧烫伤。

【采收加工】秋季果实成熟时采收种子，压榨取油。

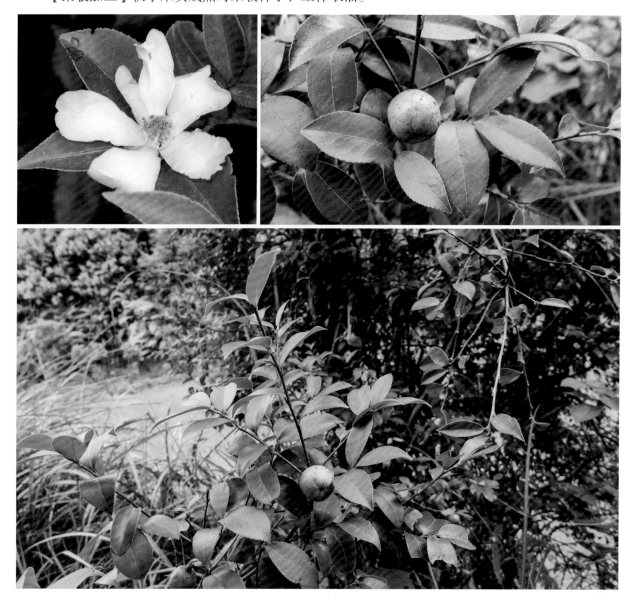

茶叶

【基原】为山茶科白毛茶*Camellia sinensis*（L.）Kuntze var. *pubilimba* H. T. Chang的嫩叶或嫩芽。

【形态特征】灌木或小乔木。嫩枝被密柔毛。叶片长圆形或椭圆形，背面被密柔毛，边缘有齿。花特别小，1~3朵腋生，白色；苞片2片，早落；萼片5片，阔卵形至圆形，被灰白毛，宿存；花瓣5~6片，阔卵形；雄蕊基部连生1~2 mm；子房密被白毛；花柱先端3裂。蒴果3球形或1~2球形。花期10月至翌年2月。

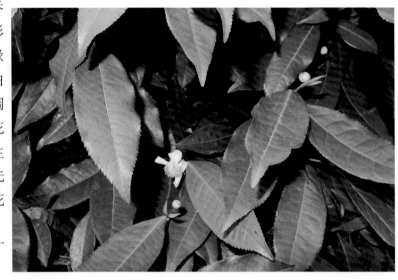

【分布】产于云南南部、广西等地。

【性能主治】味甘、苦，性凉。有清头目、除烦渴、消食、化痰、利尿的作用。主治头痛，目眩，目赤，多睡善寐，感冒，心烦口渴，食积，口臭，痰喘，癫痫，小便不利，泻痢，喉肿。

【采收加工】4~6月采春茶及夏茶，绿茶为鲜叶采摘后，经杀青、揉捻、干燥而成。

子楝树叶

【基原】为桃金娘科子楝树*Decaspermum gracilentum*（Hance）Merr. et L. M. Perry的叶。

【形态特征】灌木至小乔木。嫩枝被灰褐色或灰色柔毛。叶片椭圆形，有时为长圆形或披针形，背面有细小腺点。聚伞花序，稀为短小的圆锥状花序，腋生；花白，3朵，萼管被灰毛，萼片卵形，先端圆，有睫毛；花瓣倒卵形，外面被微毛；雄蕊多数。浆果直径约4 mm，被柔毛；种子3~5粒。花期3~5月。

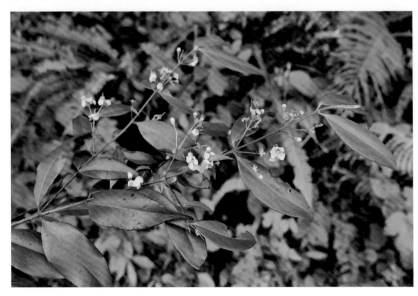

【分布】生于中低海拔的森林中。产于台湾、广东、广西等地。

【性能主治】味辛、苦，性平。有理气化湿、解毒杀虫的作用。主治湿滞脘腹胀痛，痢疾，湿疹，疥癣，脚气。

【采收加工】全年均可采收，鲜用或晒干。

番石榴叶

【基原】为桃金娘科番石榴*Psidium guajava* L.的叶。

【别名】番桃、鸡矢茶、番桃叶。

【形态特征】乔木。嫩枝有棱，被毛。叶片长圆形至椭圆形，背面有毛。花单生或2~3朵排成聚伞花序；萼管钟形，被毛，萼帽近圆形；花瓣白色；雄蕊长6~9 mm；子房下位，与萼合生；花柱与雄蕊同长。浆果球形、卵圆形或梨形，顶端有宿存萼片，果肉白色及黄色，胎座肥大，肉质，淡红色。种子多数。花期5~8月，果期8~11月。

【分布】生于荒地或低丘陵。我国南方各地均有栽培，常逸为野生种，北达四川西南部的安宁河谷。

【性能主治】味苦、涩，性平。有燥湿健脾、清热解毒的作用。主治泻痢腹痛，食积腹胀，齿龈肿痛，风湿痹痛，湿疹臁疮，疔疮肿毒，跌打肿痛，外伤出血，蛇虫咬伤。

【采收加工】春、夏季采收，鲜用或晒干。

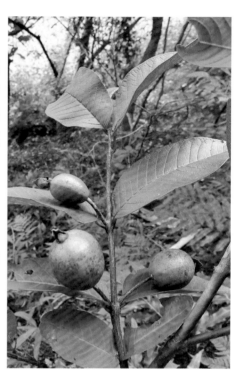

羊开口

【基原】为野牡丹科野牡丹*Melastoma malabathricum* L.的根及茎。

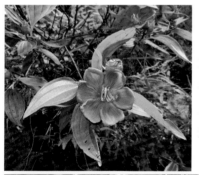

【别名】爆牙郎。

【形态特征】灌木。茎密被鳞片状糙伏毛。叶片卵形或广卵形，基部浅心形或近圆形，基出7脉，两面被毛。花3~5朵，生于枝端，近头状；花萼密被鳞片状糙伏毛及长柔毛，裂片5片；花瓣5片，玫瑰红色或粉红色；雄蕊10枚，二型；子房半下位，密被糙伏毛。蒴果坛状球形，密被鳞片状糙伏毛。花期5~7月，果期10~12月。

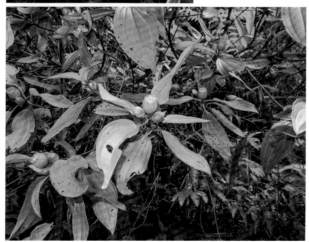

【分布】生于山地、草坪、疏林及路边。产于我国南部及福建、湖南、江西、台湾、云南、浙江等地。

【性能主治】味甘、酸、涩，性微温。有收敛、止血、解毒的作用。主治泻痢，崩漏带下，内外伤出血。

【采收加工】秋、冬季采收，洗净，切段，晒干。

华风车子根

【基原】为使君子科风车子 *Combretum alfredii* Hance的根。

【形态特征】直立或攀缘状灌木。小枝近方形，密被茸毛和鳞片。叶片长椭圆形至阔披针形，背面具鳞片和突起的小斑点，脉腋内有粗毛。穗状花序或圆锥花序，腋生和顶生；萼齿4~5枚，内具毛环；花瓣黄白色；雄蕊8枚；子房、花柱圆柱状。果椭圆形，有4翅，圆形、近圆形或梨形，被鳞片。花期5~8月，果期9月开始。

【分布】生于海拔200~800 m的河边、谷地。产于江西、湖南、广东、广西等地。

【性能主治】味甘、微苦，性微寒。有清热利湿的作用。主治黄疸型肝炎。

【采收加工】秋季后采收，切片，晒干。

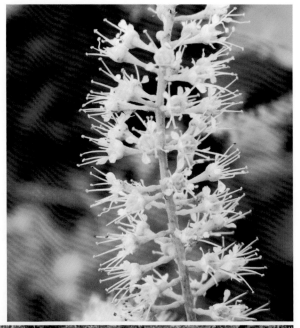

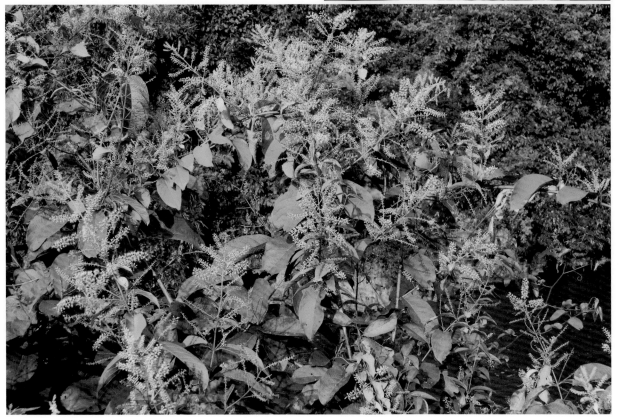

黄牛茶

【基原】为金丝桃科黄牛木*Cratoxylum cochinchinense*（Lour.）Blume的茎叶、根或树皮。

【别名】黄芽木、雀笼木。

【形态特征】灌木或乔木。全体无毛，树干下部有长枝刺。叶片椭圆形至长椭圆形或披针形，背面有透明腺点及黑点。聚伞花序，腋生或腋外生及顶生；萼片5片；花瓣5片，粉红色，无鳞片；雄蕊3束，柄宽扁至细长；下位肉质腺体盔状弯曲；花柱3枚。蒴果椭圆形。花期4~5月，果期6月以后。

【分布】生于海拔1240 m以下的丘陵或山地的阳坡上的次生林或灌木丛中。产于广东、广西及云南南部等地。

【性能主治】味甘、淡、微苦，性凉。有清热解毒、化湿消滞、祛瘀消肿的作用。主治感冒，中暑发热，泄泻，黄疸，跌打损伤，痈肿疮疖；嫩叶作清凉饮料，能解暑热烦渴。

【采收加工】根、树皮全年均可采，洗净，切碎，鲜用或晒干。叶春、夏季采收，鲜用或晒干。

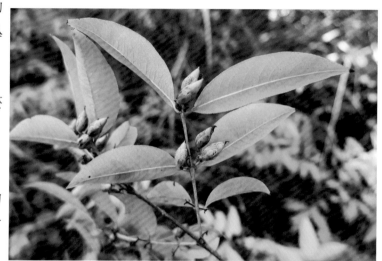

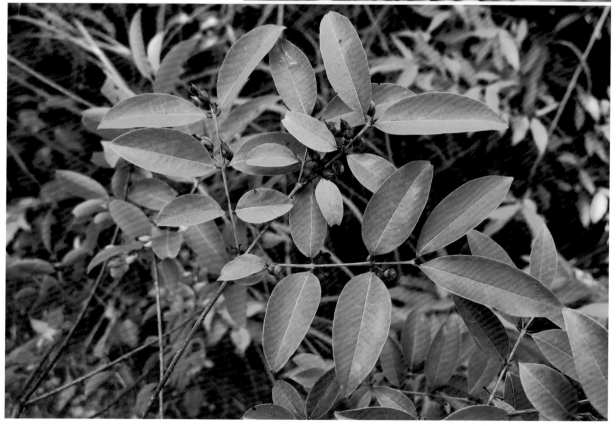

金丝梅

【基原】为金丝桃科金丝梅*Hypericum patulum* Thunb. ex Murray的全株。

【别名】金丝桃、猪拇柳、土连翘、打破碗花、过路黄。

【形态特征】灌木。茎淡红色至橙色，幼时四棱形。叶具短柄，披针形或长圆状披针形至卵形，先端具小突，钝形至圆形；腺体密集，短线形和点状。花序伞房状；萼片宽椭圆形至宽卵形；花瓣金黄色；雄蕊5束，每束有雄蕊50~70枚。蒴果长0.9~1.1 cm。花期6~7月，果期8~10月。

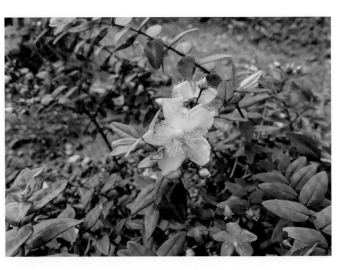

【分布】生于海拔（300）450~2400 m的山坡或山谷的疏林下、路旁或灌木丛中。产于我国长江以南各地。

【性能主治】味苦，性寒。有清热利湿解毒、疏肝通络、祛瘀止痛的作用。主治湿热淋病，肝炎，感冒，扁桃体炎，疝气偏坠，筋骨疼痛，跌打损伤。

【采收加工】夏季采收，洗净，切碎，晒干。

布渣叶

【基原】为椴树科破布叶*Microcos paniculata* L.的叶。

【别名】蓑衣子、破布叶、麻布叶、烂布渣、布包木、破布树、薢宝叶。

【形态特征】灌木或小乔木。树皮粗糙。嫩枝被毛。叶片卵状长圆形，两面有稀疏星状柔毛，后变秃净，基出脉3条。圆锥花序，顶生，被星状柔毛；萼片长圆形，外被毛；花瓣长圆形，下半部被毛，腺体长约2 mm；雄蕊多数；子房球形，无毛，柱头锥形。核果近球形或倒卵形，长约1 cm。花期6~7月。

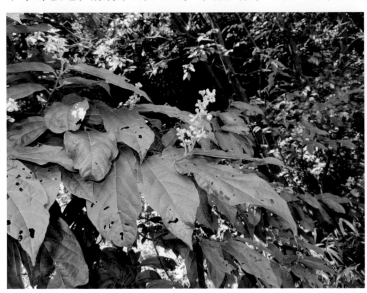

【分布】生于山谷、平地、斜坡的丛林中。产于广东、广西、云南等地。

【性能主治】味微酸，性凉。有消食化滞、清热利湿的作用。主治饮食积滞，感冒发热，湿热黄疸。

【采收加工】夏、秋季采收，除去枝梗和杂质，阴干或晒干。

昂天莲

【基原】为梧桐科昂天莲*Ambroma augusta*（L.）L. f.的根。

【别名】鬼棉花、仰天盅、水麻、假芙蓉。

【形态特征】灌木。幼枝密被星状茸毛。叶片心形或卵状心形，偶为3~5浅裂，基部心形或斜心形，背面密被短茸毛，基生脉3~7条。聚伞花序，花1~5朵；萼片5枚，披针形，两面均密被短柔毛；花瓣5片，紫红色，匙形；发育雄蕊15枚，每3枚集合成一群；子房5室。蒴果倒圆锥形，被星状毛，具5条纵翅。花期春夏季。

【分布】生于山谷沟边或林缘。产于广东、广西、云南、贵州等地。

【性能主治】味微苦、辛，性平。有通经活血、消肿止痛的作用。主治月经不调，疮疡疖肿，跌打损伤。

【采收加工】秋、冬季挖取根部，洗去泥沙，切片，鲜用或晒干。

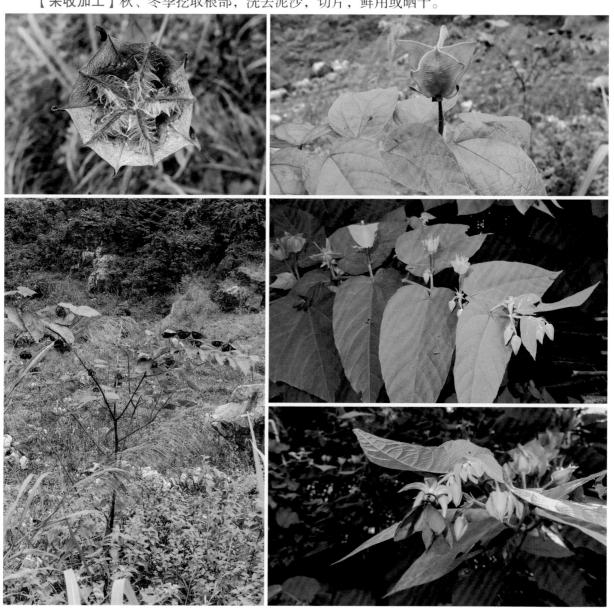

黄蜀葵花

【基原】为锦葵科黄蜀葵*Abelmoschus manihot*（L.）Medik.的花冠。

【别名】侧金盏花。

【形态特征】一年或多年生草本。叶片掌状5~9深裂，裂片长圆状披针形，具粗钝齿，两面疏被长硬毛。花单生于枝端叶腋；小苞片4~5片；萼片佛焰苞状，5裂；花大，淡黄色，内面基部紫色；雄蕊长1.5~2 cm；柱头紫黑色。蒴果卵状椭圆形，被硬毛。种子多数，肾形，被多条由柔毛组成的条纹。花期8~10月。

【分布】生于山谷草丛中、田边或沟旁灌木丛中。产于河北、山东、陕西、湖北、云南、福建等地。

【性能主治】味甘，性寒。有清热利湿、消肿解毒的作用。主治湿热壅遏，淋浊水肿；外用治痈疽肿毒，烧烫伤。

【采收加工】夏、秋季花开时采摘，及时干燥。

【附注】叶主治疮痈，尿路感染，骨折，烫火伤，外伤出血。根主治淋证，水肿，便秘，跌打损伤，乳汁不通，痈肿，聍耳，疟腮。种子主治淋证，水肿便秘，乳汁不通，痈肿，跌打损伤。

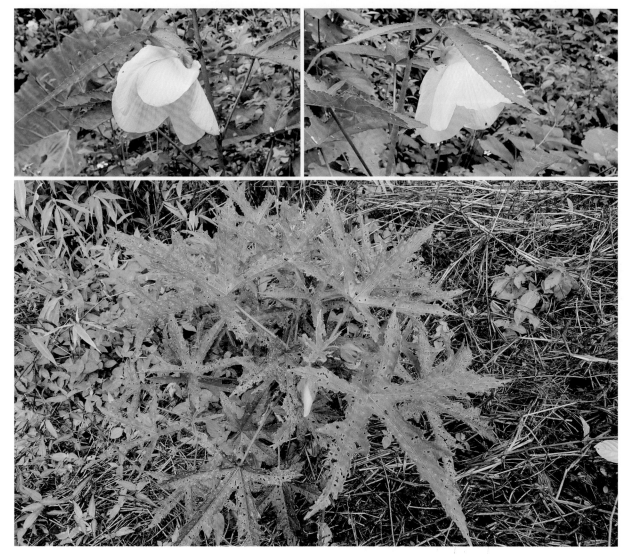

木芙蓉叶

【基原】为锦葵科木芙蓉*Hibiscus mutabilis* L.的叶。

【别名】拒霜花、片掌花、四面花、转观花、醉酒芙蓉。

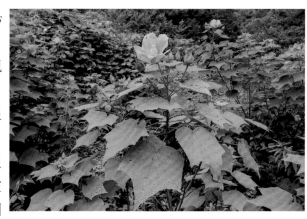

【形态特征】灌木或小乔木。大部分密被星状毛与细绵毛。叶片宽卵形或心形，具钝圆齿。花单生于枝端叶腋；小苞片8片，线形，密被星状绵毛；萼片5片，卵形；花瓣近圆形，外面被毛，基部具髯毛；花柱5枚。蒴果扁球形，被刚毛和绵毛，果爿5个。种子肾形，背面被长柔毛。花期8~10月。

【分布】广泛栽培。产于我国西南、中南及东部沿海地区。

【性能主治】味辛，性平。有凉血、解毒、消肿止痛的作用。主治痈疽掀肿，蛇丹缠身，烧烫伤，目赤肿痛，跌打损伤。

【采收加工】夏、秋季采收，干燥。

【附注】花主治肺热咳嗽，毒蛇咬伤，烧烫伤，跌打损伤等。根有清热解毒、凉血消肿的作用；主治痈疽肿毒初起，臁疮，目赤肿痛等。

黄花母

【基原】为锦葵科白背黄花稔*Sida rhombifolia* L.的全草。

【别名】大地丁草、拔脓消、黄花猛、脓见愁、黄花稔。

【形态特征】亚灌木。枝被星状绵毛。叶片菱形或长圆状披针形，边缘具齿，背面被灰白色星状柔毛。花单生于叶腋；花梗密被星状柔毛，中部以上有节；萼片杯形，被星状短绵毛，裂片5片，三角形；花黄色，花瓣倒卵形；雄蕊无毛；花柱8~10枚。果半球形，分果爿8~10个，被星状柔毛，顶端具2枚短芒。花期秋冬季。

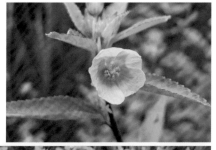

【分布】生于山坡灌木丛中、旷野和沟谷两岸。产于台湾、福建、广东、云南、湖北等地。

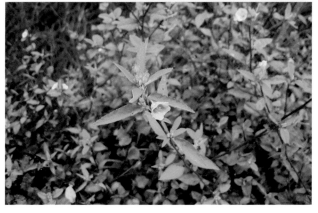

【性能主治】味甘、淡，性凉。有清热利湿、活血排脓的作用。主治流感，感冒，扁桃体炎，痢疾，肠炎，黄疸，痔血，吐血，痈疽疔疮。

【采收加工】秋季采收，晒干。

拔毒散

【基原】为锦葵科拔毒散*Sida szechuensis* Matsuda的枝叶。

【别名】王不留行、小尼马庄柯、巴掌叶、小拔毒、尼马庄柯。

【形态特征】亚灌木。小枝被星状长毛。叶二型；下部叶宽菱形至扇形，边缘具2枚齿；上部叶长圆状椭圆形至长圆形，背面密被灰色星状毡毛；叶柄长5~10 mm，被星状柔毛。花生于小枝端；萼裂片疏被星状柔毛；花黄色；雄蕊被长硬毛。果近圆球形，分果爿8~9个，疏被星状柔毛，具短芒。花期6~11月。

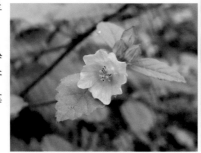
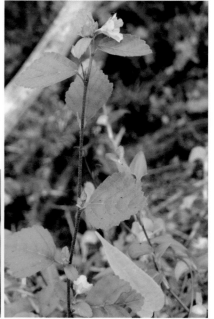

【分布】生于荒坡灌木丛中、松林边、路旁或沟谷边。产于四川、贵州、云南、广西等地。

【性能主治】味苦，性寒。有下乳、活血、利湿、解毒的作用。主治乳汁不下，乳痈，痈肿，小便淋涩，泄泻，痢疾，闭经，跌打骨折。

【采收加工】秋季采收，鲜用或晒干。

地桃花

【基原】为锦葵科地桃花*Urena lobata* L.的根或全草。

【别名】天下捶、八卦拦路虎、假桃花、粘油子、八卦草。

【形态特征】亚灌木。小枝被星状茸毛。茎下部叶近圆形，先端3浅裂，基部圆形或近心形，边缘具齿；上部叶长圆形至披针形；叶背面被星状茸毛。花腋生，淡红色；萼片5片，较小苞片略短，两者均被星状柔毛；花瓣5片，外被星状柔毛；雄蕊柱无毛；花柱10枚。果扁球形，分果爿被星状短柔毛和锚状刺。花期7~10月。

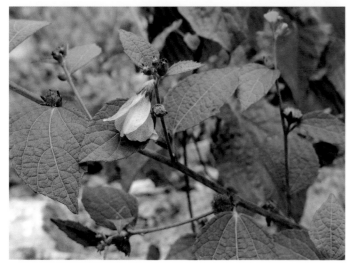

【分布】生于干热的空旷地、草坡或疏林下。产于我国长江以南各地。

【性能主治】味甘、辛，性凉。有祛风利湿、活血消肿、清热解毒的作用。主治感冒，风湿痹痛，痢疾，泄泻，淋证，带下，月经不调，跌打肿痛，喉痹，乳痈，疮疖，毒蛇咬伤。

【采收加工】全年均可采收，洗净，鲜用或晒干。

铁苋

【基原】为大戟科铁苋菜*Acalypha australis* L.的全草。

【别名】人苋、海蚌含珠、撮斗撮金珠、六合草、半边珠。

【形态特征】一年生草本。小枝被柔毛。叶片长卵形或阔披针形，边缘具圆锯，背面沿中脉具柔毛；基出脉3条。雌雄花同序，花序腋生，稀顶生；雌花苞片1~4枚，长1.4~2.5 cm，边缘具三角形齿；苞腋具雌花1~3朵；雄花生于花序上部，排成穗状或头状；苞腋具雄花5~7朵。蒴果具3个分果片。花果期4~12月。

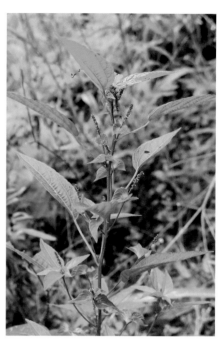

【分布】生于海拔20~1200（1900）m的平原或山坡较湿润的耕地、空旷草地或疏林下。我国除西部高原和干燥地区外，大部分省区均出产。

【性能主治】味苦、涩，性凉。有清热利湿、凉血解毒、消积的作用。主治痢疾，泄泻，吐血，鼻出血，尿血，崩漏，小儿疳积，痈疖疮疡，皮肤湿疹。

【采收加工】5~7月采收，除去泥土，鲜用或晒干。

五月茶

【基原】为大戟科五月茶*Antidesma bunius*（L.）Spreng.的根、叶或果。

【别名】五味叶、五味菜、酸味树。

【形态特征】乔木。小枝有明显皮孔。叶片长椭圆形、倒卵形或长倒卵形。雄花序为顶生的穗状花序；雄花花萼杯状，顶端3~4分裂，裂片卵状三角形，雄蕊3~4枚，生于花盘内面，花盘杯状；雌花序为顶生的总状花序。核果近球形或椭圆形，熟时红色。花期3~5月，果期6~11月。

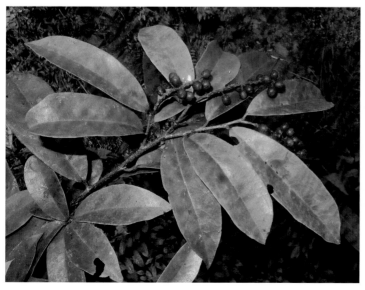

【分布】生于海拔200~1500 m的山地疏林中。产于江西、福建、湖南、广东、海南、贵州、云南、西藏等地。

【性能主治】味酸，性平。有健脾、生津、活血、解毒的作用。主治食少泄泻，津伤口渴，跌打损伤，痈肿疮毒。

【采收加工】根、叶全年均可采收；果夏、秋季采收，洗净，晒干。

黑面神

【基原】为大戟科黑面神*Breynia fruticosa*（L.）Hook.f.的叶。

【别名】黑面神、四眼叶、鸡肾叶、暗鬼木、青凡木。

【形态特征】灌木。枝条上部常呈扁压状；全株无毛。叶片卵形或菱状卵形。花小，单生或2~4朵簇生于叶腋，雌花位于小枝上部，雄花则位于小枝的下部；雄花花萼陀螺状，顶端6齿裂，雄蕊3枚，合生呈柱状；雌花花萼钟状，6浅裂，子房卵状，花柱3枚，柱头2裂。蒴果圆球状。花期4~9月，果期5~12月。

【分布】生于山坡、平地旷野灌木丛中或林缘。产于浙江、福建、广东、海南、四川、贵州、云南等地。

【性能主治】有毒。有清热解毒、散瘀、止痛、止痒的作用。

【采收加工】夏季采摘，鲜用或晒干。

大树三台

【基原】为大戟科棒柄花*Cleidion brevipetiolatum* Pax et K. Hoffm.的树皮。

【形态特征】小乔木。小枝无毛。叶片倒卵形、倒卵状披针形或披针形，边缘上半部具疏齿。雌雄同株，雄花序腋生；雌花单朵腋生；果梗棒状；雄花萼片3片；雄蕊40~65枚；雌花萼片5片，其中3片披针形，长6~20 mm；子房球形，密被黄色毛，花柱3枚，长约1 cm。蒴果扁球形，具3个分果爿。花果期3~10月。

【分布】生于海拔200~800（1500）m的山地湿润常绿林中。产于广东、海南、广西、贵州、云南等地。

【性能主治】味苦，性寒。有消炎解表、利湿解毒、通便的作用。主治感冒，急、慢性肝炎，疟疾，膀胱炎，脱肛，子宫脱垂，月经过多，产后流血，疝气，便秘；外用治疮、疖。

【采收加工】全年均可采收，切碎，晒干。

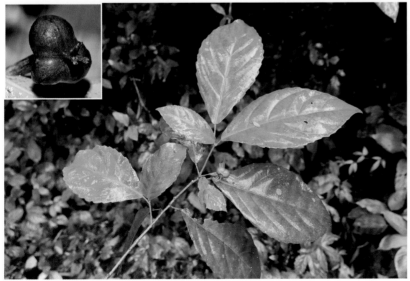

巴豆

【基原】为大戟科巴豆*Croton tiglium* L.的果实。

【别名】双眼龙、大叶双眼龙、江子、猛子树、八百力。

【形态特征】灌木或小乔木。嫩枝被稀疏星状柔毛。叶片卵形，稀椭圆形；基出脉3~5条；叶缘基部各有1个盘状腺体；叶柄长2.5~5 cm。总状花序，顶生；雄花花蕾近球形，疏被星状毛或几无毛；雌花萼片长圆状披针形，子房密被星状柔毛，柱头2深裂。蒴果椭圆状，疏被短星毛或近无毛。花期4~6月。

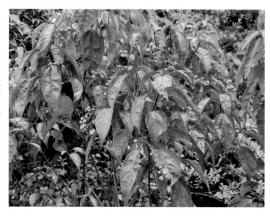

【分布】生于村旁或山地疏林中，或仅见栽培。产于浙江、福建、江西、湖南、广东、海南、贵州、云南等地。

【性能主治】味辛，性热；有大毒。有泻下祛积、逐水消肿的作用。主治恶疮疥癣，疣痣。

【采收加工】秋季果实成熟时采收，堆置2~3天，摊开，干燥。

算盘子

【基原】为大戟科算盘子*Glochidion puberum*（L.）Hutch.的果实。

【别名】黎击子、野南瓜、柿子椒、算盘珠、八瓣橘。

【形态特征】灌木。小枝密被短柔毛。叶片长圆形或长卵形，宽1~2.5 cm。花小，雌雄同株或异株，几朵簇生于叶腋，雄花束常生于小枝下部，雌花束则在上部，或雌、雄花同生于一叶腋内；雄花萼片6片，雄蕊3枚，合生呈圆柱状；雌花萼片与雄花的相似，花柱合生呈环状。蒴果扁球状。花期4~8月，果期7~11月。

【分布】生于海拔300~2200 m的山坡、溪旁灌木丛中或林缘。产于我国东部、中部、南部、西南地区及台湾、陕西等地。

【性能主治】味苦，性凉；有小毒。有清热除湿、解毒利咽、行气活血的作用。主治痢疾，泄泻，黄疸，疟疾，淋浊，带下，咽喉肿痛，牙痛，疝痛，产后腹痛。

【采收加工】秋季采摘，拣净杂质，晒干。

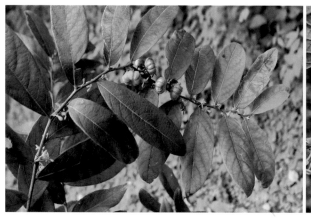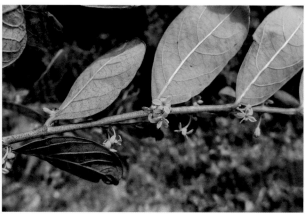

麻疯树

【基原】为大戟科麻疯树*Jatropha curcas* L.的叶、树皮。

【别名】青桐木，羔桐、臭油桐、小桐子、黄肿树。

【形态特征】灌木或小乔木。枝疏生突起皮孔，髓部大。叶片近圆形至卵圆形，全缘或3~5浅裂；掌状脉5~7条。花序腋生；雄花萼片5片，基部合生，花瓣长圆形，合生至中部，腺体5个，雄蕊10枚，外轮5枚离生，内轮下部合生；雌花萼片离生，子房3室，花柱柱头2裂。蒴果椭圆状或球形。种子椭圆形，黑色。花期9~10月。

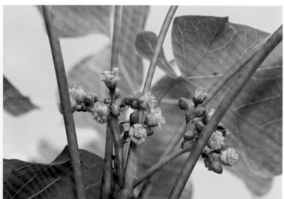

【分布】福建、台湾、广东、海南、广西、贵州、四川、云南等地有栽培或少量逸为野生。

【性能主治】味涩，性微寒；有毒。有散瘀消肿、止血、止痛、杀虫止痒的作用。主治跌打肿痛，骨折，创伤，皮肤瘙痒，湿疹，急性胃肠炎。

【采收加工】全年均可采收。

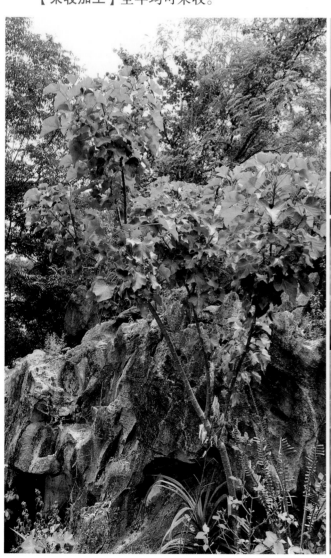

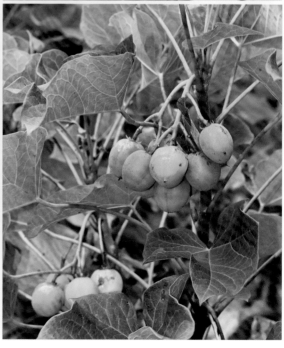

余甘子

【基原】为大戟科余甘子*Phyllanthus emblica* L.的成熟果实。

【别名】余甘、油甘子、牛甘子、橄榄子、喉甘子、鱼木果、滇橄榄、橄榄。

【形态特征】乔木。枝条被黄褐色短柔毛。叶2列；叶片线状长圆形，顶端截平或钝圆。多朵雄花和1朵雌花，或全为雄花组成腋生的聚伞花序；萼片6片；雄花萼片黄色，长倒卵形或匙形，雄蕊3枚；雌花萼片长圆形或匙形，子房卵圆形，花柱3枚。蒴果呈核果状，圆球形，外果皮肉质，绿白色或淡黄白色。花期4~6月，果期7~9月。

【分布】生于海拔200~2300 m的山地疏林、灌木丛中、荒地或山沟向阳处。产于我国南部及江西、台湾、云南等地。

【性能主治】味甘、酸、涩，性凉。有清热凉血、消食健胃、生津止咳的作用。主治血热血瘀，消化不良，腹胀，咳嗽，喉痛，口干。

【采收加工】冬季至翌年春季果实成熟时采收，除去杂质，干燥。

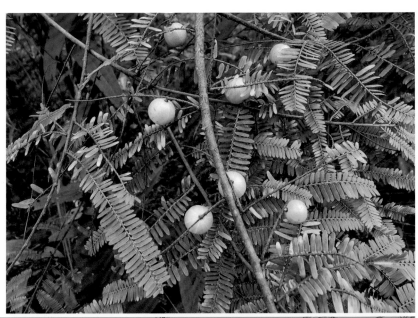

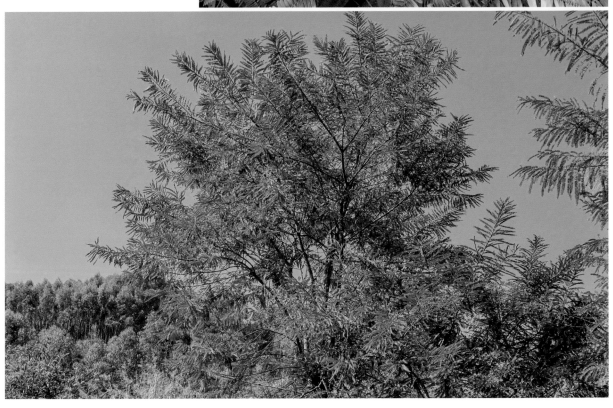

叶下珠

【基原】为大戟科叶下珠 *Phyllanthus urinaria* L.的全草。

【别名】珍珠草、叶下珍珠、叶后珠、十字珍珠草、夜合草。

【形态特征】一年生草本。枝被疏短柔毛。叶呈羽状排列；叶片长圆形或倒卵形，背面边缘有1~3列短粗毛。花雌雄同株；萼片6片；雄花几朵簇生于叶腋，仅上面1朵开花，萼片倒卵形；雄蕊3枚，花丝合生成柱状；雌花单生于小枝中下部的叶腋内，萼片卵状披针形。蒴果圆球状，表面具小疣状突起。花期4~6月，果期7~11月。

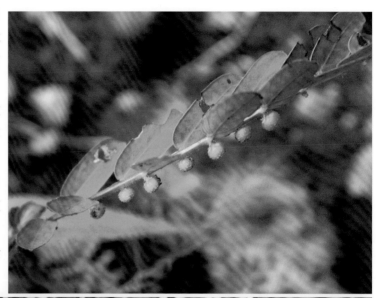

【分布】通常生于海拔500 m以下的旷野平地、旱田、山地路旁或林缘。产于我国东部、中部、南部、西南地区及河北、山西、陕西等地。

【性能主治】味微苦、甘，性凉。有清热利尿、明目、消积的作用。主治肾炎水肿，泌尿系统感染、结石，肠炎，痢疾，小儿疳积，眼角膜炎，黄疸型肝炎；外用治青竹蛇咬伤。

【采收加工】夏、秋季采收，除去杂质，晒干。

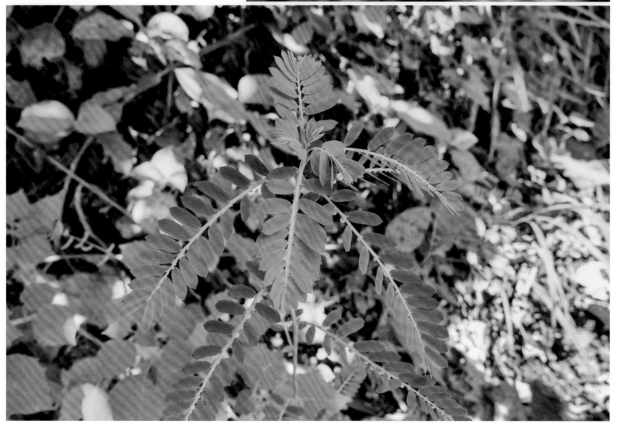

蓖麻子

【基原】为大戟科蓖麻*Ricinus communis* L.的种子。

【别名】草麻子、蓖麻仁、大麻子、红大麻子。

【形态特征】一年生草本或草质灌木。叶片轮廓近圆形，掌状7~11裂，裂缺几达中部，裂片卵状长圆形或披针形，顶端急尖或渐尖，边缘具齿；掌状脉7~11条。总状花序或圆锥花序；雄花萼片卵状三角形，雄蕊束众多；雌花萼片卵状披针形。蒴果卵球形或近球形，果皮具软刺或平滑。种子椭圆形，斑纹淡褐色或灰白色。

【分布】海拔20~500 m（云南海拔2300 m）的村旁疏林或河流两岸冲积地，常有逸为野生。

【性能主治】味甘、辛，性平；有毒。有泻下通滞、消肿拔毒的作用。主治大便燥结，痈疽肿毒，喉痹，瘰疬。

【采收加工】秋季采摘成熟果实，晒干，除去果壳，收集种子。

【附注】叶主治脚气，风湿痹痛，痈疮肿毒，湿痒，子宫下垂，脱肛，咳嗽痰喘。

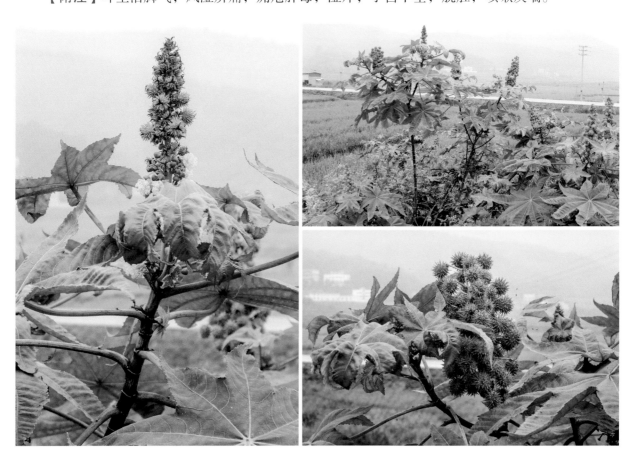

油桐子

【基原】为大戟科油桐*Vernicia fordii*（Hemsl.）Airy Shaw的种子。

【别名】桐子、桐油树子、高桐子、油桐果。

【形态特征】乔木。叶片卵圆形，全缘，稀1~3浅裂，成长叶背面被微柔毛，掌状脉5（7）条；叶柄顶端有2个扁平腺体。花雌雄同株；花萼2（3）裂，外密被微柔毛；花瓣白色，有淡红色脉纹，倒卵形，基部爪状；雄蕊8~12枚，花丝外轮离生，内轮中下部合生；子房密被柔毛。核果近球形，果皮光滑。花期3~4月，果期8~9月。

【分布】通常栽培于海拔1000 m以下的丘陵山地。产于我国东部、中部、南部地区及陕西、四川、贵州、云南等地。

【性能主治】味甘、微辛，性寒；有大毒。有吐风痰、消肿毒、通便利尿的作用。主治风痰喉痹，痰火瘰疬，食积腹胀，二便不通，丹毒，疥癣，烫伤，急性软组织炎症，寻常疣。

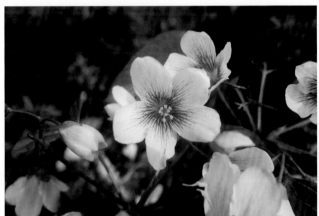

【采收加工】秋季果实成熟时采收，将其堆积于潮湿处，泼水，覆以干草，经10天左右，待外壳腐烂，除去外皮，收集种子，晒干。

【附注】花主治新生儿湿疹，秃疮，热毒疮，天沟疮，烧烫伤。叶主治肠炎，痢疾，痈肿，臁疮，疥癣，漆疮，烫伤。根主治食积痞满，水肿，哮喘，瘰疬，蛔虫病。

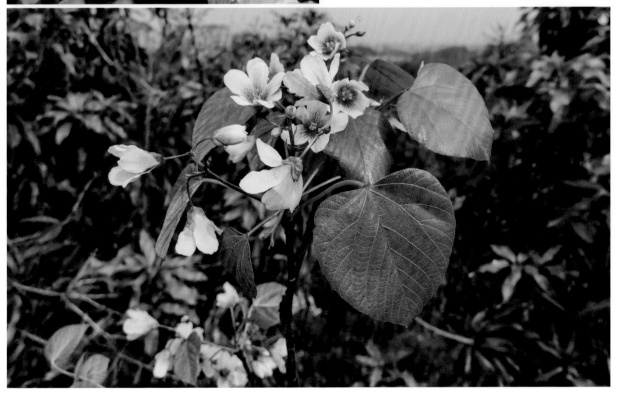

常山

【基原】为绣球花科常山*Dichroa febrifuga* Lour.的根。

【别名】黄常山、鸡骨常山、鸡骨风、风骨木、白常山。

【形态特征】灌木。小枝无毛或被短柔毛。叶片形状大小变异大，椭圆形、倒卵形或披针形，边缘具齿，无毛或仅叶脉被皱卷短柔毛。伞房圆锥花序，顶生，稀腋生；花蓝色或白色；花萼倒圆锥形，4~6裂；花瓣长圆状椭圆形；雄蕊10~20枚；花柱4（5~6）枚，棒状，柱头长圆形。浆果蓝色。花期2~4月，果期5~8月。

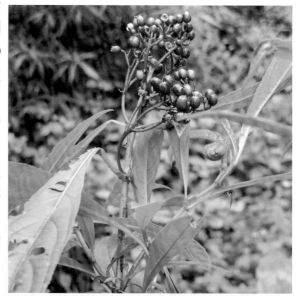

【分布】生于海拔200~2000 m的阴湿林中。产于我国西南、东部地区及陕西、台湾、湖北等地。

【性能主治】味苦、辛，性寒；有毒。有涌吐痰涎、截疟的作用。主治痰饮停聚，胸膈痞塞，疟疾。

【采收加工】秋季采挖，除去须根，洗净，晒干。

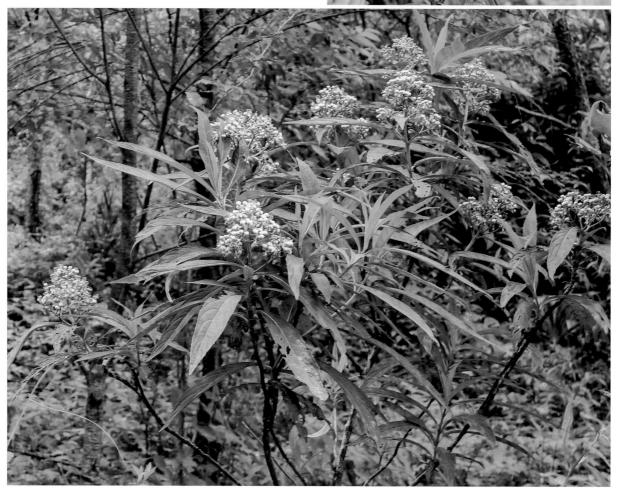

桃仁

【基原】为蔷薇科桃*Amygdalus persica* L.的种子。

【别名】桃核仁。

【形态特征】乔木。叶片长圆披针形或椭圆披针形，背面脉腋间被柔毛或无毛，边缘具齿。花单生，先于叶开放；萼片卵形至长圆形，外被短柔毛；花瓣长圆状椭圆形至宽倒卵形，粉红色；雄蕊多数。果实变异大，卵形或扁圆形，外面密被短柔毛，腹缝明显；果肉多汁；核大，表面具纵、横沟纹和孔穴。花期3~4月，果期8~9月。

【分布】各省区均广泛栽培。

【性能主治】味苦、甘，性平。有破血行瘀、润燥滑肠的作用。主治闭经，癥瘕，热病蓄血，风痹，疟疾，跌打损伤，瘀血肿痛，血燥便秘。

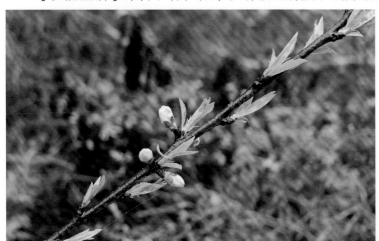

【采收加工】6~7月果实成熟时采摘，除去果肉及核壳，取出种子，晒干。

【附注】花主治水肿，脚气，痰饮，利水通便，砂淋，便秘，闭经，癫狂，疮疹。叶主治头风，头痛，风痹，疟疾，湿疹，疮疡，癣疮。

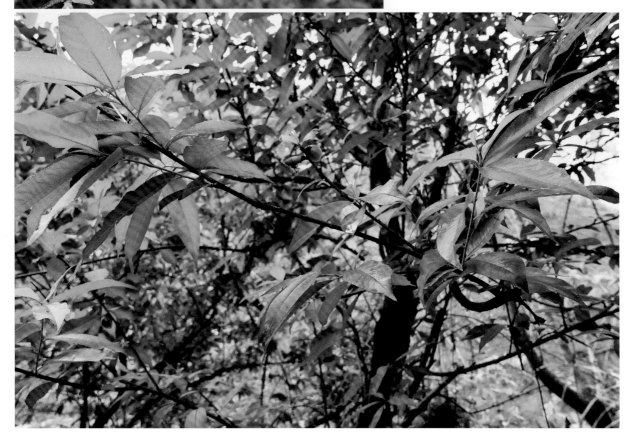

山楂

【基原】为蔷薇科云南山楂Crataegus scabrifolia（Franch.）Rehder的果。

【别名】大果山楂、酸冷果。

【形态特征】乔木。枝条通常无刺；当年生枝紫褐色，无毛或近无毛。叶片卵状披针形至卵状椭圆形，边缘有齿，通常不分裂或有3~5浅裂。伞房花序或复伞房花序；花序梗和花梗均无毛；萼片三角卵形或三角披针形；花瓣近圆形或倒卵形，白色；雄蕊20枚。果实扁球形，黄色或带红晕。花期4~6月，果期8~10月。

【分布】生于海拔1500~3000 m的松林边灌木丛中或溪岸杂木林中。产于云南、贵州、四川、广西等地。

【性能主治】味甘、酸，性温。有消食化滞、散瘀、止痛、驱绦虫的作用。主治肉食积滞，胃脘胀满，泻痢腹痛，瘀血经闭，产后瘀阻，心腹刺痛，疝气疼痛，高脂血症。焦山楂增强消食导滞的作用，主治肉食积滞，泻痢不爽。

【采收加工】秋季果实成熟时采收，切片，干燥。

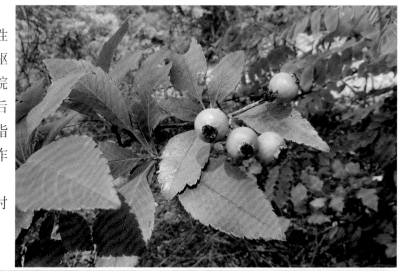

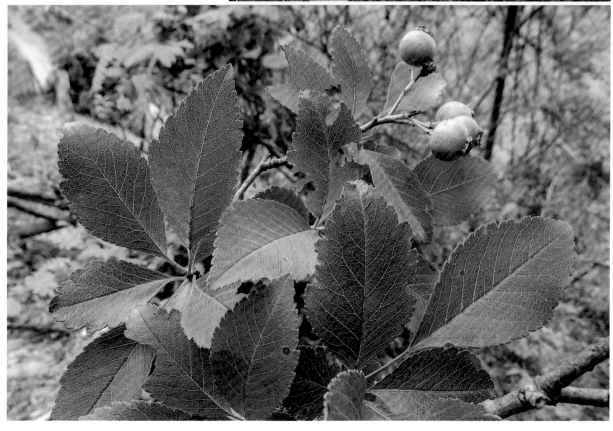

枇杷叶

【基原】为蔷薇科枇杷*Eriobotrya japonica*（Thunb.）Lindl.的叶。

【形态特征】小乔木。小枝粗壮，密生茸毛。叶片披针形、倒披针形或长椭圆形，长12~30 cm，上部有疏齿，基部全缘，腹面多皱，背面密被茸毛。圆锥花序顶生；花序梗和花梗密被茸毛；萼外有茸毛；花瓣白色，长圆形或卵形，被茸毛；雄蕊20枚；花柱5枚，离生。果实球形或长圆形，黄色或橘黄色，外被柔毛。花期10~12月，果期5~6月。

【分布】常栽种于村边、平地或坡地。产于我国东部、中部、西南地区及广东、陕西、甘肃、台湾等地。

【性能主治】味苦，性微寒。有清肺止咳、降逆止呕的作用。主治肺热咳嗽，气逆喘急，胃热呕逆，烦热口渴。

【采收加工】枇杷叶除去茸毛，用水喷润，切丝，干燥。

【附注】果实主治肺痿咳嗽，吐血，鼻出血，燥渴，呕逆。

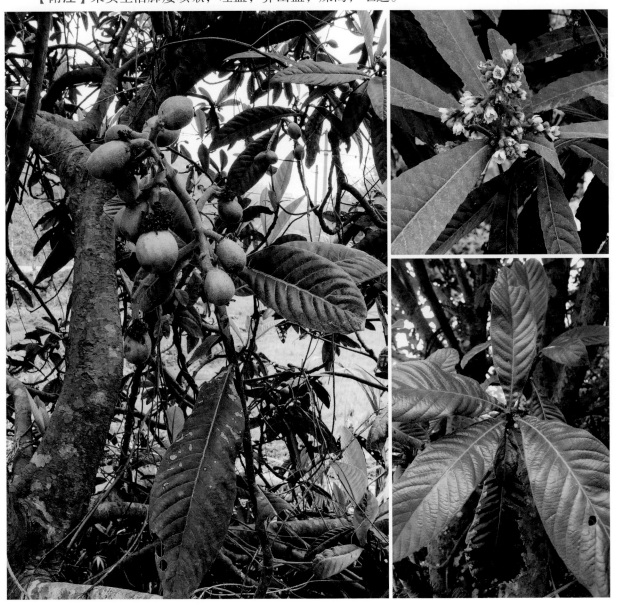

柔毛水杨梅

【基原】为蔷薇科柔毛路边青*Geum japonicum* Thunb. var. *chinense* F.Bolle的全草。

【形态特征】多年生草本。茎被短毛及硬毛。基生叶为大头羽状复叶，常有小叶1~2对，侧生小叶附片状，顶生小叶卵形，边缘有齿，被糙伏毛；茎上部叶为单叶，3浅裂。花序疏散，花序梗密被粗硬毛及短毛；萼片三角卵形，副萼片狭小，外被短毛；花瓣黄色。聚合果卵球形，瘦果被长硬毛，花柱顶端有小钩，果托被长硬毛。花果期5~10月。

【分布】生于海拔200~2300 m的山坡草地、田边、河边、灌木丛中及疏林下。产于我国东部、中南、西南、西北地区。

【性能主治】味苦、辛，性寒。有补肾平肝、活血消肿的作用。主治头晕目眩，小儿惊风，阳痿，遗精，虚劳咳嗽，风湿痹痛，月经不调，疮疡肿痛，跌打损伤。

【采收加工】夏秋季采收，鲜用或晒干。

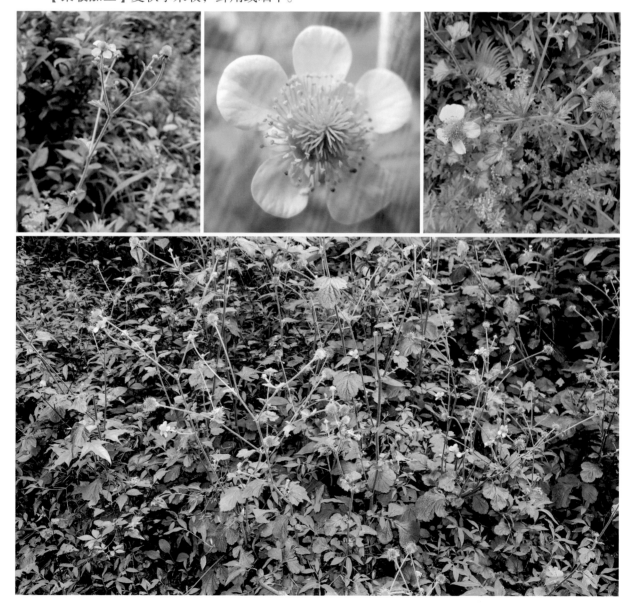

蛇含

【基原】为蔷薇科蛇含委陵菜*Potentilla kleiniana* Wight et Arn.的带根全草。

【形态特征】1~2年生或多年生草本。花茎被疏柔毛或开展的长柔毛。基生叶为近于鸟足状5小叶；小叶片倒卵形或长圆倒卵形，边缘有齿，两面被疏柔毛；茎生叶下部有5片小叶，上部有3片小叶。聚伞花序如假伞形，密被开展的长柔毛；萼片三角卵圆形，副萼片披针形，外被长柔毛；花瓣黄色，倒卵形；花柱近顶生。瘦果近圆形。花果期4~9月。

【分布】生于海拔200~3000 m的田边、水旁、草甸或山坡草地。产于我国东部、中南、西南地区及辽宁、陕西、西藏等地。

【性能主治】味苦、辛，性凉。有清热解毒的作用。主治惊痫高热，疟疾，咳嗽，喉痛，湿痹，痈疽癣疮，丹毒，痒疹，蛇虫咬伤。

【采收加工】夏季采收。

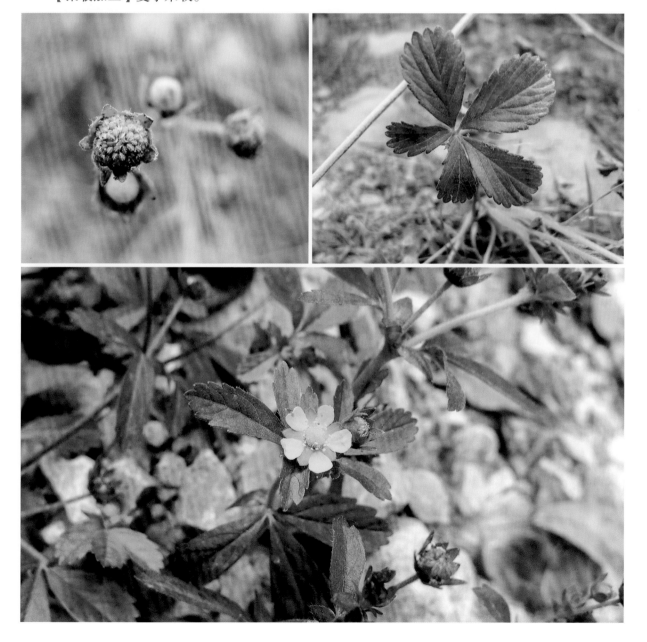

火棘

【基原】为蔷薇科火棘*Pyracantha fortuneana*（Maxim.）H.L.Li的果实、根及叶。

【别名】火把果、救军粮、救兵粮、救命粮、赤阳子、红子、豆金娘、水搓子。

【形态特征】灌木。侧枝短，先端成刺状，嫩枝外被锈色短毛。叶片倒卵形或倒卵状长圆形，先端圆钝或微凹，边缘有钝齿，无毛。花集成复伞房花序，花梗和花序梗近无毛，花梗长约1 cm；萼片三角卵形，先端钝；花瓣白色，近圆形；雄蕊20枚；花柱5枚，离生，子房上部密被柔毛。果实近球形，橘红色或深红色。花期3~5月，果期8~11月。

【分布】生于海拔500~2800 m的山地、丘陵地阳坡灌木丛草地或河沟路旁。产于我国西南地区及陕西、浙江、福建、湖北等地。

【性能主治】味甘、酸，性平。果有消积止痢、活血止血的作用。主治消化不良，肠炎，痢疾，小儿疳积，崩漏，白带异常，产后腹痛。根有清热凉血的作用。主治虚痨骨蒸潮热，肝炎，跌打损伤，筋骨疼痛，腰痛，崩漏，白带异常，月经不调，吐血，便血。叶有清热解毒的作用。外敷主治疮疡肿毒。

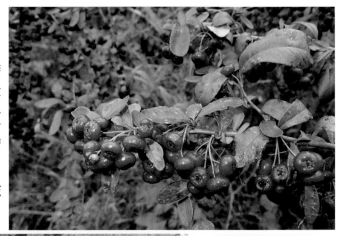

【采收加工】秋季采果，冬末春初挖根，鲜用或晒干。叶随采随用。

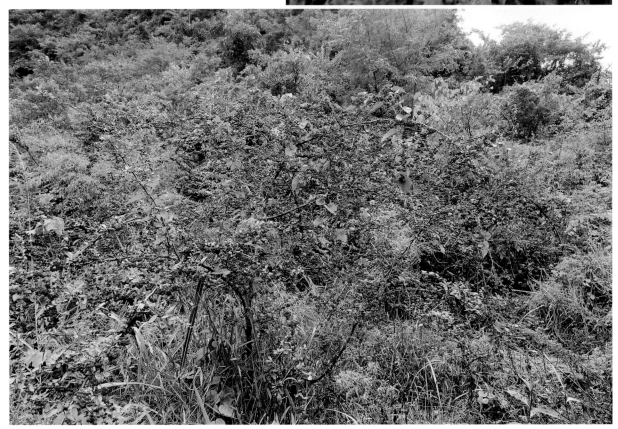

金樱子

【基原】为蔷薇科金樱子*Rosa laevigata* Michx.的果实。

【形态特征】攀缘灌木。小枝粗壮，散生扁弯皮刺，无毛，幼时被腺毛。奇数羽状复叶；小叶3（5）片，椭圆状卵形或披针状卵形，边缘有锐齿，无毛；小叶柄和叶轴有皮刺和腺毛。花单生于叶腋，白色；花梗和萼筒密被腺毛，随果实成长变为针刺。果梨形、倒卵形，紫褐色，外面密被刺毛；萼片宿存。花期4~6月，果期7~11月。

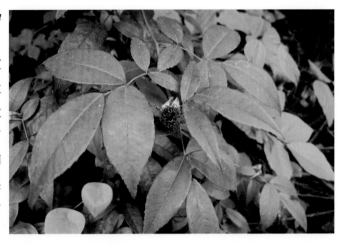

【分布】生于海拔100~1600 m的向阳山野、田边、溪畔灌木丛中。产于我国东部、中部、南部、西南地区及陕西等地。

【性能主治】味酸、涩，性平；无毒。有固精涩肠、缩尿止泻的作用。主治遗精滑精，遗尿，尿频，崩漏带下，久泻久痢。

【采收加工】10~11月果实红熟时采摘，晒干，除去毛刺。

粗叶悬钩子

【基原】为蔷薇科粗叶悬钩子*Rubus alceifolius* Poir.的根、叶。

【形态特征】攀缘灌木。枝被茸毛状长柔毛，有皮刺。单叶，近圆形或宽卵形，腹面有长柔毛和囊泡状小突起，背面被茸毛，边缘3~7浅裂，裂片有锯齿。花集成顶生圆锥花序或近总状，也成腋生头状花束，被茸毛状长柔毛；苞片大，羽状至掌状或梳齿状深裂；花白色，直径达1.6 cm。果实近球形，肉质，红色。花期7~9月，果期10~11月。

【分布】生于海拔500~2000 m的向阳山坡、山谷杂木林内或沼泽灌木丛中或路旁岩石间。产于江苏、台湾、湖南、云南等地。

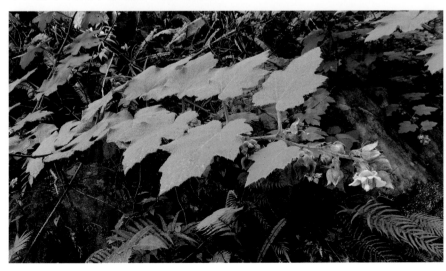

【性能主治】味甘、淡，性平。有清热利湿、止血、散瘀的作用。主治肝炎，痢疾，肠炎，乳腺炎，口腔炎，行军性血红蛋白尿，外伤出血，肝脾肿大，急、慢性肝炎，跌打损伤，风湿骨痛，活血祛瘀，清热止血。

【采收加工】全年均可采收，洗净，晒干。

倒莓子

【基原】为蔷薇科茅莓*Rubus parvifolius* L.的茎叶及根。

【形态特征】灌木。枝呈弓形弯曲，被柔毛和稀疏钩状皮刺。小叶3片，偶有5片，菱状圆形或倒卵形，腹面伏生疏柔毛，背面密被灰白色茸毛，边缘有粗齿或重齿。伞房花序，顶生或腋生，具花数朵至多朵，被柔毛和细刺；花粉红色至紫红色。果实卵球形，直径1~1.5 cm，红色。花期5~6月，果期7~8月。

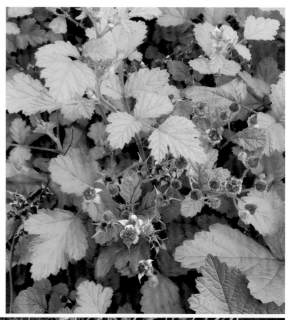

【分布】生于海拔400~2600 m的山坡杂木林下、向阳山谷、路旁或荒野。产于我国东部、中南地区及四川、河北等地。

【性能主治】味甘、酸，性平。有散瘀、止痛、解毒、杀虫、清热凉血、散结、利尿消肿的作用。主治吐血，跌打刀伤，产后瘀滞腹痛，痢疾，痔疮，疥疮。

【采收加工】秋季挖根，夏、秋季采茎叶，鲜用或切段晒干。

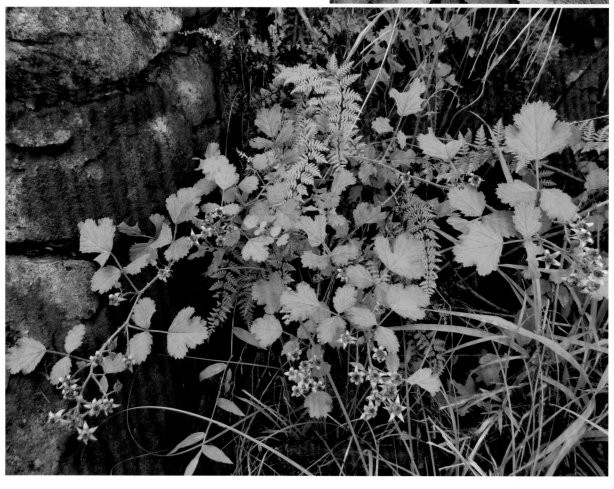

山腊梅

【基原】为腊梅科山腊梅*Chimonanthus nitens* Oliv.的叶。

【形态特征】灌木。幼枝四方形，老枝近圆柱形，被微毛，后无毛。叶片椭圆形至卵状披针形，腹面基部有不明显的腺毛，背面无毛。花小，直径7~10 mm，黄色或黄白色；花被片圆形或长圆形，外面被短柔毛；花药卵形，比花丝长。果托坛状，熟时灰褐色，被短茸毛。花期10月至翌年1月，果期4~7月。

【分布】生于海拔500~3200 m的平地、丘陵、山坡、山谷溪边的灌木丛或林中。产于我国南部地区及浙江、台湾、湖南、香港等地。

【性能主治】味微苦、辛，性凉。有解表祛风、清热解毒的作用。主治感冒，流行性感冒，中暑，慢性气管炎，胸闷。

【采收加工】全年均可采收，以夏、秋季采收为佳，晒干。

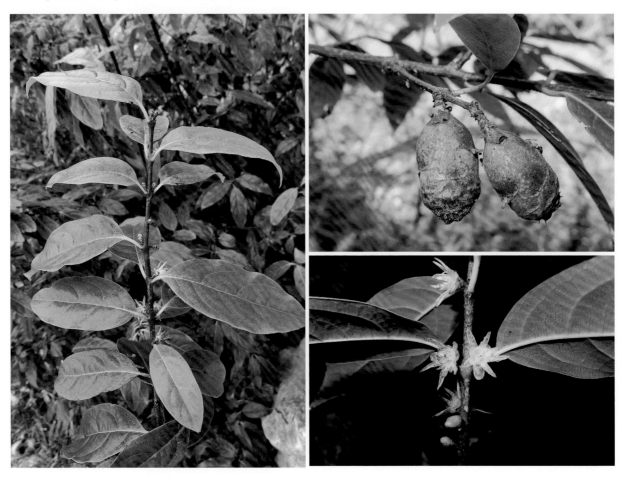

火索藤

【基原】为苏木科火索藤*Bauhinia aurea* H. Lév. 的全株。

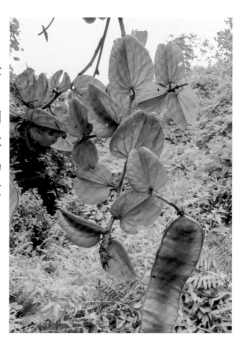

【形态特征】木质藤本。枝密被褐色茸毛。叶片近圆形，基部深或浅心形，先端分裂达叶长的1/3~1/2，腹面仅脉上有毛，背面被黄褐色茸毛。伞房花序顶生或侧生，密被褐色丝质茸毛；萼片披针形，外面被毛；花瓣白色，外被丝质长柔毛；能育雄蕊3枚，花丝无毛；子房密被褐色长柔毛。荚果带状，密被褐色茸毛。花期4~5月，果期7~12月。

【分布】生于山坡或山沟岩石边灌木丛中。产于云南、四川、贵州、广西等地。

【性能主治】有疏风散寒的作用。主治风湿性关节炎。

【采收加工】全年均可采收，鲜用或晒干。

云实

【基原】为苏木科云实*Caesalpinia decapetala*（Roth）Alston的种子。

【形态特征】藤本。枝、叶轴和花序均被柔毛和钩刺。二回羽状复叶；羽片3~10对，基部有1对刺；小叶8~12对，长圆形，两端近圆钝，两面均被短柔毛。总状花序顶生；花序梗多刺；萼片5片，长圆形，被短柔毛；花瓣黄色，圆形或倒卵形。荚果长圆状舌形，脆革质，沿腹缝线膨胀成狭翅，先端具尖喙。花果期4~10月。

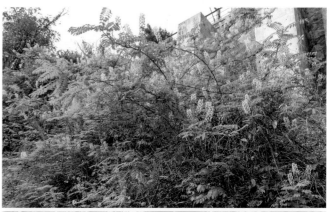

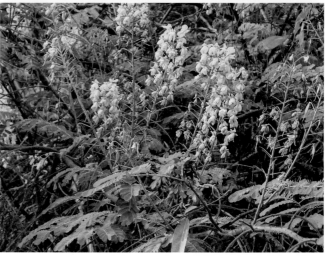

【分布】生于平原、丘陵地、山谷及河边。产于广东、湖南、云南、浙江、安徽、江西等地。

【性能主治】味辛、苦，性温。有解毒除湿、止咳化痰、杀虫的作用。主治痢疾，疟疾，慢性气管炎，小儿疳积，虫积。

【采收加工】秋季果实成熟时采收，剥取种子，晒干。

【附注】根主治感冒发热，咳嗽，咽喉肿痛，牙痛，风湿痹痛，肝炎，痢疾，淋证，痈疽肿毒，皮肤瘙痒，毒蛇咬伤。

苦石莲

【基原】为苏木科喙荚云实*Caesalpinia minax* Hance的种子。

【别名】猫儿核。

【形态特征】藤本。有刺，各部被短柔毛。二回羽状复叶，长可达4~5 cm；羽片5~8对；小叶6~12对，椭圆形或长圆形。总状花序或圆锥花序，顶生；萼片5片，密生黄色茸毛；花瓣5片，白色，倒卵形，外面和边缘被毛；雄蕊10枚。荚果长圆形，长7.5~13 cm，先端钝圆而有喙，表面密被针状刺；种子椭圆形与莲子相仿。花期4~5月，果期7月。

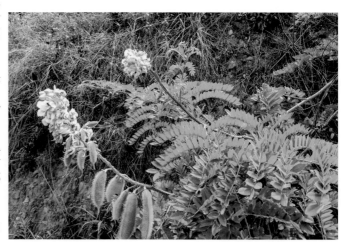

【分布】生于海拔400~1500 m的山沟、溪旁或灌木丛中。产于广东、四川、贵州、云南等地，福建亦有栽培。

【性能主治】味苦，性凉寒；无毒。有清热化湿、散瘀止痛的作用。主治风热感冒，痢疾淋浊，哕逆，痈肿，疮癣，跌打损伤，毒蛇咬伤。

【采收加工】8~9月采收成熟果实，敲破，除去果壳，取出种子，晒干。

鸡嘴簕

【基原】为苏木科鸡嘴簕*Caesalpinia sinensis*（Hemsl.）J. E. Vidal的根。

【形态特征】藤本。主干和小枝具倒钩刺；嫩枝具锈色柔毛。二回羽状复叶；叶轴上有刺；羽片2~3对；小叶2对，长圆形至卵形，先端渐尖、急尖或钝。圆锥花序，腋生或顶生；萼片5片；花瓣5片，黄色；雄蕊10枚。荚果革质，压扁，近圆形或半圆形，长约4.5 cm，具狭翅，先端有喙。种子1粒。花期4~5月，果期7~8月。

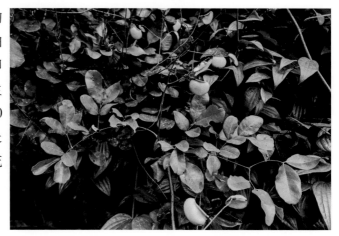

【分布】生于石灰岩山地的灌木丛中。产于惠阳、湛江、肇庆等地。

【性能主治】有清热解毒、消肿止痛、止痒的作用。主治跌打损伤，疮疡肿毒，湿疹，腹泻，痢疾。

【采收加工】夏、秋季采收，晒干。

【附注】叶有止泻的作用，主治痢疾。

紫荆皮

【基原】为苏木科紫荆*Cercis chinensis* Bunge的皮部。

【别名】内红、内消、紫荆木皮、白林皮。

【形态特征】丛生或单生灌木。叶片近圆形或三角状圆形，先端急尖，基部浅至深心形，无毛。花长1~1.3 cm，紫红色或粉红色，2~10朵成束，簇生于老枝和主干上；龙骨瓣基部具深紫色斑纹；子房密被短柔毛。荚果扁狭长形，绿色，长4~8 cm，有翅，先端有细而弯曲的喙。花期3~4月，果期8~10月。

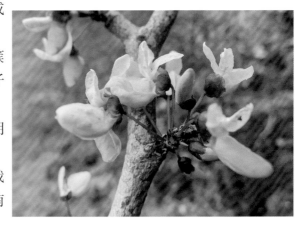

【分布】生于山坡、溪边、灌木丛中，通常栽培于庭园向阳的地方。产于我国东部、中南、西南地区及陕西等地。

【性能主治】味苦，性平。有活血、通淋、解毒的作用。主治月经不调，瘀滞腹痛，风湿痹痛，消肿解毒，喉痹，痈肿，疥，跌打损伤，虫蛇咬伤。

【采收加工】7~8月剥取树皮，晒干。

【附注】紫荆木（紫荆的木部）主治妇女月经不调，瘀滞腹痛，小便淋沥涩痛。紫荆根主治妇女月经不调，瘀滞腹痛，痈肿疮毒，疖腮，狂犬咬伤。紫荆花主治热淋，血淋，疮疡，风湿筋骨痛。紫荆果主治咳嗽多痰，哮喘，心口病。

山扁豆

【基原】为苏木科含羞草决明*Chamaecrista mimosoides*（L.）Greene的全草。

【别名】梦草、挞地沙、细杠木、砂子草、细密梳。

【形态特征】一年生或多年生亚灌木状草本。多分枝；枝条纤细，被微柔毛。偶数羽状复叶，叶长4~8 cm，在叶柄的上端有圆盘状腺体1个；小叶20~50对，线状镰形，长3~4 mm。花序腋生，1或数朵聚生；萼片外面被疏柔毛；花瓣黄色；雄蕊10枚，长短相间生。荚果镰形，扁平，长2.5~5 cm。花果期8~10月。

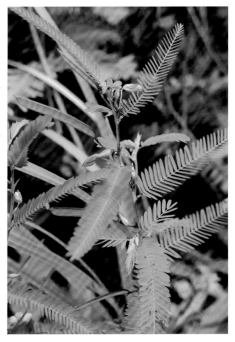

【分布】生于山坡地或空旷地的灌木丛中或草丛中。产于我国东部、中部、西南地区及台湾、广东、广西等地。

【性能主治】味甘、苦，性平；无毒。有清热解毒、健脾利湿、通便的作用。主治黄疸，暑热吐泻，小儿疳积，水肿，小便不利，习惯性便秘，疗疮痈肿，毒蛇咬伤。

【采收加工】夏、秋季采收全草，扎成把，晒干。

肥皂荚

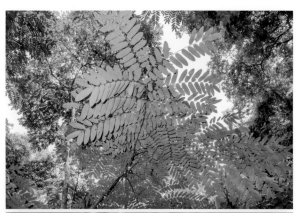

【基原】为苏木科肥皂荚*Gymnocladus chinensis* Baill. 的果实。

【别名】肉皂荚、肉皂角、肥猪子。

【形态特征】乔木。幼枝被锈色或白色短柔毛，后无毛。二回偶数羽状复叶；叶轴被短柔毛；羽片5~10对；小叶8~12对，几无柄；小叶长圆形，长2.5~5 cm，两端圆钝，两面被绢毛。总状花序，顶生，被短柔毛；花杂性，白色或带紫色；萼片钻形；花瓣长圆形，被硬毛。荚果长圆形，扁平或膨胀，顶端有短喙。花期4~5月，果期8~10月。

【分布】生于海拔150~1500 m的山坡、山腰、杂木林中、竹林中及岩边、村旁、宅旁或路边等。产于我国东部、中部地区及广东、四川等地。

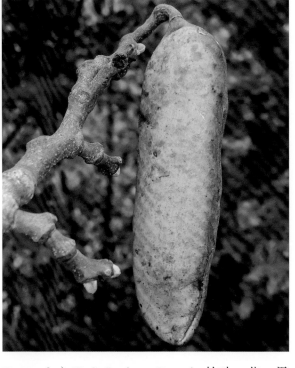

【性能主治】味辛，性温。有涤痰除垢、解毒杀虫的作用。主治咳嗽痰壅，风湿肿痛，痢疾，肠风，便毒，疥癣。

【采收加工】10月采收，阴干。

黄槐

【基原】为苏木科黄槐决明*Senna surattensis*（Burm. f.）H. S. Irwin et Barneby的叶、花、果实及种子。

【形态特征】灌木或小乔木。嫩枝、叶轴、叶柄被微柔毛。偶数羽状复叶；叶轴最下2对或3对小叶间和叶柄上部有棒状腺体2~3个；小叶7~9对，长椭圆形或卵形，被长柔毛。总状花序生于枝上部的叶腋内；萼片卵圆形；花瓣鲜黄色，卵形至倒卵形；能育雄蕊10枚。荚果扁平，带状，顶端具细长的喙。花果期几全年。

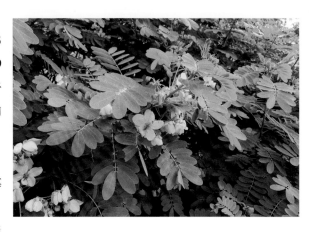

【分布】栽培于广西、广东、福建、台湾等地。目前世界各地均有栽培。

【性能主治】味苦，性寒；小毒。有清热通便的作用。主治肠燥便秘，痔疮出血。

【采收加工】叶全年均可采收，花9~10月采收，果实春季采收，晒干。

决明子

【基原】为苏木科决明*Senna tora*（L.）Roxb. 的成熟种子。

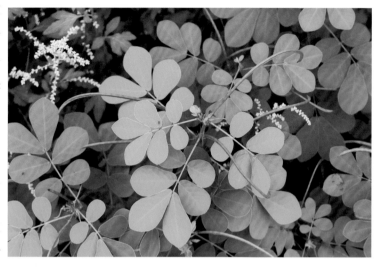

【形态特征】一年生亚灌木状草本。偶数羽状复叶；叶轴上每对小叶间有棒状腺体1个；小叶3对，倒卵形或倒卵状长椭圆形，顶端圆钝有小尖头，腹面被稀疏柔毛，背面被柔毛。花腋生，常2朵聚生；萼片卵形或卵状长圆形，外面被柔毛；花瓣黄色；能育雄蕊7枚。荚果近四棱柱形，长达15 cm。花果期8~11月。

【分布】生于山坡、旷野或河滩沙地上。我国长江以南各省区普遍分布。

【性能主治】味甘、苦、咸，性微寒。有清热明目、润肠通便的作用。主治目赤涩痛，羞明多泪，头痛眩晕，目暗不明，大便秘结。

【采收加工】秋季采收成熟果实，打下种子，除去杂质，洗净，晒干。

蔓草虫豆

【基原】为蝶形花科蔓草虫豆*Cajanus scarabaeoides*（L.）Thouars的叶。

【别名】止血草、水风草、地豆草、山地豆草、假地豆草。

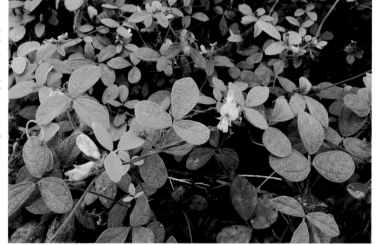

【形态特征】草质藤本。茎被短茸毛。叶具羽状3小叶；小叶背面有腺状斑点，顶生小叶椭圆形至倒卵状椭圆形，长1.5~4 cm，先端钝或圆，两面被短柔毛；基出脉3条。总状花序腋生，有花1~5朵，被茸毛；花萼钟状，裂片线状披针形；花冠黄色；雄蕊二体。荚果长圆形，密被长毛。花期9~10月，果期11~12月。

【分布】生于海拔150~1500 m的旷野、路旁或山坡草丛中。产于云南、海南、福建、台湾等地。

【性能主治】味甘、辛、淡，性温。有解暑利尿、止血生肌的作用。主治伤风感冒，风湿水肿；外用治外伤出血。

亮叶崖豆藤

【基原】为蝶形花科亮叶崖豆藤*Millettia nitida* Benth. 的藤茎。

【别名】鸡血藤。

【形态特征】攀缘灌木。枝被锈色细毛，后秃净。羽状复叶；小叶2对，卵状披针形或长圆形，细脉网状，两面均突起。圆锥花序顶生，密被锈褐色茸毛；花单生；花萼钟状，密被茸毛；花冠青紫色，旗瓣密被绢毛；雄蕊二体，对旗瓣的1片离生。荚果线状长圆形，长10~14 cm，密被黄褐色茸毛。花期5~9月，果期7~11月。

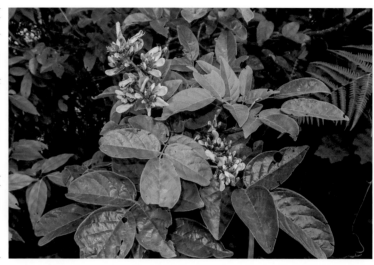

【分布】生于海拔达1000 m以上的山地疏林或灌木丛中。产于浙江、台湾、江西、广东、云南等地。

【性能主治】味苦、甘，性温。有补血活血、舒经活络的作用。主治贫血，产后虚弱，头晕目眩，月经不调，风湿痹痛，四肢麻木。

【采收加工】夏、秋季采收茎藤，切片，晒干。

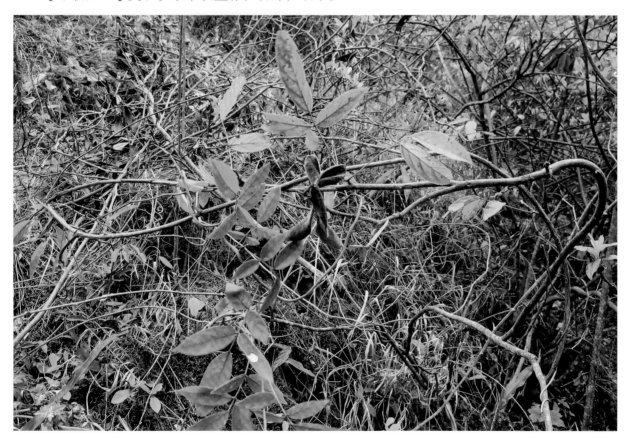

铺地蝙蝠草

【基原】为蝶形花科铺地蝙蝠草*Christia obcordata*（Poir.）Bakh. f. ex Meeuwen的全草。

【别名】半边钱、钱凿草、大扁草、蝴蝶叶、罗奢州蝴蝶树。

【形态特征】多年生平卧草本。茎与枝被灰色短柔毛。三出复叶，稀为单小叶；顶生小叶多为肾形、圆三角形或倒卵形，长5~15 mm，先端截平而略凹，背面被疏柔毛。总状花序顶生；花萼被柔毛，5裂，裂片三角形；花冠蓝紫色或玫瑰红色。荚果有荚节4~5个，藏于萼内，荚节圆形，无毛。花期5~8月，果期9~10月。

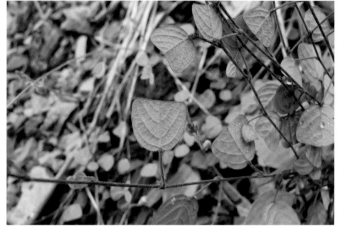

【分布】生于海拔500 m以下的旷野草地、荒坡或丛林中。产于福建、广东、海南、广西及台湾南部等地。

【性能主治】味苦、辛，性寒。有清热利湿、利尿止带的作用。主治结膜炎，小便不利，膀胱炎，尿道炎，慢性肾炎，肝炎，乳腺炎，石淋，白带异常，疥癣，疮疡，跌打损伤，毒蛇咬伤。根有凉血的作用。主治吐血，咳血。

【采收加工】全年均可采收，除去杂质，切段，鲜用或晒干。

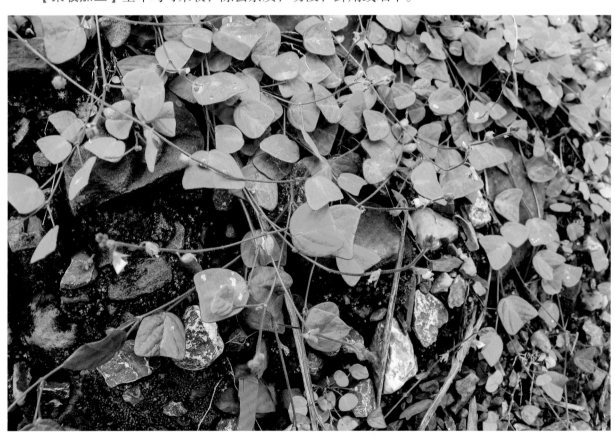

响铃豆

【基原】为蝶形花科响铃豆*Crotalaria albida* B. Heyne ex Roth的全草。

【别名】假花生、黄疸草、黄花地丁、小响铃、马口铃。

【形态特征】多年生直立草本。枝被紧贴的短柔毛。单叶；叶片倒卵形、长圆状椭圆形或倒披针形，长1~2.5 cm，先端钝或圆，具细小的短尖头，背面略被短柔毛，近无柄。总状花序顶生或腋生；花萼二唇形；花冠淡黄色，旗瓣椭圆形，先端具束状柔毛，龙骨瓣弯曲，几达90°。荚果短圆柱形，无毛。花果期5~12月。

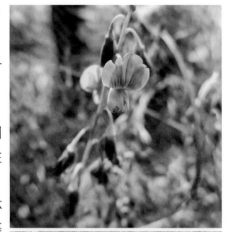

【分布】生于海拔200~2800 m的荒地路旁或山坡疏林下。产于安徽、江西、湖南、贵州、广东、海南、云南等地。

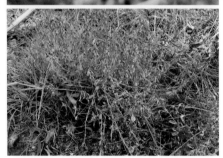

【性能主治】味苦、辛，性凉。有清热解毒、止咳平喘、截疟的作用。主治尿道炎，膀胱炎，肝炎，胃肠炎，痢疾，支气管炎，肺炎，哮喘，疟疾；外用治痈肿疮毒，乳腺炎。

【采收加工】夏、秋季采收，洗净、切碎、晒干。

猪屎豆

【基原】为蝶形花科猪屎豆*Crotalaria pallida* Aiton的全草。

【别名】白猪屎豆、野苦豆、野花生、大马铃、响铃草。

【形态特征】多年生草本，或呈灌木状。茎枝密被紧贴的短柔毛。三出复叶；小叶片长圆形或椭圆形，长3~6 cm，宽1.5~3 cm，背面略被丝光质短柔毛。总状花序顶生，长达25 cm，有花10~40朵；花萼近钟形，5裂，萼齿三角形，密被短柔毛；花冠黄色。荚果长圆形，幼时被毛。种子20~30粒。花果期9~12月。

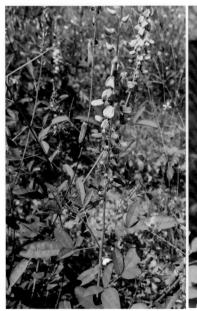
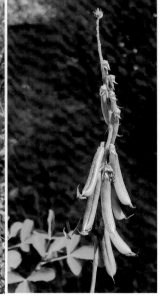

【分布】生于海拔100~1000 m的荒山草地或沙质土壤。产于台湾、云南、山东、浙江、湖南等地。

【性能主治】味苦、辛，性平；有毒。有清热利湿、解毒散结的作用。主治湿热腹泻，小便淋沥，小儿疳积，乳腺炎。

【采收加工】秋季采收，打去荚果及种子，鲜用或晒干。

藤檀

【基原】为蝶形花科藤黄檀*Dalbergia hancei* Benth. 的藤茎。

【别名】黄龙脱衣、白鸡刺藤、屈叶藤。

【形态特征】藤本。幼枝略被柔毛。羽状复叶；小叶3~6对，狭长圆或倒卵状长圆形，长1~2 cm，嫩时两面被伏贴疏柔毛。总状花序常集成圆锥花序，腋生；花梗、花萼和小苞片被褐色短茸毛；花萼阔钟状，萼齿短，阔三角形；花冠绿白色。荚果扁平，长圆形或带状，无毛。种子1粒，稀2~4粒。花期4~5月。

【分布】生于山坡灌木丛中或山谷溪旁。产于安徽、浙江、江西、福建、广东、海南、广西、四川、贵州等地。

【性能主治】味辛，性温。有理气止痛的作用。主治胸胁痛，胃脘痛，腹痛，劳伤疼痛。

【采收加工】夏、秋节采收，砍碎，晒干。

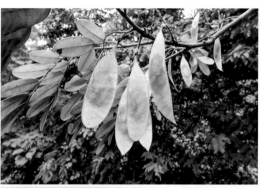
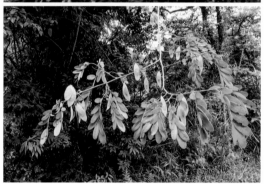

大叶千斤拔

【基原】为蝶形花科大叶千斤拔*Flemingia macrophylla*（Willd.）Kuntze ex Prain的根。

【别名】大猪尾、千斤力、千斤红，红药头、白马屎。

【形态特征】灌木。幼枝密被紧贴丝质柔毛。叶具指状3小叶；叶柄长3~6 cm，具狭翅；顶生小叶宽披针形至椭圆形；基出脉3条，两面仅脉上被毛，背面被黑褐色小腺点。总状花序常数个聚生于叶腋；花萼钟状，被丝质短柔毛，裂齿线状披针形；花冠紫红色；雄蕊二体。荚果椭圆形，略被短柔毛。花期6~9月，果期10~12月。

【分布】生于海拔200~1500 m的旷野草地上或灌木丛中，山谷路旁或疏林阳处亦有生长。产我国南部地区及云南、江西、台湾等地。

【性能主治】味甘、淡，性平。有祛风湿、益脾肾、强筋骨的作用。主治风湿骨痛，腰肌劳损，四肢痿软，偏瘫，阳痿，月经不调，带下，腹胀，食少，气虚足肿。

【采收加工】秋季采收，抖净泥土，晒干。

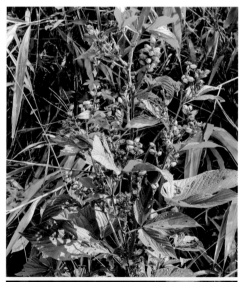
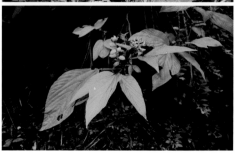

苦檀子

【基原】为蝶形花科厚果崖豆藤*Millettia pachycarpa* Benth. 的种子。

【别名】土大风子、冲天子、苦蚕子、猪腰子、日头鸡。

【形态特征】巨大藤本。嫩枝密被黄色茸毛。羽状复叶；小叶6~8对，长圆状椭圆形至长圆状披针形，背面被绢毛。总状圆锥花序，密被褐色茸毛，花2~5朵着生于节上；花萼杯状，密被茸毛；花冠淡紫；雄蕊单体。荚果深褐黄色，肿胀，长圆形，密布浅黄色疣状斑点，果瓣木质，有种子1~5粒。花期4~6月，果期6~11月。

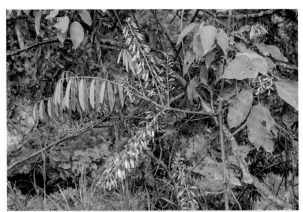

【分布】生于海拔2000 m以下的山坡常绿阔叶林内。产于西南地区及浙江、江西、台湾、湖南等地。

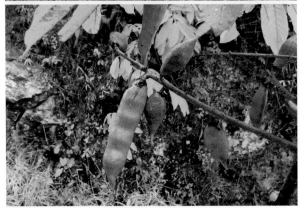

【性能主治】味苦、辛，性热；有大毒。有攻毒止痛、消积杀虫的作用。主治疥癣疮癞，痧气腹痛，小儿疳积。

【采收加工】果实成熟后采收，除去果皮，将种子晒干。

【附注】苦檀根主治跌打损伤，骨折。苦檀叶主治皮肤麻木，癣疥，脓肿。

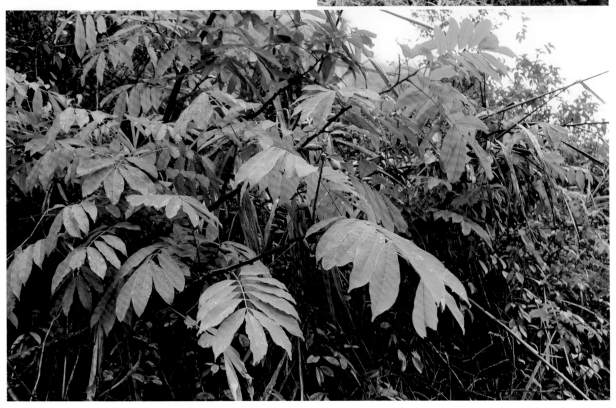

黑血藤

【基原】为蝶形花科大果油麻藤*Mucuna macrocarpa* Wall. 的老茎。

【别名】老鸦花藤、大血藤、血藤、嘿良龙。

【形态特征】大型木质藤本。羽状复叶具3小叶；顶生小叶椭圆形、卵状椭圆形或卵形，长达19 cm，腹面无毛或被伏贴短毛。花序常生在老茎上，长达23 cm；花萼密被短毛和刚毛；花冠暗紫色。果木质，带形，长达45 cm，宽达5 cm，厚达10 mm，近念珠状，密被直立短毛，具6~12粒种子。花期4~5月，果期6~7月。

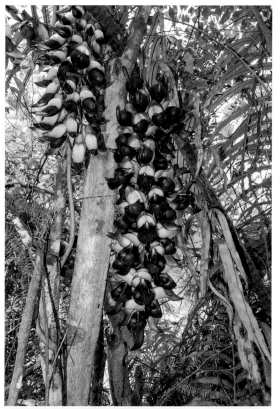

【分布】生于海拔800~2500 m的山地或河边常绿林或落叶林中，或开阔灌木丛中或干沙地上。产于云南、海南、台湾等地。

【性能主治】味苦、涩，性凉。有补血活血、清肺润燥、通经活络的作用。主治贫血，月经不调，肺热燥咳，咳血，腰膝酸痛，风湿痹痛，手足麻木，瘫痪。

【采收加工】全年均可采收，割取茎藤，鲜用，或切片晒干。

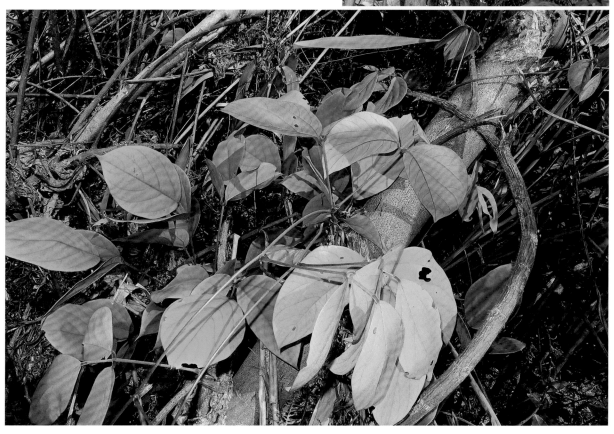

排钱草

【基原】为蝶形花科排钱树*Phyllodium pulchellum*（L.）Desv. 的地上部分。

【别名】龙鳞草、午时合、金钱草、午时灵、叠钱草。

【形态特征】灌木。小枝被柔毛。羽状三出复叶；顶生小叶片卵形或椭圆形，比侧生小叶长约1倍，边缘浅波状，腹面近无毛，背面疏被毛。花5~6朵组成伞形花序，藏于叶状苞片内，在枝端排成总状圆锥花序状；叶状苞片圆形，略被毛及缘毛。荚果常有荚节2个，无毛或有疏毛及缘毛。花期7~9月，果期10~11月。

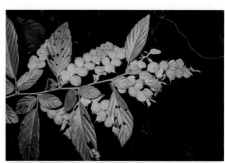
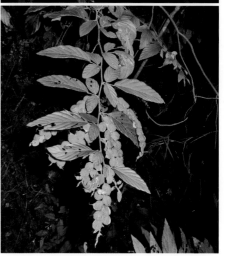

【分布】生于海拔160~2000 m的丘陵荒地、路旁或山坡疏林中。产于福建、江西、广东、海南、云南及台湾等地。

【性能主治】味淡、苦，性平；有小毒。有清热解毒、祛风行水、活血消肿的作用。主治感冒发热，咽喉肿痛，牙痛，风湿痹痛，水肿，膨胀，肝脾肿大，跌打肿痛，毒虫咬伤。

【采收加工】夏、秋采收，鲜用或切片晒干。

【附注】根主治胁痛，黄疸，臌胀，湿热痹证，月经不调，闭经，痈疽疔疮，跌打肿痛。

鹿藿

【基原】为蝶形花科鹿藿*Rhynchosia volubilis* Lour. 的茎、叶。

【别名】鹿豆、荳豆、野绿豆、野黄豆、老鼠眼。

【形态特征】缠绕草质藤本。叶片为羽状或近指状3小叶；顶生小叶菱形或倒卵状菱形，先端钝，或为急尖，两面被柔毛，背面尤密，并被腺点；基出脉3条。总状花序，1~3个腋生；萼裂片披针形，外面被毛及腺点；花冠黄色；雄蕊二体；子房被毛及腺点。荚果长圆形，红紫色，极扁平。种子常2粒。花期5~8月，果期9~12月。

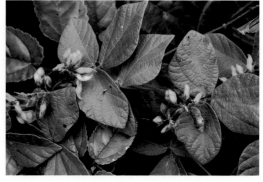

【分布】生于海拔400~1200 m的山坡杂草中或附攀树上。产于我国东部、中部、南部地区及四川、台湾等地。

【性能主治】味苦、酸，性平。有祛风除湿、活血、解毒的作用。主治风湿痹痛，头痛，牙痛，腰脊疼痛，瘀血腹痛，产褥热，瘰疬，痈肿疮毒，跌打损伤，烧烫伤。

【采收加工】5~6月采收，鲜用或晒干。

葛根

【基原】为蝶形花科葛*Pueraria montana*（Lour. ）Merr. 的根。

【别名】野葛。

【形态特征】粗壮藤本。全体被黄色长硬毛，茎基部木质，有粗厚的块状根。托叶背着，卵状长圆形；羽状复叶具3小叶；顶生小叶宽卵形或斜卵形，两面被柔毛，背面的较密。总状花序长达30 cm；花萼钟形，裂片披针形；花冠长达12 mm，紫色；对旗瓣的1枚雄蕊仅上部离生。荚果长椭圆形，扁平。花期9~10月，果期11~12月。

【分布】生于山地疏林或密林中。除新疆、青海及西藏外，分布几乎遍布全国。

【性能主治】味甘、辛，性凉。有解肌退热、生津止咳、透疹、升阳止泻、通脉活络、解酒毒的作用。主治外感发热头疼，项背强痛，口渴，消渴，麻疹不透，热痢，泄泻，眩晕头痛，中风偏瘫，胸痹心痛，酒毒伤中。

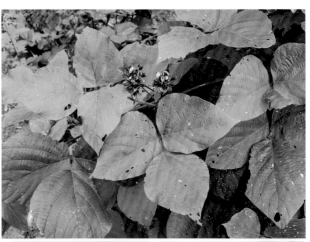

【采收加工】秋、冬季采挖，趁鲜切成厚片或小块，晒干。

【附注】葛花主治酒伤烦热口渴，头痛头晕，脘腹胀满，呕逆吐酸，不思饮食，吐血，肠风下血。

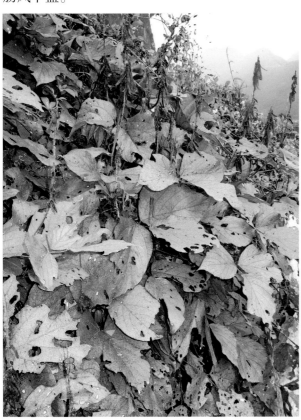

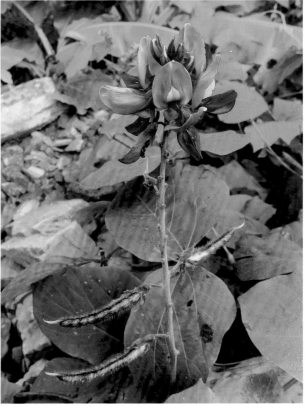

葫芦茶

【基原】为蝶形花科葫芦茶*Tadehagi triquetrum*（L.）H. Ohashi的枝叶。

【别名】牛虫草、迫颈草、百劳舌、金剑草、螳螂草。

【形态特征】灌木或亚灌木。茎直立，幼枝三棱形，被疏短硬毛，后变无。叶仅具单小叶；叶柄两侧有宽翅；小叶片狭披针形至卵状披针形。总状花序顶生和腋生，被贴伏丝状毛和小钩状毛；花2~3朵簇生于每个节上；花萼宽钟形；花冠淡紫色或蓝紫色；雄蕊二体。荚果全部密被黄色或白色糙伏毛。花期6~10月，果期10~12月。

【分布】生于海拔1400 m以下的荒地或山地林缘、路旁。产于福建、江西、广东、海南、云南等地。

【性能主治】味苦、涩，性凉。有清热解毒、利湿退黄、消积杀虫的作用。主治中暑烦渴，感冒发热，咽喉肿痛，肺痛咳血，肾炎，黄疸，泄泻，痢疾，风湿性关节痛，小儿疳积，钩虫病，疥疮。

【采收加工】夏、秋季采割地上部分，除去粗枝，切段，晒干。

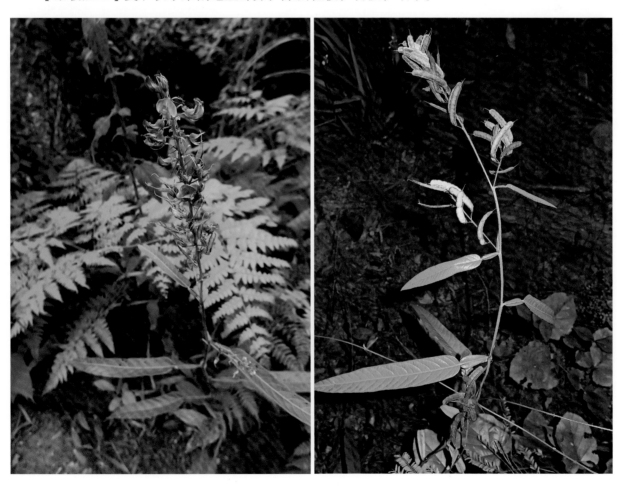

狐狸尾

【基原】为蝶形花科狸尾豆*Uraria lagopodioides*（L.）Desv. ex DC.的全草。

【别名】龙狗尾、兔尾草、尾萼豆、大叶狸尾。

【形态特征】平卧或开展草本。花枝被短柔毛。叶为3小叶，稀单小叶；小叶片纸质，顶生小叶近圆形或椭圆形至卵形，背面被灰黄色短柔毛。总状花序顶生，长3~6 cm；花萼5裂，下部3裂片刺毛状，比上部裂片长3倍以上，被白色长柔毛；花冠淡紫色；雄蕊二体。荚果小，有荚节1~2个，无毛。花果期8~10月。

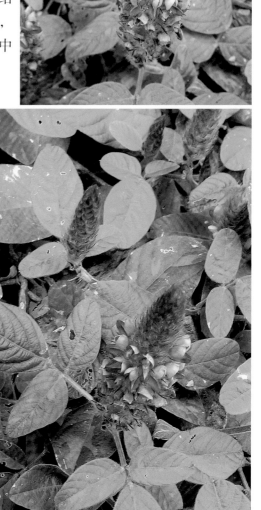

【分布】生于海拔1000 m以下的旷野坡地、灌木丛中。产于我国南部地区及福建、江西、湖南、贵州、云南及台湾等地。

【性能主治】味甘，淡，性平。有清热解毒、散结消肿、利水通淋的作用。主治感冒，小儿肺炎，黄疸，腹痛泻，瘰疬，痈疮肿毒，毒蛇咬伤，砂淋尿血，妇女中劳伤。

【采收加工】夏、秋季采收，洗净，鲜用或晒干。

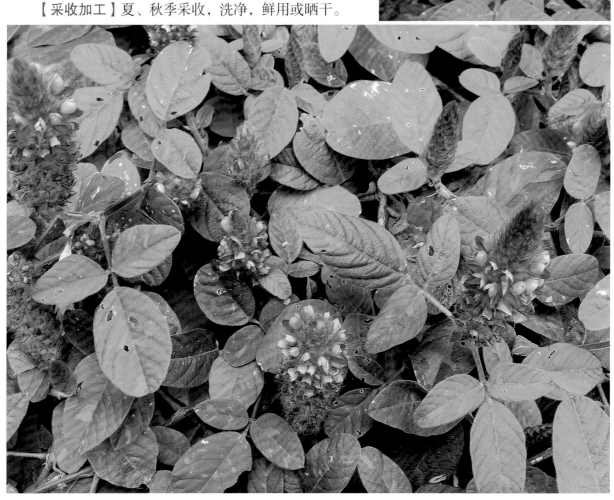

小通草

【基原】为旌节花科西域旌节花*Stachyurus himalaicus* Hook. f. et Thomson ex Benth. 的茎髓。

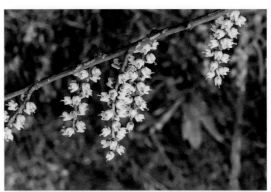

【别名】小通花、鱼泡通、喜马拉雅旌节花、通草树、通条树。

【形态特征】灌木或小乔木。叶片坚纸质至薄革质，披针形至长圆状披针形，长8~13 cm，宽3.5~5.5 cm，边缘具细而密的锐齿。穗状花序腋生，无总梗，通常下垂；花黄色，几无梗；萼片4片，宽卵形；花瓣4片，倒卵形；雄蕊8枚；子房卵状长圆形，柱头头状。果实近球形，具宿存花柱。花期3~4月，果期5~8月。

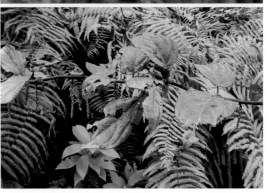

【分布】生于海拔400~3000 m的山坡阔叶林下或灌木丛中。产于陕西、浙江、湖北、台湾、西藏等地。

【性能主治】味甘、淡，性寒。有清热、利尿、下乳的作用。主治小便不利，乳汁不下，尿路感染。

【采收加工】秋季割取茎，切段，趁鲜取出髓部，理直，晒干。

路路通

【基原】为金缕梅科枫香树*Liquidambar formosana* Hance的成熟果序。

【别名】九孔子。

【形态特征】乔木。小枝被柔毛。叶片阔卵形，掌状3裂，基部心形，背面被毛，后近秃净，掌状脉3~5条，边缘有齿。花单性，雌雄同株，无花瓣；短穗状雄花序常排成总状，雄蕊多数；头状雌花序有花24~43朵，萼齿针形；子房被毛。头状果序木质；蒴果藏于花序轴内，有宿存花柱及针刺状萼齿。花期3~4月，果期10月。

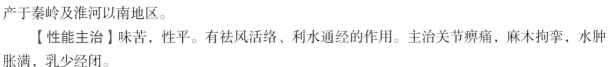

【分布】多生于平地、村落附近或低山的次生林。产于秦岭及淮河以南地区。

【性能主治】味苦，性平。有祛风活络、利水通经的作用。主治关节痹痛，麻木拘挛，水肿胀满，乳少经闭。

【采收加工】冬季果实成熟后采收，除去杂质，干燥。

【附注】皮主治泄泻，痢疾，大风癞疮，痒疹。叶主治伤暑腹痛，痢疾，泄泻，痈肿疮疡，湿疹，吐血，咳血，创伤出血。枫香脂主治跌打损伤，痈疽肿痛，吐血，鼻出血，外伤出血。

杜仲

【基原】为杜仲科杜仲*Eucommia ulmoides* Oliv. 的树皮。

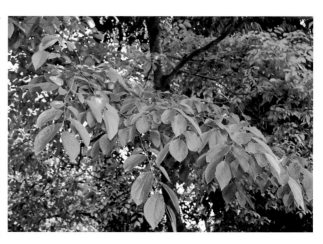

【别名】扯丝皮、思仲、丝绵皮、玉丝皮。

【形态特征】乔木。树皮内含橡胶，折断拉开有多数细丝。嫩枝被黄褐色毛，后变秃净。叶椭圆形、卵形或矩圆形，初时被褐色柔毛，后变秃净或仅背面脉上有毛，边缘有锯齿。花单性，雌雄异株，无花被；雄花簇生，雄蕊5~10枚；雌花单生，子房无毛。翅果扁平，长椭圆形，周围具薄翅。早春开花，秋后果实成熟。

【分布】生于海拔300~500 m的低山、谷地或低坡的疏林中，现各地均有广泛栽种。产于甘肃、河南、云南及浙江等地。

【性能主治】味甘，性温。有补肝肾、强筋骨、安胎的作用。主治肾虚腰痛，筋骨无力，妊娠漏血，胎动不安，高血压。

【采收加工】4~6月剥取，刮去粗皮，堆置"发汗"至内皮呈紫褐色，晒干。

台湾榕

【基原】为桑科台湾榕*Ficus formosana* Maxim. 的全株。

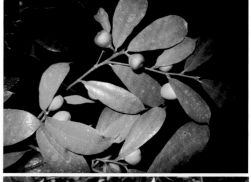

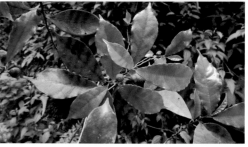

【别名】长叶牛奶树、水牛奶、狗奶木、羊屎木、长叶牛乳树。

【形态特征】灌木。小枝、叶柄、叶脉幼时疏被短柔毛。叶片倒披针形，全缘或有疏钝齿，顶部渐尖，中部以下渐窄，至基部成狭楔形。榕果单生于叶腋，卵状球形，熟时绿中带红色，顶部脐状突起，基生苞片3片；雄花散生榕果内壁，花被片3~4片，雄蕊2（3）枚；瘿花，花被片4~5片；雌花花被片4片。瘦果球形，光滑。花期4~7月。

【分布】生于山地疏林中或旷野、路旁、溪边。产于我国南部地区及浙江、台湾、湖南、云南等地。

【性能主治】味甘、微涩，性平。有活血补血、催乳、止咳、祛风利湿，清热解毒的作用。主治月经不调，产后或病后虚弱，乳汁不下，咳嗽，风湿痹痛，跌打损伤，背痈，乳痈，毒蛇咬伤，湿热黄疸，急性肾炎，尿路感染。

【采收加工】全年均可采收，鲜用或晒干。

五爪龙

【基原】为桑科粗叶榕*Ficus hirta* Vahl的根或全株。

【别名】五指毛桃、三龙爪、亚梿木、五指牛奶。

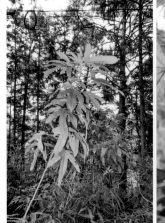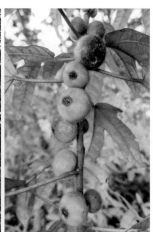

【形态特征】灌木或小乔木。小枝、叶和榕果均被金黄色开展的长硬毛。叶多型；叶片长椭圆状披针形或宽卵形，边缘具细齿，全缘或3~5深裂，基生脉3~5条。榕果成对腋生或生于已落叶枝上；雌花果球形，雄花及瘿花果卵球形；雄花生于榕果内壁近口部，花被片4片，雄蕊2~3枚；雌花生雌株榕果内，花被片4片。

【分布】生于海拔500~1000 m的旷地、水边、山地林缘、灌木丛或疏林中。产于我国南部、西南地区及浙江、湖南等地。

【性能主治】味辛、甘，性微温。有健脾补肺、行气利湿的作用。主治肺痨咳嗽，盗汗，肢倦无力，食少腹胀，水肿，风湿痹痛，肝炎，白带异常，产后无乳。

【采收加工】秋季采挖，洗净，切片，晒干。

地枇杷

【基原】为桑科地果*Ficus tikoua* Bureau的全草。

【别名】地石榴。

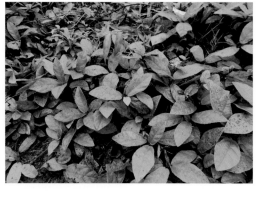

【形态特征】匍匐木质藤本。茎上生不定根。叶片倒卵状椭圆形，边缘具波状疏浅齿，腹面被短刺毛，背面沿脉有细毛。榕果成对或簇生于匍匐茎上，球形至卵球形，熟时深红色；雄花生于榕果内壁孔口部，无柄，花被片2~6片，雄蕊1~3枚；雌花生于另一植株榕果内壁，有短柄，无花被。瘦果卵球形，表面有瘤体。花期5~6月，果期7月。

【分布】生于低山区的疏林中、山坡、沟边或旷野草丛中。产于我国西南地区及陕西、湖北、湖南、广西、西藏等地。

【性能主治】味苦、微甘，性平。有清热利湿的作用。主治小儿消化不良，急性肠胃炎，痢疾，胃、十二指肠溃疡，尿路感染，白带异常，感冒，咳嗽，风湿筋骨疼痛。

【采收加工】全年均可采收，切细，晒干。

【附注】根主治泄泻，痢疾，黄疸，风湿痹痛，遗精，白带异常，瘰疬，痔疮，牙痛，跌打伤痛。茎、叶主治肺热咳嗽，痢疾，水肿，黄疸，小儿消化不良，风湿疼痛，闭经，带下，跌打损伤，痔疮出血，无名肿毒。果主治咽喉肿痛，遗精滑精。

穿破石

【基原】为桑科构棘*Maclura cochinchinensis*（Lour.）Corner的根。

【别名】刺楮、山黄芪、野黄芪、九层皮、千层皮。

【形态特征】直立或攀缘状灌木。枝无毛，具粗壮弯曲无叶的腋生刺；刺长约1 cm。叶片革质，椭圆状披针形或长圆形，全缘，无毛。花雌雄异株，雌雄花序均为具苞片的球形头状花序；雄花花被片4片，雄蕊4枚；雌花序微被毛，花被片顶部厚。聚合果肉质，直径2~5 cm，微被毛，熟时橙红色。花期4~5月，果期6~7月。

【分布】生于山坡、溪边灌木丛中或山谷、林缘等处。产于我国东部、中部、南部地区及四川、贵州、云南等地。

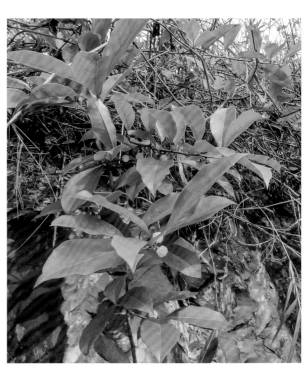

【性能主治】味淡、微苦，性凉。有祛风通络、清热除湿、解毒消肿的作用。主治风湿痹痛，跌打损伤，黄疸，腮腺炎，肺结核，胃、十二指肠溃疡，淋浊，蛊胀，闭经，劳伤咳血，疔疮痈肿。

【采收加工】全年均可采收，挖出根部，除去泥土、须根，晒干或洗净，趁鲜切片，鲜用或晒干。

【附注】果主治疝气，食积，小便不利。刺主治腹中积聚，痞块。

牛筋藤

【基原】为桑科牛筋藤*Malaisia scandens*（Lour.）Planch.的根。

【形态特征】攀缘灌木。幼枝被灰色短毛。叶片长椭圆形或椭圆状倒卵形，基部圆形至浅心形，全缘或疏生浅齿。花雌雄异株；雄花序为密集穗状花序，腋生，雄花花被3~4裂；雌花序近球形，密被柔毛，雌花花被壶形，花柱2枚。核果卵圆形，长6~8 mm，红色，无柄。花期春夏季。

【分布】常生于丘陵地区灌木丛中。产于台湾、广东、海南、广西、云南等地。

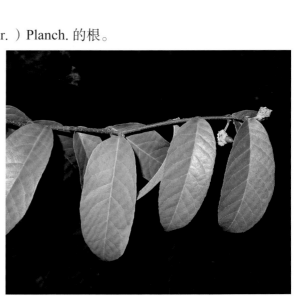

【性能主治】有消肿止痛的作用。主治风湿痹痛。叶外用杀虫。

鸡桑叶

【基原】为桑科鸡桑*Morus australis* Poir. 的叶。

【形态特征】灌木或小乔木。叶片卵形，边缘具齿，不裂或3~5裂，腹面密被短刺毛，背面疏被粗毛。雄花序被柔毛，雄花绿色，花被片卵形；雌花序球形，长约1 cm，密被白色柔毛，花被片长圆形，暗绿色，花柱很长，柱头2裂，内面被柔毛。聚花果短椭圆形，熟时红色或暗紫色。花期3~4月，果期4~5月。

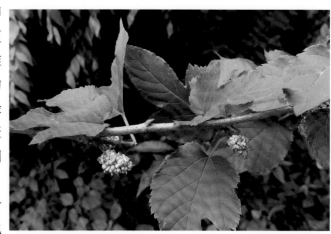

【分布】生于海拔500~1000 m的石灰岩山地、林缘或荒地。产于我国中部、西南地区以及河北、山东、福建、台湾等地。

【性能主治】味甘、辛，性寒。有清热解表、宣肺止咳的作用。主治风热感冒，肺热咳嗽，头痛，咽痛。

【采收加工】夏季采收，鲜用或晒干。

【附注】根部主治肺热咳嗽，鼻出血，水肿，腹泻，黄疸。

石油菜

【基原】为荨麻科石油菜*Pilea cavaleriei* H. Lév. 的全草。

【别名】肥奴奴草、石西洋菜、石花菜、石苋菜。

【形态特征】草本。无毛。地上茎直立，多分枝，高5~30 cm。叶集生于枝顶部；叶片宽卵形、菱状卵形或近圆形，基出脉3条。雌雄同株；聚伞花序常密集成近头状；雄花淡黄色；花被片4片，倒卵状长圆形，内弯；雄蕊4枚；雌花花被片3片，不等大，果时中间一片长圆状船形。瘦果卵形，稍扁，光滑。花期5~8月，果期8~10月。

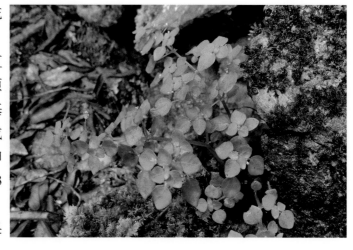

【分布】生于海拔300~1300 m的石灰岩上或荫地岩石上。产于湖南、广西等地。

【性能主治】味微苦，性凉。有清肺止咳、利水消肿、解毒止痛的作用。主治肺热咳嗽，肺结核，肾炎水肿，烧烫伤，跌打损伤，疮疖肿毒。

【采收加工】全年均可采收，洗净，鲜用或晒干。

紫绿草

【基原】为荨麻科粗齿冷水花*Pilea sinofasciata* C. J. Chen的全草。

【别名】走马胎。

【形态特征】草本。茎肉质，有时上部有短柔毛。叶片椭圆形、卵形或长圆状披针形，基部以上有粗大的齿，基出脉3条。花雌雄异株或同株；聚伞圆锥花序；雄花具短梗，花被片4片；雄蕊4枚；雌花小，花被片3片，近等大。瘦果圆卵形，顶端歪斜，熟时外面常有细疣点。花期6~7月，果期8~10月。

【分布】生于海拔700~2500 m山坡林下阴湿处。产于云南、四川、贵州、湖南、湖北等地。

【性能主治】味辛，性平。有祛风、活血、理气止痛的作用。主治胃气痛。

【采收加工】夏、秋季采收，鲜用或晒干。

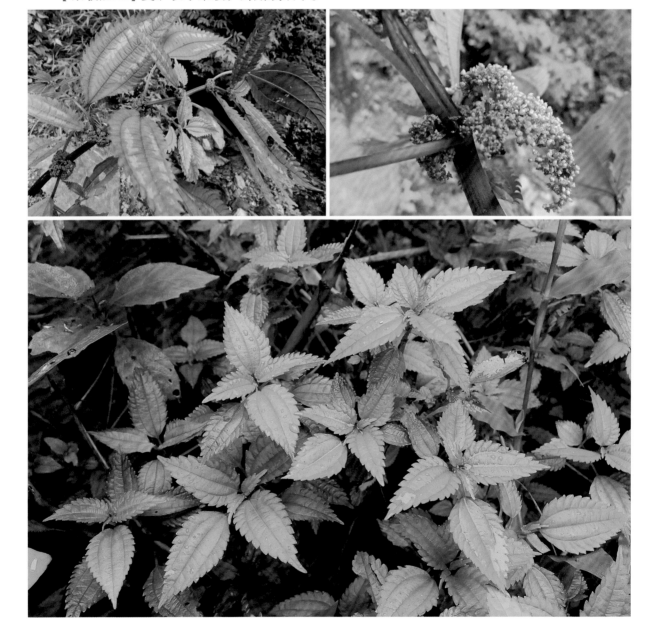

毛冬青

【基原】为冬青科毛冬青*Ilex pubescens* Hook. et Arn. 的根。

【别名】乌尾丁、痈树、六月霜。

【形态特征】灌木或小乔木。小枝密被长硬毛。叶片椭圆形或长卵形，具齿或近全缘，被长硬毛。花序簇生于1~2年生枝叶腋，密被长硬毛；雄花序单个分枝，具1花或3花；雌花序单个分枝，具1（3）花。果球形，熟后红色，内果皮革质或近木质；分果核5~7粒，背面具纵宽沟及3条纹。花期4~5月，果期8~11月。

【分布】生于海拔180~500 m的山坡灌木丛中或荒山草丛中，除四川、湖北外，广布于长江以南各地。

【性能主治】味苦、涩，性寒。有清热解毒、活血通络的作用。主治风热感冒，肺热喘咳，咽痛，乳蛾，牙龈肿痛，胸痹心痛，中风偏瘫，血栓闭塞性脉管炎，丹毒，烧烫伤，痈疽，中心性视网膜炎。

【采收加工】夏、秋季采收，洗净，切片，晒干。

【附注】叶主治烫伤，外伤出血，痈肿疔疮，走马牙疳。

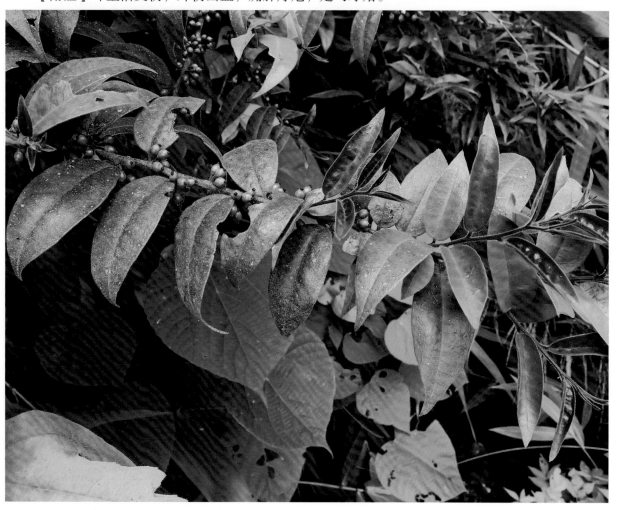

翅子藤

【基原】为翅子藤科翅子藤*Loeseneriella merrilliana* A. C. Sm. 的根。

【别名】排骨木。

【形态特征】木质藤本。小枝微呈四棱形。叶片薄革质，长椭圆形，长5~10（18）cm，宽3~6 cm，无毛。聚伞花序，腋生或生于小枝顶端；花序梗长1.5~3 cm，密被粉状微柔毛；花瓣长圆状披针形，背部被粉状毛。蒴果椭圆形至倒卵状椭圆形，有3~4粒种子。种子阔椭圆形，种翅膜质。花期5~6月，果期7~9月。

【分布】生于海拔300~670 m的山谷林中。产于广西西南部及广东。

【性能主治】有祛风毒、除湿毒、消肿痛的作用。主治风湿骨痛，跌打损伤。

【采收加工】秋冬季采挖，晒干。

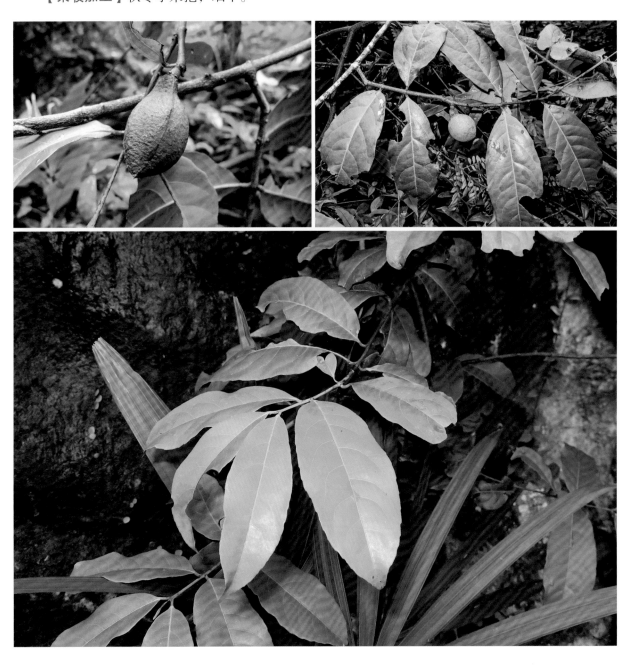

黑骨走马

【基原】为茶茱萸科粗丝木*Gomphandra tetrandra*（Wall.）Sleum. 的根。

【别名】黑骨梢、山萝卜。

【形态特征】灌木或小乔木。嫩枝绿色，被淡黄色短柔毛。叶片狭披针形、长椭圆形，两面无毛或幼时背面被短柔毛。雌雄异株；聚伞花序与叶对生，稀腋生，密被黄白色短柔毛。雄花黄白色或白绿色，5朵；雌花花萼微5裂；花冠钟形，裂片长三角形。核果椭圆形，熟时白色，浆果状，果柄略被短柔毛。花果期全年。

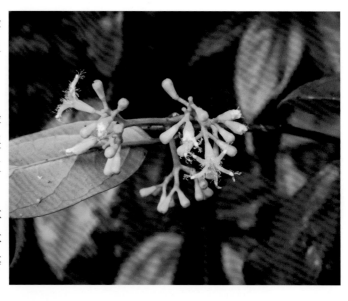

【分布】生于海拔500~2200 m的林下、石灰岩山林内或路旁灌木丛中、林缘、箐沟边。产于我国南部地区及云南等地。

【性能主治】味苦，性平。有清湿热、解热毒的作用。主治湿热吐泻，痈肿疮毒。

【采收加工】全年均可采挖，洗净，切片，晒干。

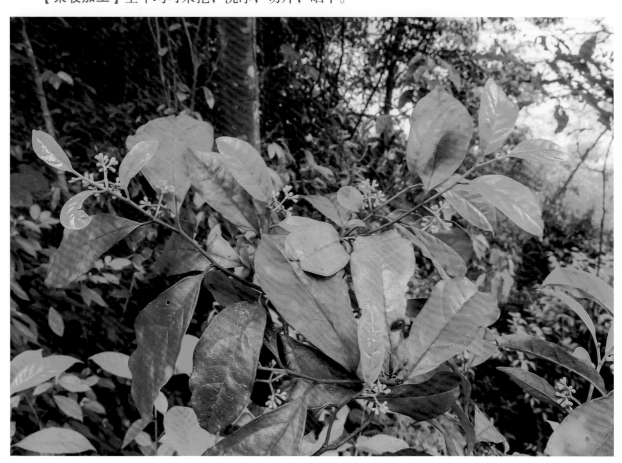

腥藤

【基原】为铁青树科赤苍藤*Erythropalum scandens* Blume的全株。

【别名】蚂蟥藤、十丈藤、龙须藤、土白芍、假黄藤。

【形态特征】木质藤本，具腋生卷须。叶片卵形、长卵形或三角状卵形，基出脉3条或5条。二歧聚伞花序，腋生；花萼裂片4~5片；花冠白色，直径2~2.5 mm，裂齿小，卵状三角形；雄蕊5枚；花盘隆起。核果卵状椭圆形或椭圆状，全为增大的壶状花萼筒包围，熟时淡红褐色，3~5瓣裂。花期4~5月，果期5~7月。

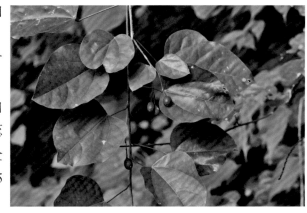

【分布】生于海拔280~1500 m的低山丘陵或山区溪边、山谷、林中、林缘或灌木丛中。产于我国南部地区及贵州、西藏等地。

【性能主治】味微苦，性平。有清热利湿、祛风活血的作用。主治水肿，小便不利，黄疸，半身不遂，风湿骨痛，跌打损伤。

【采收加工】春、夏季采收全株，除去杂质，洗净，鲜用或晒干。

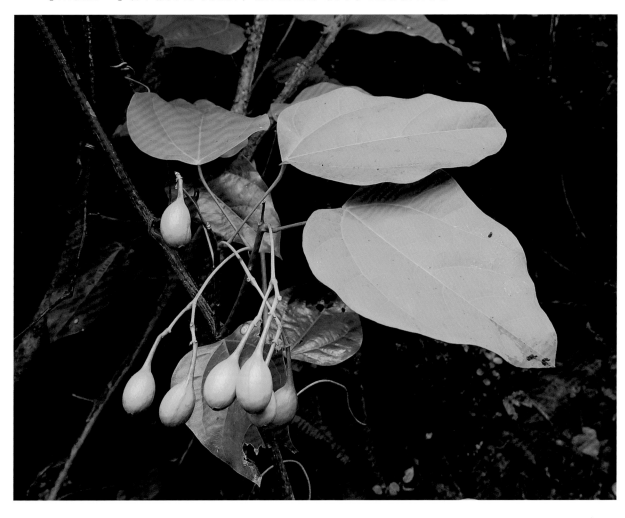

脆骨风

【基原】为铁青树科青皮木*Schoepfia jasminodora* Sieb. et Zucc. 的全株。

【别名】鸡白柴、茶条树、万把刀、碎骨风、吊钟花。

【形态特征】小乔木或灌木。嫩枝红色，老枝灰褐色。叶片纸质，卵形或长卵形。聚伞花序呈螺旋状，具3~9朵花；花序梗红色；花无梗；花萼筒杯状，顶端4~5齿裂；花冠钟形，白色或浅黄色，顶端4~5齿裂；柱头伸出花冠管外。果椭圆状或长圆形，熟时几全为增大的萼筒包围，萼筒紫红色。花期3~5月，果期4~6月。

【分布】生于海拔300~2600 m的山谷、沟边、山坡、路旁的林中。产于我国中南、西南、东部地区及陕西、台湾等地。

【性能主治】味甘、微涩，性平。有祛风除湿、散瘀止痛的作用。主治风湿痹痛，腰痛，产后腹痛，跌打损伤。

【采收加工】根及树皮全年均可采收，切片，晒干。夏、秋季采集叶，鲜用或晒干。全株夏、秋季采收，洗净，切段，晒干。

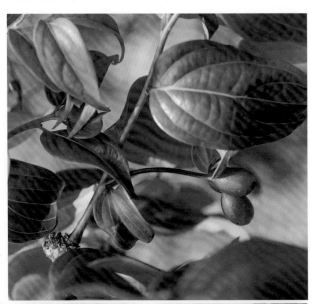

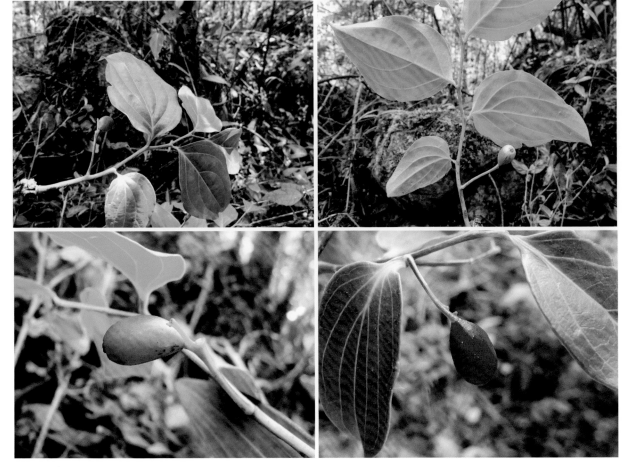

杉寄生

【基原】为桑寄生科鞘花*Macrosolen cochinchinensis*（Lour.）Tiegh. 的茎枝。

【形态特征】寄生性灌木。全株无毛。叶片革质，阔椭圆形至披针形，有时卵形，中脉腹面扁平，背面突起。总状花序1~3个，腋生或生于小枝落叶腋部，具花4~8朵；花托椭圆状；副萼环状；花冠橙色，长1~1.5 cm，冠管膨胀，具6棱，裂片6片，披针形，反折。果近球形，橙色。花期2~6月，果期5~8月。

【分布】生于海拔20~1600 m的平原或山地常绿阔叶林中。产于我国南部、西南地区及福建、西藏等地。

【性能主治】味甘、苦，性平。有祛风湿、补肝肾、活血止痛、止咳、止痢的作用。主治风湿痹痛，腰膝酸痛，头晕目眩，脱发，跌打损伤，痔疮肿痛，咳嗽，咳血，痢疾。

【采收加工】全年均可采收，扎成束，或切碎，晒干。

【附注】叶主治感冒发热，水肿。

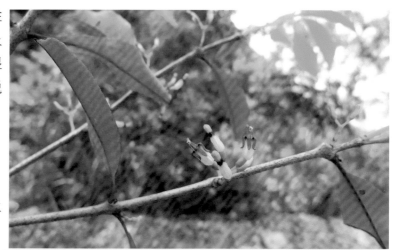

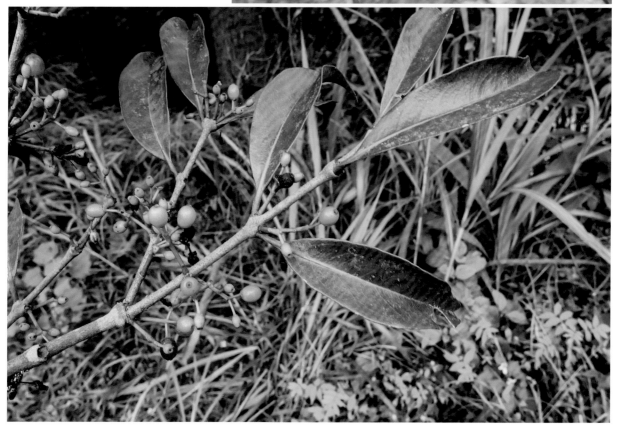

红花寄生

【基原】为桑寄生科红花寄生*Scurrula parasitica* L.的带叶茎枝。

【形态特征】寄生性灌木。嫩枝、叶密被锈色星状毛，后脱落变无毛。叶片卵形至长卵形。总状花序1~2（3）个，腋生或生于小枝落叶腋部，各部被褐色毛；花红色，密集；花托陀螺状；副萼环状；花冠花蕾时管状，花萼4裂，裂片披针形，反折。果梨形，下半部骤狭呈长柄状，红黄色。花果期10月至翌年1月。

【分布】生于海拔20~1000（2800）m的沿海平原或山地常绿阔叶林中。产于我国西南地区及江西、台湾、湖南、广东等地。

【性能主治】味辛、苦，性平。有祛风湿、强筋骨、活血解毒的作用。主治风湿痹痛，腰膝酸痛，胃痛，乳少，跌打损伤，疮疡肿毒。

【采收加工】全年均可采收，切片，晒干。

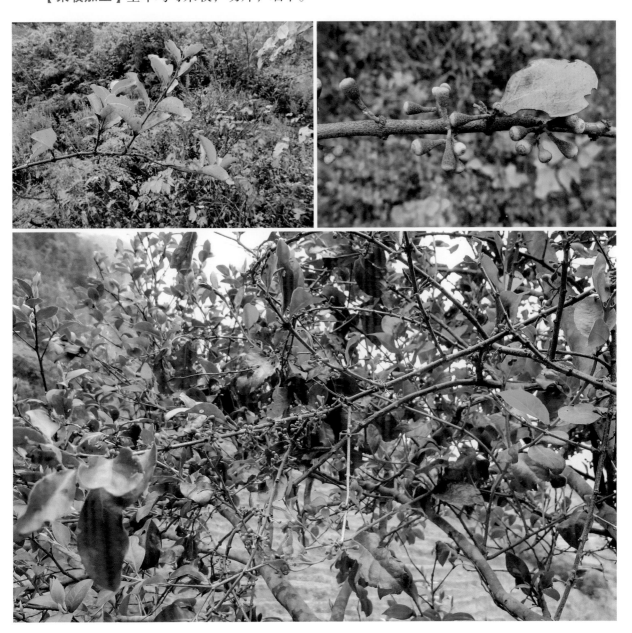

鹿仙草

【基原】为蛇菰科疏花蛇菰 *Balanophora laxiflora* Hemsl. 的全株。

【别名】不上莲、通天蜡烛、石上莲、山菠萝。

【形态特征】多年生寄生性草本。全株鲜红色至暗红色；根茎密被粗糙小斑点和明显星芒状皮孔；花茎长5~10 cm。花雌雄异株（序）；雄花近辐射对称，疏生于雄花序上，花被裂片（4）5（6）片，近圆形；花药5枚，小药室10个；雌花序卵圆形至长圆状椭圆形；子房卵圆形；附属体棍棒状或倒圆锥尖状。花期9~11月。

【分布】生于海拔660~1700 m的密林下。产于福建、湖北、广东、广西、四川、云南等地。

【性能主治】性凉，味苦。有益肾养阴、清热止血的作用。主治肾虚腰痛，虚劳出血，痔疮出血。

【采收加工】夏、秋季采收，除去杂质，鲜用或晒干。

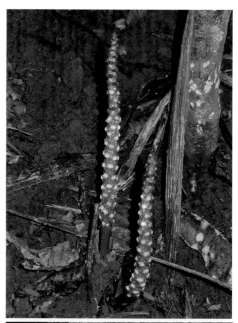

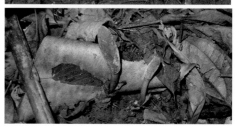

多蕊蛇菰

【基原】为蛇菰科多蕊蛇菰 *Balanophora polyandra* Griff. 的全株。

【别名】土苁蓉、通天蜡烛。

【形态特征】多年生寄生性草本。花茎深红色，长2.8~8 cm；鳞苞片卵状长圆形，花茎下部的旋生，上部的互生。花雌雄异株；雄花两侧对称，花被片6片；聚药雄蕊近圆盘状；雌花序卵圆形或长圆状卵形；子房呈伸长的卵形，基部渐狭或近圆柱形，花柱丝状；附属体倒圆锥形或近棍棒状。花期8~10月。

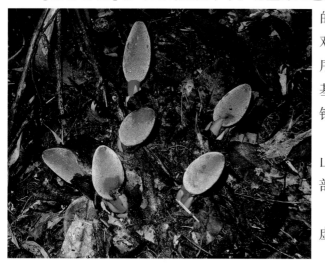

【分布】生于海拔1000~2500 m的山地或山谷林下，寄生于阔叶树的根部。产于我国南部各地。

【性能主治】有滋阴补肾的作用。主治血虚，出血，淋病。

【采收加工】秋季采收，晒干。

鸭公藤

【基原】为鼠李科多叶勾儿茶*Berchemia polyphylla* Wall. ex Lawson的全株。

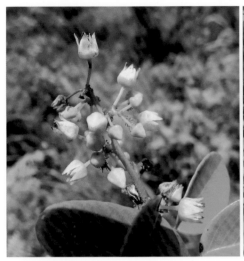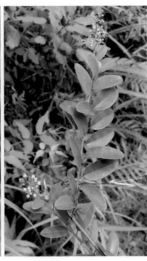

【形态特征】藤状灌木。小枝被短柔毛。叶片卵状椭圆形或卵状矩圆形，长1.5~4.5 cm，无毛。花浅绿色或白色，无毛，多朵簇生排成聚伞总状或圆锥花序，顶生，花序轴被柔毛；萼片卵状三角形；花瓣近圆形。核果圆柱形，熟时红色，后变黑色，基部有宿存的花盘和萼筒。花期5~9月，果期7~11月。

【分布】生于海拔300~1900 m的山坡、山谷灌木丛中或林下。产于我国西南地区及陕西、甘肃、广西等地。

【性能主治】味甘、苦，性凉。有清热利湿、解毒散结的作用。主治肺热咳嗽，肺痈，湿热黄疸，热淋，痢疾，带下，淋巴结炎，痈疽疔肿。

【采收加工】秋季采挖全株，除去泥沙和杂质，切碎，晒干。

铁篱笆

【基原】为鼠李科马甲子*Paliurus ramosissimus*（Lour.）Poir. 的刺、花及叶。

【别名】企头簕、雄虎刺。

【形态特征】灌木。叶片宽卵形、卵状椭圆形或近圆形，具钝细齿或细齿，幼叶腹面密生细柔毛，基生三出脉；叶柄被毛，基部有2枚紫红色斜向直刺。腋生聚伞花序，被黄色茸毛；萼片宽卵形；花瓣匙形；雄蕊与花瓣近等长。核果杯状，被褐色茸毛，具木栓质3浅裂的窄翅；果梗被棕褐色茸毛。花期5~8月，果期9~10月。

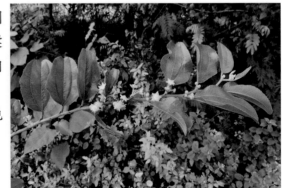

【分布】生于海拔2000 m以下的山地或旷野，野生或栽培。产于我国西南、东部、中部地区及台湾、广东等地。

【性能主治】苦味，性平。有清热解毒的作用。主治疔疮痈肿，无名肿毒，下肢溃疡，眼目赤痛。

【采收加工】全年均可采收，鲜用或晒干。

【附注】根主治风湿痹痛，跌打损伤，咽喉肿痛，痈疽。果主治瘀血所致的吐血，鼻出血，便血，痛经，闭经，心腹疼痛，痔疮肿痛。

十两木

【基原】为鼠李科苞叶木*Rhamnella rubrinervis*（H. Lév.）Rehder的全株。

【别名】沙达木。

【形态特征】灌木或小乔木，少有藤状灌木。幼枝被短柔毛。叶片矩圆形或卵状矩圆形，近全缘，背面无毛或沿脉被微柔毛。聚伞花序，腋生或生于具苞叶的花枝上；花两性，5基数；萼片三角形；花瓣倒卵圆形，具短爪；雄蕊为花瓣抱持，与花瓣等长。核果卵状圆柱形，熟时紫红色或橘红色。花期7~9月，果期8~11月。

【分布】生于海拔1500 m以下的山地林中或灌木丛中。产于海南、广西、贵州、云南等地。

【性能主治】味淡，性平。有利胆退黄、祛风止痛的作用。主治黄疸型肝炎，肝硬化腹水，风湿痹痛，跌打损伤。

【采收加工】全年均可采收，鲜用或切段晒干。

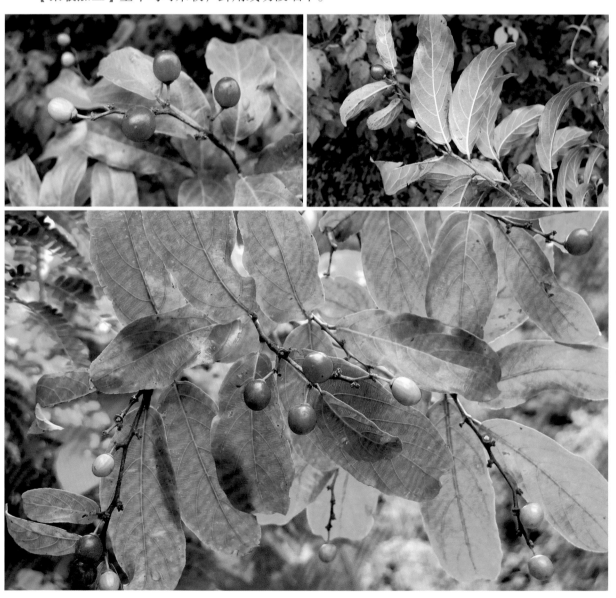

大风药

【基原】为鼠李科尼泊尔鼠李*Rhamnus napalensis*（Wall.）Lawson的根、茎。

【别名】叶青、纤序鼠李、皂布叶、染布叶。

【形态特征】直立或藤状灌木。枝无刺。叶交替互生；小叶近圆形，长达5 cm，大叶宽椭圆形，长达17（20）cm，边缘具圆齿或钝齿，背面仅脉腋被簇毛。聚伞总状或圆锥花序，腋生，花序轴被短柔毛；花单性，雌雄异株，5基数；萼片长三角形；花瓣匙形。核果倒卵状球形，具3个分核。花期5~9月，果期8~11月。

【分布】生于海拔1800 m以下的林中或灌木丛中。产于我国西南、南部、中部地区及浙江等地。

【性能主治】味涩、微甘，性平。有祛风除湿、利水消肿的作用。主治风湿性关节痛，慢性肝炎，肝硬化腹水。

【采收加工】春、夏季采收茎，切段，晒干。秋、冬季采收根，洗净，切片，晒干。

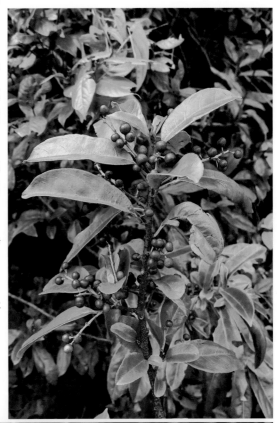

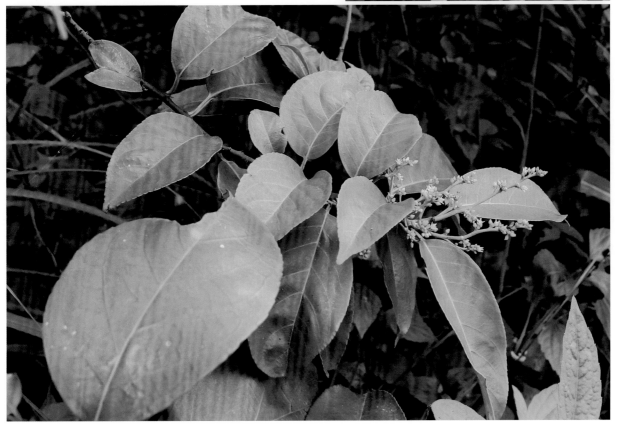

金刚散

【基原】为葡萄科三裂蛇葡萄*Ampelopsis delavayana* Planch. ex Franch. 的根或茎藤。

【别名】赤木通、野蒲桃根、五爪金、野葡萄根、玉葡萄根。

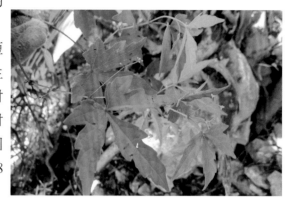

【形态特征】木质藤本，小枝圆柱形，疏被短柔毛，后脱落。卷须2~3叉分枝。叶为3小叶；侧生小叶卵椭圆形或卵披针形，边缘具粗齿，腹面嫩时被稀疏柔毛，脱落后几无毛。多歧聚伞花序与叶对生；萼碟形，边缘呈波状浅裂；花瓣5片，卵椭圆形；雄蕊5枚。果实近球形，有种子2~3粒。花期6~8月，果期9~11月。

【分布】生于海拔300~1300 m的山地灌木丛中或林缘。产于我国中南、西南地区及陕西、浙江、江西、福建等地。

【性能主治】味辛，性温。有清热利湿、活血通络、止血生肌、解毒消肿的作用。主治淋证，白浊，疝气，偏坠，风湿痹痛，跌打瘀肿，创伤出血，烫伤，疮痈。

【采收加工】夏、秋季采收茎藤，秋季采挖根部，洗净，分别切片，晒干或烘干。

乌蔹莓

【基原】为葡萄科乌蔹莓*Cayratia japonica*（Thunb.）Gagnep. 的全草或根。

【别名】拔、茏葛、龙尾、虎葛、五叶莓。

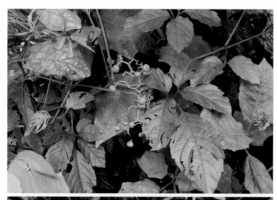

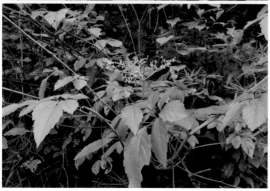

【形态特征】草质藤本。小枝圆柱形，无毛或微被毛。卷须2~3叉分枝。叶为鸟足状5小叶；侧生小叶椭圆形或长椭圆形，顶端急尖或圆形，边缘有齿。复二歧聚伞花序，腋生；萼碟形，全缘或波状；花瓣4片，三角状卵圆形，外面被乳突状毛；雄蕊4枚。果实近球形。种子三角状倒卵形。花期3~8月，果期8~11月。

【分布】生于山坡、路旁灌木林中，常攀缘于他物上。产于我国东部、中部、南部地区及陕西、山东、台湾等地。

【性能主治】味辛，性温。有清热利湿、解毒消肿的作用。主治热毒痈肿，疔疮，丹毒，咽喉肿痛，蛇虫咬伤，烧烫伤，风湿痹痛，黄疸，泻痢，白浊，尿血。

【采收加工】夏、秋季割取藤茎或挖出根部，除去杂质，洗净，切段，鲜用或晒干。

毛叶白粉藤

【基原】为葡萄科苦郎藤*Cissus assamica*（M. A. Lawson）Craib的藤茎。

【形态特征】木质藤本。小枝圆柱形，伏生丁字毛或近无毛。卷须2叉分枝。叶片阔心形或心状卵圆形，边缘有齿，背面脉上伏生丁字毛或近无毛。花序与叶对生，二级分枝集生成伞形；萼碟形，全缘或波状，近无毛；花瓣4片，三角状卵形，无毛；雄蕊4枚。果倒卵圆形，成熟时紫黑色。花期5~6月，果期7~10月。

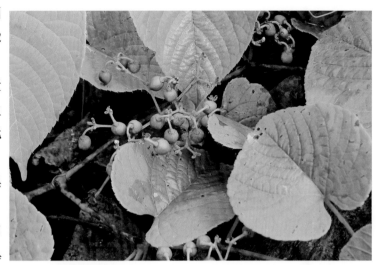

【分布】生于海拔200~1600 m山谷、溪边、林中、林缘或山坡灌木丛中。产于我国中南、西南地区及江西、福建、西藏等地。

【性能主治】味辛，性温。有止咳平喘、解毒的作用。主治咳嗽，哮喘，毒蛇咬伤。

【采收加工】全年或夏、秋季采收，洗净，切段，鲜用或晒干。

独脚乌桕

【基原】为葡萄科白粉藤*Cissus repens* Lam. 的块根。

【别名】山番薯、土大黄、独脚乌扣。

【形态特征】草质藤本。小枝圆柱形，常被白粉，无毛。卷须2叉分枝。叶片心状卵圆形，顶端急尖或渐尖，基部心形，边缘有细齿，无毛。花序顶生或与叶对生；萼杯形，全缘或波状；花瓣4片，卵状三角形；雄蕊4枚。果倒卵圆形，有种子1粒。种子倒卵圆形，表面有稀疏突出棱纹。花期7~10月，果期11月至翌年5月。

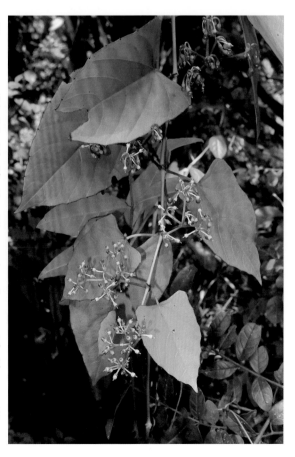

【分布】生于海拔600 m左右的山坡、路旁矿地或河谷两岸的疏林中。产于我国南部地区及台湾、贵州、云南等地。

【性能主治】味辛，性温。有活血通络、化痰散结、解毒消痈的作用。主治跌打损伤，风湿痹痛，瘰疬痰咳，痈肿疮毒，毒蛇咬伤。

【采收加工】秋、冬季采挖块根，洗净，切片，晒干。

蛇附子

【基原】为葡萄科三叶崖爬藤*Tetrastigma hemsleyanum* Diels et Gilg的块根。

【别名】石猴子、石抱子、土经丸。

【形态特征】草质藤本。小枝无毛或被毛。卷须不分枝。叶为3小叶；小叶披针形、长椭圆披针形或卵披针形，边缘有齿，无毛。花序腋生；花序梗被短柔毛；萼碟形，萼齿细小；花瓣4片，卵圆形，顶端有小角；雄蕊4枚。果近球形，种子1粒。种子腹面洼穴呈沟状从下部斜向上伸展。花期4~6月，果期8~11月。

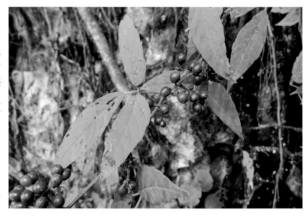

【分布】生于海拔600~1000 m的阴湿山坡、山沟、溪谷两旁树林下或灌木丛中。产于我国西南、南部、东部地区及湖北等地。

【性能主治】味辛，性温。有消热解毒、祛风活血的作用。主治高热惊厥，肺炎，哮喘，肝炎，肾炎，风湿痹痛，跌打损伤，痈疗疮疖，湿疹，蛇伤。

【采收加工】冬季采挖，除去泥土，洗净，切片，鲜用或晒干。

走游草

【基原】为葡萄科崖爬藤*Tetrastigma obtectum*（Wall. ex Lawson）Planch. ex Franch. 的根或全株。

【别名】藤五甲、蛤蜈巴、小五爪金龙、五叶崖爬藤。

【形态特征】草质藤本。小枝无毛或被疏柔毛。卷须4~7条呈伞状集生。叶为掌状5小叶；小叶菱状椭圆形或椭圆披针形，边缘有齿或细齿，无毛。多花集生成单伞形花序，顶生或假顶生于具1~2叶的短枝上；萼浅碟形，边缘呈波状浅裂；花瓣4片，长椭圆形，顶端有短角。果球形，有种子1粒。花期4~6月，果期8~11月。

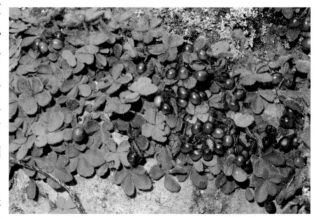

【分布】生于海拔800~1400 m的林下阴湿处或岩石壁上。产于我国西南地区及陕西、甘肃、江西、湖北、广东等地。

【性能主治】味辛，性温。有祛风除湿、活血通络、解毒消肿的作用。主治风湿痹痛，跌打损伤，流注痰核，痈疮肿毒，毒蛇咬伤。

【采收加工】秋季采收全株，去净泥沙及杂质，切碎，晒干。冬季挖取根部，洗净，切片，晒干。

柚

【基原】为芸香科柚*Citrus maxima*（Burm.）Merr. 的成熟果实。

【别名】条、雷柚、柚子、胡柑、臭橙。

【形态特征】乔木。嫩枝、叶背、花梗、花萼及子房均被柔毛。叶片阔卵形或椭圆形，连叶柄翅长9~16 cm，顶端钝或圆，基部圆。总状花序，稀单花，腋生；花萼5~3浅裂；花瓣长达2 cm；雄蕊多达35枚。果球形、梨形或阔圆锥状，直径10 cm以上；果皮海绵质，油胞大。种子多达200粒。花期4~5月，果期9~12月。

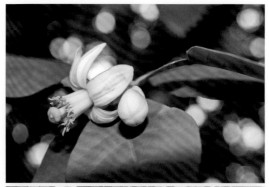

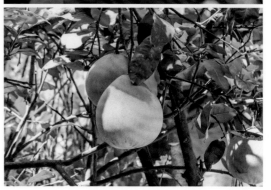

【分布】栽培于丘陵或低山地带。浙江、江西、福建、台湾、湖北、广东、四川、云南等地均有栽培。

【性能主治】味辛，性温。有消食、化痰、醒酒的作用。主治饮食积滞，食欲不振，醉酒。

【采收加工】10~11月果实成熟时采收，鲜用。

野黄皮

【基原】为芸香科齿叶黄皮*Clausena dunniana* H. Lév. 的叶、根。

【别名】山黄皮、假黄皮。

【形态特征】小乔木。小枝、叶轴、小叶背面及花序轴均有突起油点。奇数羽状复叶；小叶5~15片，卵形至披针形，边缘有圆齿或钝齿，稀波状，无毛，或嫩叶脉上有疏短毛。花序顶生或兼有腋生；花萼裂片及花瓣均4片，稀有5片；花瓣白色，长圆形；雄蕊8（10）。果近圆球形，熟时蓝黑色。花期6~7月，果期10~11月。

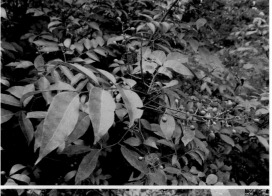

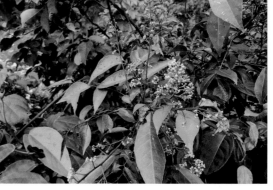

【分布】生于海拔300~1500 m的石灰岩、石山坡灌木丛中或疏林中。产于湖南、广东、云南等地。

【性能主治】味辛，性温。有疏风解表、除湿消肿、行气散瘀的作用。主治感冒，麻疹，哮喘，水肿，胃痛，风湿痹痛，湿疹，扭挫伤折。

【采收加工】全年均可采收，叶鲜用；根洗净，切片，晒干。

小黄皮

【基原】为芸香科小黄皮*Clausena emarginata* C. C. Huang的根、叶、全株。

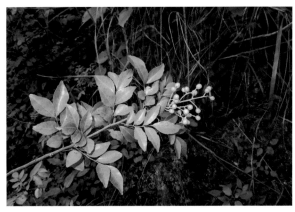

【别名】九里香、白花千只眼（云南）、假鸡皮果。

【形态特征】乔木。幼枝、叶轴均被细钩毛及瘤状油点。奇数羽状复叶；小叶5~11片，几无柄，斜卵状披针形或卵形，顶端钝且凹缺，叶缘有圆齿或钝齿，腹面中脉被短毛。花序顶生或兼有腋生，被短柔毛；萼裂片阔卵形；花瓣长约4 mm；雄蕊10枚。果圆球形，淡黄或乳黄色，半透明。花期3~4月，果期6~7月。

【分布】生于海拔300~800 m的山谷密林中，常见于石灰岩山地。产于广西、云南等地。

【性能主治】味辛，性温。有宣肺止咳、行气止痛、通经活络的作用。主治感冒头痛，风寒咳嗽，偏头痛，胃痛，神经痛，牙痛，风湿关节炎，跌打损伤。

【采收加工】全年均可采收，晒干。

三桠苦

【基原】为芸香科三桠苦*Evodia lepta*（Spreng.）Merr. 的根和叶。

【别名】三桠苦、小黄散、鸡骨树、三丫苦。

【形态特征】乔木。枝叶无毛。复叶3小叶，偶有2小叶或单小叶；小叶长椭圆形或倒卵状椭圆形，油点多。伞房状圆锥花序，腋生，稀兼有顶生；萼片及花瓣均4片；萼片细小；花瓣淡黄色

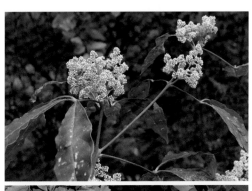

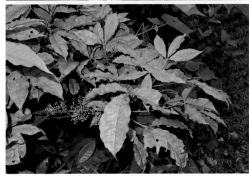

或白色，有油点；雄花的退化雌蕊细垫状，密被短毛；花柱与子房略等长。分果瓣淡黄或褐色，散生透明油点。花期4~6月，果期7~10月。

【分布】生于平地至海拔2000 m的山地，常见于较阴湿的山谷，阳坡灌木丛中偶有生长。产于我国南部各省区。

【性能主治】味苦，性寒。有清热解毒、散瘀止痛的作用。主治流行性感冒，流行性脑脊髓膜炎，乙型脑炎，中暑，感冒高热，扁桃体炎，咽喉炎，肺脓疡，肺炎，疟疾，风湿性关节炎，坐骨神经痛，腰腿痛，胃痛，黄疸型肝炎，断肠草（钩吻）中毒；外用治跌打扭伤，虫蛇咬伤，痈疖肿毒，外伤感染，湿疹，皮炎。

【采收加工】全年均可采收，根洗净，切片，晒干；叶阴干。

满山香

【基原】为芸香科豆叶九里香*Murraya euchrestifolia* Hayata的枝、叶。

【形态特征】小乔木。嫩叶叶轴腹面、花序轴及花梗被微柔毛。奇数羽状复叶；小叶5~9片，卵形，稀披针形，顶部短尖至渐尖，近革质。伞房状聚伞花序；萼片及花瓣4（5）片；萼片淡黄绿色，卵形；花瓣倒卵状椭圆形，散生油点；雄蕊8枚，稀10枚。果圆球形，熟时鲜红色或暗红色。种皮无毛。花期4~5月或6~7月，果期11~12月。

【分布】生于海拔约1400 m以下的丘陵山地灌木丛中或阔叶林中，多见于谷地湿润地方。产于我国南部地区及台湾、贵州等地。

【性能主治】味辛，性温。有疏风解表、活血散瘀、消肿止痛的作用。主治感冒，咳嗽，头痛，跌打损伤，风湿骨痛。

【采收加工】夏、秋季采收，洗净，鲜用或晒干。

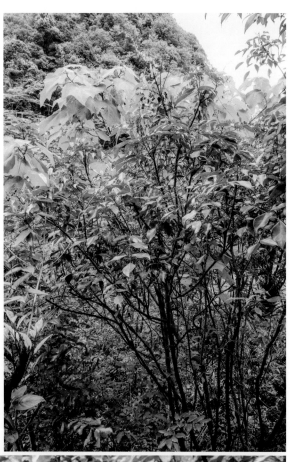

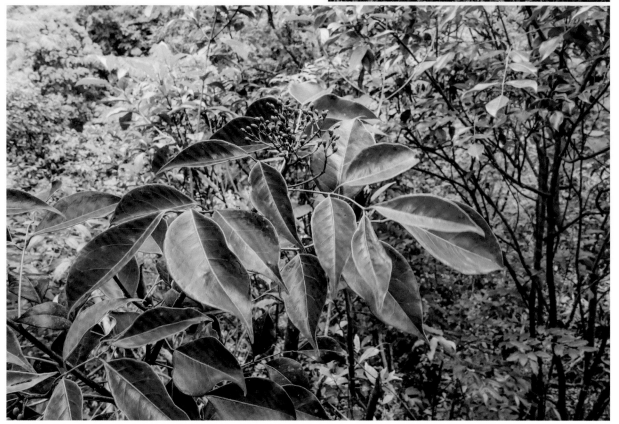

九里香

【基原】为芸香科千里香*Murraya paniculata*（L.）Jack. 的茎叶。

【别名】千里香、满山香、五里香、过山香。

【形态特征】小乔木。树干及小枝白灰或淡黄灰色。奇数羽状复叶；小叶3~5（7）片，卵形或卵状披针形，顶部狭长渐尖。伞房状聚伞花序，腋生及顶生；萼片5片，卵形，被疏缘毛；花瓣5片，白色，倒披针形或狭长椭圆形，散生油点；雄蕊10枚。果橙黄色至朱红色，狭长椭圆形，油点多。种子被绵毛。花期4~9月，果期9~12月。

【分布】生于低丘陵或海拔高的山地疏林或密林中。产于我国南部及台湾、湖南、云南等地。

【性能主治】味辛，微苦，性温；有小毒。有行气活血、散瘀止痛、解毒消肿的作用。主治胃脘疼痛，跌扑肿痛，疮痈，蛇虫咬伤。

【采收加工】成林植株每年采收茎叶1~2次，晒干。

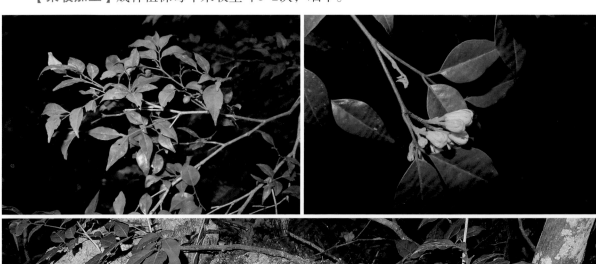

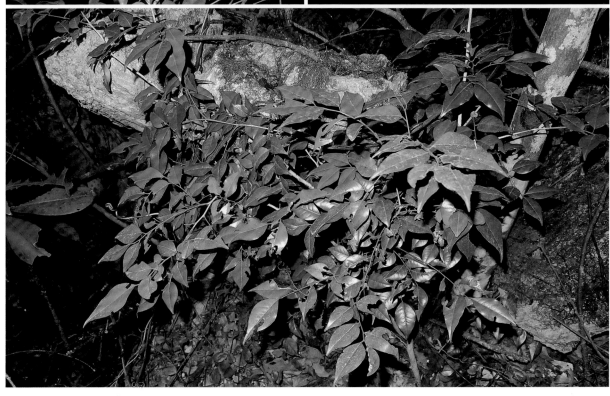

吴茱萸

【基原】为芸香科吴茱萸*Tetradium ruticarpum*（A. Juss.）Hartley的未成熟果实。

【别名】食茱萸、吴萸、茶辣、漆辣子。

【形态特征】小乔木或灌木。奇数羽状复叶；小叶5~11片，卵形、椭圆形或披针形，宽达7 cm，两面及叶轴密被长柔毛，油点大且多。花序顶生，花序梗被红褐色长毛；雄花疏离，雌花较密集；萼片及花瓣均（4）5片；雌花瓣长达5 mm，腹面被毛。果密集，有大油点，每分果只有1粒种子。花期4~6月，果期8~11月。

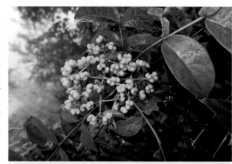

【分布】产于陕西、甘肃、安徽、浙江、福建、台湾、湖北、湖南、广东、广西、四川、贵州、云南等地。

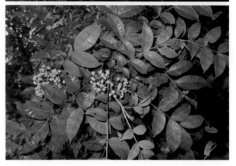

【性能主治】味辛、苦，性热；有小毒。有散寒止痛、疏肝下气、温中燥湿的作用。主治脘腹冷痛，厥阴头痛，疝气痛，脚气肿痛，呕吐吞酸，寒湿泄泻。

【采收加工】栽后3年，早熟品种7月上旬，晚熟品种8月上旬，待果实呈茶绿色而心皮未分离时采收，在露水未干前采摘整串果穗，切勿折断果枝，晒干，用手揉搓，使果柄脱落，扬净，如遇雨天，用微火烘干。

飞龙掌血

【基原】为芸香科飞龙掌血*Toddalia asiatica*（L.）Lam. 的根皮。

【别名】黄椒、三百棒、飞龙斩血、见血飞。

【形态特征】木质攀缘藤本。老茎有木栓层，茎枝及叶轴有钩刺，嫩枝顶部有锈色细毛，或密被灰白色毛。指状3出叶，密生透明油点；小叶无柄，卵形、倒卵形、椭圆形或倒卵状椭圆形，叶缘有细裂齿。雄花序为伞房状圆锥花序；雌花序呈聚伞圆锥花序。果橙红色或朱红色。花期几乎全年，果期秋冬季。

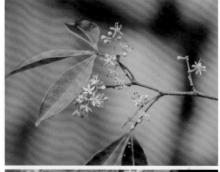

【分布】生于海拔2000 m以下山地，常见于灌木丛、小乔木的次生林中。产于我国西南、南部地区及陕西、浙江、台湾等地。

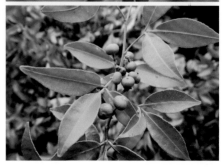

【性能主治】味辛、微苦，性温；有小毒。有祛风止痛、散瘀止血、解毒消肿的作用。主治风湿痹痛，腰痛，胃痛，痛经，闭经，跌打损伤，劳伤吐血，鼻出血，瘀滞崩漏，疮痈肿毒。

【采收加工】全年均可采收，挖根，洗净，鲜用或切段晒干。

竹叶花椒

【基原】为芸香科竹叶花椒*Zanthoxylum armatum* DC.的根、树皮、叶、果实及种子。

【别名】狗花椒、花胡椒、搜山虎、野花椒、臭花椒、三叶花椒。

【形态特征】小乔木。茎枝无毛，具基部宽而扁的锐刺。奇数羽状复叶，叶轴、叶柄有翼；小叶3~9（11）片，对生，披针形；背面中脉有小刺，两侧被丛状柔毛。花序近腋生或兼生于侧枝之顶，无毛；花被片6~8片；雄蕊5~6枚；心皮3~2个。果紫红色，有微突起的少数油点。花期4~5月，果期8~10月。

【分布】生于海拔2300 m以下的山坡疏林、灌木丛中及路旁。产于我国东部、中南、西南地区及甘肃、台湾等地。

【性能主治】味辛、微苦，性温；有小毒。有温中燥温、散寒止痛、驱虫止痒的作用。主治脘腹冷痛，寒湿吐泻，蛔厥腹痛，龋齿痛，湿疹，疥癣痒疮。

【采收加工】全年采根、树皮，秋季采果，夏季采叶，鲜用或晒干。

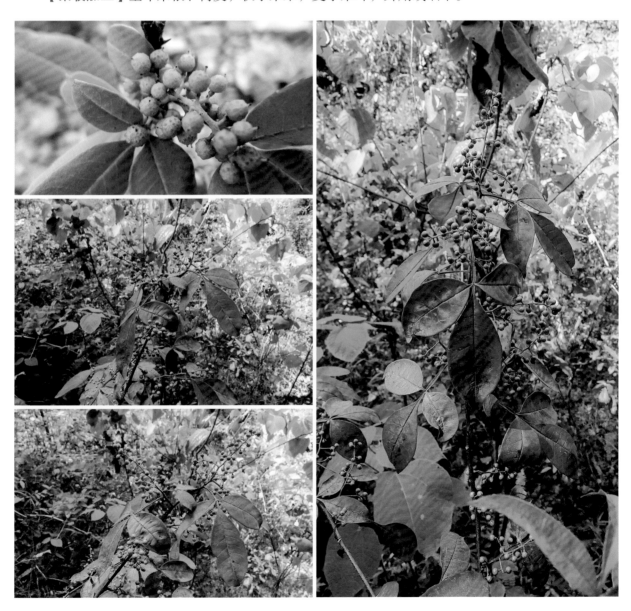

大叶花椒

【基原】为芸香科蚬壳花椒*Zanthoxylum dissitum* Hemsl.的成熟果实。

【形态特征】攀缘藤本。奇数羽状复叶；小叶（3）5~9片，长达20 cm，全缘，无毛，油点甚小。花序腋生，花序轴有短细毛；萼片及花瓣均4片，油点不显；萼片紫绿色，宽卵形；花瓣淡黄绿色，宽卵形。果密集成团，果梗短；果棕色，果瓣似蚬壳，外果皮比内果皮宽大，平滑。花期4~5月，果期9~10月。

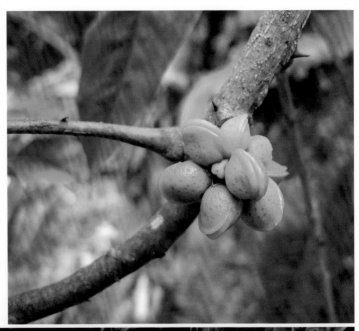

【分布】生于海拔300~1500 m的坡地杂木林或灌木丛中、石灰岩山地及土山。产于我国西南地区及陕西、湖北、广东等地。

【性能主治】味辛，性温；有小毒。有散寒止痛、调经的作用。主治疝气痛，月经过多。

【采收加工】8~9月果实成熟时采摘，晒干。

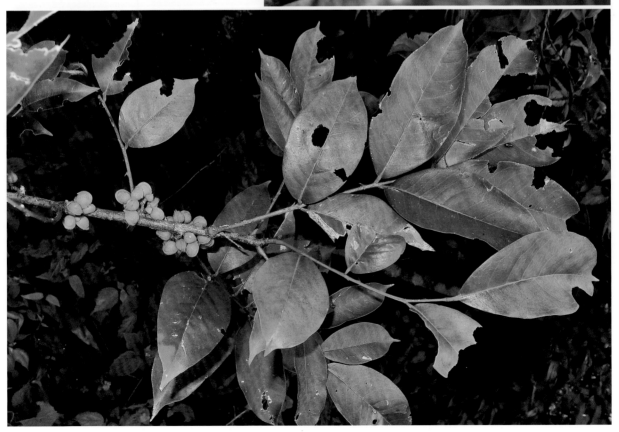

入地金牛

【基原】为芸香科两面针*Zanthoxylum nitidum*（Roxb.）DC.的根。

【别名】入地金牛、红心刺刁根、红倒钩簕、两背针、双面针。

【形态特征】攀缘灌木。奇数羽状复叶；小叶（3）5~11片，对生，硬革质，阔卵形、近圆形或狭长椭圆形，先端尾尖，缺口有油点，全缘或有浅齿，无毛。花序腋生；花4朵；萼片上部紫绿色；花瓣淡黄绿色，卵状椭圆形或长圆形。果皮红褐色，油点多，顶端有短芒尖。花期3~5月，果期9~11月。

【分布】生于海拔800 m以下的温热地方，山地、丘陵、平地的有刺灌木丛中较常见。产于我国南部、西南地区及台湾、福建等地。

【性能主治】味辛、苦，性微温。有行气止痛、活血化瘀、祛风通络的作用。主治气滞血瘀引起的跌打损伤、风湿痹痛、胃痛、牙痛、毒蛇咬伤；外用治烧烫伤。

【采收加工】全年均可采挖，洗净，切片或段，晒干。

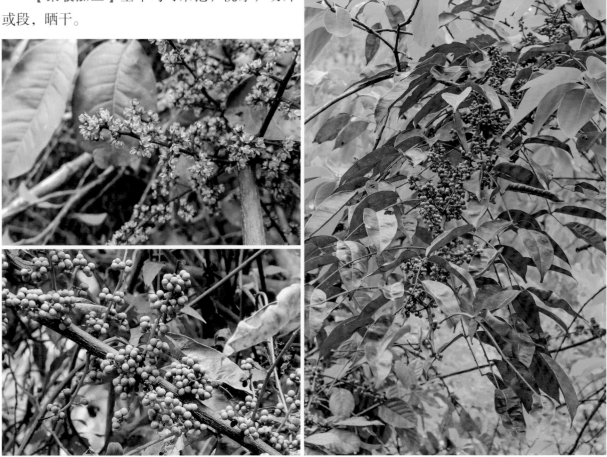

花椒簕

【基原】为芸香科花椒簕*Zanthoxylum scandens* Blume的茎叶或根。

【别名】通墙虎、山花椒、见血飞、乌口簕藤。

【形态特征】攀缘灌木。枝干有短钩刺。奇数羽状复叶，叶轴有短钩刺；小叶5~25片，卵形、卵状椭圆形或斜长圆形，全缘或上部有细齿，油点不显。花序腋生或兼有顶生；萼片及花瓣均4片；萼片淡紫绿色，宽卵形；花瓣淡黄绿色。果序轴及果梗均无毛或有疏微柔毛；果瓣紫红色。花期3~5月，果期7~8月。

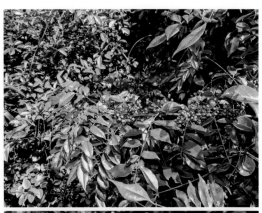
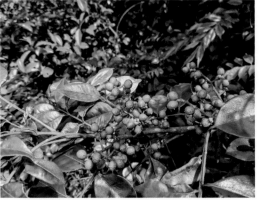

【分布】生于海拔600~1500 m的山坡灌木丛中或村边路旁。产于浙江、江西、湖南、广东、海南、云南等地。

【性能主治】味辛，性温。有活血、散瘀、止痛的作用。主治脘腹瘀滞疼痛，跌打损伤。

【采收加工】全年均可采收，洗净，切片，晒干。

苦木

【基原】为苦木科苦树*Picrasma quassioides*（D. Don）Benn. 的枝和叶。

【别名】黄楝瓣树、山熊胆、熊胆树、苦胆树、黄楝树。

【形态特征】乔木。奇数羽状复叶；小叶9~15片，卵状披针形或广卵形，边缘具粗齿，幼时背面脉上被柔毛。花雌雄异株，复聚伞花序腋生，花序梗密被黄褐色微柔毛；萼片（4）5片，卵形或长卵形，外被微柔毛；花瓣与萼片同数，卵形或阔卵形。核果熟后蓝绿色，长6~8 mm，宽5~7 mm。花期4~5月，果期6~9月。

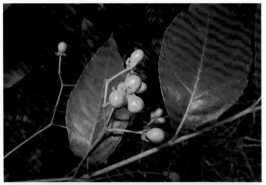
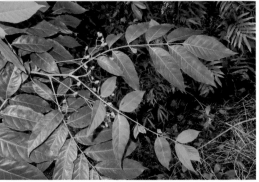

【分布】生于海拔2400 m以下的湿润而肥沃的山地、林缘、溪边、路旁等。产于黄河以南各地。

【性能主治】味苦，性寒；有小毒。有清热解毒、燥湿杀虫的作用。主治上呼吸道感染，肺炎，急性胃肠炎，痢疾，胆道感染，疮疖，疥癣，湿疹，水火烫伤，毒蛇咬伤。

【采收加工】全年均可采收，晒干。

香椿

【基原】为楝科香椿 *Toona sinensis*（Juss.）Roem. 的根皮、叶、嫩枝及果。

【别名】红椿、椿芽树、椿花、香铃子。

【形态特征】乔木。偶数羽状复叶；小叶16~20片，卵状披针形或卵状长椭圆形，全缘或有小齿，无毛。聚伞圆锥花序，疏被锈色毛或近无毛；花萼5齿裂或浅波状，被柔毛；花瓣5片，白色；雄蕊10枚，5枚能育，5枚退化；花盘及子房无毛。蒴果有苍白色小皮孔。种子仅上端有膜质的长翅。花期6~8月，果期10~12月。

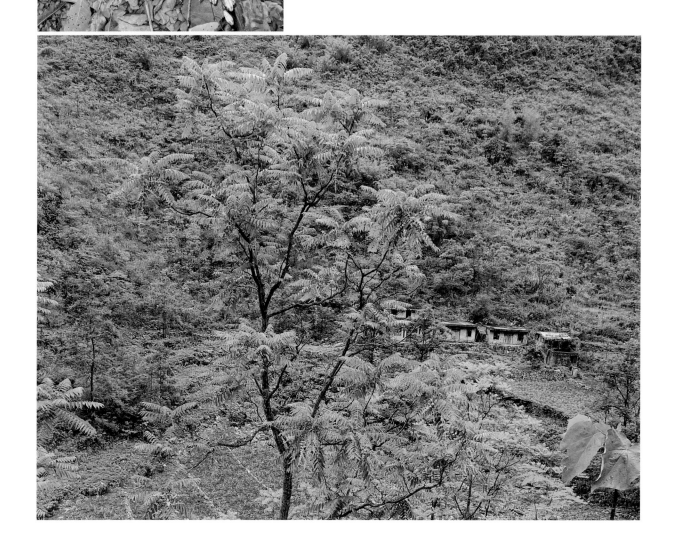

【分布】东北自辽宁南部，西至甘肃，北起内蒙古南部，南至广东、广西，西南至云南均有栽培。

【性能主治】味苦、涩，性温。有祛风利湿、止血止痛的作用。根皮主治痢疾，肠炎，泌尿道感染，便血，血崩，白带异常，风湿腰腿痛。叶及嫩枝主治痢疾。果主治胃、十二指肠溃疡，慢性胃炎。

【采收加工】根皮全年均可采收，秋后采果，夏、秋季采收叶及嫩枝。

龙眼

【基原】为无患子科龙眼*Dimocarpus longan* Lour. 的假种皮。

【别名】桂圆。

【形态特征】乔木。小枝被微柔毛，散生皮孔。小叶（3）4~5（6）对，长圆状椭圆形至长圆状披针形，无毛。花序密被星状毛；萼片三角状卵形，两面被褐黄色茸毛和成束的星状毛；花瓣乳白色，披针形，与萼片近等长。果近球形，外稍粗糙，稀有微突小瘤体。种子全被肉质的假种皮包裹。花期春夏季，果期夏季。

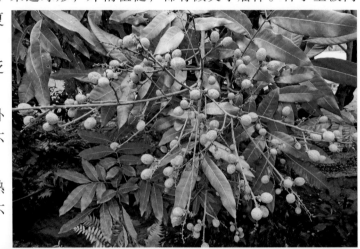

【分布】我国西南部至东南部广泛栽培，亚洲南部和东南部也常有栽培。

【性能主治】味甘，性温。有补益心脾、养血安神的作用。主治气血不足，心悸怔忡，健忘失眠，血虚萎黄。

【采收加工】夏、秋季采收成熟果实，干燥，除去壳、核，晒至干爽不黏。

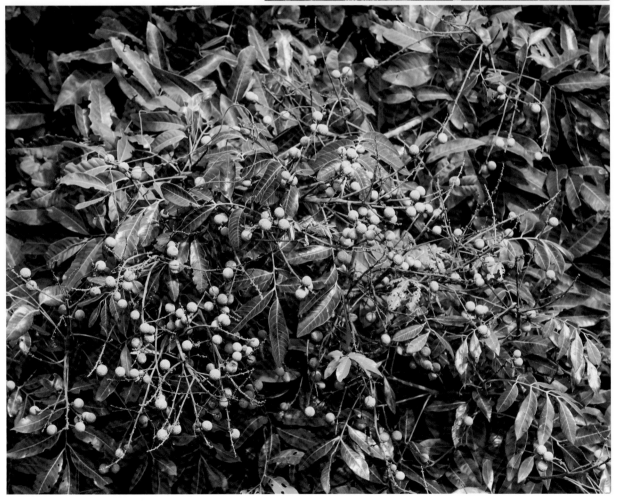

摇钱树

【基原】为无患子科复羽叶栾树*Koelreuteria bipinnata* Franch. 的花和果实。

【别名】山膀胱、灯笼花、一串钱。

【形态特征】乔木。二回羽状复叶；小叶9~17片，斜卵形，边缘有内弯的小齿。圆锥花序大型，分枝广展，与花梗被短柔毛；萼5裂，达中部，有缘毛及流苏状腺体，边缘呈啮蚀状；花瓣4片，长圆状披针形，瓣爪长1.5~3 mm，被长柔毛，鳞片深2裂。蒴果椭圆形，具3棱，淡紫红色，顶端钝或圆。花期7~9月，果期8~10月。

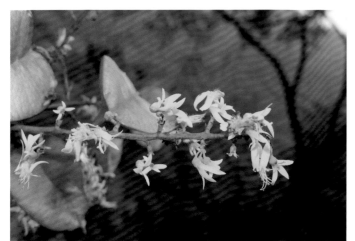

【分布】生于海拔400~2500 m的山地疏林中。产于湖北、湖南、广东、广西、四川、贵州、云南等地。

【性能主治】味苦，性寒。有清肝明目、行气止痛的作用。主治目痛泪出，疝气痛，腰痛。

【采收加工】7~9月采花，晾干。9~10月采果，晒干。

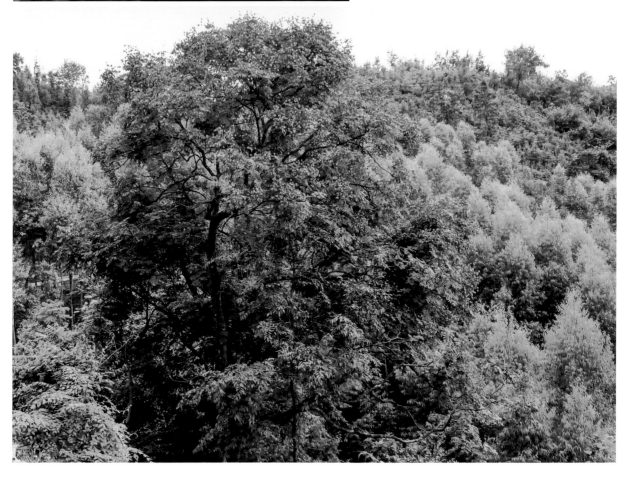

小发散

【基原】为清风藤科簇花清风藤*Sabia fasciculata Lecomte* ex L. Chen的全株。

【别名】散风藤。

【形态特征】木质攀缘藤本。嫩枝褐色，有白蜡层。叶片革质，长圆形、倒卵状长圆形或狭椭圆形，长5~12 cm。聚伞花序有花3~4朵，排成伞房花序；花序梗很短，长1~2 mm，有花10~20朵；萼片5片，具红色细微腺点；花瓣5片，中部有红色斑纹。分果爿红色，倒卵形或阔倒卵形。花期2~5月，果期5~10月。

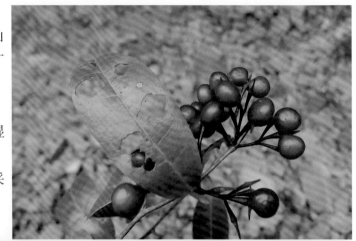

【分布】生于海拔600~1000 m的山岩、山谷、山坡、林间。产于福建、广东、广西、云南等地。

【性能主治】味甘、微涩，性温。有祛风除湿、散瘀消肿的作用。主治风湿痹痛，跌打瘀肿。

【采收加工】全年或秋、冬季采收，洗净，切片，晒干。

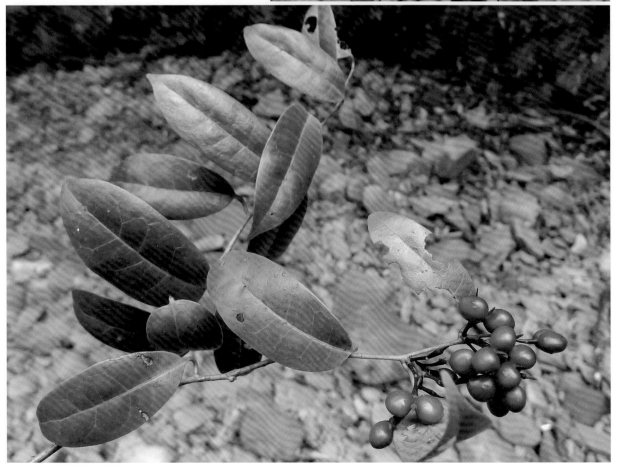

小花清风藤

【基原】为清风藤科小花清风藤*Sabia parviflora* Wall. ex Roxb的茎和叶。

【形态特征】木质攀缘藤本。小枝细长，嫩时被短柔毛，后无毛。叶片卵状披针形、狭长圆形或长圆状椭圆形，长5~12 cm，无毛。聚伞圆锥花序，长3~7 cm；花绿色或黄绿色；萼片5片，卵形或长圆状卵形；花瓣5片，长圆形或长圆状披针形。分果爿近圆形，直径5~7 mm，无毛。花期3~5月，果期7~9月。

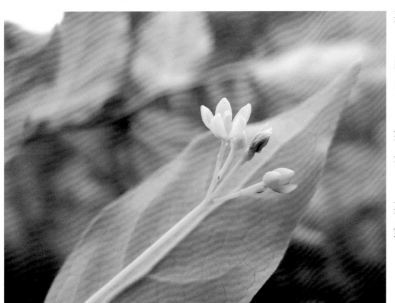

【分布】生于海拔800~2800 m的山沟、溪边林中或山坡灌木林中。产于广西、贵州、云南等地。

【性能主治】味苦，性微寒。有清热利湿、止血的作用。主治湿热黄疸，外伤出血。

【采收加工】夏、秋季采收茎、叶，洗净，茎切片，叶切碎，鲜用或晒干。

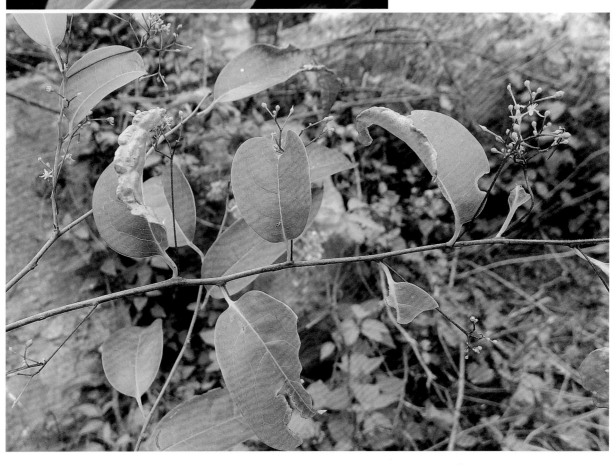

南酸枣

【基原】为漆树科南酸枣*Choerospondias axillaris*（Roxb.）B. L. Burtt et A. W. Hill的果实（鲜）或果核。

【别名】五眼果、山枣、人面子、冬东子、酸枣。

【形态特征】乔木。小枝无毛，具皮孔。奇数羽状复叶，小叶3~6对；小叶卵形或卵状披针形，先端长渐尖，基部阔楔形，全缘，叶背脉腋被毛。花单性或杂性异株，雄花和假两性花排成聚伞圆锥花序；雌花单生于上部叶腋，花萼5裂；花瓣5片；雄蕊10枚。核果黄色，果核顶端具5个小孔。花期4月，果期8~10月。

【分布】生于海拔300~2000 m的山坡、丘陵或沟谷林中，喜光，速生，适应性强。产于我国东部、中部、南部、西南地区。

【性能主治】味甘、酸，性平。有行气活血、养心安神、消积、解毒的作用。主治气滞血瘀，胸痛，心悸气短，神经衰弱，失眠，支气管炎，食滞腹满，腹泻，疝气，烧烫伤。

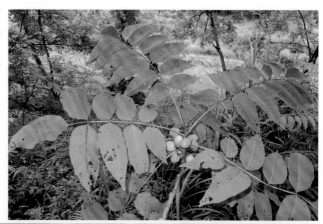

【采收加工】9~10月果实成熟时收，鲜用，或取果核晒干。

【附注】鲜果主治烧烫伤（《广西中草药》）。果核主治风毒起疙瘩成疮或疡痛（南川《常用中草药手册》）。

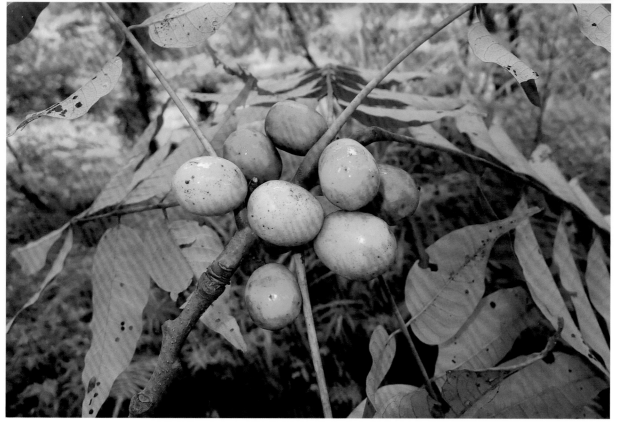

藤漆

【基原】为漆树科漆树*Pegia nitida* Colebr. 的全株。

【形态特征】木质藤本。小枝紫褐色，密被黄色茸毛。奇数羽状复叶，长20~40 cm，叶轴和叶柄圆柱形，密被黄色茸毛；小叶4~7对，对生，卵形或卵状椭圆形，叶背面沿脉上被黄色平伏柔毛，脉腋具黄色髯毛。圆锥花序，密被黄色茸毛；花小，白色。核果黑色，椭圆形，偏斜，稍扁。

【分布】生于海拔500~1750 m的沟谷林中。产于云南（西南至东南部）、贵州（册亨）、广西（平果、田林）等地。

【性能主治】有通经、驱虫、镇咳的作用。主治蛋白尿，食肉过多的积食。

【采收加工】全年均可采收，洗净，晒干或阴干。

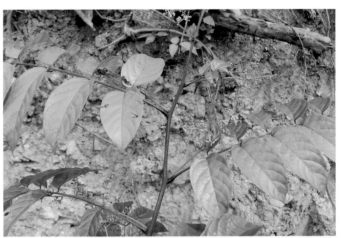

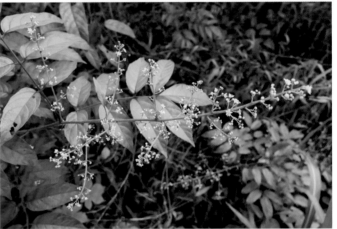

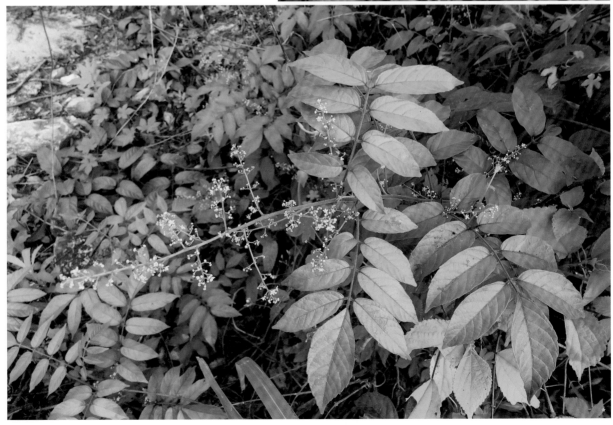

五倍子

【基原】为漆树科盐肤木*Rhus chinensis* Mill.叶上的虫瘿。

【别名】棓子、百药煎、百虫仓。

【形态特征】乔木或灌木。小枝被锈色柔毛。奇数羽状复叶，小叶多达6对；叶轴具宽的叶状翅，与叶柄密被锈色柔毛；小叶椭圆状卵形或长圆形，长6~12 cm，具粗齿或圆齿，背面被白粉和锈色柔毛。圆锥花序，密被锈色柔毛，雄花序较长，雌花序较短。核果扁球形，红色，被柔毛和腺毛。花期8~9月，果期10月。

【分布】生于海拔170~2700 m的向阳山坡、沟谷、溪边的疏林或灌木丛中。产于全国各地（除新疆、青海外）。

【性能主治】味酸、涩，性寒。有敛肺降火、涩肠止泻、敛汗止血、收湿敛疮的作用。主治肺虚久咳，肺热痰嗽，久泻久痢，盗汗，消渴，便血痔血，外伤出血，痈肿疮毒，皮肤湿烂。

【采收加工】秋季采摘，置沸水中略煮或蒸至表面呈灰色，杀死蚜虫，取出，干燥，按外形不同，分为"肚倍"和"角倍"。

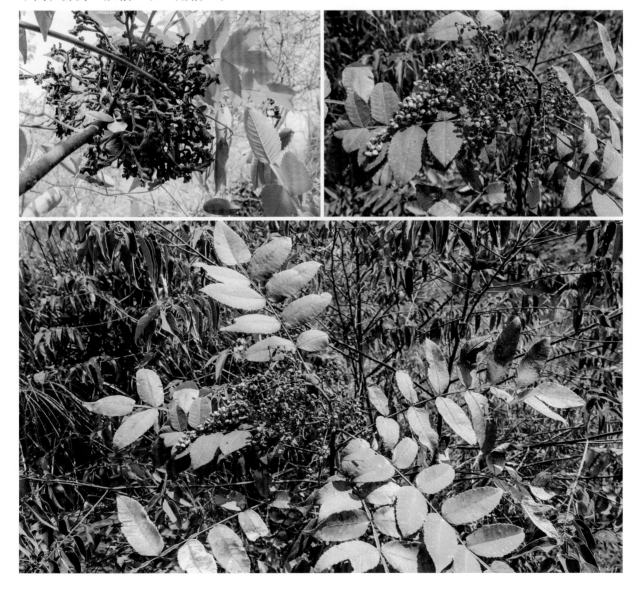

野漆树

【基原】为漆树科野漆*Toxicodendron succedaneum*（L.）Kuntze的根、叶、树皮及果。

【别名】染山红、臭毛漆树、山漆、山贼仔。

【形态特征】乔木。小枝粗壮，无毛。顶芽紫褐色，近无毛。奇数羽状复叶，互生，集生于小枝顶端，小叶4~7对；小叶长圆状椭圆形或阔披针形，先端渐尖或长渐尖。圆锥花序长7~15 cm，为叶长的一半；花小，黄绿色；花萼裂片阔卵形；花瓣长圆形；雄蕊伸出，花丝线形。核果偏斜，压扁，无毛。

【分布】生于海拔150~2500 m的林中。产于华北、东部、中南、西南地区及台湾等地。

【性能主治】味苦、涩，性平；有毒。有散瘀止血、解毒的作用。主治咳血，吐血，外伤出血，毒蛇咬伤。

【采收加工】根、树皮全年均可采收，叶夏季采收，果秋、冬季采收。

【附注】对漆过敏者慎用。

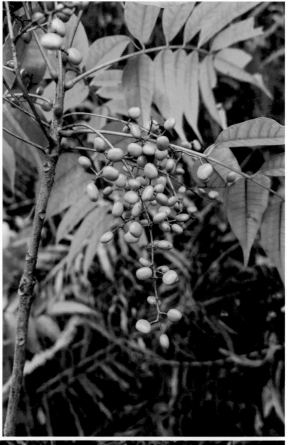

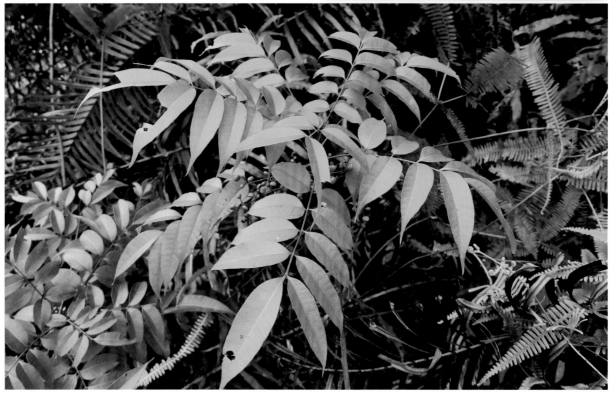

毛叶黄杞

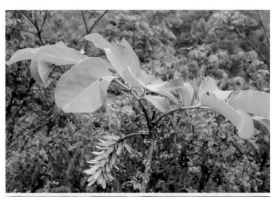

【基原】为胡桃科毛叶黄杞*Engelhardia spicata* Lesch. ex Blume var. *colebrookeana*（Lindl. ex Wall.） Koord. et Valeton的根或根皮。

【形态特征】乔木。小枝密被短柔毛。偶数羽状复叶，密被短柔毛；小叶2~4对，阔椭圆状卵形或阔椭圆状倒卵形，顶端钝圆或急尖，全缘，腹面仅中脉被柔毛，有散布的腺体，背面密被短柔毛。花序侧生，俯垂，长13~18 cm；苞片基部被刚毛，与果贴生；果球状，密生刚毛。花期2~3月，果期4~5月。

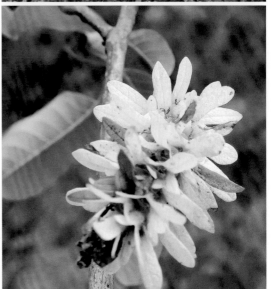

【分布】生于海拔800~1400 m（有时达2000 m）的山腰或山谷疏林中。产于云南、贵州、广西及广东、海南等地。

【性能主治】味涩，性凉。有收敛固涩、止泻、止血的作用。主治久泻久痢，脱肛，外伤出血。

【采收加工】秋、冬季及早春采收，除去泥土，晒干。

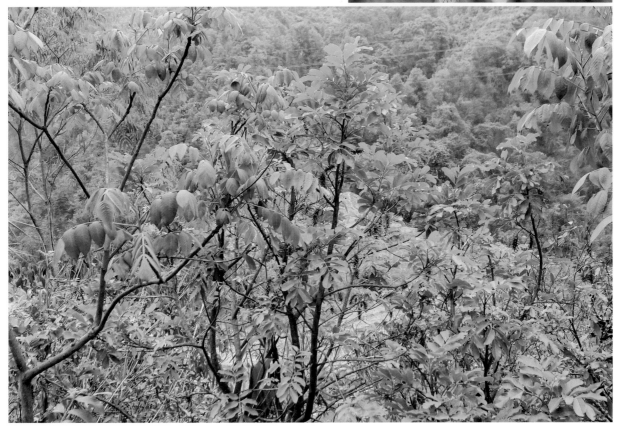

化香树叶

【基原】为胡桃科化香树*Platycarya strobilacea* Sieb. et Zucc. 的叶。

【别名】小化香叶。

【形态特征】小乔木。奇数羽状复叶；小叶达23片，卵状披针形至长椭圆状披针形，长达11 cm，有齿。两性花序、雄花序排成直立伞房状花序束，生于小枝端；两性花序1条，生于中央，雌花序在下部，雄花序在上部，稀仅有雌花序；雄花序生于两性花序四周。果序球果状；果两侧具狭翅。花期5~6月，果期7~8月。

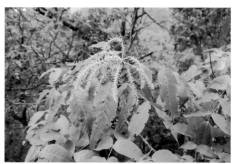

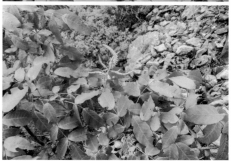

【分布】生于海拔600~1300 m、有时达2200 m的向阳山坡及杂木林中，也有栽培。产于我国东部、中部、西南地区及陕西等地。

【性能主治】味辛，性温；有毒。有解毒疗疮、杀虫止痒的作用。主治疮痈肿毒，骨痛流脓，顽癣，阴囊湿疹，癞头疮。

【采收加工】夏、秋季采收，鲜用或晒干。

枫杨

【基原】为胡桃科枫杨*Pterocarya stenoptera* C. DC.的枝及叶。

【别名】麻柳树、水麻柳、小鸡树、枫柳。

【形态特征】大乔木。裸芽具柄，密被腺体。偶或奇数羽状复叶；叶轴具狭翅，被短毛；小叶多达25片，长椭圆形，长达12 cm，顶端钝圆至急尖。雄性葇荑花序，单生于上一年生枝叶腋；雌性葇荑花序，顶生，密被星毛及单毛。果序长达45 cm，常被毛。果长椭圆形，具星状毛；果翅条形。花期4~5月，果期8~9月。

【分布】生于海拔1500 m以下的溪涧河滩、阴湿山坡地的林中。产于我国东部、中部、西南、南部地区及台湾、陕西、山东等地。

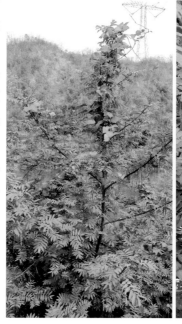

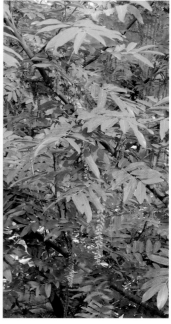

【性能主治】味辛、苦，性温；有小毒。有杀虫止痒、利尿消肿的作用。主治血吸虫病（叶）；外用治黄癣，脚癣枝，可杀蛆虫、孑孓。

【采收加工】夏、秋季采收，晒干；叶多鲜用。

八角枫

【基原】为八角枫科八角枫*Alangium chinense*（Lour.）Harms的侧根、须状根（纤维根）及叶、花。

【别名】白金条（侧根名）、白龙须（须状根名）、八角王。

【形态特征】乔木或灌木。幼枝紫绿色。叶片近圆形或椭圆形、卵形，不裂或3~9裂。聚伞花序腋生，被稀疏微柔毛，有7~30（50）朵花；花萼顶端，分裂为5~8枚齿状萼片；花瓣6~8片，线形，长1~1.5 cm，白色，后变黄色。核果卵圆形，长5~7 mm，黑色。花期5~7月和9~10月，果期7~11月。

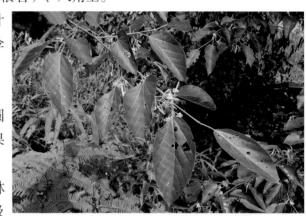

【分布】生于海拔1800 m以下的山地或疏林中。产于我国东部、中部、西南、南部地区以及陕西、甘肃等地。

【性能主治】味辛，性微温；有毒。有祛风除湿、舒筋活络、散淤止痛的作用。主治风湿性关节痛，跌打损伤，精神分裂症。

【采收加工】夏、秋季采收，鲜用或晒干。

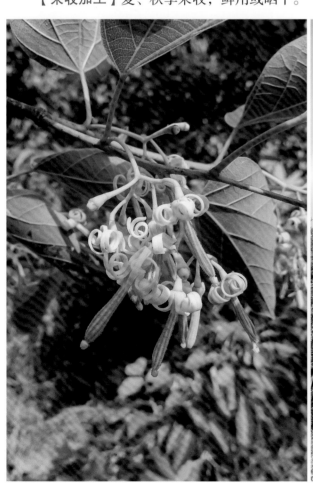

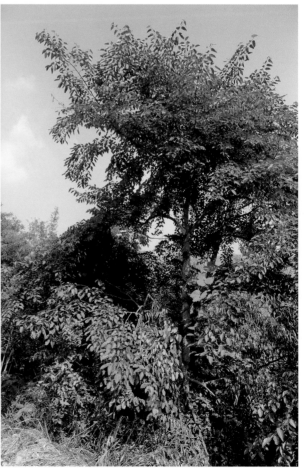

喜树

【基原】为珙桐科（蓝果树科）喜树*Camptotheca acuminata* Decne. 的果实或根及根皮。

【别名】旱莲、水桐树、天梓树、野芭蕉、旱莲木、水漠子、南京梧桐、水栗子、水冬瓜、秋青树、圆木、土八角、千丈树。

【形态特征】落叶乔木。小枝紫绿色，有灰色微柔毛。叶互生；叶片矩圆状卵形或矩圆状椭圆形，腹面幼时脉上有短柔毛，后无毛，背面疏生短柔毛。头状花序近球形，多个头状花序组成圆锥花序；花杂性，同株；花萼5浅裂，裂片齿状；花瓣5片，淡绿色。翅果矩圆形，两侧具窄翅。花期5~7月，果期9月。

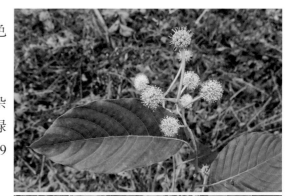
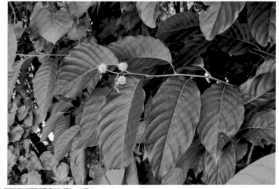

【分布】生于林缘、溪边，栽培于庭院、道旁。产于我国西南、东部、中部地区及台湾、广州等地。

【性能主治】味苦、辛，性寒；有毒。有清热解毒、散结消肿的作用。主治食道癌，贲门癌，胃癌，肠癌，肝癌，白血病，牛皮癣，疮肿。

【采收加工】10~11月果实成熟时采收，晒干。根及根皮全年均可采收，但以秋季采收为好，除去外层粗皮，晒干或烘干。

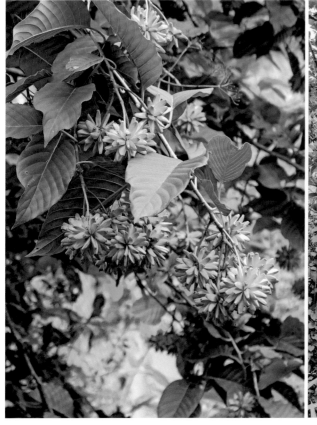
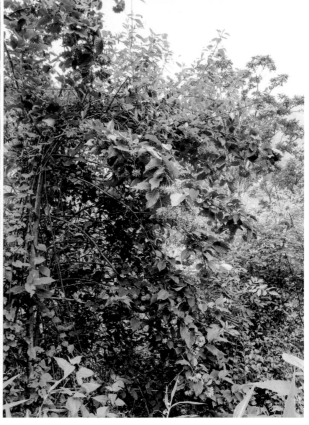

常春藤

【基原】为五加科常春藤*Hedera sinensis*（Tobler）Hand. ~Mazz. 的茎叶。

【别名】土鼓藤、龙鳞薜荔、尖叶薜荔、三角风、三角尖、上树蜈蚣、钻天风、爬树龙、岩筋、风藤、追风藤、扒岩枫、上天龙、散骨风、三角、风藤草、三角枫。

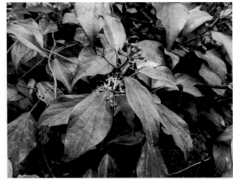

【形态特征】常绿攀缘灌木。小枝疏生锈色鳞片。叶二型；不育枝的叶片三角状卵形或戟形，全缘或3裂；花枝的叶片椭圆状卵形至椭圆状披针形，全缘或1~3浅裂，叶背无毛或疏生鳞片。伞形花序单个顶生，或排成圆锥花序；萼长2 mm；花瓣5片，长3~3.5 mm。果球形，红色或黄色。花期9~11月，果期翌年3~5月。

【分布】附生于阔叶林中树干或沟谷阴湿的岩壁上，庭园也常有栽培。产于我国西南、东部、中部、西北地区及山东等地。

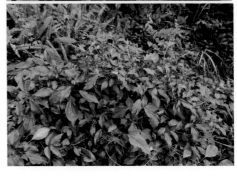

【性能主治】味辛、苦，性平。有祛风、利湿、平肝、解毒的作用。主治风湿痹痛，瘫痪，口眼㖞斜，鼻出血，月经不调，跌打损伤，咽喉肿痛，疔疖痈肿，肝炎，蛇虫咬伤。

【采收加工】茎叶在生长茂盛季节采收，切段，晒干；鲜用时可随采随用。

蛇床子

【基原】为伞形科蛇床*Cnidium monnieri*（L.）Cusson 的成熟果实。

【形态特征】一年生草本。茎多分枝，中空。叶片卵形至三角状卵形，二回至三回三出羽状全裂，末回裂片线形至线状披针形。复伞形花序；小总苞片多数，线形，边缘具细睫毛；萼齿无；花瓣白色，先端具内折小舌片。分生果长圆状，横剖面近五角形，主棱5条；每棱槽内油管1条，合生面油管2条。花期4~7月，果期6~10月。

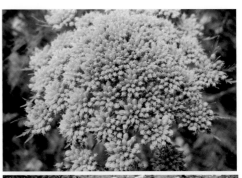

【分布】生于田边、路旁、草地或河边湿地。产于我国东部、中南、西南、西北、华北、东北地区。

【性能主治】味辛、苦，性温；有小毒。有祛风燥湿、杀虫止痒、温肾壮阳的作用。主治阴痒带下，湿疹瘙痒，湿痹腰痛，肾虚阳痿，宫冷不孕。

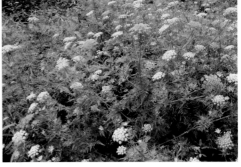

【采收加工】夏、秋季果实成熟时采收，除去杂质，晒干。

红马蹄草

【基原】为伞形科红马蹄草*Hydrocotyle nepalensis* Hook. 的全草。

【别名】塌菜、八角金钱、大叶止血草、水钱草、大雷公根。

【形态特征】多年生草本。茎匍匐。叶片膜质，圆形或肾形，边缘通常5~7浅裂，裂片有钝齿；基部心形，疏生短硬毛。伞形花序数个簇生于茎端叶腋，花序梗短于叶柄，有柔毛；小伞形花序有花20~60朵，密集成球形；花白色。果长1~1.2 mm，宽1.5~1.8 mm，熟后黄褐色或紫黑色。花果期5~11月。

【分布】生于海拔350~2080 m的山坡、路旁、阴湿地、水沟和溪边草丛中。产于江西、湖北、广东、西藏等地。

【性能主治】味辛、微苦，性凉。有清肺止咳、活血止血的作用。主治感冒，咳嗽，吐血，跌打损伤；外用治外伤出血，痔疮。

【采收加工】全年均可采收，晒干备用。

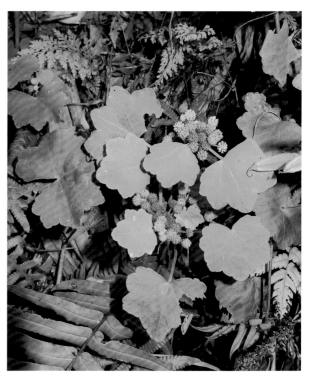

水芹

【基原】为伞形科水芹*Oenanthe javanica*（Blume）DC.的全草。

【别名】水英、细本山芹菜、牛草、楚葵、刀芹。

【形态特征】多年生草本。茎直立或基部匍匐。基生叶三角形，一回至二回羽状分裂，末回裂片卵形至菱状披针形，边缘有齿或圆齿状齿。复伞形花序，顶生；无总苞；小总苞片2~8片；小伞形花序，有花20多朵；花白色。果实椭圆形或筒状长圆形，果棱隆起，木栓质。花期6~7月，果期8~9月。

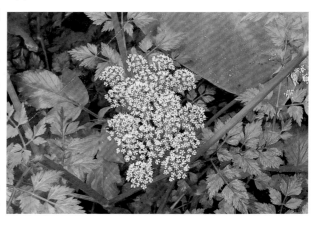

【分布】生于浅水低洼湿地或池沼、水沟中，常栽培作蔬菜食用。产于长江流域、广西、广东等地。

【性能主治】味辛，甘，性凉。有清热解毒、利尿、止血的作用。主治感冒，暴热烦渴，吐泻，浮肿，小便不利，淋痛，尿血，便血，吐血，鼻出血，崩漏，月经量多，目赤，咽痛，喉肿，口疮，牙疳，乳痈，痈疽，瘰疬，痄腮，带状疱疹，痔疮，跌打伤肿。

【采收加工】9~10月采收，洗净，鲜用或晒干。

窃衣

【基原】为伞形科小窃衣*Torilis japonica*（Houtt.）DC.的果实或全草。

【别名】鹤虱、破子草、水防风、粘粘草、破子衣。

【形态特征】一年或多年生草本。茎有纵条纹及刺毛。叶片长卵形，一回至二回羽状分裂，两面疏生紧贴的粗毛，末回裂片披针形至长圆形，边缘有粗齿至缺刻或分裂。复伞形花序顶生或腋生，花序梗有倒生的刺毛；总苞片3~6片；伞辐4~12个；小伞形花序有花4~12朵；花白色。果实圆卵形，有内弯或呈钩状的皮刺。花果期4~10月。

【分布】生于杂木林下、林缘、路旁、河沟边以及溪边草丛。产于湖南、广东、广西、四川、贵州等地。

【性能主治】味苦、辛，性平；有小毒。有活血消肿、杀虫止泻、收湿止痒的作用。主治虫积腹痛，泻痢，疮疡溃烂，阴痒带下，阴道滴虫，湿疹。

【采收加工】秋季果实成熟时采收，鲜用或晒干。

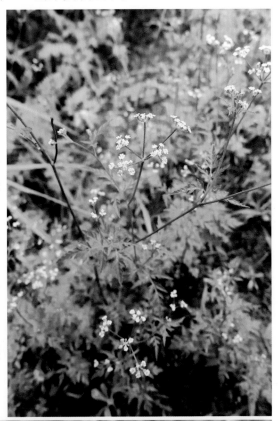

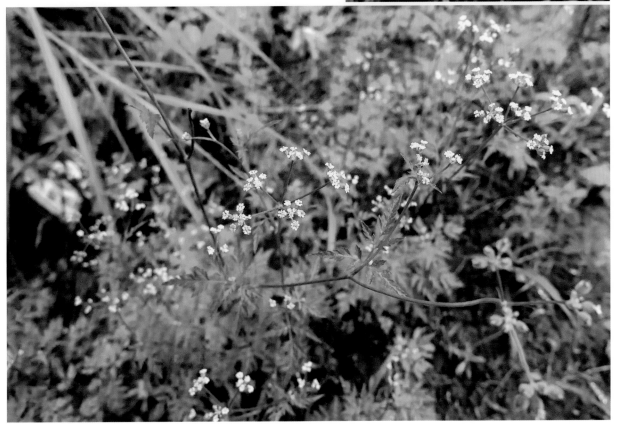

滇白珠

【基原】为杜鹃花科滇白珠Gaultheria leucocarpa Blume var. yunnanensis（Franch.）T. Z. Hsu et R. C. Fang的全株。

【别名】透骨草、满山香、搜山虎、煤炭果、万里香。

【形态特征】灌木。枝条细长，无毛。叶片卵状长圆形，革质，有香味，长7~12 cm，先端尾状渐尖，边缘具齿，无毛。总状花序，腋生；小苞片2片，对生或近对生，生于花梗上部近萼处；花萼裂片5片，卵状三角形，具缘毛；花冠白绿色，钟形，5裂。浆果状蒴果，熟时黑色，具毛。花期5~6月，果期7~11月。

【分布】生于海拔3500 m以下的山上。产于我国长江流域及其以南各省区。

【性能主治】味辛、苦，性温；有小毒。有祛风除湿、解毒止痛的作用。主治风湿性关节痛；外用治疮疡肿毒。

【采收加工】全年均可采收，根切片，全株切碎，晒干。

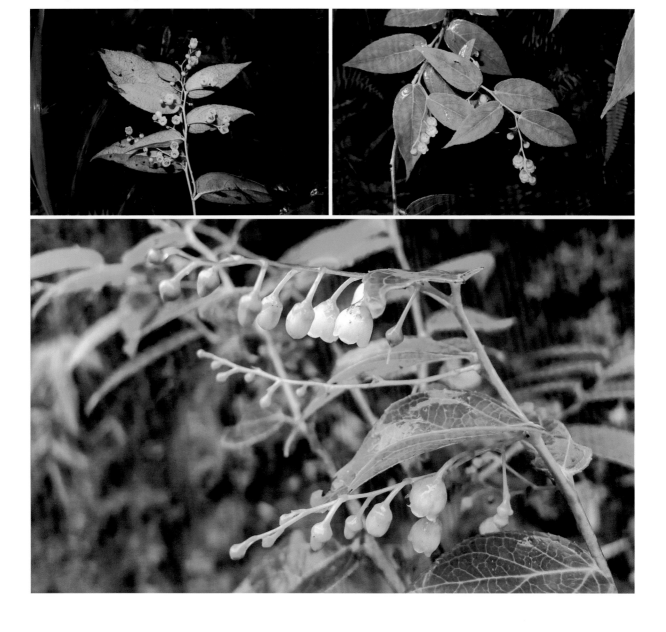

野柿花

【基原】为柿科野柿*Diospyros kaki* Thunb. var. *silvestris* Makino的果、叶、茎皮。

【别名】山柿子。

【形态特征】乔木。小枝及叶柄常密被黄褐色柔毛。叶片卵状椭圆形至倒卵形，较小，背面被毛较多。花雌雄异株或同株；雄花为短聚伞花序，腋生；雌花单生叶腋；萼4深裂，果期增大；花冠淡黄白色，4裂，有毛；退化雄蕊8枚。果常为球形或扁球形，直径2~5 cm，黄色。花期5~6月，果期9~10月。

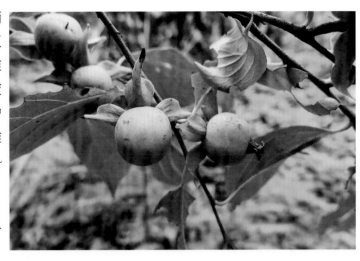

【分布】生于海拔1600 m的山地自然林或次生林中山坡灌木丛中。产于广西、云南等地。

【性能主治】味苦、涩，性凉。有解毒消炎、收敛的作用。主治食物中毒，腹泻，赤白痢疾；外用治烧烫伤。

【采收加工】霜降至立冬采收果实，叶、茎皮全年均可采收。

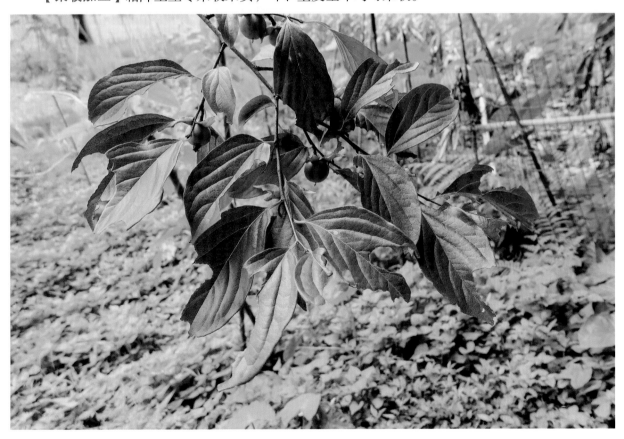

朱砂根

【基原】为紫金牛科朱砂根*Ardisia crenata* Sims的根。

【别名】大罗伞、红铜盘、朱砂根、八角金龙、金玉满堂。

【形态特征】灌木。茎粗壮，无毛。叶片革质或坚纸质，椭圆形、椭圆状披针形或倒披针形，边缘具腺点，两面无毛，背面有时具鳞片。伞形或聚伞花序，生于侧生特殊花枝顶；萼片长圆状卵形，无毛，具腺点；花瓣白色，稀略带粉红色，卵形，具腺点。果鲜红色，具腺点。花期5~6月，果期（2~4）10~12月。

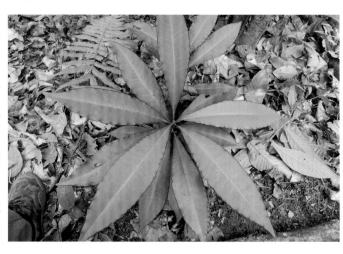

【分布】生于海拔90~2400 m的山地林下、沟边、路旁。分布于浙江、江西、湖北、四川、广东等地。

【性能主治】味苦、辛，性凉。有清热解毒、散瘀止痛的作用。主治上呼吸道感染，扁桃体炎，急性咽喉炎，白喉，丹毒，淋巴结炎，劳伤吐血，心胃气痛，风湿骨痛，跌打损伤。

【采收加工】秋季采收，切碎，晒干。

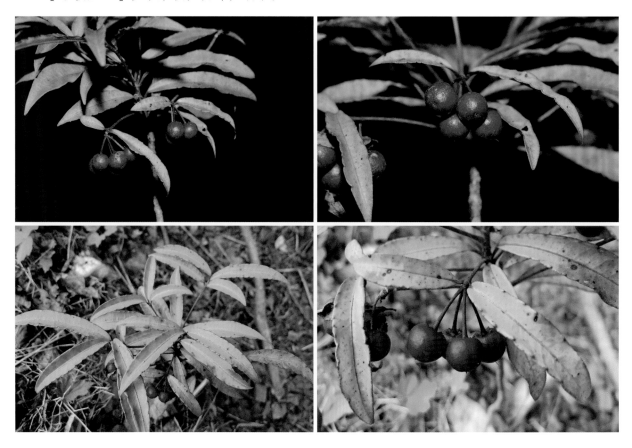

百两金

【基原】为紫金牛科百两金*Ardisia crispa*（Thunb.）A. DC.的根及根茎。

【别名】八爪龙、山豆根、开喉箭、叶下藏珠、状元红。

【形态特征】灌木。幼枝具微柔毛或疏鳞片。叶片椭圆状披针形或狭长圆状披针形，边缘具腺点，两面无毛。亚伞形花序，生于侧生特殊花枝顶，花枝长5~10 cm，常无叶；萼片长圆状卵形或披针形，具腺点，无毛；花瓣白色或粉红色，卵形，具腺点。果鲜红色，具腺点。花期5~6月，果期10~12月。

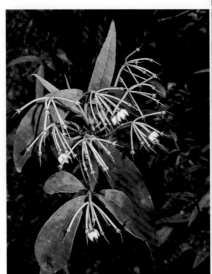
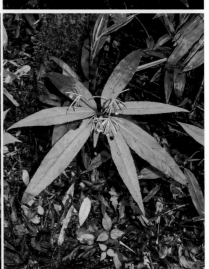

【分布】生于海拔100~2400 m的山谷、山坡、林下或竹林下。产于西南及广东等地。

【性能主治】味苦、辛，性凉。有清热利咽、祛痰利湿、活血解毒的作用。主治咽喉肿痛，咳嗽咯痰不畅，湿热黄疸，小便淋痛，风湿痹痛，跌打损伤，疔疮，无名肿毒，蛇咬伤。

【采收加工】秋、冬季采收，洗净，鲜用或晒干。

南方紫金牛

【基原】为紫金牛科南方紫金牛*Ardisia thyrsiflora* D. Don的嫩叶。

【别名】圆果罗伞、细罗伞。

【形态特征】灌木或小乔木。嫩枝密被锈色微柔毛。叶片坚纸质，狭长圆状披针形至倒披针形，背面幼时被细小的鳞片。复亚伞形花序组成圆锥花序，侧生或顶生，被锈色微柔毛和鳞片；萼片卵形至椭圆状卵形，具缘毛及腺点；花瓣粉红色或紫红色，卵形，无毛，顶端具腺点。果紫红色，具小腺点。花期3~5月，果期10~12月。

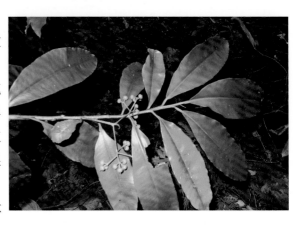

【分布】生于海拔600~1800 m的山谷、山坡林中或林缘、阴湿处。主产于广西、云南等地。

【性能主治】有清热解毒、解渴的作用。主治咽喉肿痛，湿热黄疸。

【采收加工】全年均可采收。

咸酸蔃

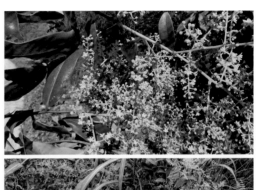

【基原】为紫金牛科白花酸藤果 *Embelia ribes* Burm. f. 的根或叶。

【别名】入地龙、酸味蔃、水林果、枪子果、蓑衣果。

【形态特征】攀缘灌木或藤本。老枝有明显的皮孔。叶片坚纸质，倒卵状椭圆形或长圆状椭圆形，无毛。圆锥花序，顶生，有乳头状突起或微柔毛；花5数，稀4数，萼片三角形，外被柔毛，具腺点；花瓣淡绿色或白色，椭圆形或长圆形，外被微柔毛，具腺点。果红色或深紫色，无毛，具腺点。花期1~7月，果期5~12月。

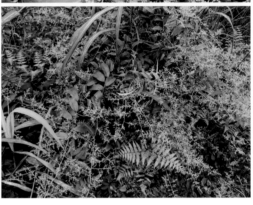

【分布】生于海拔50~2000 m的林中、林缘灌木丛中或路边、坡边灌木丛中。产于云南、广西、广东等地。

【性能主治】味辛、酸，性平。有活血调经、清热利湿、消肿解毒的作用。主治闭经，痢疾，腹泻，小儿头疮，皮肤瘙痒，跌打损伤，外伤出血，毒蛇咬伤。

【采收加工】全年均可采收，洗净，切片，鲜用或晒干。

杜茎山

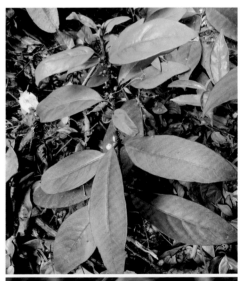

【基原】为紫金牛科杜茎山 *Maesa japonica*（Thunb.）Moritzi et Zoll. 的根或茎叶。

【别名】土恒山、踏天桥、水麻叶、山茄子、胡椒树。

【形态特征】灌木。小枝无毛。叶片革质，椭圆形、披针状椭圆形、倒卵形或披针形，长5~15 cm，宽2~5 cm，无毛。总状花序或圆锥花序，无毛；萼片卵形至近半圆形，具明显的脉状腺条纹；花冠白色，长钟形，裂片长为花冠管的1/3或更短，卵形或肾形。果肉质，具脉状腺条纹。花期1~3月，果期10月或翌年5月。

【分布】生于海拔300~2000 m的山坡、石灰山杂木林下阳处或路旁灌木丛中。产于西南地区及广东、广西。

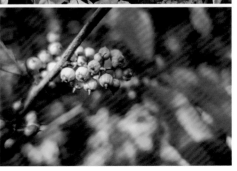

【性能主治】味苦，性寒。有祛风邪、解疫毒、消肿胀的作用。主治热性传染病，寒热发歇不定，身疼，烦躁，口渴，水肿，跌打肿痛，外伤出血。

【采收加工】全年均可采收，洗净，切段，鲜用或晒干。

金珠柳

【基原】为紫金牛科金珠柳*Maesa montana* A. DC.的叶或根。

【别名】白胡椒、红斑鸠米、野兰、白子木、普洱茶。

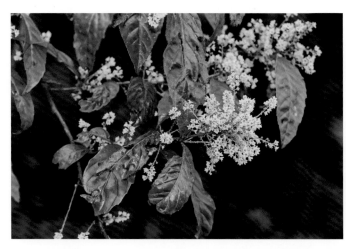

【形态特征】灌木或小乔木。小枝圆柱形。叶片坚纸质，椭圆状或长圆状披针形，边缘具粗齿或疏波状齿，齿尖具腺点。总状花序或圆锥花序，腋生，被疏硬毛；萼片卵形或长圆状卵形，常无腺点，无毛；花冠白色，钟形，裂片与花冠管等长或略长。果白色，略具脉状腺条纹。花期2~4月，果期10~12月。

【分布】分布于海拔400~2800 m的山间杂木林下或疏林下。产于西南地区至台湾各地。

【性能主治】味苦，性寒。有清湿热的作用。主治痢疾，泄泻。

【采收加工】全年均可采收，洗净，切段，晒干。

鲫鱼胆

【基原】为紫金牛科鲫鱼胆*Maesa perlarius*（Lour.）Merr. 的全草。

【别名】空心花、冷饭果。

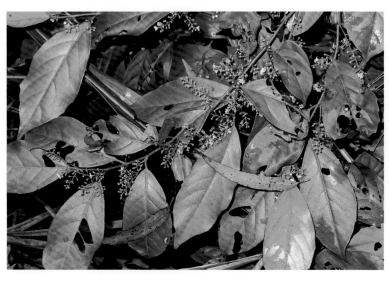

【形态特征】小灌木。分枝多。叶片纸质，广椭圆状卵形至椭圆形，长7~11 cm，中下部以上具粗齿，幼时两面密被长硬毛。总状花序或圆锥花序，腋生，被长硬毛和短柔毛；萼片广卵形，具脉状腺条纹；花冠白色，钟形，裂片与花冠管等长，广卵形。果球形，无毛，具脉状腺条纹。花期3~4月，果期12月至翌年5月。

【分布】生于海拔150~1350 m的山坡、路边疏林或灌木丛中湿润的地方。产于贵州、广西等地。

【性能主治】味苦，性平。有消肿去腐、生肌接骨的作用。主治跌打刀伤，疔疮，肺病。

【采收加工】夏、秋季采收，洗净，切段，晒干。

广西密花树

【基原】为紫金牛科广西密花树*Myrsine kwangsiensis*（E. Walker）Pipoly et C. Chen的根。

【别名】土厚朴。

【形态特征】小乔木。小枝无毛，有纵纹。叶片革质，倒卵形或倒披针形，顶端广急尖或钝，基部楔形，长16~21 cm，宽6~8 cm，全缘，无毛。伞形花序或花簇生；花5数，稀6数；萼片卵形，全缘，两面无毛；花瓣长圆状披针形，具腺点。果紫色或紫红色，具纵肋和纵行腺点。花期约5月，果期约4月。

【分布】生于海拔650~1000 m的山谷林下。产于贵州、云南、广西等地。

【性能主治】有清热利湿、凉血解毒的作用。主治跌打损伤；叶治外伤，根治膀胱结石。

【采收加工】全年均可采收，洗净，切片。

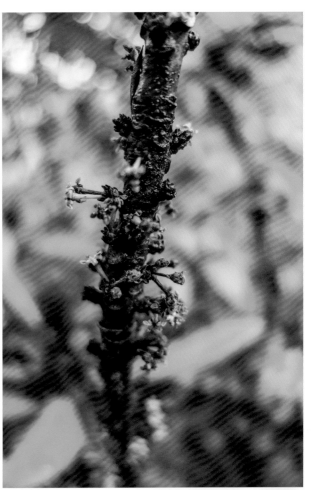

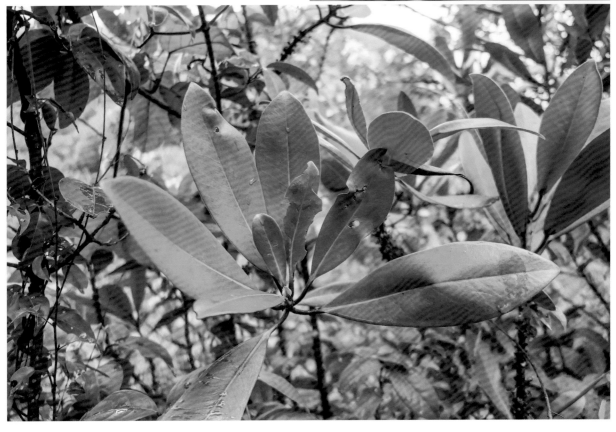

大叶醉鱼草

【基原】为马钱科大叶醉鱼草*Buddleja davidii* Franch. 的根皮及枝叶。

【别名】紫花醉鱼草、大蒙花、酒药花。

【形态特征】灌木。小枝4棱，与叶背、叶柄和花序均密被星状毛。叶对生；叶片狭卵形至

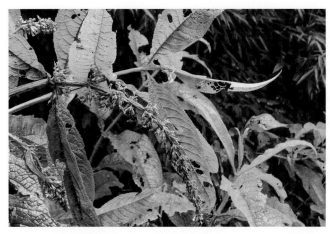

卵状披针形，边缘具齿。总状花序或圆锥状聚伞花序，顶生；花萼钟状；花冠淡紫色，后变白色，喉部橙黄色，花冠管细长，直径1~1.5 mm，内面被星状毛。蒴果2瓣裂，无毛。种子长椭圆形，两端具尖翅。花期5~10月，果期9~12月。

【分布】生于海拔800~3000 m的山坡、沟边灌木丛中。产于湖南、广东、四川、贵州等地。

【性能主治】味辛、微苦，性温；有毒。有祛风散寒、活血止痛的作用。主治风湿性关节疼痛，跌打损伤，骨折；外用治脚癣。

【采收加工】春、秋季采根皮，夏、秋季采枝叶，均晒干。

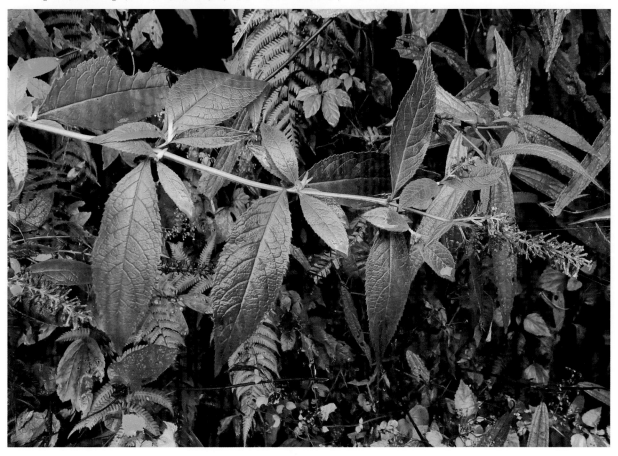

密蒙花

【基原】为马钱科密蒙花*Buddleja officinalis* Maxim. 的花蕾及花序。

【别名】蒙花珠、老蒙花、羊耳朵朵尖、水锦花、黄花醉鱼草。

【形态特征】灌木。小枝4棱，与叶背、叶柄和花序均密被星状毛。叶对生；叶片狭椭圆形、长卵形或长圆状披针形，全缘。聚伞圆锥花序，顶生；花萼钟状，与花冠均密被星状毛；花冠紫堇色，后变白色，喉部橘黄色；雄蕊着生于花冠管中部。蒴果

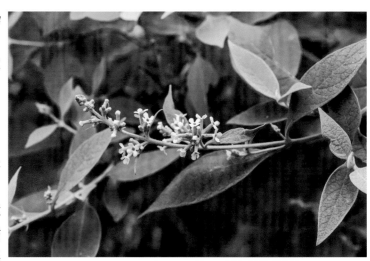

椭圆状，2瓣裂，被星状毛。种子两端具翅。花期2~4月，果期4~8月。

【分布】生于海拔200~2800 m的向阳山坡、河边、村旁的灌木丛中或林缘。产于湖南、广东、云南和西藏等地。

【性能主治】味甘，性微寒。有清热养肝、明目退翳的作用。主治目赤肿痛，多泪羞明，眼生翳膜，肝虚目暗，视物昏花。

【采收加工】春季花未开放时采收，除去杂质，晒干。

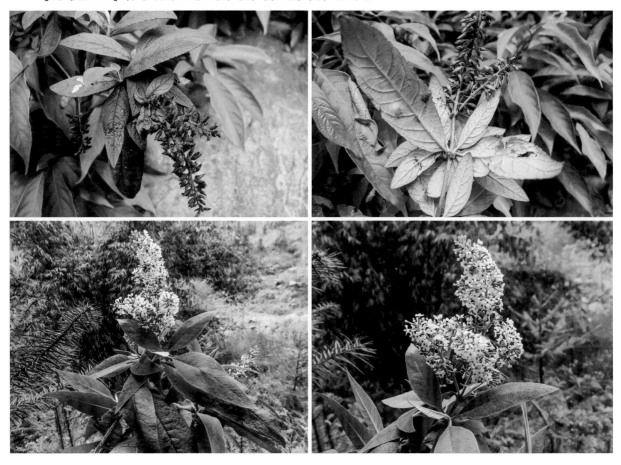

蓬莱葛

【基原】为马钱科蓬莱葛*Gardneria multiflora* Makino的根、种子。

【别名】红络石藤、大叶石塔藤、九里火、放光藤、青香藤。

【形态特征】木质藤本。枝条圆柱形，无毛。叶片椭圆形或卵形，顶端渐尖，基部宽楔形、钝或圆，腹面有光泽；叶腋内有钻状腺体。三歧聚伞花序，腋生；花5数；花萼裂片半圆形；花冠辐状，黄色或黄白色，裂片椭圆状披针形至披针形，厚肉质。浆果圆球状，熟时红色。花期3~7月，果期7~11月。

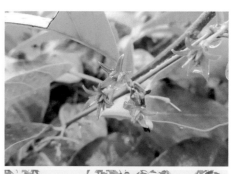

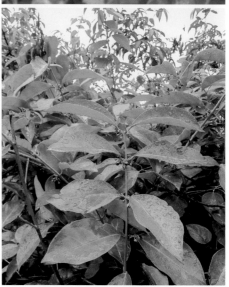

【分布】生于海拔300~2100 m的山地密林下或山坡灌木丛中。产于我国西南及陕西、湖南、广西等地。

【性能主治】味苦、辛，性温。有祛风通络、止血的作用。主治风湿痹痛，创伤出血。

【采收加工】根全年均可采收，洗净，切片，鲜用或晒干。种子果实成熟时收取，鲜用。

钩吻

【基原】为马钱科钩吻*Gelsemium elegans*（Gardn. et Champ.）Benth. 的全草。

【别名】吻莽、断肠草、黄藤、烂肠草、朝阳草。

【形态特征】木质藤本。小枝圆柱形，无毛。叶片膜质，卵形至卵状披针形，顶端渐尖，基部阔楔形至近圆形。聚伞花序，顶生和腋生；花萼裂片卵状披针形；花冠黄色，漏斗状，花冠裂片卵形；雄蕊着生于花冠管中部。蒴果卵形或椭圆形，开裂成2个2裂果瓣。种子有膜质翅。花期5~11月，果期7月至翌年3月。

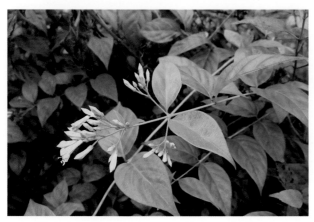

【分布】生于海拔500~2000 m的向阳山坡、路边草丛或灌木丛中。产于我国东部、南部、西南地区及台湾、湖南等地。

【性能主治】味辛、苦，性温；有大毒。有祛风攻毒、散结消肿、止痛的作用。主治疥癣，湿疹，瘰疬，痈肿，疔疮，跌打损伤，风湿痹痛，神经痛。

【采收加工】全年均可采收，切段，鲜用或晒干。

破骨风

【基原】为木犀科清香藤*Jasminum lanceolaria* Roxb. 的根及茎叶。

【别名】破藤风、碎骨风、散骨藤花木通、小泡通、老鹰柴。

【形态特征】攀缘灌木。叶片革质，对生或近对生，三出复叶；小叶椭圆形或披针形，背面光滑或被柔毛，具凹陷的小斑点。复聚伞花序常排成圆锥状，顶生或腋生，多花，密集；花萼筒状，萼齿三角形，不明显，或几近截形；花冠白色，高脚碟状，裂片4~5片。果球形或椭圆形，黑色。花期4~10月，果期6月至翌年3月。

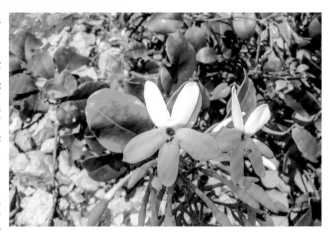

【分布】生于海拔2200 m以下的山坡、灌木丛中、山谷密林中。产于长江流域以南各省区以及台湾、陕西、甘肃等地。

【性能主治】味苦、辛，性平。有祛风除湿、凉血解毒的作用。主治风湿痹痛，跌打损伤，头痛，外伤出血，无名毒疮，蛇伤。

【采收加工】秋、冬季采挖根部，洗净，切片。茎叶夏、秋季采收，切段，鲜用或晒干。

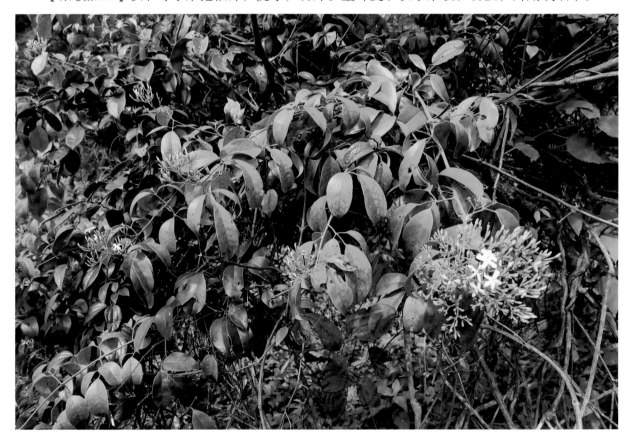

女贞子

【基原】为木犀科女贞*Ligustrum lucidum* W. T. Aiton的果实。

【别名】女贞实、冬青子、爆格蚤、白蜡树子、鼠梓子。

【形态特征】灌木或乔木。植株无毛。叶片革质，卵形、长卵形或椭圆形。圆锥花序；花无梗或近无梗；花萼齿不明显或近截形；花冠裂片长2~2.5 mm，反折。果肾形或近肾形，深蓝黑色，被白粉。花期5~7月，果期7月至翌年5月。

【分布】生于海拔2900 m以下的林中。分布于我国东部、南部、西南及中部地区。

【性能主治】味甘、苦，性凉。有滋补肝肾、明目乌发的作用。主治眩晕耳鸣，腰膝酸软，须发早白，目暗不明。

【采收加工】冬季果实成熟时采收，稍蒸或置沸水中略烫后，干燥。

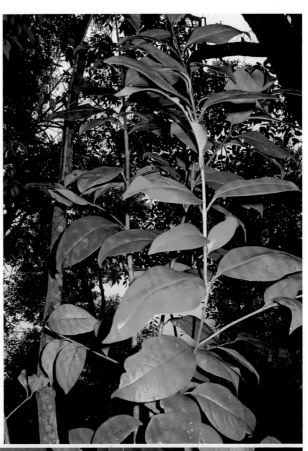

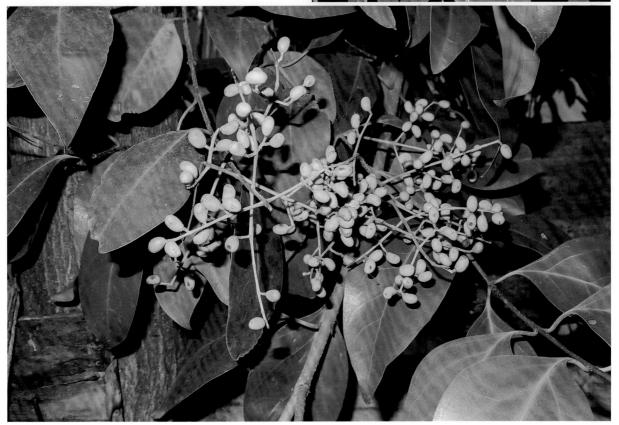

鸡骨常山

【基原】为夹竹桃科鸡骨常山*Alstonia yunnanensis* Diels的根、叶。

【别名】三台高、野辣子、永固生、红辣树、白虎木。

【形态特征】直立灌木。具乳汁，嫩枝被柔毛。叶3~5片轮生，倒卵状披针形或长圆状披针形，两面被短柔毛。花紫红色，聚伞花序，顶生，被柔毛；萼片披针形；花冠高脚碟状，裂片花蕾时向左覆盖，长圆形；花盘由2枚舌状鳞片组成。蓇葖果2个，离生，线形，无毛。种子多，两端被短缘毛。花期3~6月，果期7~11月。

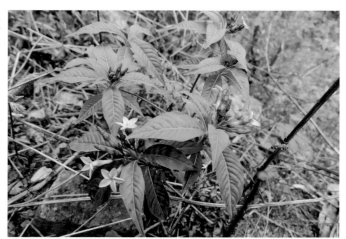

【分布】生于海拔1100~2400 m的山坡或沟谷地带灌木丛中。产于云南、贵州和广西。

【性能主治】味苦，性凉有小毒。有解热截疟、止血、止痛的作用。主治疟疾，口腔炎；内服兼外用治骨折，跌打损伤。

【采收加工】秋、冬季挖根，洗净，鲜用或晒干。夏季采叶，晒干。

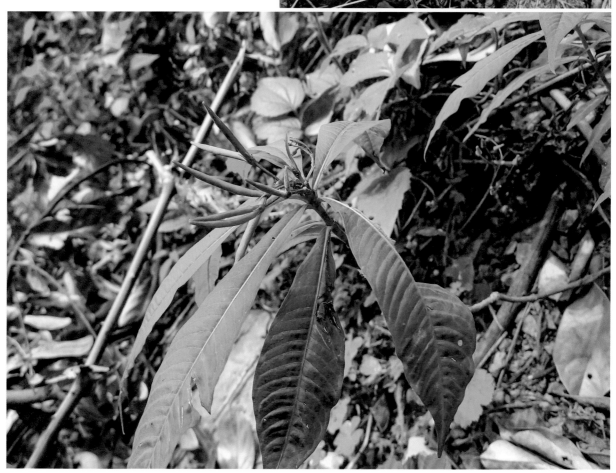

瓜子藤

【基原】为夹竹桃科链珠藤*Alyxia sinensis* Champ. ex Benth. 的全株。

【别名】念珠藤、阿利藤、过山香、满山香、春根藤。

【形态特征】藤状灌木。除花梗、苞片及萼片外，其他部位无毛。叶片革质，对生或3片轮

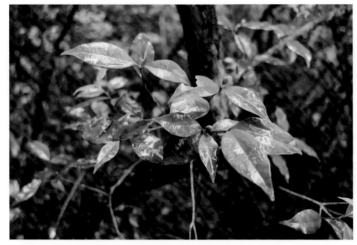

生，圆形或卵圆形，顶端圆或微凹，边缘反卷；侧脉不明显。聚伞花序腋生或近顶生；花序梗长不及1.5 cm；花小；花萼裂片卵圆形；花冠淡红色后变白色，花冠裂片卵圆形。核果卵形，2~3个组成链珠状。花期4~9月，果期5~11月。

【分布】生于矮林或灌木丛中。产于浙江、湖南、广东、海南、广西、贵州等地。

【性能主治】味辛、微苦，性温。有祛风活血、通经活络的作用。主治风湿性关节炎，腰痛，跌打损伤，闭经。

【采收加工】全年均可采收，切碎，鲜用或晒干。

欧洲夹竹桃

【基原】为夹竹桃科夹竹桃*Nerium oleander* L.的全株。

【形态特征】大灌木。叶片3片轮生，稀对生，窄披针形；侧脉达120对。聚伞花序，顶生；花芳香；花萼5深裂；花冠深红色、粉红色、白色或黄色，单瓣或重瓣，花冠筒圆筒形，喉部宽大；副花冠裂片5片，花瓣状，流苏状撕裂。蓇葖果2个，离生，长圆形。种子长圆形，毛长约1 cm。花期几乎全年，果期冬春季。

【分布】中国南方栽培。

【性能主治】味辛、苦、涩，性温，有毒。有强心利尿、祛痰杀虫的作用。主治心力衰竭，癫痫；外用治甲沟炎，斑秃，杀蝇。

【采收加工】全年均可采收，切碎晒干。

络石藤

【基原】为夹竹桃科络石*Trachelospermum jasminoides*（Lindl.）Lem. 的带叶藤茎。

【别名】石鲮、云丹、略石、领石、石龙藤。

【形态特征】木质藤本。小枝被黄色柔毛，老时无毛。叶片椭圆形至宽倒卵形，背面被短柔毛。二歧聚伞花序，腋生或顶生；花萼5深裂，裂片线状披针形，顶部反卷；花蕾顶端钝，花冠筒圆筒形；雄蕊着生在花冠筒中部。蓇葖果叉生。种子顶端具白色绢质种毛。花期3~7月，果期7~12月。

【分布】生于山野、荒地，常攀缘附生于石上、墙上或其他植物上。主产于江苏、湖北、山东、广东、四川等地。

【性能主治】味苦，性微寒。有祛风通络、凉血消肿的作用。主治风湿热痹，筋脉拘挛，腰膝酸痛，喉痹，痈肿，跌扑损伤。

【采收加工】冬季至翌年春季采割，除去杂质，晒干。

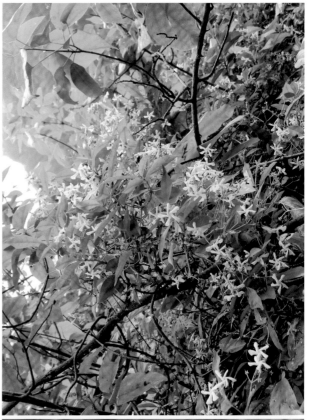

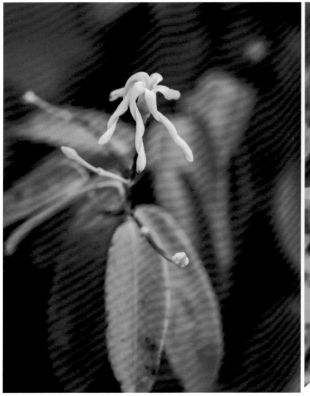

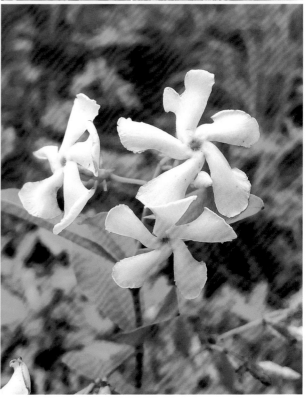

个溥

【基原】为夹竹桃科个溥*Wrightia sikkimensis* Gamble的全草。

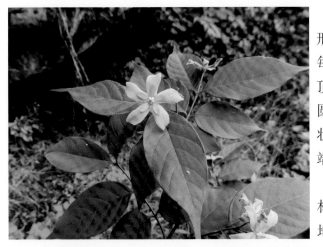

【形态特征】乔木。叶片椭圆形至卵圆形，长6~17 cm，顶端长尾尖，基部楔形，侧脉每边9~15条。花淡黄色，数朵组成聚伞花序，顶生，被微柔毛；萼片卵状三角形；花冠裂片长圆形或狭倒卵形；副花冠由10片鳞片组成，呈舌状。蓇葖果2个，离生，圆柱状。种子线形，顶端具淡黄色种毛。花期4~6月，果期6~12月。

【分布】生长于海拔500 m~1500 m的疏林或潮湿的密林中。产于云南、贵州、广西等地。

【性能主治】有祛风活络、化瘀散结的作用。主治风湿，荨麻疹，湿疹，疬腮，疮痈。

【采收加工】全年均可采收，鲜用或晒干。

黑龙骨

【基原】为萝藦科黑龙骨*Periploca forrestii* Schltr. 的全草。

【别名】滇杠柳、飞仙藤、青蛇胆、黑骨头、达风藤。

【形态特征】藤状灌木。具乳汁，多分枝，全株无毛。叶片革质，披针形。聚伞花序腋生，着花1~3朵；花小，黄绿色；萼裂片卵圆形或近圆形；花冠筒短，裂片长圆形，中间不加厚，不反折；副花冠丝状，被微毛。蓇葖果双生，长圆柱形。种子长圆形，扁平，顶端具白色绢质种毛。花期3~4月，果期6~7月。

【分布】生于海拔2700 m以下的山地疏林向阳处、阴湿的杂木林下或灌木丛中。产于西藏、青海、四川等地。

【性能主治】味苦、辛，性温；有小毒。有舒筋活络、祛风除湿的作用。主治风湿性关节炎，跌打损伤，胃痛，消化不良，闭经，疟疾等。

【采收加工】全年均可采收，晒干。

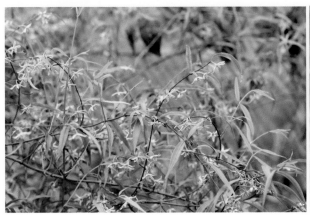

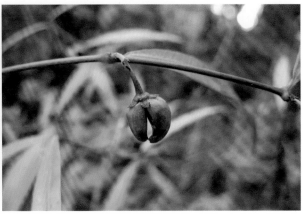

古羊藤

【基原】为萝藦科马莲鞍*Streptocaulon juventas*（Lour.）Merr. 的根。

【别名】藤苦参。

【形态特征】木质藤本。具乳汁。茎褐色，具皮孔；枝条、叶、花梗、果实均被棕黄色茸毛。叶片倒卵形至阔椭圆形，中部以上较宽，顶端急尖或钝。聚伞花序腋生；花小；花冠外面黄绿色，内面黄红色；副花冠裂片丝状，与花丝合生，着生在花冠的基部。蓇葖果双生，密被茸毛。种毛白色。花期6~10月，果期8月至翌年3月。

【分布】生于山野坡地、山谷疏林中或路旁灌木丛中。产于贵州、广西等地。

【性能主治】味苦、微甘，性凉。有清热解毒、散瘀止痛的作用。主治痢疾，湿热腹泻，心胃气痛，感冒发热，慢性肾炎，跌打损伤，肿痛，毒蛇咬伤等。

【采收加工】全年均可采收，晒干。

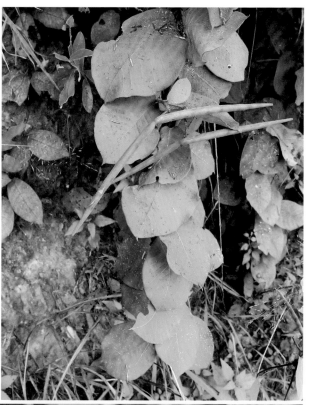

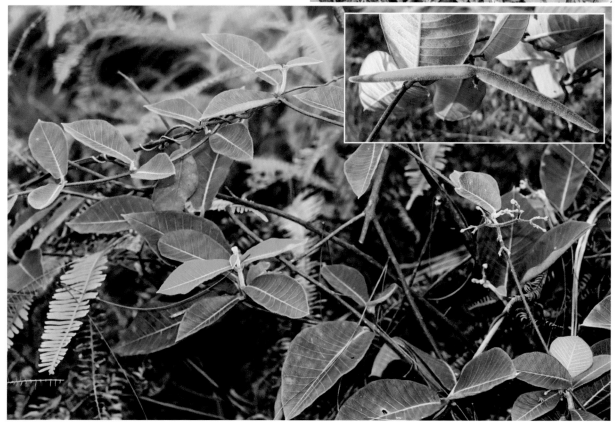

猪肚木

【基原】为茜草科猪肚木Canthium horridum Blume的叶、根及树皮。

【别名】山石榴、跌掌随、老虎刺。

【形态特征】具刺灌木。小枝圆柱形，被紧贴土黄色柔毛；刺对生，锐尖。叶片卵形，椭圆形或长卵形，长2~3（5）cm，无毛或沿中脉略被柔毛。花小，单生或数朵簇生于叶腋；萼檐有不明显波状小齿；花冠白色，冠管短，喉部有倒生髯毛，裂片5片，长圆形。核果卵形，单生或孪生。花期4~6月。

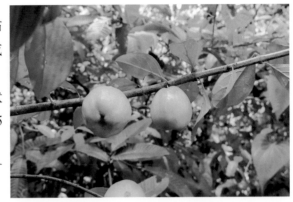

【分布】生于疏林或灌木丛中。产于广东、广西、云南等地。

【性能主治】味淡、辛，性寒。有清热利尿、活血解毒的作用。主治痢疾，黄疸，水肿，小便不利，疮毒，跌打肿痛。

【采收加工】夏季采摘叶；夏、秋季采剥树皮；全年均可挖根，切片，鲜用或晒干。

香果树

【基原】为茜草科香果树Emmenopterys henryi Oliv. 的根、树皮。

【别名】大猫舌、紫油厚朴、叶上花、小冬瓜。

【形态特征】落叶大乔木。树皮灰褐色，鳞片状。叶片阔椭圆形、阔卵形或卵状椭圆形，长达30 cm；托叶大，三角状卵形，早落。圆锥状聚伞花序顶生；萼裂片近圆形，变态的叶状萼裂片白色；花冠白色或黄色，被黄白色茸毛。蒴果长圆状卵形，有纵细棱。种子多数，小而有阔翅。花期6~8月，果期8~11月。

【分布】生于山林中湿润肥沃的土壤上。产于长江流域和广西、云南等地。

【性能主治】味辛、甘，性微温。有湿中和胃、降逆止呕的作用。主治反胃，呕吐，呃逆。

【采收加工】全年均可采收，切片晒干。

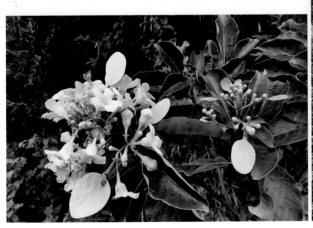

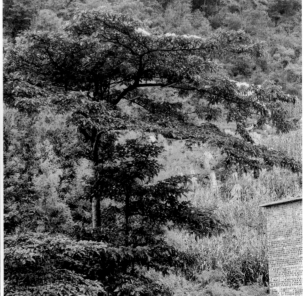

四叶葎

【基原】为茜草科四叶葎*Galium bungei* Steud. 的全草。

【别名】四叶七、小锯锯藤、红蛇儿、天良草、四棱香草。

【形态特征】多年生丛生直立草本。有红色丝状根；茎有4棱。叶4片轮生，叶形变化大，卵状长圆形至线状披针形，长0.6~3.4 cm，中脉和边缘常有刺状硬毛。聚伞花序，顶生和腋生；花小，黄绿色或白色，无毛。果爿近球状，常双生，具小疣点、小鳞片或短钩毛。花期4~9月，果期5月至翌年1月。

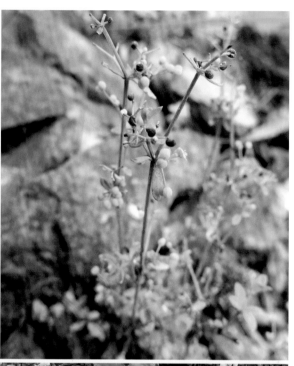

【分布】生于海拔50~2520 m的山地、丘陵、旷野、田间、沟边的林中、灌木丛中或草地。主产于湖南、广东、云南等地。

【性能主治】味甘，性平。有清热解毒、利尿、止血、消食的作用。主治痢疾，尿路感染，小儿疳积，白带异常，咳血；外用治蛇头疔。

【采收加工】夏、秋季采收，鲜用或晒干。

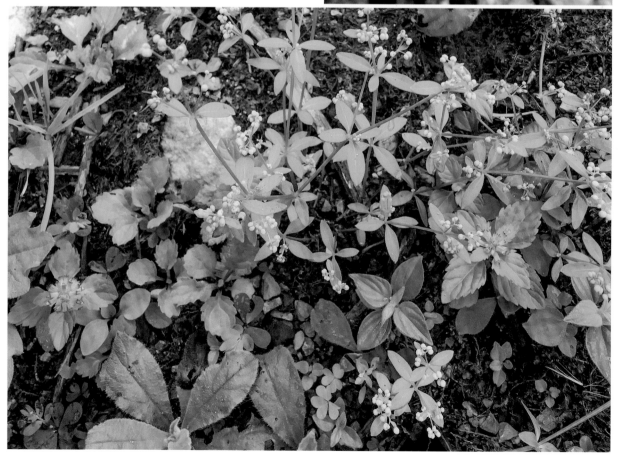

耳草

【基原】为茜草科耳草*Hedyotis auricularia* L.的全草。

【别名】较剪草、鲫鱼胆草、山过路蜈蚣、蜈蚣草、行路蜈蚣。

【形态特征】多年生草本。小枝被短硬毛。叶片近革质，披针形或椭圆形，长3~8 cm，背面常被粉末状短毛；托叶被毛，合生成短鞘，顶裂成5~7枚刚毛状刺。聚伞花序腋生，密集成头状，无花序梗；萼裂片4片，披针形，被毛；花冠白色，冠裂片4片。果球形，直径1.2~1.5 mm，熟时不开裂。花期3~8月。

【分布】生于草地、林缘和灌木丛中。产于我国南部和西南的广西、广东等地。

【性能主治】味苦，性凉；有小毒。有清热解毒、凉血消肿的作用。主治感冒发热，肺热咳嗽，咽喉肿痛，肠炎，痢疾，痔疮出血，崩漏，毒蛇咬伤，乳腺炎，痈疖肿毒，湿疹，跌打损伤。

【采收加工】夏季采收，鲜用或晒干。

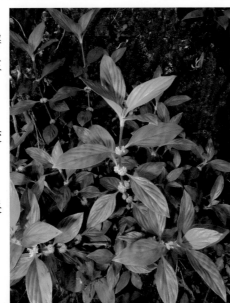
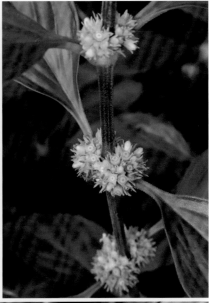

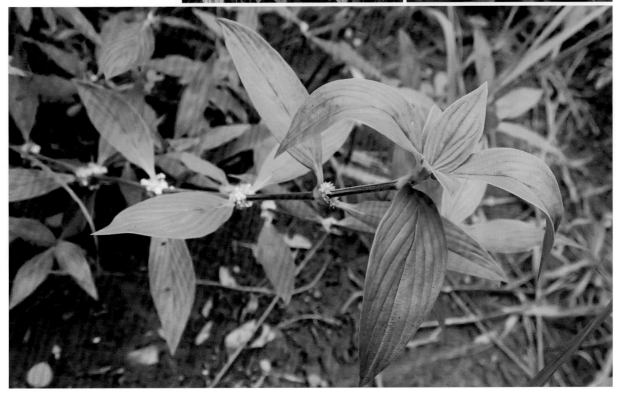

白花蛇舌草

【基原】为茜草科白花蛇舌草*Hedyotis diffusa* Willd. 的全草。

【别名】蛇舌草、蛇舌癀、蛇针草、蛇总管、二叶葎。

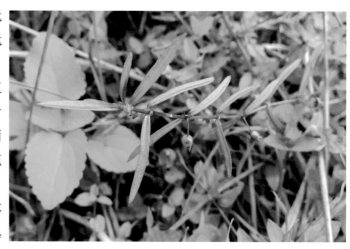

【形态特征】一年生披散草本。无毛、纤细。茎稍扁，从基部分枝。叶无柄，线形，长1~3 cm；托叶长1~2 mm，基部合生，顶部芒尖。花4数，单生或双生于叶腋；萼管球形，萼裂片长圆状披针形；花冠白色，花冠裂片卵状长圆形。蒴果膜质，扁球形，熟时顶部室背开裂。花期春季。

【分布】生于海拔50~2000 m的林内、林缘灌木丛中或路边、坡边灌木丛中。产于云南、广东等地。

【性能主治】味甘、淡，性凉。有清热解毒、利尿消肿、活血止痛的作用。主治肠痈（阑尾炎），疮疖肿毒，湿热黄疸，小便不利等；外用治疮疖痈肿，毒蛇咬伤。

【采收加工】夏秋采集，洗净，鲜用或晒干。

牛白藤

【基原】为茜草科牛白藤*Hedyotis hedyotidea*（DC.）Merr. 的茎叶。

【别名】有毛鸡屎藤、脓见消、癍痧藤、大叶龙胆草、土加藤甜茶。

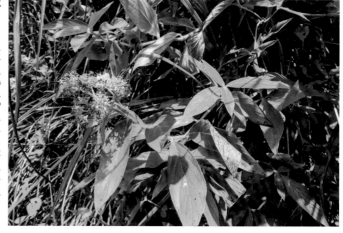

【形态特征】藤状灌木。嫩枝方柱形，被粉末状柔毛。叶片膜质，长卵形或卵形，背面被柔毛；托叶长4~6 mm，顶部截平，有4~6枚刺状毛。伞形花序腋生和顶生；花萼被微柔毛，萼管陀螺形，萼檐裂片线状披针形；花冠白色，管形，裂片披针形，内面被疏长毛。蒴果近球形，熟时室间开裂为2果片。花期4~7月。

【分布】生于低海拔至中海拔的沟谷灌木丛中或丘陵坡地。产于广东、广西、云南等地。

【性能主治】味甘淡，性凉。有清热解毒的作用。主治中暑，高热，肠炎，皮肤湿疹，带状疱疹，痈疮肿毒。

【采收加工】全年均可采收。

白花龙船花

【基原】为茜草科白花龙船花*Ixora henryi* H. Lév. 的花。

【别名】小龙船花、小仙丹花。

【形态特征】灌木。全体无毛。叶片长圆形或披针形；托叶基部阔，长5~8 mm，近顶部骤然收狭成长芒尖。聚伞花序顶生，长达8 cm；萼管长约2 mm，萼片短于萼管；花冠白色，干后变暗红色，冠管长达3 cm，顶部4裂；花丝极短，花药基部2裂。果球形。花期8~12月。

【分布】野生或栽培。分布于广东、广西、台湾、福建等地。

【性能主治】味甘、辛，性凉。有清肝、活血、止痛的作用。主治高血压，月经不调，筋骨折伤，疮疡。

【采收加工】全年均可采收。

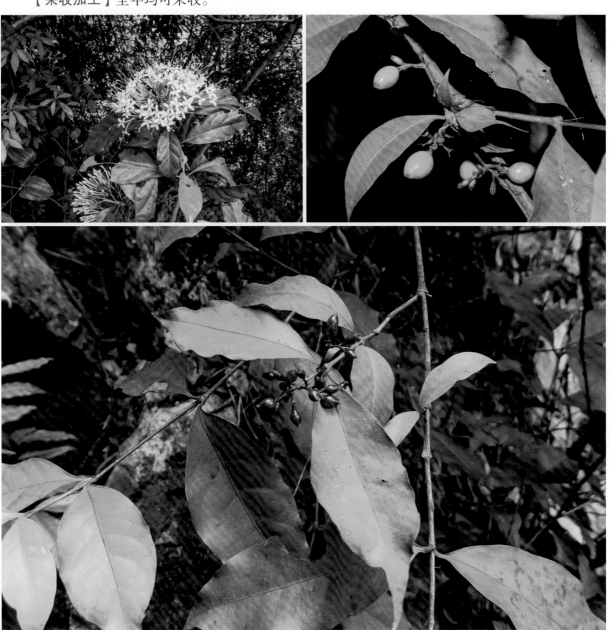

楠藤

【基原】为茜草科楠藤 *Mussaenda erosa* Champ. ex Benth. 的茎叶。

【别名】大茶根、大洋藤、玉叶金花、胶鸟藤、大白纸扇。

【形态特征】攀缘灌木。小枝无毛。叶片长圆形、卵形至长圆状椭圆形，嫩叶略被毛，老叶无毛；托叶长三角形，深2裂。伞房状多歧聚伞花序顶生，花疏生；花萼管椭圆形，无毛，萼裂片线状披针形；花叶阔椭圆形，无毛；花冠橙黄色，花冠裂片卵形。浆果近球形或阔椭圆形，无毛。花期4~7月，果期9~12月。

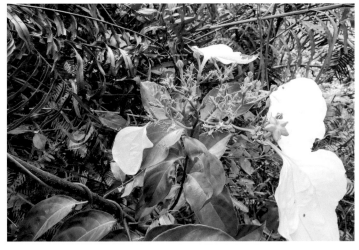

【分布】生于土山坡、山谷、河边灌木丛和疏林中。常攀缘于疏林乔木树冠上。产于我国南部、西南等地区。

【性能主治】味微甘，性凉。有清热解毒的作用。主治疥疮，疮疡肿毒，烧烫伤。

【采收加工】夏、秋季采收，鲜用或晒干。

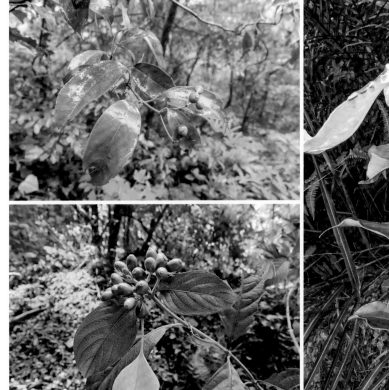

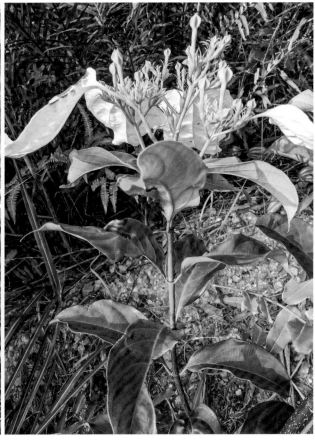

玉叶金花

【基原】为茜草科玉叶金花*Mussaenda pubescens* W. T. Aiton的茎和根。

【别名】白纸扇、野白纸扇、山甘草、土甘草、凉口茶。

【形态特征】攀缘灌木。嫩枝被贴伏短柔毛。叶对生或轮生，卵状长圆形或卵状披针形，腹面近无毛或疏被毛，背面密被短柔毛。聚伞花序顶生，密花；花萼管陀螺形，被柔毛，萼裂片线形，常比花萼管长2倍以上，基部密被柔毛；花冠黄色，花冠裂片长圆状披针形。浆果近球形，疏被柔毛。花期6~7月。

【分布】生于灌木丛中、溪谷、山坡或村旁。产于广东、香港、海南、广西、福建、湖南、江西、浙江和台湾。

【性能主治】味甘、淡，性凉。有清热解暑、凉血解毒的作用。主治中毒，感冒，支气管炎，扁桃体炎，咽喉炎，肾炎水肿，肠炎，子宫出血，毒蛇咬伤。

【采收加工】全年均可采收，洗净，鲜用或晒干，切碎备用。

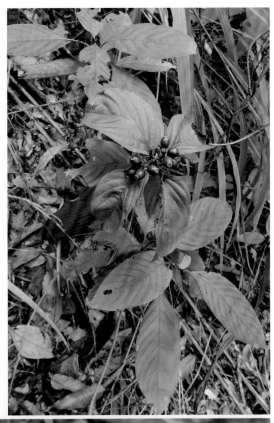

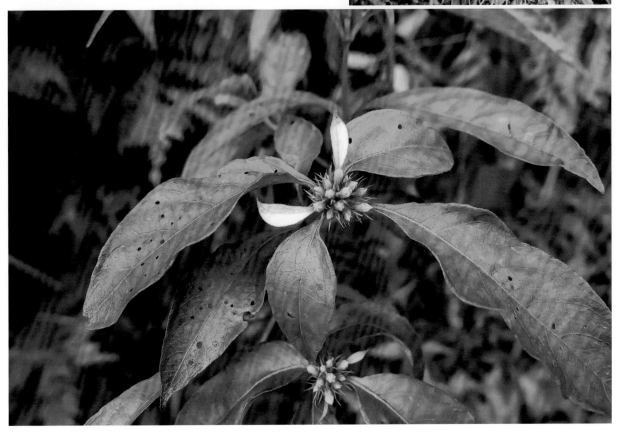

鸡屎藤

【基原】为茜草科鸡矢藤*Paederia scandens*（Lour.）Merr. 的全草。

【别名】斑鸠饭、女青、主屎藤、却节、皆治藤。

【形态特征】藤本。叶片纸质或近革质，卵形至披针形，两面无毛或近无毛。圆锥花序式的聚伞花序腋生和顶生，扩展，分枝对生，末次分枝上的花呈蝎尾状排列；萼裂片5片，三角形；花冠浅紫色。果球形，熟时近黄色，有光泽；小坚果无翅，浅黑色。花期5~7月。

【分布】生于低海拔的疏林内。产于福建、广东等省。

【性能主治】味甘酸，性平。有祛风除湿、消食化积、解毒消肿、活血止痛的作用。主治风湿痹痛，食积腹胀，小儿疳积，腹泻，痢疾，中暑，黄疸，肝炎，肝脾肿大，咳嗽，瘰疬，肠痈，无名肿毒，脚湿肿烂，烫火伤，湿疹，皮炎，跌打损伤，蛇蛟蝎螫。

【采收加工】在栽后9~10个月除留种外，每年都可割取地上部分，晒干或晾干。秋季挖根，洗净，切片，晒干。

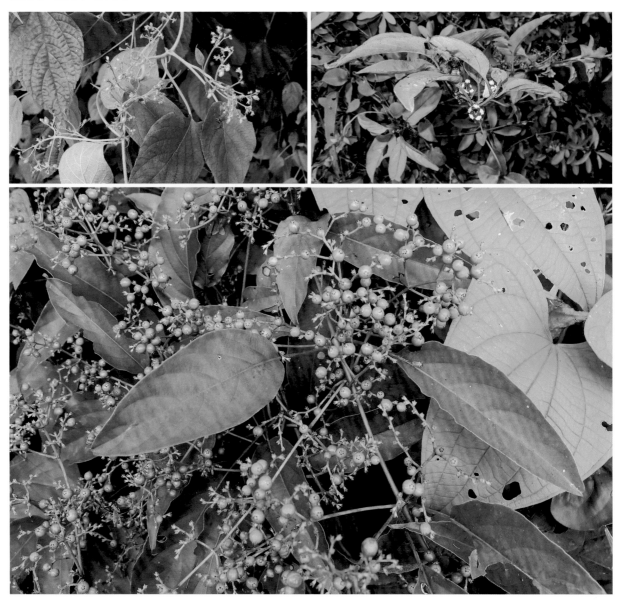

钩藤

【**基原**】为茜草科大叶钩藤*Uncaria macrophylla* Wall. 的带钩茎枝。

【**别名**】双钩藤、鹰爪风、吊风根、金钩草、倒挂刺。

【**形态特征**】大藤本。嫩枝方柱形。叶片近革质，卵形或阔椭圆形，长10~16 cm，宽6~12 cm，腹面仅脉上有毛，背面被黄褐色硬毛；托叶深2裂，裂片狭卵形。头状花序单生叶腋，或成聚伞状排列；花梗长2~5 mm；萼裂片线状长圆形，被短柔毛；花冠裂片长圆形，被短柔毛。蒴果有明显的梗。花期夏季。

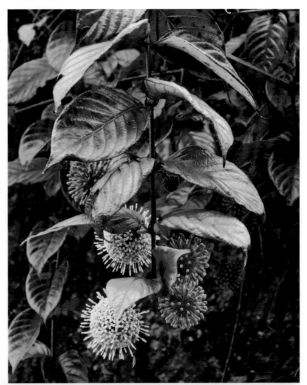

【**分布**】生于次生林中，常攀缘于林冠之上。产于云南、广西、广东、海南等地。

【**性能主治**】味甘，性凉。有清热平肝、息风定惊的作用。主治头痛眩晕，感冒夹惊，惊痫抽搐，妊娠子痫，高血压。

【**采收加工**】秋、冬季采收，去叶，切段，晒干。

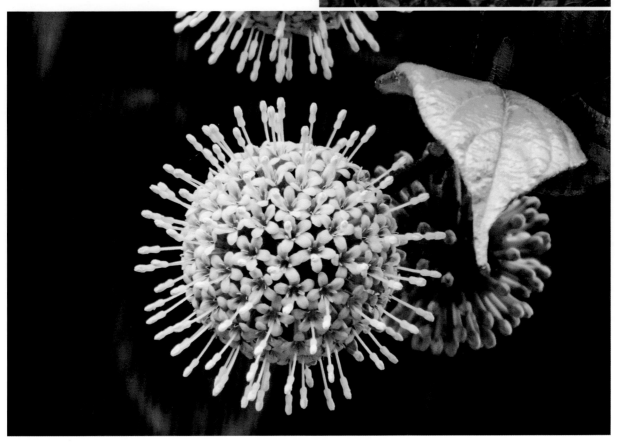

山银花

【基原】为忍冬科菰腺忍冬 *Lonicera hypoglauca* Miq. 的花蕾或初开的花。

【别名】银花、双花、二花、二宝花。

【形态特征】落叶藤本。幼枝、叶柄、叶两面和花序梗均密被短柔毛。叶片卵形至卵状矩圆形，背面有无柄或具极短柄的黄色至橘红色蘑菇状腺。双花单生至多朵集生；萼筒无毛或略有毛；花冠白色，后变黄色，长3.5~4 cm，唇形，外面疏生倒微伏毛，并具腺。果熟时黑色。花期4~6月，果熟期10~11月。

【分布】生于海拔200~700 m（西南部可达1500 m）的灌木丛或疏林中。产于我国东部、中部、西南地区及台湾、广东、广西等。

【性能主治】味甘，性寒。有清热解毒、疏散风热的作用。主治痈肿疔疮，喉痹，丹毒，热毒血痢，风热感冒，温病发热。

【采收加工】夏初花开放前采收，干燥。

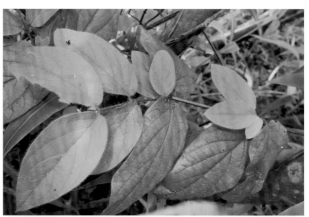
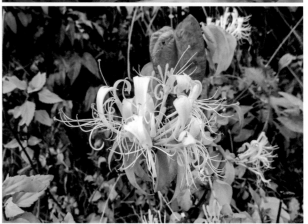

接骨草

【基原】为忍冬科接骨草 *Sambucus javanica* Blume的枝叶。

【形态特征】高大草本或半灌木。羽状复叶；小叶2~3对，狭卵形，嫩时腹面被疏长柔毛，边缘具细齿，近基部边缘常有腺齿；顶生小叶卵形或倒卵形，无托叶。复伞形花序顶生，被黄色疏柔毛；杯形不孕性花不脱落，可孕性花小；萼筒杯状，萼齿三角形；花冠白色。果实红色，近圆形；核2~3粒。花期4~5月，果期8~9月。

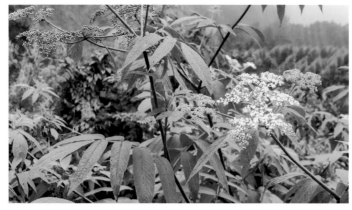

【分布】生于海拔300~2600 m的山坡、林下、沟边和草丛中，亦有栽种。产于我国西北、东部、中部、南部、西南地区及台湾等地。

【性能主治】味甘、苦，性平。有祛风利湿、活血、止血的作用。主治风湿痹痛，痛风，大骨节病，急慢性肾炎，风疹，跌打损伤，骨折肿痛，外伤出血。

【采收加工】夏、秋季采收。

荚蒾

【基原】为忍冬科荚蒾*Viburnum dilatatum* Thunb. 的枝叶鲜品。

【形态特征】灌木。幼枝、花序均密被粗毛及簇状短毛。叶片宽倒卵形或宽卵形，边缘有齿，腹面被叉状或单伏毛，背面被叉状或簇状毛，脉腋集聚簇状毛，有腺点。复伞形式聚伞花序；萼和花冠外均有簇状糙毛；萼筒有细腺点；花冠白色；雄蕊高出花冠。果实红色；核扁。花期5~6月，果期9~11月。

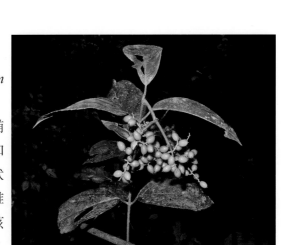

【分布】生于海拔100~1000 m的山坡或山谷疏林下、林缘及山脚灌木丛中。产于我国东部、中部、西南、南部地区及台湾、河北、陕西等地。

【性能主治】味酸，性凉。有疏风解毒、清热解毒、活血的作用。主治疔疮发热，暑热感冒；外用治过敏性皮炎。

【采收加工】春、夏季采收。

珊瑚树

【基原】为忍冬科珊瑚树*Viburnum odoratissimum* Ker Gawl. 的根、树皮、叶。

【形态特征】常绿灌木或小乔木。叶片革质，椭圆形至矩圆形，下面有时具微腺点，脉腋有簇状毛和趾蹼状小孔。圆锥花序，顶生，宽尖塔形；萼筒筒状钟形，无毛，萼檐碟状，齿宽三角形；花冠白色；雄蕊略超出花冠；柱头头状。果实先红色后变黑色。核卵状椭圆形，有1条深腹沟。花期4~5月，果期7~9月。

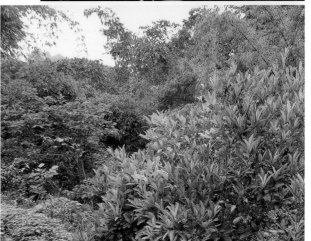

【分布】生于海拔200~1300 m的山谷密林中、溪涧旁阴处、疏林中向阳地或平地灌木丛中。产于福建、湖南、海南等地。

【性能主治】味辛，性凉。有清热祛湿、通经活络、拔毒生肌的作用。主治感冒，跌打损伤，骨折。

【采收加工】全年均可采收。

续断

【基原】为续断科川续断*Dipsacus asper* Wall. 的全草。

【形态特征】多年生草本。茎具6~8棱，棱上疏生下弯的硬刺。基生叶琴状羽裂，两侧裂片3~4对，腹面被刺毛，背面沿脉密被刺毛；茎叶为羽状深裂，侧裂片2~4对。头状花序球形，直径2~3 cm；小苞片倒卵形，先端具长喙尖；花萼四棱；花冠管长9~11 mm。瘦果长倒卵柱状，包藏于小总苞内。花期7~9月，果期9~11月。

【分布】生于沟边、草丛、林缘和田野路旁。产于我国中部、西南地区及广西等地。

【性能主治】味苦、辛，性微温。有补肝肾、强筋骨、调血脉、止崩漏的作用。主治腰膝酸痛，肢节痿痹，跌扑创伤，损筋折骨，胎动漏红，血崩，遗精，带下，痈疽疮肿。

【采收加工】霜冻前采收，将全株挖起，除去泥土，用火烘烤或晒干。

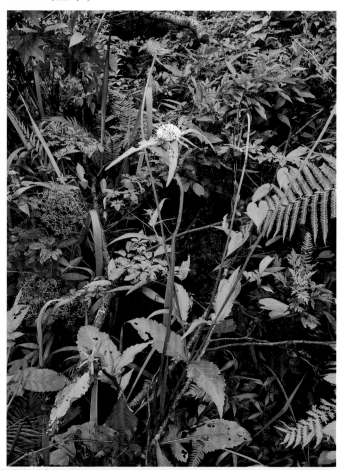

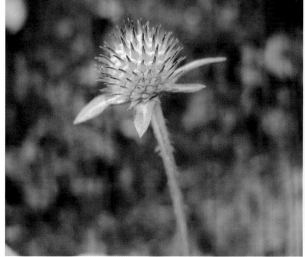

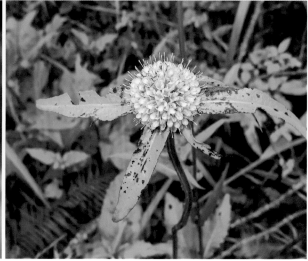

艾纳香

【基原】为菊科艾纳香*Blumea balsamifera*（L.）DC.的全草。

【形态特征】多年生草本或亚灌木。茎被黄褐色柔毛。下部叶片宽椭圆形，叶柄有3~5对狭线形的附属物，边缘有齿，腹面被柔毛，背被绢状棉毛。头状花序多数，排成圆锥花序，被黄褐色密柔毛；外层总苞片长圆形，背面被密柔毛；雌花多数，细管状；两性花管状。瘦果具5条棱，被密柔毛；冠毛红褐色，糙毛状。花期几乎全年。

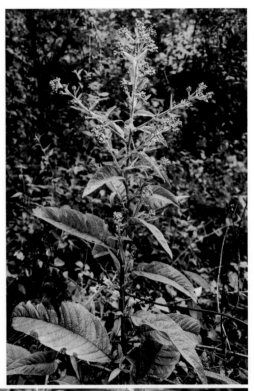

【分布】生于海拔600~1000 m的林缘、林下、河床谷地或草地上。产于云南、福建和台湾等地。

【性能主治】味辛、微苦，性温。有祛风除湿、温中止泻、活血解毒的作用。主治风寒感冒，头风头痛，风湿痹痛，寒湿泻痢，寸白虫病，毒蛇咬伤，跌打伤痛，癣疮。

【采收加工】12月采收，先把落叶集中，再把带叶的地上茎采割，鲜用或晒干。

【附注】根主治风湿关节痛，消化不良，泄泻，水肿，血瘀痛经，跌打肿痛。

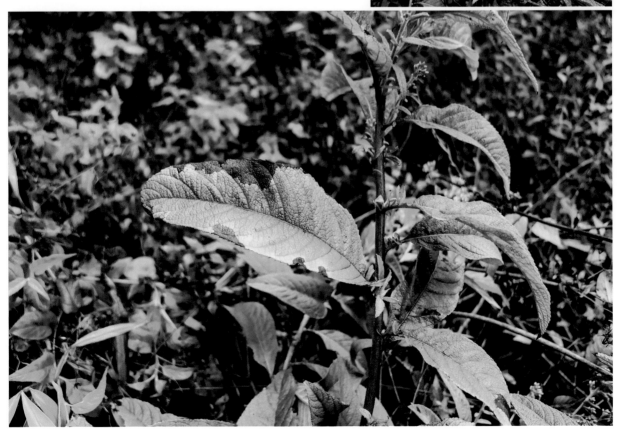

藿香蓟

【基原】为菊科藿香蓟 *Ageratum conyzoides* L.的全草。

【形态特征】一年生草本。茎枝淡红色，被短柔毛或上部被长茸毛。中部茎叶卵形或椭圆形，基部钝或宽楔形，边缘圆齿，两面被短柔毛及腺点。头状花序在茎顶排成伞房状花序；总苞片2层，长圆形或披针状长圆形，无毛，边缘撕裂。花淡紫色。瘦果黑褐色，5棱，被细柔毛；冠毛膜片状。花果期全年。

【分布】生于海拔2800 m以下的山谷、山坡。产于我国广东、云南、江西、福建等地，有栽培。

【性能主治】味辛、微苦，性凉。有清热、止痛止血、排湿的作用。主治呼吸道感染，扁桃体炎，咽喉炎，急性胃肠炎，胃痛，膀胱炎，湿疹，鹅口疮，痈疮肿毒，蜂窝织炎，下肢疡，中耳炎，外伤出血。

【采收加工】夏、秋季采收全草，鲜用或晒干。

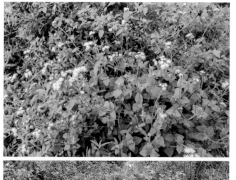
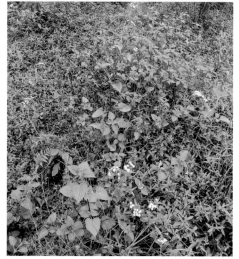

牛蒡子

【基原】为菊科牛蒡 *Arctium lappa* L.的成熟果实。

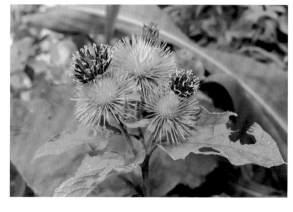

【形态特征】二年生草本。基生叶宽卵形，边缘有浅波状凹齿或齿尖，基部心形，腹面绿色，有短糙毛及腺点，背面灰白色或淡绿色，被薄茸毛，有小腺点。茎生叶较小。头状花序排成伞房花序；总苞片多层，顶端有软骨质钩刺；小花紫红色。瘦果倒长卵形，浅褐色；冠毛多层，浅褐色，刚毛糙毛状。花果期6~9月。

【分布】生于海拔750~3500 m的山坡、山谷、林缘、林中、灌木丛中、河边潮湿地、村庄路旁或荒地。全国各地普遍分布。

【性能主治】味辛、苦，性寒。有疏散风热、宣肺透疹、解毒利咽的作用。主治风热感冒，咳嗽痰多，麻疹，风疹，咽喉肿痛，痄腮，丹毒，痈肿疮毒。

【采收加工】秋季果实成熟时采收果序，晒干，打下果实，除去杂质，再晒干。

【附注】茎叶主治风热头痛，心烦口干，咽喉肿痛，小便涩少，痈肿疮疖，皮肤风痒，白屑风。根主治风热感冒，头痛，咳嗽，热毒而肿，咽喉肿痛，风湿痹痛，症瘕积块，痈疖恶疮，痔疮脱肛。

五月艾

【基原】为菊科五月艾 *Artemisia indica* Willd. 的叶。

【形态特征】半灌木状草本。茎、枝被短柔毛，后脱落。叶片背面密被灰白色蛛丝状茸毛；中部叶片卵形、长卵形，1~2回羽状全裂或大头羽状深裂。头状花序，多数，排成总状花序或复总状花序；总苞片3~4层，外层总苞片略小，背被茸毛，后脱落；雌花狭管状；两性花管状。瘦果长圆形或倒卵形。花果期8~10月。

【分布】生于中高海拔地区湿润的山坡上。产于我国西藏东南部。

【性能主治】味辛、苦，性温。有散寒止痛、温经止血、安胎的作用。主治功能性子宫出血，先兆性流产，月经不调，胎动不安，久痢下血及风寒湿所致的腹膝冷痛。

【采收加工】开花前采收。

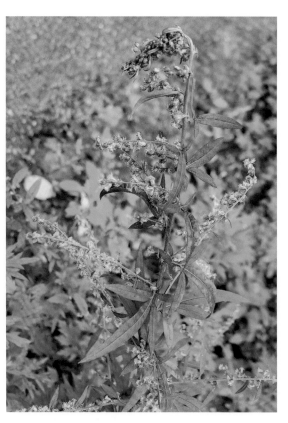

马兰

【基原】为菊科马兰 *Aster indica* Linn. 的根或全草。

【形态特征】多年生草本。茎上部有短毛。叶片较薄，倒披针形或倒卵状矩圆形，基部渐狭成具翅长柄，边缘有齿或羽状裂片。头状花序，单生于枝端并排成疏伞房状；总苞片2~3层；外层倒披针形；舌状花浅紫色；管状花多数，被短密毛。瘦果极扁，褐色，被腺及短柔毛；冠毛不等长，易脱落。花期5~9月，果期8~10月。

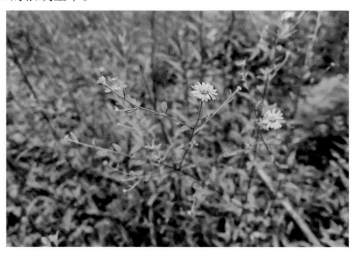

【分布】生于林缘、草丛中、溪岸、路旁。产于我国西部、中部、南部、东部地区。

【性能主治】味辛，性凉。有凉血止血、清热利湿、解毒消肿的作用。主治吐血，鼻出血，血痢，崩漏，创伤出血，黄疸，水肿，淋浊，感冒，咳嗽，咽痛喉痹，痔疮，痈肿，丹毒，小儿疳积。

【采收加工】夏、秋季采收，鲜用或晒干。

金盏银盘

【基原】为菊科金盏银盘*Bidens biternata*（Lour.）Merr. et Sherff的全草。

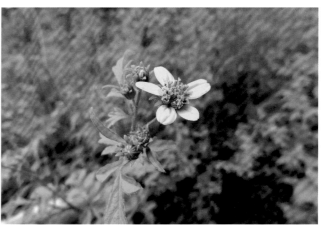

【形态特征】一年生草本。茎无毛或被稀疏卷曲短柔毛。叶为一回羽状复叶；顶生小叶卵形至长圆状卵形，先端渐尖，边缘具齿，两面被柔毛。头状花序，直径7~10 mm；总苞基部有短柔毛，外层苞片条形，先端锐尖，背面密被短柔毛；舌状花淡黄色；盘花筒状。瘦果条形，黑色，顶端具芒刺3~4枚，具倒刺毛。

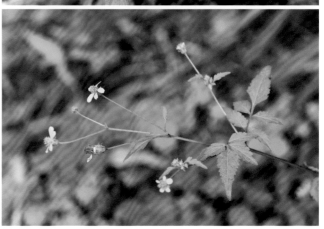

【分布】生于路边、村旁及荒地中。产于我国南部、东部、中部、西南、华北地区及辽宁等地。

【性能主治】味甘、微苦，性凉。有清热解毒、凉血止血的作用。主治感冒发热，黄疸，泄泻，痢疾，血热吐血，血崩，跌打损伤，痈肿疮毒，鹤膝风，疥癞。

【采收加工】春、夏季采收，鲜用或切段晒干。

白花鬼针草

【基原】为菊科白花鬼针草*Bidens pilosa* L. var. *radiata* Sch. -Bip的全草。

【形态特征】一年生草本。茎钝四棱形。茎下部叶较小，3裂或不分裂；中部叶具长柄，三出，小叶3片，稀为具5（7）小叶的羽状复叶；顶生小叶较大，边缘有齿，无毛或略被短柔毛。头状花序直径8~9 mm；总苞片条状匙形，上部稍宽；舌状花白色，盘花筒状。瘦果黑色，条形，略扁，顶端具芒刺3~4枚，具倒刺毛。

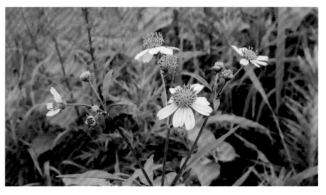

【分布】生于路边、村旁及荒地中。产于我国南部、东部、中部、西南地区及河北、山西、辽宁等地。

【性能主治】味甘、微苦，性凉。有清热解毒、利湿退黄的作用。主治感冒发热，风湿痹痛，湿热黄疸，痈肿疮疖。

【采收加工】夏、秋季采收，切段，晒干。

东风草

【基原】为菊科东风草*Blumea megacephala*（Randeria）C. C. Chang et Y. Q. Tseng的全草。

【形态特征】攀缘状草质藤本。茎多分枝。叶片卵形、卵状长圆形，边缘有疏细齿。头状花序直径1.5~2 cm，常1~7个腋生或在枝端排成圆锥花序；外层总苞片厚质，卵形，顶端钝，背面被密毛；花托直径8~11 mm，被密长柔毛；花黄色，雌花细管状；两性花管状。瘦果圆柱形，有10条棱，被疏毛；冠毛糙毛状。花期8~12月。

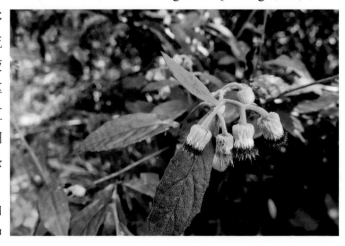

【分布】生于林缘、灌木丛中或山坡、丘陵阳处。产于我国西南、南部、中部地区及福建、台湾等地。

【性能主治】味苦、微辛，性凉。有清热明目、祛风止痒、解毒消肿的作用。主治目赤肿痛，翳膜遮睛，风疹，疥疮，皮肤瘙痒，痈肿疮疖，跌打红肿。

【采收加工】夏、秋季采收，鲜用或切段晒干。

天名精

【基原】为菊科天名精*Carpesium abrotanoides* L.的全草。

【形态特征】多年生草本。茎下部近无毛，上部密被短柔毛。下部叶片广椭圆形或长椭圆形，密被短柔毛，有腺点，边缘具钝齿。头状花序，生于茎端及沿茎、枝生于叶腋，成穗状花序式排列；总苞钟球形，直径6~8 mm；苞片3层，外层短，卵圆形，先端钝，背面被短柔毛；雌花狭筒状，两性花筒状。瘦果长约3.5 mm。花期6~8月，果期9~10月。

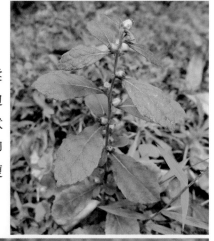

【分布】生于山坡、路旁或草坪。产于全国各地。

【性能主治】味苦、辛，性寒。有清热、化痰、解毒、杀虫、破瘀、止血的作用。主治乳蛾，喉痹，疟疾，急性肝炎，急慢惊风，虫积，血瘕，鼻出血，血淋，疔肿疮毒，皮肤痒疹。

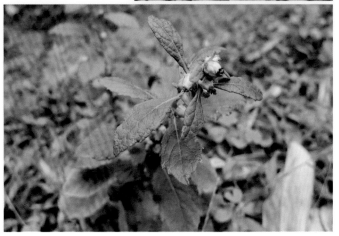

【采收加工】7~8月采收，洗净，鲜用或晒干。

烟管头草

【基原】为菊科烟管头草*Carpesium cernuum* Linn. 的全草。

【形态特征】多年生草本。茎密被白色长柔毛及卷曲的短柔毛。下部叶匙状长椭圆形，基部长渐狭，收缩成具翅的长柄，腹面被倒伏柔毛，背被白色长柔毛，两面有腺点，边缘具齿。头状花序单生茎、枝端；总苞直径1~2 cm；苞片4层，外层苞片叶状，密被长柔毛，先端钝；雌花狭筒状，两性花筒状。瘦果长4~4.5 mm。

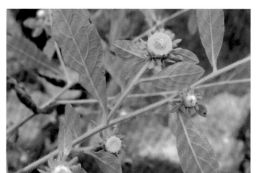
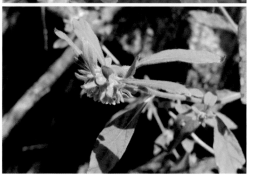

【分布】生于路边荒地及山坡、沟边等处。产于我国东北、华北、中部、东部、南部、西南、西北地区。

【性能主治】味苦、辛，性凉；有小毒。有清热解毒、消肿止痛的作用。主治感冒发热，咽喉痛，牙痛，泄泻，小便淋痛，瘰疬，疮疖肿毒，乳痈，痄腮，毒蛇咬伤。

【采收加工】春、夏季采收，晒干。

【附注】根主治牙痛，泄泻，喉蛾。

野菊花

【基原】为菊科野菊*Chrysanthemum indicum* L.的头状花序。

【形态特征】多年生草本。茎枝被稀疏的毛。中部茎叶卵形、长卵形或椭圆状卵形，羽状半裂、浅裂、有浅锯齿。头状花序直径1.5~2.5 cm，多数排成圆锥花序或伞房花序，顶生；总苞片约5层，外层卵形或卵状三角形，中层卵形，内层长椭圆形；舌状花黄色，舌片长10~13 mm。瘦果长1.5~1.8 mm。花期6~11月。

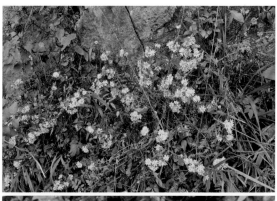
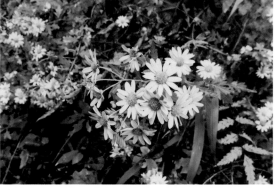

【分布】生于山坡、岩石上、河谷、河岸荒地上。产于我国东北、华北、东部、中部及西南地区。

【性能主治】味苦、辛，性微寒。有清热解毒、泻火平肝的作用。主治疔疮痈肿，目赤肿痛，头痛眩晕。

【采收加工】秋、冬季花初开放时采摘，晒干，或蒸后晒干。

墨旱莲

【基原】为菊科鳢肠*Eclipta prostrata*（L.）L.的地上部分。

【别名】旱莲草。

【形态特征】一年生草本。茎被贴生糙毛。叶片长圆状披针形或披针形，边缘有细齿或波状，两面被密硬糙毛。头状花序顶生或腋生；总苞片2层，长圆形或长圆状披针形，背面及边缘被白色短伏毛；外围雌花2层，舌状；中央两性花多数，花冠管状，白色。瘦果三棱形或扁四棱形。花期6~9月。

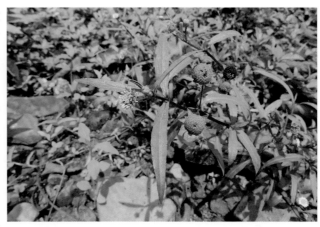

【分布】生于路边、湿地、沟边或田间。产于全国各地。

【性能主治】味甘、微酸，性寒。有滋补肝肾、凉血止血的作用。主治肝肾阴虚，牙齿松动，须发早白，眩晕耳鸣，腰膝酸软，阴虚血热，吐血，鼻出血，尿血，血痢，崩漏下血，外伤出血。

【采收加工】夏、秋季割取全草，洗净泥土，去除杂质，阴干或晒干；鲜用或随采随用。

小一点红

【基原】为菊科小一点红*Emilia prenanthoidea* DC.的全草。

【别名】细红背叶。

【形态特征】一年生草本。茎直立或斜升，无毛或被疏毛。基部叶小，倒卵形或倒卵状长圆形，顶端钝，基部渐狭成长柄；中部茎叶无柄，抱茎，边缘具波状齿，背面有时紫色。头状花序排成疏伞房状，顶生；总苞片10片，短于小花；小花花冠红色或紫红色。瘦果圆柱形，具5条肋，无毛；冠毛白色。花果期5~10月。

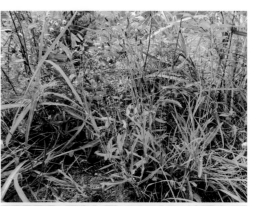

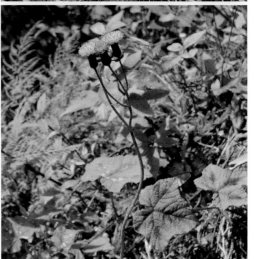

【分布】生于海拔550~2000 m的山坡路旁、疏林中或林中潮湿处。产于云南、贵州、广东、广西、浙江、福建。

【性能主治】味苦，性微寒。有清热、利水、解毒的作用。主治疮疡肿毒，跌打损伤，便血，水肿，目赤，扁桃体炎，乳腺炎，肺炎。

【采收加工】夏、秋季采收，洗净，鲜用或晒干。

一点红

【基原】为菊科一点红Emilia sonchifolia DC.的全草。

【形态特征】一年生草本。茎直立或斜升，无毛或被疏毛。下部叶大头羽状分裂，顶生裂片大，宽卵状三角形，背面常变紫色，两面被短卷毛；中部茎叶较小，无柄，基部箭状抱茎。头状花序直径2~5 mm，在枝端排成疏伞房状；总苞片1层，与小花等长；小花粉红色或紫色。瘦果圆柱形，具5条棱，被微毛；冠毛白色。花果期7~10月。

【分布】生于海拔800~2100 m的村旁、路边、田畦或旷野草地。产于江西、福建、湖南、广东、云南等地。

【性能主治】味微苦，性凉。有清热解毒、消炎、利尿的作用。主治肠炎，痢疾，尿路感染，上呼吸道感染，结膜炎，口腔溃疡，疮痈。

【采收加工】夏、秋季采收，洗净，鲜用或晒干。

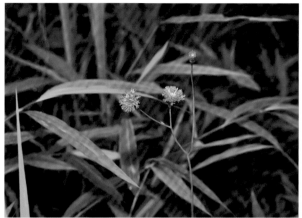

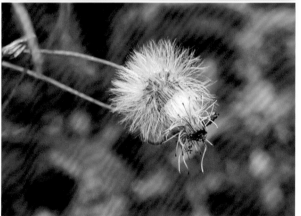

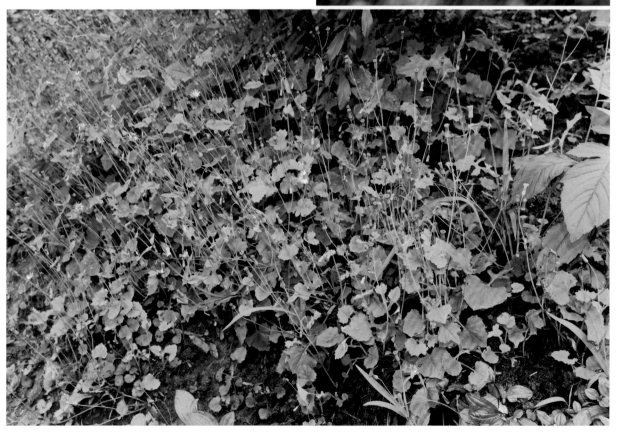

白头婆

【基原】为菊科白头婆*Eupatorium japonicum* Thunb. 的全草。

【别名】山佩兰。

【形态特征】多年生草本。茎直立，通常淡紫红色，被短柔毛。叶片椭圆形或长椭圆形，羽状脉；被短柔毛及黄色腺点，边缘有粗齿。头状花序排成伞房花序，顶生；总苞片3层；外层极短，披针形，顶端钝或圆形；花白色或带红紫色，花冠外面被黄色腺点。瘦果淡黑褐色，5棱，被黄色腺点；冠毛白色。花果期6~11月。

【分布】生于海拔120~3000 m的山坡。产于我国东部、中部、东北、西南地区及山西、陕西、广东等地。

【性能主治】味辛、苦，性平。有祛暑发表、化湿和中、理气活血、解毒的作用。主治暑湿，发热头痛，饱闷腹胀，消化不良，胃肠炎，感冒，咳嗽，咽喉炎，扁桃体炎，月经不调，跌打损伤，痈肿，蛇咬伤。

【采收加工】夏、秋季采收，洗净，鲜用或晒干。

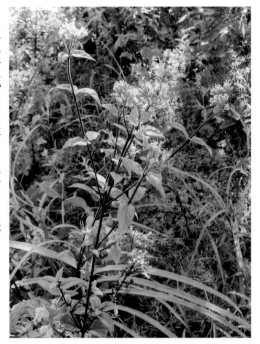

红凤菜

【基原】为菊科红凤菜*Gynura bicolor*（Roxb. ex Willd.）DC.的全株。

【别名】红背菜。

【形态特征】多年生草本。全株无毛。茎直立，基部稍木质。叶片倒卵形或倒披针形，基部渐狭成具翅的叶柄；边缘有波状齿或小尖齿。头状花序多数，在茎、枝端排成疏伞房状；总苞片1层，线状披针形或线形；小花橙黄色至红色；管部细；裂片卵状三角形。瘦果具10~15条肋；冠毛白色，绢毛状。花果期5~10月。

【分布】生于平原及低山阴湿处、栽培于住宅附近、菜园。产于广西。

【性能主治】味辛、甘，性凉。有清热凉血、活血、止血、解毒消肿的作用。主治咳血，崩漏，外伤出血，痛经，痢疾，疮疡肿毒，跌打损伤，溃疡久不收敛。根茎止渴、解暑。叶健胃镇咳。

【采收加工】全年均可采收，鲜用或晒干。

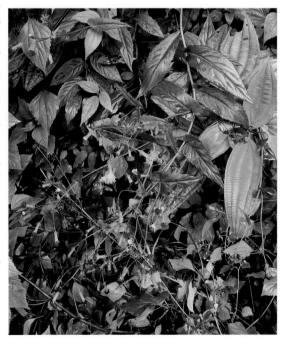

翼齿六棱菊

【基原】为菊科翼齿六棱菊Laggera crispata（Vahl）Hepp. et J.R.J. Wood（Laggera pterodonta Sch. Bip. ex Oliv.）的地上部分。

【别名】狮子草。

【形态特征】草本。茎被短毛或杂有腺体，或无毛，茎翅宽不及2 mm，边缘有重齿。中部叶片倒卵形或倒卵状椭圆形，基部渐狭，沿茎下延成茎翅，被柔毛和腺体。头状花序多数，在茎枝端排成圆锥花序；总苞片外层长圆形，内面被腺状短毛；雌花丝状；两性花管状。瘦果有10条棱，被长柔毛；冠毛白色。花期4~10月。

【分布】生于空旷草地上或山谷疏林中。产于西南地区及湖北西部、广西西南部等地。

【性能主治】味辛、苦，性寒；有毒。有清热解毒、止咳祛痰的作用。主治风热感冒，咽喉肿痛，肺热咳嗽。

【采收加工】秋季茎叶茂盛时采割，干燥。

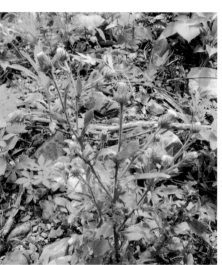

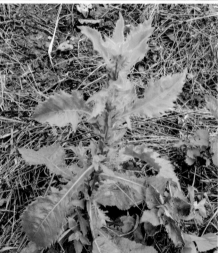

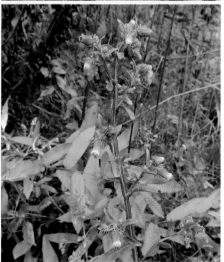

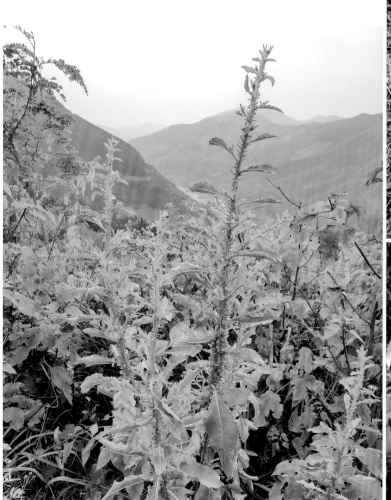

白眉草

【基原】为菊科毛大丁草*Piloselloides hirsuta*（Forsk.）C.Jeffrey的全草。

【别名】一枝香。

【形态特征】多年生草本。叶基生；叶片倒卵形或倒卵状长圆形，顶端圆，腹面密被白色蛛丝状绵毛，边缘有睫毛。头状花序单生于花葶之顶，直径2.5~4 cm；总苞片2层，线形或线状披针形，内面被锈色茸毛；外层雌花舌状，长16~18 mm；中央两性花多数。瘦果具7~8 mm长的喙；冠毛橙红色。花期2~5月及8~12月。

【分布】生于向阳地、山坡、路边、田边。产于江苏、浙江、四川、广西、广东、云南等地。

【性能主治】味苦、辛，性凉。有清热解毒、宣肺止咳、行气活血的作用。主治伤风咳嗽，胃脘胀痛，泄泻，痢疾，水肿，淋浊，疮疖肿毒，跌打肿痛，毒蛇咬伤。

【采收加工】夏、秋季采收，洗净，鲜用或晒干。

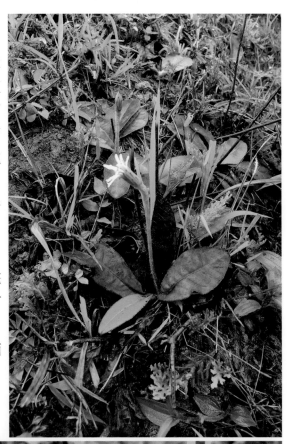

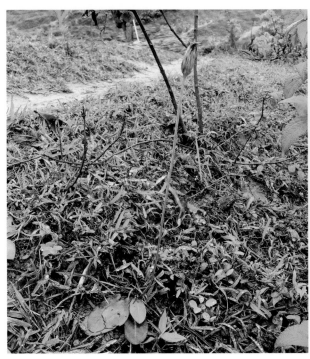

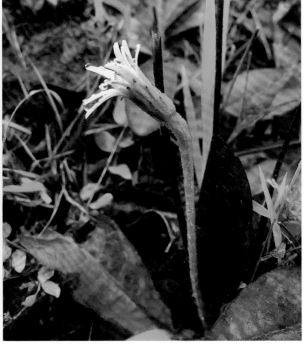

千里光

【基原】为菊科千里光*Senecio scandens* Buch. ~Ham. ex D. Don的全草。

【别名】九里明。

【形态特征】多年生攀缘草本。叶具柄；叶片卵状披针形至长三角形，顶端渐尖，稀全缘，有时具细裂或羽状浅裂。头状花序有舌状花多数，排成顶生复聚伞圆锥花序；总苞片12~13片，线状披针形。舌状花8~10朵，黄色；管状花多数。瘦果圆柱形，长3 mm，被柔毛；冠毛白色。

【分布】生于路旁及旷野间。产于江苏、浙江、安徽、江西、湖南、四川、贵州、云南、广东、广西等地。

【性能主治】味苦、辛，性凉；有小毒。有清热解毒、凉血消肿、清肝明目的作用。主治风火赤眼，疮疖肿毒，皮肤湿疹，痢疾，腹痛。

【采收加工】夏、秋季采收，洗净，鲜用或晒干。

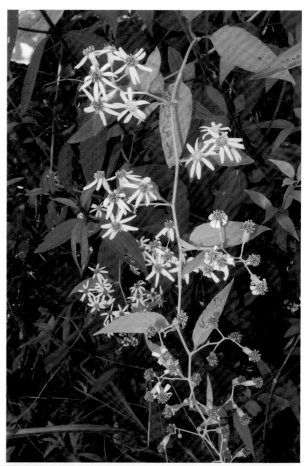

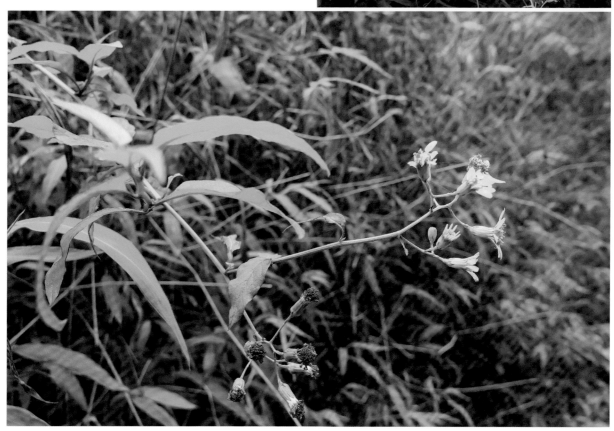

蒲儿根

【基原】为菊科蒲儿根*Sinosenecio oldhamianus*（Maxim.）B. Nord. 的全草。

【别名】猫耳朵。

【形态特征】多年生或二年生草本。茎直立，被白色蛛丝状毛及疏长柔毛，或近无毛。叶片卵状圆形或近圆形，基部心形，边缘具齿，两面被蛛丝状毛至近无毛，掌状5脉。头状花序多数，排成顶生复伞房状花序；总苞片1层，长圆状披针形；舌状花约13朵，舌片黄色，长圆形。瘦果圆柱形；冠毛白色。花期1~12月。

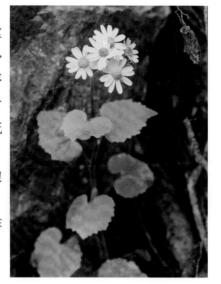

【分布】生于海拔360~2100 m的林缘、溪边、潮湿岩石边及草坡、田边。产于我国西南、中部、东部地区。

【性能主治】味辛、苦，性凉；有小毒。有清热解毒的作用。主治痈疖肿毒。

【采收加工】春、夏、秋季采收，鲜用或晒干。

一枝黄花

【基原】为菊科一枝黄花*Solidago decurrens* Lour. 的根及全草。

【别名】野黄菊。

【形态特征】多年生草本。茎单生或少数簇生。中部茎叶椭圆形或长椭圆形；叶片质地较厚，两面、沿脉及叶缘被短柔毛或背面无毛。头状花序长6~8 mm，宽6~9 mm，在茎上部排成总状或伞房圆锥花序；总苞片4~6层，披针形或披狭针形；舌状花舌片椭圆形。瘦果长3 mm，无毛。花果期4~11月。

【分布】生于海拔565~2850 m的阔叶林缘、林下、灌木丛中及山坡草地上。产于浙江、江西、湖北、广东、四川等。

【性能主治】味辛、苦，性凉。有疏风泄热、解毒消肿的作用。主治风热感冒，头痛，咽喉肿痛，肺热咳嗽，黄疸，泄泻，热淋，痈肿疮疖，毒蛇咬伤。

【采收加工】取全草或带根全草，洗净，鲜用或晒干，切断。

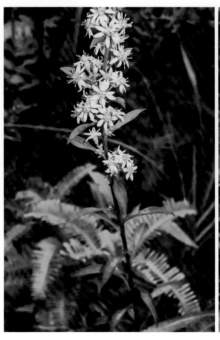
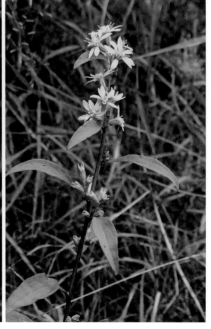

蒲公英

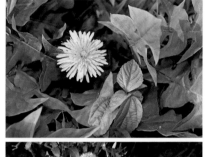

【基原】为菊科蒲公英 *Taraxacum mongolicum* Hand. -Mazz. 的全草。

【别名】黄花地丁。

【形态特征】多年生草本。根圆柱状，粗壮。叶片倒卵状披针形、倒披针形或长圆状披针形，羽状深裂，侧裂片3~5片。花葶1个至数个，密被蛛丝状白色长柔毛；头状花序；外层总苞片卵状披针形或披针形，先端增厚或具角状突起；舌状花黄色。瘦果暗褐色，上部具小刺，顶端具喙；冠毛白色。花期4~9月，果期5~10月。

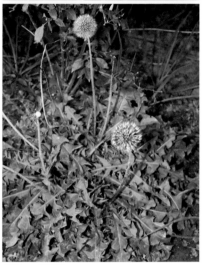

【分布】生于山坡草地、路旁、河岸沙地及田野间。我国大部分地区均有分布。

【性能主治】味苦、甘，性寒。有清热解毒、消痈散结的作用。主治乳痈，肺痈，肠痈，痄腮，疔毒疮肿，目赤肿痛，感冒发热，咳嗽，咽喉肿痛，胃火，肠炎，痢疾，肝炎，胆囊炎，尿路感染，蛇虫咬伤。

【采收加工】春季至秋季花初开时采挖，除去杂质，洗净，切段，晒干。

苍耳子

【基原】为菊科苍耳 *Xanthium sibiricum* Patrin ex Widder 的成熟带总苞的果实。

【形态特征】一年生草本。茎被灰白色糙伏毛。叶片三角状卵形或心形，有基出三脉，背面被糙伏毛。雄性头状花序球形，被短柔毛；雌性头状花序椭圆形，内层总苞片结合成囊状，瘦果成熟时变坚硬，外面疏生的具钩状的刺，喙坚硬，上端略呈镰刀状。瘦果2个，倒卵形。花期7~8月，果期9~10月。

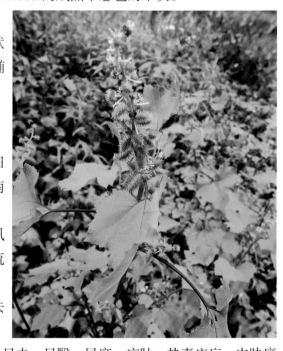

【分布】生于平原、丘陵、低山、荒野路边、田边。产于我国东北、北部、东部、南部、西北及西南各地区。

【性能主治】味辛、苦，性温；有毒。有散风寒、通鼻窍、祛风湿的作用。主治风寒头痛，鼻塞流涕，鼻衄，鼻渊，风疹瘙痒，湿痹拘挛。

【采收加工】秋季果实成熟时采收，干燥，除去梗、叶等杂质。

【附注】地上部分主治头风，头晕，湿痹，拘挛，目赤，目翳，风癞，疔肿，热毒疮疡，皮肤瘙痒。根主治疔疮，痈疽，丹毒，缠喉风，阑尾炎，宫颈炎，痢疾，肾炎水肿，乳糜尿，风湿疼痛。

临时救

【基原】为报春花科临时救*Lysimachia congestiflora* Hemsl. 的全草。

【别名】小过路黄。

【形态特征】多年生草本。茎匍匐，上部上升，密被卷曲柔毛。叶对生；叶片卵形至阔卵形，两面被糙伏毛，近边缘有腺点。花2~4朵集生于茎、枝端，成近头状的总状花序；花萼5深裂，裂片披针形；花冠黄色，内基部紫红色，裂片先端散生腺点；花丝下部合生成筒。蒴果球形。花期5~6月，果期7~10月。

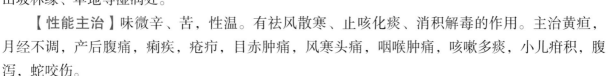

【分布】生于海拔2100 m的水沟边、田埂上和山坡林缘、草地等湿润处。

【性能主治】味微辛、苦，性温。有祛风散寒、止咳化痰、消积解毒的作用。主治黄疸，月经不调，产后腹痛，痢疾，疮疖，目赤肿痛，风寒头痛，咽喉肿痛，咳嗽多痰，小儿疳积，腹泻，蛇咬伤。

【采收加工】夏、秋季采收，鲜用或晒干。

灵香草

【基原】为报春花科灵香草*Lysimachia foenum-graecum* Hance的全草。

【别名】零陵草。

【形态特征】多年生草本。株高达60 cm，干后有香气。叶互生；叶片广卵形至椭圆形，边缘呈波状，两面密布腺体；叶柄具狭翅。花单出腋生；花梗纤细；花萼5裂近基部，裂片卵状披针形；花冠黄色，5裂近基部，裂片长圆形；花丝极短；花药顶孔开裂。蒴果近球形。花期5月，果期8~9月。

【分布】生于海拔800~1700 m的山谷溪边和林下的腐殖质土壤中。产于云南、广西、广东和湖南等地。

【性能主治】味辛、甘，性温。有祛风寒、辟秽浊的作用。主治鼻塞，伤风，感冒头疼，下痢，遗精，牙痛，胸腹胀满。

【采收加工】夏、秋季茎叶茂盛时采收，除去杂质，阴干。

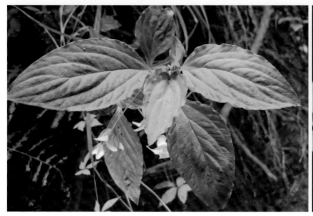
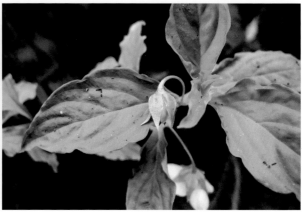

白花丹

【基原】为白花丹科（蓝雪科）白花丹*Plumbago zeylanica* L.的全草。

【别名】白花竹。

【形态特征】常绿半灌木。枝条开散或上端蔓状，具腺。叶片长卵形。穗状花序，花轴与花序梗具头状或具柄的腺；萼裂片5片，三角形，有具柄腺；花冠白色或微带蓝白色，花冠筒长达2.2 cm，裂片5片，倒卵形；雄蕊5枚；子房椭圆形，有5条棱。蒴果长椭圆形。花期10月至翌年3月，果期12月至翌年4月。

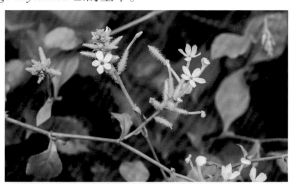

【分布】生于污秽阴湿处或半遮阳处。产于台湾、福建、广东、广西、贵州、云南、四川等地。

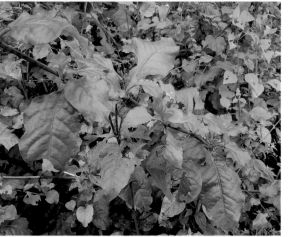

【性能主治】味辛、苦、涩，性温；有毒。有祛风、散瘀、解毒、杀虫的作用。主治风湿性关节痛疼，慢性肝炎，肝区疼痛，血瘀闭经，跌打损伤，肿毒恶疮，疥癣，肛周脓肿，急性淋巴腺炎，乳腺炎，蜂窝组织炎，瘰疬未溃。

【采收加工】全年均可采收，除去杂质，洗净，润透，切段，干燥。

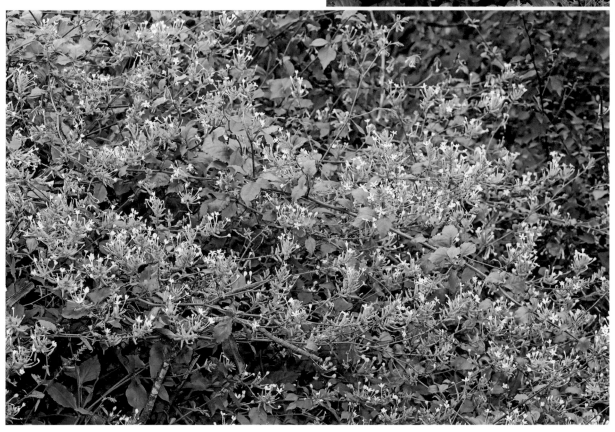

车前草

【基原】为车前科车前*Plantago asiatica* L.的全草。

【形态特征】多年生草本。须根多，根茎短。叶基生；叶片宽卵形至宽椭圆形，先端钝圆至急尖，边缘波状、全缘或有齿，两面疏生短柔毛，脉5~7条。穗状花序数个，圆柱状，有短柔毛；花具短梗；萼片先端钝圆或钝尖，龙骨突不延至顶端；花冠白色，裂片狭三角形。蒴果纺锤状卵形，周裂。花期4~8月，果期6~9月。

【分布】生于海拔1800 m以下的山野、路旁、花圃或菜园、河边湿地。产于全国各地。

【性能主治】味甘，性寒。有清热利尿、凉血、解毒的作用。主治热结膀胱，小便不利，淋浊带下，暑湿泻痢，鼻出血，尿血，肝热目赤，咽喉肿痛，痈肿疮毒。

【采收加工】夏季采收，除去泥沙杂质，洗净，切段，晒干。

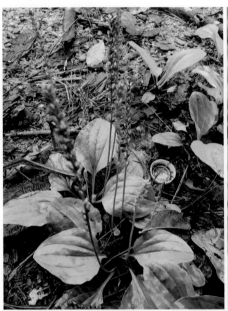
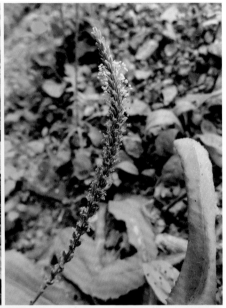
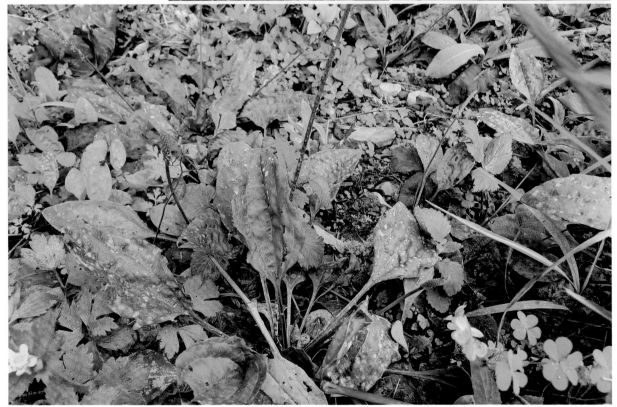

金钱豹

【基原】为桔梗科金钱豹*Campanumoea javanica* Blume subsp. *japonica*（Maxim. ex Makino）D. Y. Hong的根。

【别名】土党参。

【形态特征】草质缠绕藤本。具乳汁，具胡萝卜状根。茎无毛，多分枝。叶对生，极少互生，具长柄；叶片心形或心状卵形，无毛或稀背面有长毛。花单朵生叶腋，无毛，花萼5裂，裂片卵状或披针形；花冠长6~13 mm，白色或黄绿色，内面紫色，钟状；雄蕊5枚；柱头4~5裂。浆果白绿色，略带红，直径7~15mm。花期8~9月。

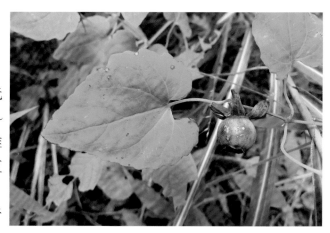

【分布】生于低山区的向阳坡地上。产于广西、四川、福建、云南等地。

【性能主治】味甘，性平。有补中益气、润肺生津的作用。主治气虚乏力，脾虚腹泻，肺虚咳嗽，小儿疳积，乳汁稀少。

【采收加工】秋季挖取根部，洗净，除去须根，晒干。

大花金钱豹

【基原】为桔梗科桂党参*Campanumoea javanica* Blume的根。

【别名】土党参。

【形态特征】草质缠绕藤本。具乳汁，具胡萝卜状根。茎无毛，多分枝。叶对生，极少互生，具长柄；叶片心形或心状卵形，无毛或稀背面有长毛。花单朵生叶腋，无毛，花萼5裂，裂片披针形；花冠长15~30 mm，白色或黄绿色，内面紫色，钟状；雄蕊5枚；柱头4~5裂。浆果紫色，直径15~26 mm。花期（5）8~9（11）月。

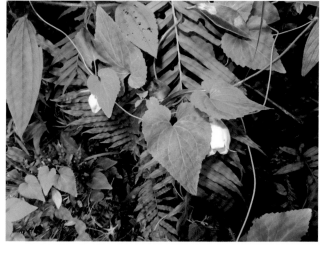

【分布】生于向阳山坡、沟谷、林中、灌木丛中或草地。产于广西、广东、湖北、四川、云南等地。

【性能主治】味甘，性平。有补中益气、润肺生津的作用。主治气虚乏力，脾虚腹泻，肺虚咳嗽，小儿疳积，乳汁稀少。

【采收加工】秋季挖取根部，洗净，除去须根，晒干。

铜锤玉带草

【基原】为桔梗科铜锤玉带草*Lobelia angulata* Forst. 的全草。

【别名】扣子草。

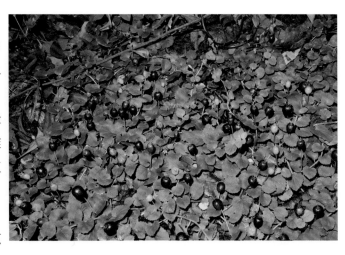

【形态特征】多年生草本。茎平卧，被开展的柔毛。叶片圆卵形、心形或卵形，边缘有牙齿，两面疏生短柔毛。花单生叶腋；花萼筒坛状，裂片条状披针形，每边疏生小齿；花冠紫红色、淡紫色、绿色或黄白色，檐部二唇形，裂片5片；雄蕊在花丝中部以上连合。果为浆果，紫红色。热带地区整年可开花结果。

【分布】生于田边、路旁以及丘陵、低山草坡或疏林中的潮湿地。产于我国东部、西南、南部、中部地区及台湾等地。

【性能主治】味辛、苦，性平。有祛风除湿、活血、解毒的作用。主治肺热咳嗽，淋巴结炎，疮疡肿毒，小便不利，小儿疳积，风湿疼痛，跌打损伤，月经不调，目赤肿痛，乳痈，无名肿毒。外用治骨鲠喉。

【采收加工】夏季采收，洗净，鲜用或晒干。

少花龙葵

【基原】为茄科少花龙葵*Solanum americanum* Mill. 的全草。

【别名】钮草。

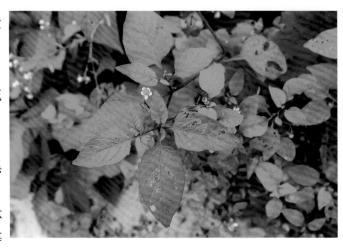

【形态特征】纤弱草本。茎无毛或近于无毛。叶片卵形至卵状长圆形，全缘，波状或有不规则的齿，两面均具疏柔毛。花序近伞形，腋外生，具微柔毛，有花1~6朵；萼绿色，5裂达中部；花冠白色，5裂；雄蕊5枚；子房近圆形；花柱纤细，中部以下具白色茸毛。浆果球状，熟后黑色。几乎全年均开花结果。

【分布】生于溪边、密林阴湿处或林边荒地。产于云南、江西、湖南、广西等地。

【性能主治】味微苦、甘，性寒。有清热利湿、凉血解毒的作用。主治疮疡肿毒，尿路感染，小便不利，肿瘤。

【采收加工】夏、秋季采收，洗净，鲜用或晒干。

白英

【基原】为茄科白英*Solanum lyratum* Thunb. 的全草。

【别名】白毛藤。

【形态特征】草质藤本。茎及小枝密被具节长柔毛。叶片多为琴形，基部常3~5深裂，两面被长柔毛。聚伞花序，顶生或腋外生，被具节的长柔毛；萼杯状，齿5枚；花冠蓝紫色或白色，5深裂；雄蕊5枚；子房卵形。浆果球状，熟时红黑色。花期夏秋，果期秋末。

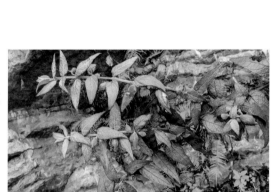

【分布】生于海拔600~2800 m的山谷草地或路旁、田边或灌木丛中。全国各地均出产。

【性能主治】味甘、苦，性微寒，有小毒。有清热解毒、利湿消肿的作用。主治疟疾，黄疸，水肿，淋病，风湿关节炎，胆囊炎，癌症，子宫糜烂，白带异常，丹毒，疔疮。

【采收加工】夏、秋季采收，洗净，鲜用或晒干。

蜜桶花

【基原】为玄参科来江藤*Brandisia hancei* Hook. f. 的地上部分。

【别名】野算盘。

【形态特征】灌木。全体密被锈黄色星状茸毛，枝及叶面后无毛。叶片卵状披针形。花单生于叶腋，花梗中上部有1对小苞片；萼宽钟形，内面密生绢毛，萼齿宽卵形至三角状卵形；花冠橙红色，外面被星状茸毛，上唇宽大，2裂，下唇3裂。蒴果卵圆形，略扁，有短喙，具星状毛。花期11月至翌年2月，果期3~4月。

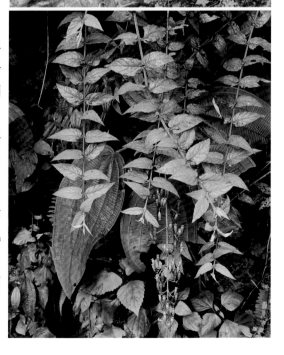

【分布】生于海拔1900~3300 m之间的向阳石灰岩山坡、林缘、田边、公路旁、灌木丛中。产于我国中南及西南地区。

【性能主治】味苦、甘，性凉。有清热解毒、祛风利湿、消炎、解毒的作用。主治急慢性骨髓炎，风湿痛，慢性肝炎。叶外用治乳痈。

【采收加工】秋末冬初采集，洗净、切碎、晒干。

母草

【基原】为玄参科母草*Lindernia crustacea*（L.）F. Muell. 的全草。

【别名】小叶四方草。

【形态特征】草本。高10~20 cm，多分枝。叶片三角状卵形或宽卵形，边缘有浅钝齿，背面有稀疏柔毛或近无毛。花单生于叶腋或在茎枝之顶成极短的总状花序；花萼坛状，有5浅齿，外有稀疏粗毛；花冠紫色，管略长于萼；雄蕊4枚，全育，二强。蒴果椭圆形，与宿萼近等长。花果期全年。

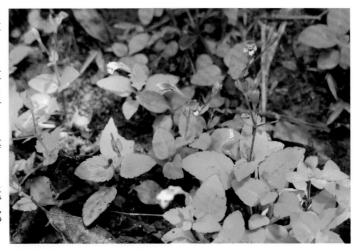

【分布】生于田边、草地、路旁等低温处。产于我国东部、南部、西南、中部地区和台湾等地。

【性能主治】味微苦、淡，性凉。有清热解毒、活血止痛、健脾止泻、利湿消肿的作用。主治风热感冒，湿热泻痢，肾炎水肿，白带异常，月经不调，痈疖肿毒，毒蛇咬伤，跌打损伤，细菌性痢疾，肠炎，乳腺炎，痄腮，疔肿。

【采收加工】夏、秋季采收，鲜用或晒干。

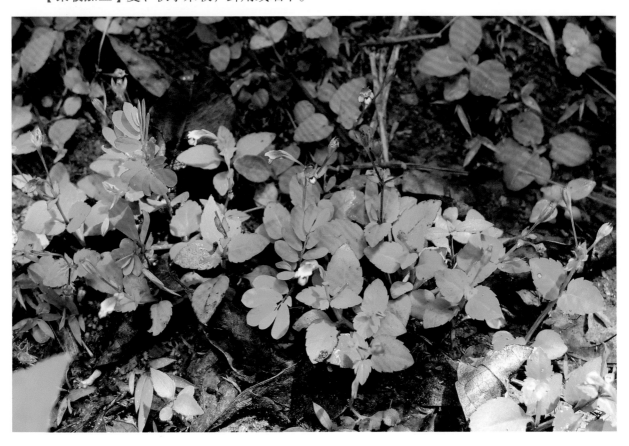

通泉草

【基原】为玄参科通泉草*Mazus pumilus*（Burm. f.）Steenis的全草。

【别名】白花草。

【形态特征】一年生草本。茎高达30 cm，直立或倾斜，无匍匐茎。叶片倒卵状匙形至卵状倒披针形，边缘具齿。总状花序顶生；花梗果期长达10 mm；花萼钟状，花期长约6 mm，果期增大；花冠白色、紫色或蓝色，长约10 mm，上唇卵状三角形，下唇中裂片倒卵圆形；子房无毛。蒴果球形。花果期4~10月。

【分布】生于海拔2500 m以下的湿润草坡、旷野、稻田、荒坡草地、路边及林缘。产于我国大部分地区。

【性能主治】味苦、甘，性平。有清热解毒、利尿通淋、健脾消积的作用。主治疗淋症，小便涩痛，痈疽肿毒，烫火伤，乳痈，小儿疳积，湿热黄疸。

【采收加工】春、夏、秋季均可采收，洗净，鲜用或晒干。

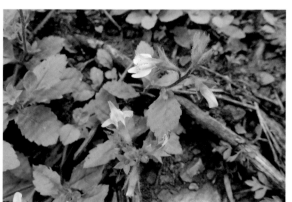

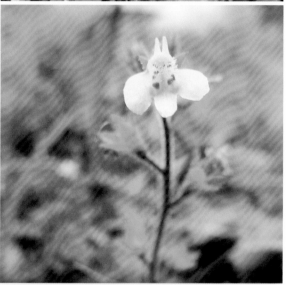

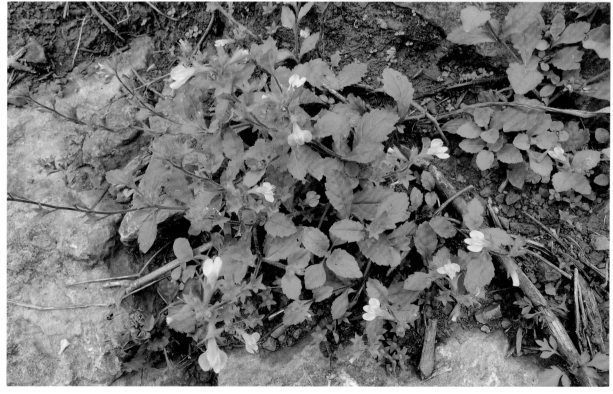

野甘草

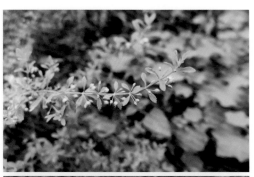

【基原】为玄参科野甘草*Scoparia dulcis* L.的全草。

【别名】香仪。

【形态特征】草本或亚灌木。茎多分枝，枝有棱角及狭翅。叶对生或轮生；叶片菱状卵形至菱状披针形。花单朵或更多成对生于叶腋；萼齿4枚，卵状矩圆形，具睫毛；花冠小，白色，有极短的管，喉部有密毛，瓣片4片；雄蕊4枚；柱头截形或凹入。蒴果卵圆形至球形，室间室背均开裂，中轴胎座宿存。花期5~7月。

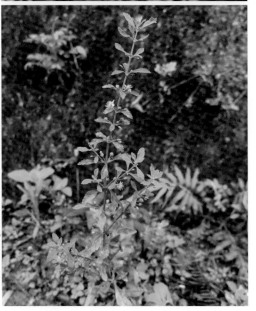

【分布】生于荒地、路旁，偶见于山坡。产于福建、广东、广西、云南等地。

【性能主治】味甘，性凉。有疏风止咳、清热利湿、利尿消肿的作用。主治感冒发热，肺热咳嗽，暑热泄泻，咽喉肿痛，肠炎，痢疾，小便不利，脚气水肿，湿疹，痱子，小儿麻疹。

【采收加工】全年均可采收，鲜用或晒干。

独脚金

【基原】为玄参科独脚金*Striga asiatica*（L.）Kuntze的全草。

【别名】疳积草。

【形态特征】一年生半寄生草本。株高达30 cm，全体被刚毛。叶片较狭窄，仅基部的叶呈狭披针形，其余部位的叶呈条形，有时鳞片状。花单朵腋生，或在茎端形成穗状花序；花萼有10条棱，5裂几达中部，裂片钻形；花冠常黄色，少红色或白色，花冠筒顶端急剧弯曲，上唇短2裂。蒴果卵状，包于宿存的萼内。花期7月，果期8~9月。

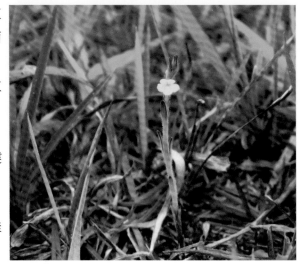

【分布】生于庄稼地和荒草地，寄生于寄主的根上。产于云南、贵州、广东、湖南、江西、福建、台湾等地。

【性能主治】味甘、淡，性平。有清肝、健脾、消积、杀虫的作用。主治小儿伤食，疳积，小儿夏季热，小儿腹泻，黄疸型肝炎。

【采收加工】夏、秋季采收，除去杂质，鲜用或晒干。

单色蝴蝶草

【基原】为玄参科单色蝴蝶草*Torenia concolor* Lindl. 的全草。

【别名】蓝花草。

【形态特征】匍匐草本。叶片三角状卵形或长卵形，稀卵圆形，边缘具齿。花单朵腋生或顶生，稀为伞形花序；花梗长达3.5 cm；萼长达1.7 cm，具5枚宽超1 mm的翅；萼齿2枚，果时裂为5枚；花冠超出萼齿部分长11~21 mm，蓝色或蓝紫色；前对花丝各具1个长2~4 mm线状附属物。花果期5~11月。

【分布】生于林下、山谷及路旁。产于广东、广西、贵州及台湾等地。

【性能主治】味苦，性凉。有清热解毒、利湿、止咳、和胃止呕、化瘀的作用。主治蛇咬伤，疮疡肿毒，跌打损伤，发痧呕吐，黄疸，血淋，风热咳嗽，泄泻，疔毒。

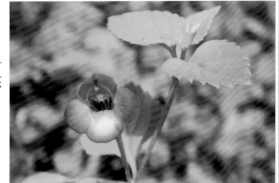
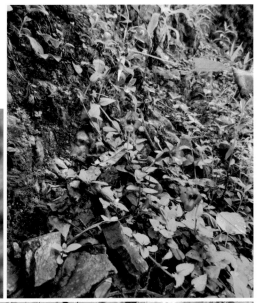

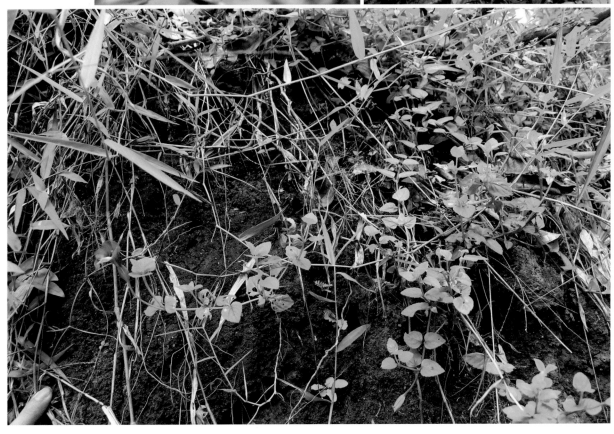

广西芒毛苣苔

【**基原**】为苦苣苔科广西芒毛苣苔*Aeschynanthus austroyunnanensis* W. T. Wang var. *guangxiensis*（Chun ex W. T. Wang）W. T. Wang的全草。

【**形态特征**】攀缘小灌木。茎长约1 m，无毛。叶对生，无毛；叶片椭圆形或狭椭圆形，长2.2~5.8 cm，宽1.4~3 cm。花1~2朵簇生于腋生的短枝上；花萼裂片线状披针形，外面无毛；花冠红色，长2~2.3 cm，外面无毛。蒴果近线形，长8~20 cm。种子狭长圆形，长1.2~1.5 mm。花期6~8月，果期8~11月。

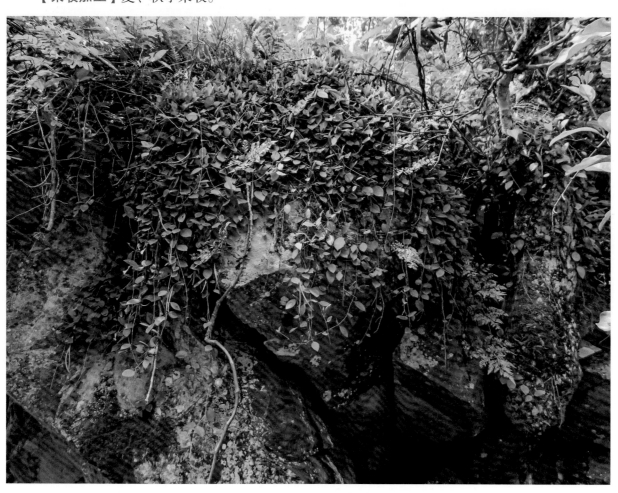

【**分布**】生长在海拔400~1000 m的生石灰岩山林中树上、石上或悬崖上。产于广西西部、贵州西南部等地。

【**性能主治**】主治风热咳嗽，腰腿痛，关节痛，关节炎等。

【**采收加工**】夏、秋季采收。

朱红苣苔

【基原】为苦苣苔科朱红苣苔 *Calcareoboea coccinea* C. Y. Wu ex H. W. Li 的全草。

【形态特征】多年生草本。根状茎粗达1 cm。叶10~20片，基生，椭圆状狭卵形或长圆形，边缘有小齿，两面被短柔毛。花序有9~11朵花，花序梗密被贴伏柔毛；萼裂片狭线状披针形，外被短柔毛；花冠朱红色，外面密被、内面疏被短毛；退化雄蕊2枚；雌蕊长约2.3 cm。蒴果线形。花期4~6月。

【分布】生于海拔1000~1500 m的石灰山常绿阔叶林下、岩石上或岩缝中。产于云南、广西等地。

【性能主治】主治咳嗽，吐血。

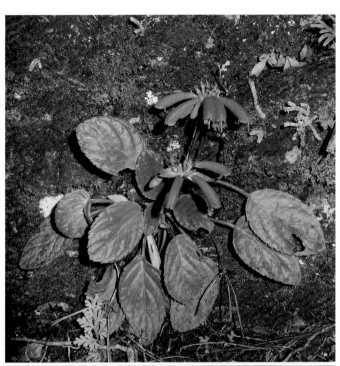

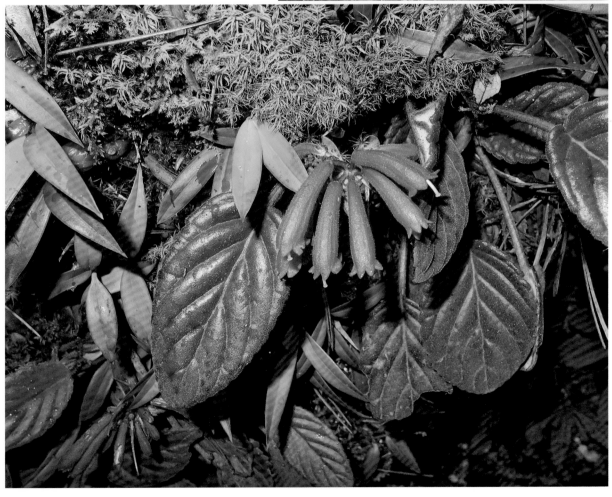

石吊兰

【基原】为苦苣苔科吊石苣苔*Lysionotus pauciflorus* Maxim. 的全草。

【别名】产后茶。

【形态特征】小灌木。茎长达30 cm。叶3片轮生，有时对生或4片轮生；叶片革质，形状变化大。花序有1~5朵花；花萼长3~5 mm，5裂达基部或近基部；花冠白色带淡紫色条纹，上唇2浅裂，下唇3裂；退化雄蕊3枚；花盘杯状，有尖齿；雌蕊长2~3.4 cm。蒴果线形，长5.5~9 cm。花期7~10月。

【分布】生于海拔300~2000 m的丘陵、山地林中、阴处石崖上或树上。产于云南、台湾、江苏、湖南、陕西等。

【性能主治】味苦，性温。有软坚散结、止咳化痰、活血祛瘀的作用。主治淋巴结结核，肺结核，慢性支气管炎，咳嗽，风湿痹痛，腰痛，月经不调，痛经，闭经，跌打损伤。

【采收加工】夏、秋季叶茂盛时采收，鲜用或晒干。

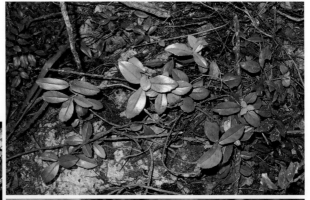

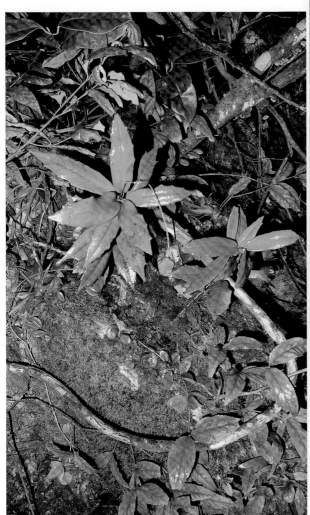

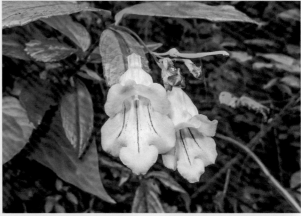

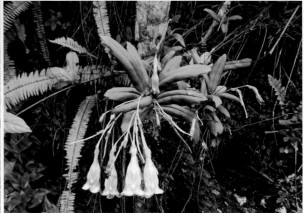

木蝴蝶

【基原】为紫葳科木蝴蝶*Oroxylum indicum*（L.）Benth. ex Kurz的成熟种子。

【别名】白干层、纸肉、故纸、洋故纸、鸭船层纸。

【形态特征】乔木。树皮灰褐色。大型奇数二回至四回羽状复叶；小叶三角状卵形，两面无毛，全缘。总状聚伞花序顶生，粗壮；花大、紫红色；花萼钟状，紫色，果期近木质；花冠肉质，檐部下唇3裂，上唇2裂；雄蕊微伸出花冠外，花丝基部被绵毛。蒴果木质，2瓣开裂。种子多数，圆形，周翅薄如纸。花期7~10月，果期10~12月。

【分布】生于海拔500~900 m的热带及亚热带低丘河谷密林、公路边丛林中。产于福建、台湾、广东、云南等地。

【性能主治】味苦、甘，性凉。有清肺利咽、疏肝和胃的作用。主治肺热咳嗽，喉痹，音哑，肝胃气痛。

【采收加工】秋、冬季采收成熟果实，暴晒至果实开裂，取出种子，晒干。

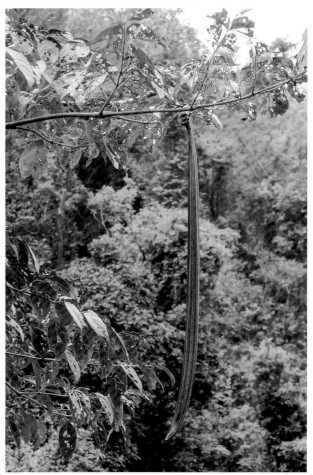

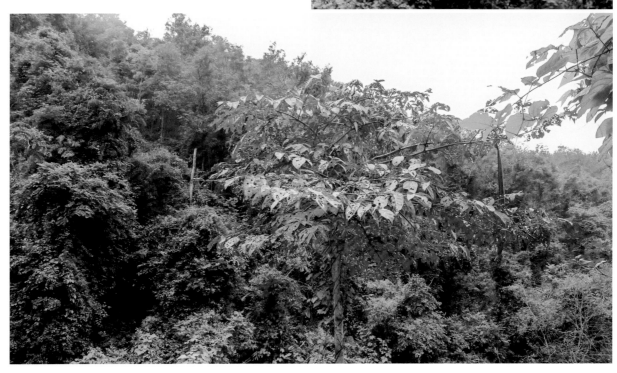

黑芝麻

【基原】为芝麻科（胡麻科）芝麻*Sesamum indicum* L.的成熟种子。

【别名】胡麻、油麻、巨胜、脂麻。

【形态特征】一年生草本。茎高达150 cm，微有毛。叶片矩圆形或卵形，全缘，有齿或下部叶片3裂。花单生或2~3朵生于叶腋；花萼裂片披针形，被柔毛；花冠长2.5~3 cm，白色，有紫红色或黄色的彩晕；雄蕊4枚，内藏；子房被柔毛。蒴果矩圆形，有纵棱，被毛。种子有黑白之分。花期夏末秋初。

【分布】在我国栽培极广，历史悠久。

【性能主治】味甘，性平。有补肝肾、益精血、润肠燥的作用。主治精血亏虚，头晕眼花，耳鸣耳聋，须发早白，病后脱发，肠燥便秘。

【采收加工】除去杂质，洗净，晒干。

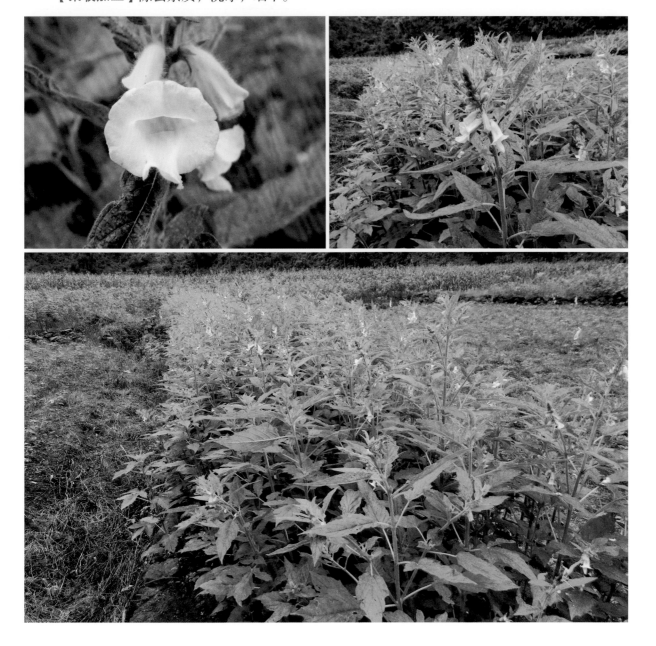

白接骨

【基原】为爵床科白接骨*Asystasiella neesiana*（Wall.）Lindau的全草。

【别名】玉龙盘、无骨芒麻、玉梗半枝莲、玉接骨、血见愁。

【形态特征】草本。具白色，富黏液的根状茎；茎高达1 m；略呈四棱形。叶片卵形至椭圆状矩圆形，边缘微波状至具浅齿。总状花序或基部有分枝，顶生；花单生或对生；花萼裂片5片，主花轴和花萼被有柄腺毛；花冠淡紫红色，外面疏生腺毛，裂片5片；雄蕊2枚。蒴果长达22 mm，上部具4粒种子，下部实心细长似柄。花期7~8月，果期10~11月。

【分布】生于林下或溪边。产于浙江、安徽、江西、广东、湖北、云南、四川等地。

【性能主治】味苦、淡，性凉。有化瘀止血、续筋接骨、利尿消肿、清热解毒的作用。主治吐血，便血，外伤出血，跌打瘀肿，扭伤骨折，风湿肢肿，腹水，疮疡溃烂，疖，肿，咽喉肿痛。

【采收加工】夏、秋季采收，鲜用或晒干。

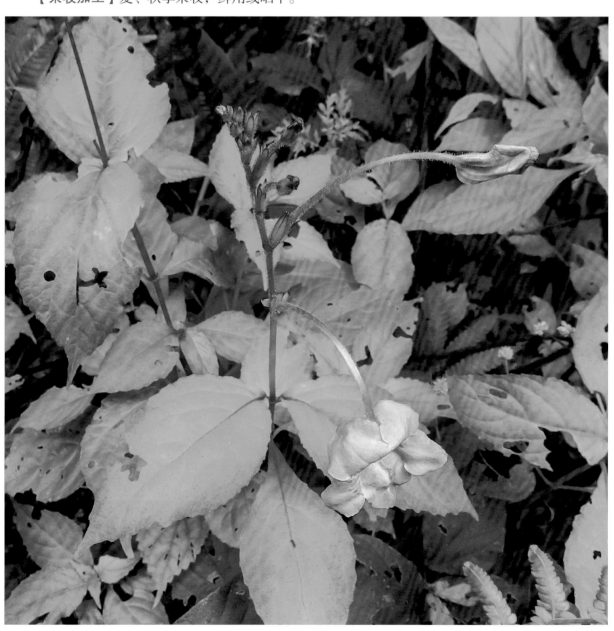

狗肝菜

【基原】为爵床科狗肝菜*Dicliptera chinensis*（L.）Juss. 的全草。

【别名】金龙棒、猪肝菜、青蛇、路边青、麦穗红。

【形态特征】草本。茎高达80 cm，节常膨大成膝曲状。叶片卵状椭圆形，长2~7 cm。花序由3~4个聚伞花序组成，下面有2片总苞状苞片；总苞片阔倒卵形或近圆形，大小不等；花萼裂片5片，钻形；花冠淡紫红色，二唇形，下唇长圆形，3浅裂；雄蕊2枚，药室2室，一上一下。蒴果被柔毛，种子4粒。花期10~11月，果期翌年2~3月。

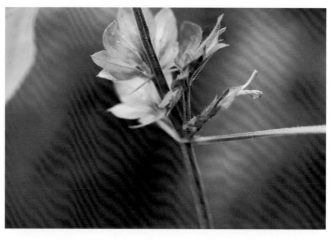

【分布】生于海拔1800 m以下的疏林下、溪边、路旁。产于我国南部、西南地区和福建、台湾、香港、澳门等地。

【性能主治】味甘、微苦，性寒。有清热凉血、利湿、解毒的作用。主治感冒发热，热病发斑，吐鼻出血，便血，尿血，崩漏，肺热咳嗽，咽喉肿痛，肝热目赤，小儿惊风，小便淋沥，带下，带状疱疹，痈肿疔疮，蛇犬咬伤。

【采收加工】夏、秋季采收，洗净，鲜用或晒干。

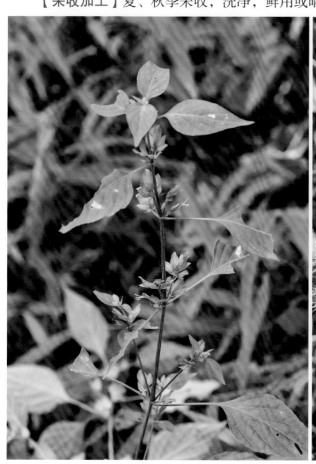
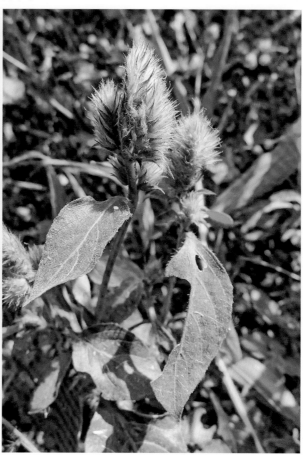

鸭嘴花

【基原】为爵床科鸭嘴花*Justicia adhatoda* L.的全草。

【别名】驳骨、大驳骨消、牛舌兰、龙头草、大接骨。

【形态特征】大灌木。嫩枝密被灰白色微柔毛。叶片矩圆状披针形至披针形、卵形或椭圆状卵形，腹面近无毛，背面被微柔毛。穗状花序卵形；萼裂片5片，矩圆状披针形，长约8 mm；花冠白色，有紫色条纹或粉红色，长2.5~3 cm，被柔毛；药室椭圆形。蒴果近木质，上部具4粒种子，下部实心短柄状。

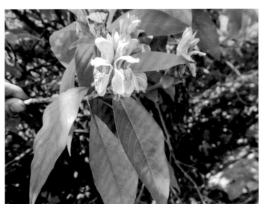

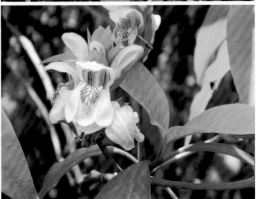

【分布】在广东、广西、海南、澳门、香港、云南等地栽培或逸为野生，上海有栽培。产于亚洲东南部。

【性能主治】味苦、辛，性温。有祛风活血、散瘀止痛、接骨的作用。主治骨折，扭伤，风湿关节痛，腰痛。

【采收加工】全年均可采收，鲜用或洗净晒干。

爵床

【基原】为爵床科爵床*Justicia procumbens* L.的全草。

【别名】爵卿、香苏、赤眼、小青草。

【形态特征】细弱草本。茎常有短硬毛。叶片椭圆形至椭圆状长圆形，两面常被短硬毛。穗状花序，顶生或腋生；苞片1片，小苞片2片，均披针形；花萼裂片4片，线形；花冠粉红色，二唇形，下唇3浅裂；雄蕊2枚，药室不等高，下方1室有距。蒴果长约5 mm，上部具4粒种子，下部实心似柄状。花期8~11月，果期10~11月。

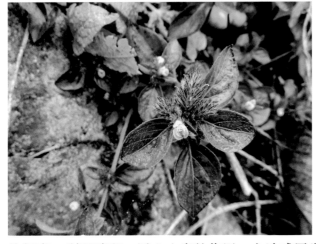

【分布】生于海拔2200~2400 m的山坡、林间、草丛中。产于我国东部及台湾、湖北、云南等地。

【性能主治】味苦、咸、辛，性寒。有清热解毒、利湿消积、活血止痛的作用。主治感冒发热，咳嗽，咽喉肿痛，目赤肿痛，疳积，湿热泻痢，疟疾，黄疸，浮肿，小便淋浊，筋肌疼痛，跌打损伤，痈疽疔疮，湿疹。

【采收加工】8~9月盛花期采收，割取地上部分，晒干。

珍珠枫

【基原】为马鞭草科紫珠*Callicarpa bodinieri* H. Lév. 的根、茎叶。

【形态特征】灌木。小枝、叶柄和花序均被星状毛。叶片卵状长椭圆形至椭圆形，长7~18 cm，背面密被星状毛，两面密生红色腺点。聚伞花序宽3~4.5 cm；花萼外被星状毛和红色腺点；花冠紫红色，被星状毛和红色腺点；花丝长于花冠，药隔有红色腺点，药室纵裂。果实球形，紫红色。花期6~7月，果期8~11月。

【分布】生于海拔200~2300 m的林中、林缘及灌木丛中。产于我国中部、东部、南部、西南地区。

【性能主治】味辛，性平。有活血通经、祛风除湿、收敛止血的作用。主治月经不调，虚劳，带下病，产后血气痛，外伤出血，风寒感冒；外用治蛇咬伤，丹毒。

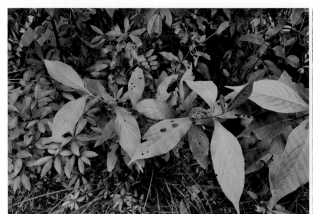 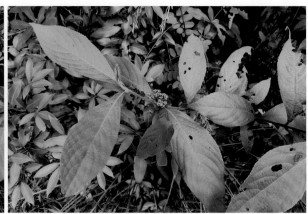

大叶紫珠

【基原】为马鞭草科大叶紫珠*Callicarpa macrophylla* Vahl的叶或带叶嫩枝。

【形态特征】灌木至小乔木。小枝密被灰白色星状茸毛。叶片长椭圆形、卵状椭圆形或长椭圆状披针形，边缘具细齿，背面密生星状茸毛，腺点隐于毛中。聚伞花序宽达8 cm，花序梗粗壮，长达3 cm；萼杯状，被星状毛和腺点，萼齿不显或钝三角形；花冠紫色。果实球形，紫红色。花期4~7月，果期7~12月。

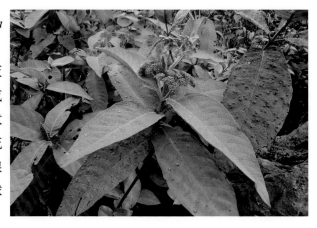

【分布】生于海拔100~2000 m的疏林下和灌木丛中。产于广东、广西、贵州、云南等地。

【性能主治】味辛、苦，性平。有散瘀止血、消肿止痛的作用。主治鼻出血，咯血，吐血，便血，外伤出血，跌扑肿痛。

【采收加工】夏、秋季采收，晒干。

赪桐根

【基原】为马鞭草科赪桐*Clerodendrum japonicum*（Thunb.）Sweet的根。

【别名】朱桐、红顶风、红菱、雌雄树、大丹。

【形态特征】灌木。老枝近无毛或被短柔毛。叶片圆心形，基部心形，边缘有疏短尖齿，腹面被伏毛和短柔毛，背密被盾形腺体。大型圆锥花序，顶生，鲜红色；花萼长1~1.5 cm，外散生盾形腺体，深5裂；花冠管长达2.2 cm；雄蕊与柱头均长出于花冠外。果椭圆状球形，绿色或蓝黑色。花果期5~11月。

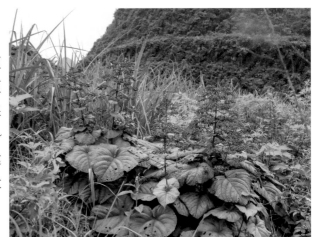

【分布】生于海拔550~2600 m的山坡、平地或水沟河边。产于河北、山西、陕西、甘肃、江西、湖北、云南等地。

【性能主治】味微甘、淡，性凉。有祛风利湿、散瘀消肿的作用。主治风湿骨痛，腰肌劳损，跌打损伤，肺结核咳嗽，咯血。

【采收加工】全年均可采收，洗净，切碎，鲜用或晒干。

【附注】赪桐主治疔疮疖肿。

五色梅叶

【基原】为马鞭草科马缨丹*Lantana camara* L.的叶或嫩枝叶。

【别名】臭金凤叶、毛神花叶、五色花叶。

【形态特征】直立或蔓性灌木。茎枝有短柔毛，通常有短而倒钩状刺。单叶对生；叶片卵形至卵状长圆形，边缘有钝齿，腹面有短柔毛，背面有小刚毛。花密集成头状，顶生或腋生；花萼管状，顶有短齿；花冠黄色或橙黄色，开花后不久转为深红色，两面被细短毛，花冠管长约1 cm。果圆球形。全年开花。

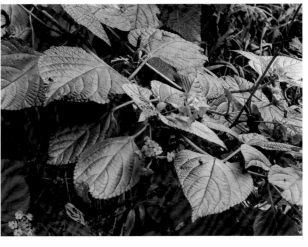

【分布】生于海拔80~1500 m的海边沙滩和空旷地区。原产于美洲，现我国台湾、福建、广东、广西有产。

【性能主治】味辛、苦，性凉，无毒。有清热解毒、祛风止痒的作用。主治痈肿毒疮，湿疹，疥癣，皮炎，跌打损伤。

【采收加工】春、夏季采收，鲜用或晒干。

过江藤

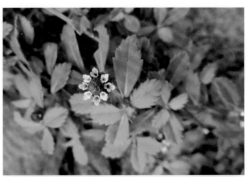

【基原】为马鞭草科过江藤Phyla nodiflora（L.）E. L. Greene的全草。

【别名】苦舌草、番梨仔草、蓬莱草、大二朗箭、水黄芹。

【形态特征】多年生草本。全体被紧贴的丁字状短毛。叶近无柄，匙形、倒卵形至倒披针形，中部以上的边缘有锐齿。穗状花序腋生，卵形或圆柱形，长0.5~3 cm；花萼膜质，长约2 mm；花冠白色、粉红色至紫红色；雄蕊短小，不伸出花冠外；子房无毛。果内藏于膜质的花萼内。花果期6~10月。

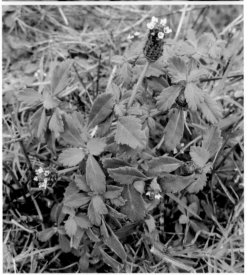

【分布】生于海拔300~1880（2300）m的山坡、平地、河滩等湿润处。产于我国东部、中部、西南地区。

【性能主治】味微苦、辛，性平。有清热解毒、散瘀消肿的作用。主治痢疾，急性扁桃体炎，咳嗽咯血，跌打损伤；外用治痈疽疔毒，带状疱疹，慢性湿疹。

【采收加工】夏、秋季采收，鲜用或晒干。

石山豆腐柴

【基原】为马鞭草科石山豆腐柴Premna crassa Hand. -Mazz.的叶。

【形态特征】灌木。当年生枝、叶柄和花序有黄棕色毛，后渐脱落。叶片坚纸质，卵圆形至椭圆形，基部圆形至近心形，腹面被糙伏毛，背面被疏柔毛。圆锥状伞房花序，直径达6 cm，顶生或假顶生；花无柄至有短柄；花萼外面被糙伏毛和腺点，5裂齿；花冠微二唇形；雄蕊4枚，近等长。果球形至倒卵圆形。花期5月，果期10月。

【分布】生于海拔500~1600 m的石山杂木林中。产于贵州西南部、广西西部至云南东南部。

【性能主治】味苦，性寒。有祛湿排脓的作用。主治疔、疖、痈等脓肿形成期。

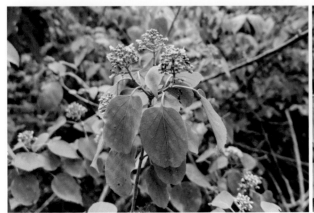
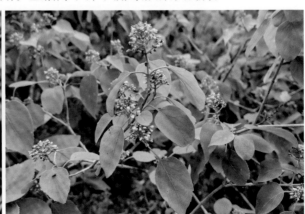

马鞭草

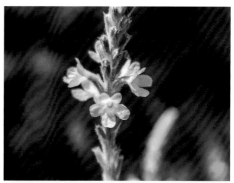

【基原】为马鞭草科马鞭草*Verbena officinalis* L.的地上部分。

【别名】鹤膝风、苦练草、顺捋草、靖蜓草。

【形态特征】多年生草本。茎节和棱上有硬毛。叶片卵圆形至长圆状披针形，基生叶通常有粗齿和缺刻；茎生叶多为3深裂，边缘有不整齐的齿，两面均有硬毛。穗状花序顶生和腋生；花萼有硬毛；花冠淡紫至蓝色，外面有微毛；雄蕊4枚；子房无毛。果长圆形，熟时4瓣裂。花期6~8月，果期7~10月。

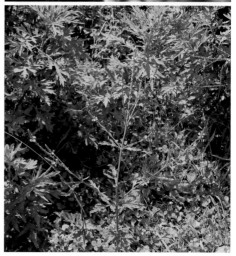

【分布】常生于低至高海拔的路边、山坡、溪边或林旁。产于我国西北、东部、中部、南部、西南地区。

【性能主治】味苦，性凉。有活血散淤、解毒、利水、退黄、截疟的作用。主治症瘕积聚，痛经闭经，喉痹，痈肿，水肿，黄疸，疟疾。

【采收加工】6~8月花开时采收，除去杂质，晒干。

牡荆叶

【基原】为马鞭草科牡荆*Vitex negundo* L. var. *cannabifolia*（Sieb. et Zucc.）Hand. -Mazz. 的叶。

【别名】黄荆、小荆、楚。

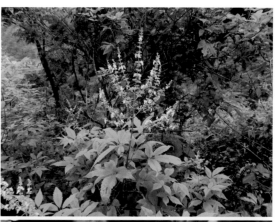

【形态特征】灌木或小乔木。小枝四棱形。掌状复叶，小叶3~5片；小叶片披针形或椭圆状披针形，边缘有粗齿，背面淡绿色，通常被柔毛；中间小叶长4~13 cm。圆锥花序，顶生，长10~20 cm；花冠淡紫色。果实近球形，黑色。花期6~7月，果期8~11月。

【分布】生于山坡路边灌木丛中。产于我国东部地区及河北、湖南、湖北、广东、广西、四川、贵州、云南等地。

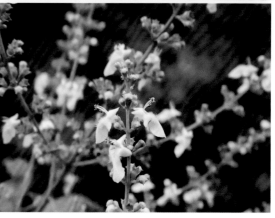

【性能主治】味微苦、辛，性平。有祛痰、止咳、平喘的作用。主治咳嗽痰多。

【采收加工】夏、秋季叶茂盛时采收，除去茎枝。

黄荆叶

【基原】为马鞭草科黄荆*Vitex negundo* L.的叶。

【别名】蚊枝叶、白背叶、姜荆叶、埔姜叶、姜子叶。

【形态特征】灌木或小乔木。小枝被灰白色茸毛。掌状复叶，小叶3~5片；小叶长圆状披针形，全缘或有少数齿，背被茸毛；中间小叶长4~13 cm，宽1~4 cm。聚伞花序排成圆锥花序式，顶生，被茸毛；花萼钟状，裂齿5枚；花冠5裂，二唇形。核果近球形，与宿萼近等长。花期4~6月，果期7~10月。

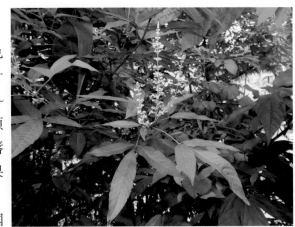

【分布】生于山坡路旁或灌木丛中。产于我国长江以南各地，北达秦岭、淮河。

【性能主治】味辛、苦，性凉。有解表散热、化湿和中、杀虫止痒的作用。主治感冒发热，伤暑，痧气腹痛，肠炎，痢疾，疟疾，湿疹，癣，疥，蛇虫咬伤。

【采收加工】夏末开花时采叶，鲜用或堆叠踏实，使其发汗，倒出晒至半干，再堆叠踏实，待绿色变黑润，再晒至足干。

透骨草

【基原】为透骨草科透骨草*Phryma leptostachya* L. subsp. *asiatica*（Hara）Kitamura的全草。

【形态特征】多年生草本。茎被倒生和开展短柔毛。叶片卵状长圆形至卵状三角形，边缘有齿，两面被短柔毛。穗状花序，顶生，被柔毛；花萼筒状，有5条纵棱；萼齿直立，上方3齿，钻形，先端钩状，下方2齿，三角形；花冠漏斗状筒形；檐部二唇形；雄蕊4枚。瘦果包藏于棒状宿存花萼内。花期6~10月，果期8~12月。

【分布】生于海拔380~2800 m的阴湿山谷或林下。产于我国东北、东部、中部、西南地区及河北、陕西、甘肃、广西等地。

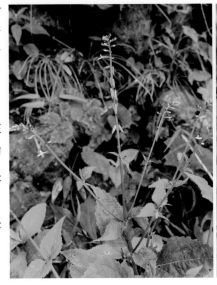
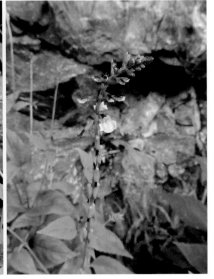

【性能主治】味涩，性凉。有清热利湿、活血消肿的作用。主治黄水疮，疥疮，湿疹，跌打损伤，骨折。

【采收加工】夏、秋季采收，除去杂质，鲜用或晒干。

筋骨草

【基原】为唇形科金疮小草*Ajuga decumbens* Thunb. 的全草。

【别名】白毛夏枯草、散血草、青鱼胆草、苦草、苦地胆。

【形态特征】一或二年生草本。平卧或上升，茎被长柔毛或绵状长柔毛。基生叶较多，较茎生叶长而大；叶片匙形或倒卵状披针形，两面被糙伏毛或柔毛。轮伞花序多花，排成穗状花序；花萼漏斗状，萼齿5枚，被疏柔毛；花冠筒状，挺直，长8~10 mm，冠檐二唇形；雄蕊4枚，伸出。小坚果倒卵状三棱形。花期3~7月，果期5~11月。

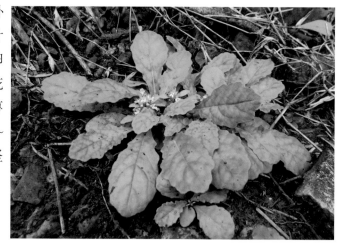

【分布】生于海拔360~1400 m的溪边、路旁及湿润的草坡上。产于长江以南各地，西可达云南西畴及蒙自。

【性能主治】味苦，性寒。有清热解毒、凉血消肿的作用。主治咽喉肿痛，肺热咯血，跌打肿痛。

【采收加工】5~8月花开时采收，洗净，鲜用或晒干。

广防风

【基原】为唇形科广防风*Anisomeles indica*（L.）Kuntze的全草。

【别名】假豨莶草。

【形态特征】粗壮草本。茎密被贴生短柔毛。叶片阔卵圆形，边缘有齿，腹面被短伏毛，背面被短茸毛。轮伞花序排成穗伏花序，顶生；花萼钟形，外面被长硬毛及腺柔毛，有黄色小腺点，内面有细长毛，齿5枚，三角状披针形，边缘具纤毛；花冠淡紫色，内有斜向毛环；雄蕊伸出。小坚果黑色，具光泽。花期8~9月，果期9~11月。

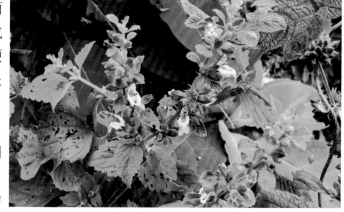

【分布】生于热带及南亚热带地区的林缘或路旁等荒地上。产于西南地区及湖南、浙江、台湾等地。

【性能主治】味辛、苦，性微温。有祛风解表、理气止痛的作用。主治感冒发热，风湿关节痛，胃痛，胃肠炎；外用治皮肤湿疹，神经性皮炎，虫蛇咬伤，痈疮肿毒。

【采收加工】夏、秋季采收，洗净，鲜用或晒干。

剪刀草

【基原】为唇形科细风轮菜 *Clinopodium gracile*（Benth.）Matsum. 的全草。

【别名】玉如意、山薄荷、土薄荷、野薄荷、野仙人草。

【形态特征】纤细草本。茎多数，柔弱，被倒向短柔毛。叶片卵形，边缘具齿，背面脉上被短硬毛。轮伞花序分离，或密集于茎端成短总状花序；花萼管状，外被短硬毛，内喉部被柔毛，上唇3齿，果时外反，下唇2齿，先端钻状，齿均被睫毛；花冠白色至紫红色；雄蕊4枚，前对能育。小坚果卵球形。花期6~8月，果期8~10月。

【分布】生于海拔2400 m的路旁、沟边、空旷草地、林缘、灌木丛中。产于我国东部、南部、中部、西南及陕西南部。

【性能主治】味苦、辛，性凉。有祛风清热、行气活血、解毒消肿的作用。主治感冒发热，食积腹痛，呕吐，泄泻，痢疾，白喉，咽喉肿痛，痈肿丹毒，荨麻疹，毒虫咬伤，跌打出血。

【采收加工】6~8月采收，洗净，鲜用或晒干。

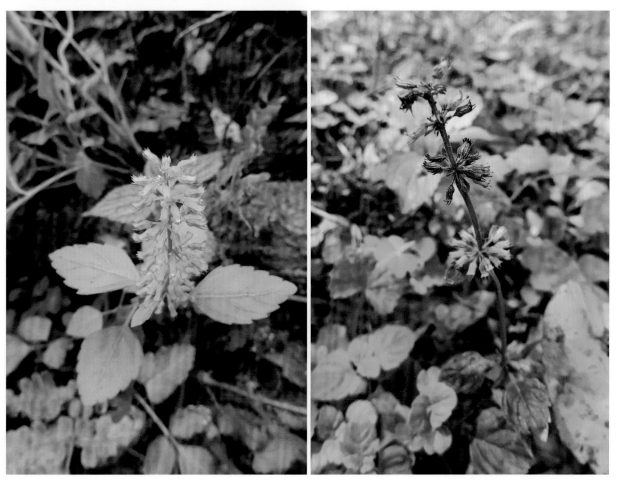

野拔子

【基原】为唇形科野拔子*Elsholtzia rugulosa* Hemsl. 的全草。

【别名】香苏草、野苏、野香苏、崩疮药、扫把茶。

【形态特征】草本至半灌木。茎多分枝，枝密被微柔毛。叶片卵形至近菱状卵形，边缘具钝齿，腹面被粗硬毛，背面密被灰白色茸毛。轮伞花序组成穗状花序，顶生，密被灰白色茸毛；花萼钟形，外被粗硬毛，齿5枚；花冠外被柔毛，内具斜向毛环；雄蕊4枚，前对较长，伸出；花柱超出雄蕊。小坚果长圆形，稍压扁。花果期10~12月。

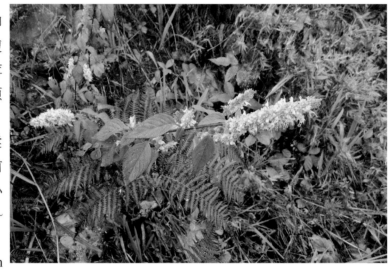

【分布】生于海拔1300~2800 m的山坡草地、旷地、路旁、林中或灌木丛中。产于云南、四川、贵州、广西等地。

【性能主治】味辛、苦，性凉。有解表退热、化湿和中的作用。主治感冒发热，头痛，呕吐泄泻，痢疾，烂疮，鼻出血、咳血，外伤出血。

【采收加工】秋季采收，阴干。

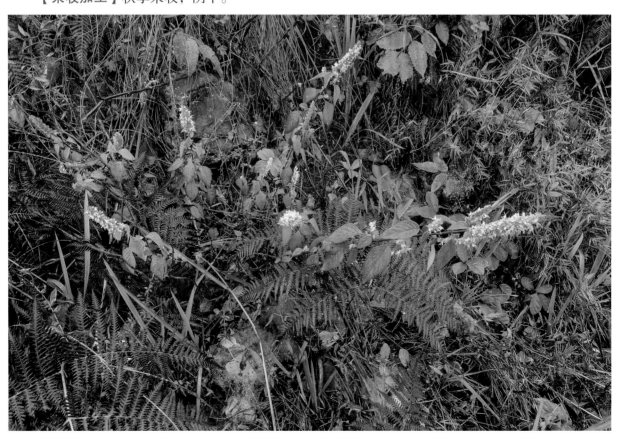

益母草

【基原】为唇形科益母草Leonurus japonicus Houtt.的地上部分。

【别名】益母蒿、益母艾、红花艾、坤草、茺蔚。

【形态特征】一年或二年生草本。茎有倒向糙伏毛。茎下部叶卵形，掌状3裂，裂片再分裂；中部叶常3裂成长圆状线形的裂片。轮伞花序腋生；小苞片刺状，有微柔毛；花梗无；萼管状钟形，外面被微柔毛，齿5枚，先端刺尖；花冠外被柔毛，内有毛环；雄蕊4枚。小坚果长圆状三棱形。花期6~9月，果期9~10月。

【分布】生于海拔高达3400 m的多种生境，尤以阳处为多。产于全国各地。

【性能主治】味苦、辛，性微寒。有活血调经、利尿消肿、清热解毒的作用。主治月经不调，痛经闭经，恶露不尽，水肿尿少，疮疡肿毒。

【采收加工】鲜品于春季幼苗期至初夏花前期采割。干品于夏季茎叶茂盛、花未开或初开时采割，晒干或切段晒干。

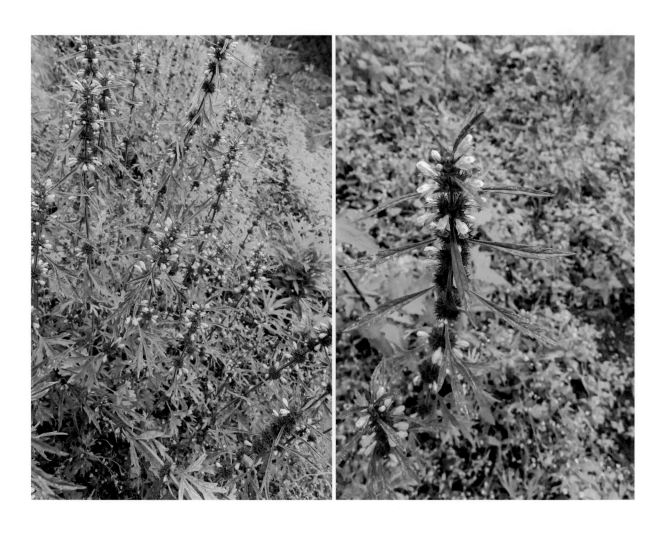

石荠苧

【基原】为唇形科石荠苧Mosla scabra（Thunb.）C. Y. Wu et H. W. Li的全草。

【别名】鬼香油、小鱼仙草、香茹草、野荆芥、痱子草。

【形态特征】一年生草本。茎密被短柔毛。叶片卵形或卵状披针形，边缘具齿，腹面被微柔毛，背面密被凹陷腺点。总状花序，顶生，密被柔毛；苞片卵形，长大于花梗；萼上唇3齿呈卵状披针形，先端渐尖；花冠外面被微柔毛，内面具毛环；雄蕊4枚，后对能育。小坚果球形，具深雕纹。花期5~11月，果期9~11月。

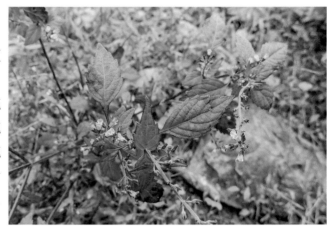

【分布】生于海拔50~1150 m的山坡、路旁或灌木丛中。产于我国中部、东部、西部地区及辽宁等地。

【性能主治】味辛、苦，性凉。有疏风解表、清暑除湿、解毒止痒的作用。主治感冒头痛，咳嗽，中暑，风疹炎，痢疾，痔血，血崩，热痱，湿疹，肢癣，蛇虫咬伤。

【采收加工】7~8月采收全草，鲜用或晒干。

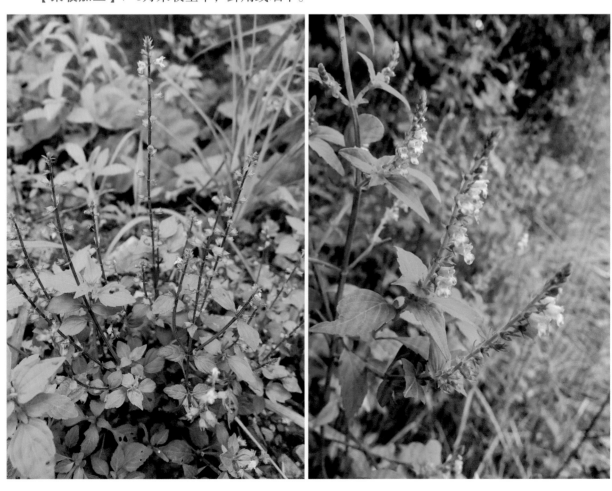

夏枯草

【基原】为唇形科夏枯草*Prunella vulgaris* L.的果穗。

【别名】夕句、乃东、燕面、麦夏枯、铁色草。

【形态特征】多年生草木。茎高达30 cm。叶片卵状长圆形或卵圆形，大小不等。轮伞花序组成顶生穗状花序；花萼钟形，上唇近扁圆形，先端具不明显的3齿，下唇2深裂；花冠略超出于萼，冠筒内具毛环，冠檐二唇形，上唇近圆形，略呈盔状，下唇3裂；雄蕊4枚。小坚果长圆状卵珠形。花期4~6月，果期7~10月。

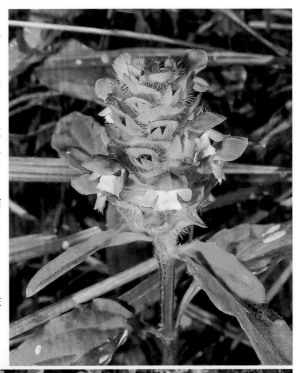

【分布】生于海拔可高达3000 m的荒坡、草地、溪边及路旁等湿润地上。产于我国东部、南部、中部、西北、西南地区及台湾等地。

【性能主治】味辛、苦，性寒。有清肝泻火、明目、散结消肿的作用。主治目赤肿痛，目珠夜痛，头痛眩晕，瘰疬，瘿瘤，乳痈，乳癖，乳房胀痛。

【采收加工】夏季果穗呈棕红色时采收，除去杂质，晒干。

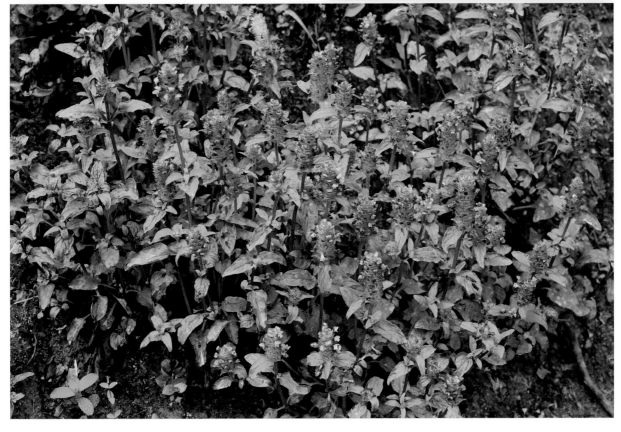

韩信草

【基原】为唇形科韩信草*Scutellaria indica* L.的全草。

【别名】大力草、耳挖草、金茶匙、大韩信草、顺经草。

【形态特征】多年生草本。茎高达28cm，四棱形，粗约1 mm。叶片心状卵圆形至椭圆形，边缘具圆齿，两面被微柔毛或糙伏毛。花对生，在茎或分枝顶排成总状花序，被微柔毛；盾片花时高约1.5 mm，果时增大1倍；花冠蓝紫色，冠檐二唇形，上唇盔状；雄蕊4枚，二强。成熟小坚果栗色或暗褐色，卵形。花果期2~6月。

【分布】生于海拔1500 m以下的山地或丘陵地、疏林下、路旁空地及草地上。产于我国东部、中部、西南地区及陕西、台湾等地。

【性能主治】味辛、苦，性寒。有清热解毒、活血止痛、止血消肿的作用。主治痈肿疔毒，肺痈、肠痈、瘰疬、毒蛇咬伤、肺热咳喘、牙痛、喉痹、咽痛、筋骨疼痛、吐血、咯血、便血、跌打损伤、创伤出血、皮肤瘙痒。

【采收加工】春、夏季采收，洗净，鲜用或晒干。

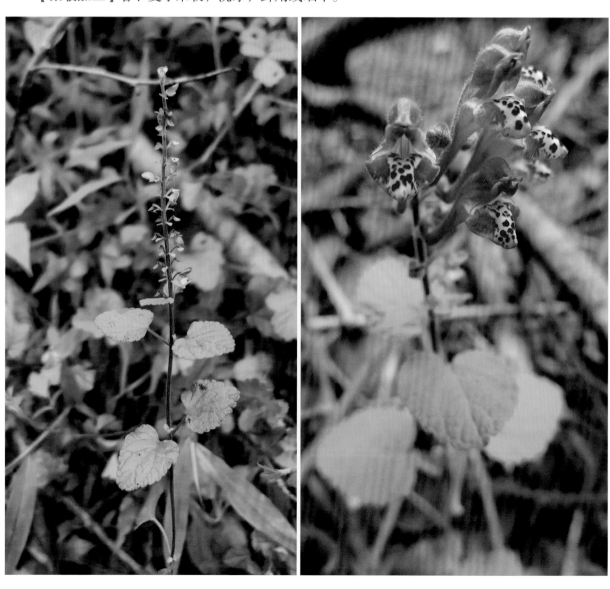

血见愁

【基原】为唇形科血见愁*Teucrium viscidum* Blume的全草。

【别名】山藿香、大叶藜、杂配藜。

【形态特征】多年生草本。茎上部被腺毛和短毛。叶片卵圆形至卵圆状长圆形，边缘为带重齿的圆齿。假穗状花序，由具2花的轮伞花序组成，密被腺毛；萼钟形，齿5枚，近等大；花冠白色，淡红色或淡紫色；唇片与冠筒成钝角，中裂片正圆形；雄蕊伸出，与冠等长。小坚果扁球形。花期中部为7~9月，南部6~11月。

【分布】生于海拔120~1530 m的山地林下润湿处。产于江苏、浙江、福建、台湾、江西、湖南、广东、云南、西藏等地。

【性能主治】味甘，性平。有清热、消肿、止血的作用。主治咽喉肿痛，月经不调，崩漏，咯血，鼻出血，尿血，疮痈肿毒。

【采收加工】6~8月采收，切碎，晒干。

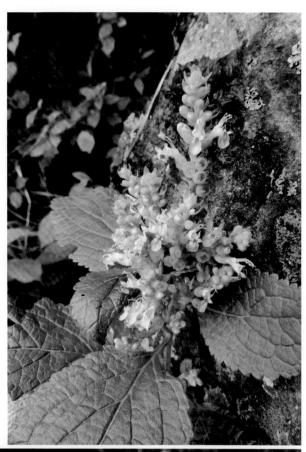

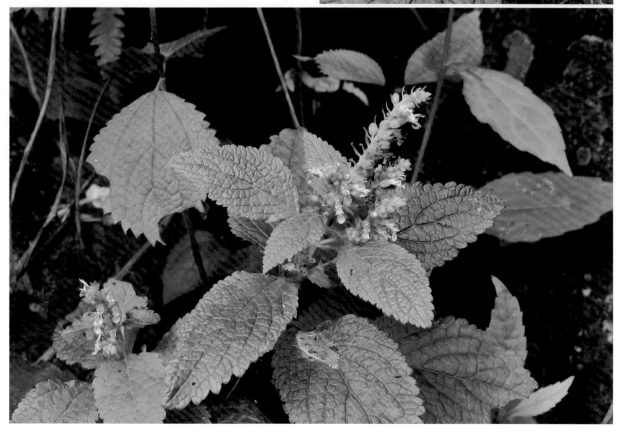

痰火草

【基原】为鸭跖草科大苞水竹叶*Murdannia bracteata*（C. B. Clarke）J. K. Morton ex D. Y. Hong的全草。

【别名】围夹草、癌草、青竹壳菜、青鸭跖草。

【形态特征】多年生草本。根须状，密被茸毛。主茎不育，极短，可育茎常2条。基生叶长20~30 cm；可育茎上的叶宽1~1.5 cm。聚伞花序密集而呈头状；苞片圆形，长5~7 mm，早落；果梗长2~3 mm，强烈弯曲；萼片卵状椭圆形；花瓣蓝色。蒴果宽椭圆状三棱形。种子有白色细网纹，无孔。花果期5~11月。

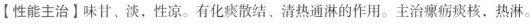

【分布】生于山谷水边或溪边沙地上。产于广东、海南、广西等地。

【性能主治】味甘、淡，性凉。有化痰散结、清热通淋的作用。主治瘰疬痰核，热淋。

【采收加工】夏、秋季采收，洗净，鲜用或晒干。

红豆蔻

【基原】为姜科红豆蔻*Alpinia galanga*（L.）Willd. var. *pyramidata*（Blume）K. Schum. 的成熟果实。

【别名】大良姜、山姜。

【形态特征】多年生草本。株高达2 m。根状茎块状。叶片长圆形或披针形；叶柄短，长约6 mm。圆锥花序，多花，花序轴被毛；苞片与小苞片均迟落；花绿白色；萼筒状，果时宿存；花冠裂片长圆形；唇瓣倒卵状匙形，长达2 cm。果长圆形，中部稍收缩，熟时棕色或枣红色，不开裂。花期5~8月，果期9~11月。

【分布】生于海拔100~1300 m的山野沟谷阴湿林下或灌木丛中和草丛中。产于台湾、云南等地。

【性能主治】味辛，性温。有燥湿散寒、醒脾消食的作用。主治脘腹冷痛，食积胀满，呕吐泄泻，饮酒过多。

【采收加工】秋季果实变红时采收，除去杂质，阴干。

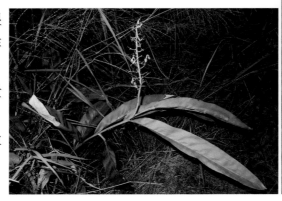

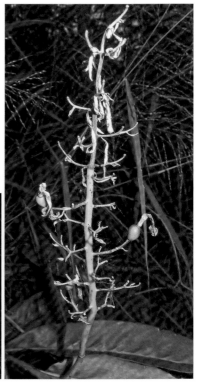

山姜

【基原】为姜科山姜*Alpinia japonica*（Thunb.）Miq.
的根状茎。

【别名】美草、箭杆风。

【形态特征】多年生草本。高达70 cm。叶片披针形
或狭长椭圆形，两面被短柔毛；叶舌2裂，长约2 mm。总
状花序，顶生，花序轴密生茸毛；小苞片极小，早落；花
常2朵聚生；花萼棒状，被毛；花冠裂片长圆形，外面被
茸毛；子房密被茸毛。果球形或椭圆形，被短柔毛，熟时
橙红色。花期4~8月，果期7~12月。

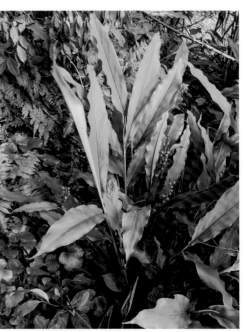

【分布】生于林下阴湿处。产于我国东南部、南部
至西南部各地。

【性能主治】味辛，性温。有温中、散寒、祛风、
活血的作用。主治脘腹冷痛，肺寒咳嗽，风湿痹痛，跌打损伤，月经不调，劳伤吐血。

【采收加工】3~4月采挖，洗净，晒干。

闭鞘姜

【基原】为姜科闭鞘姜*Costus speciosus*（Koen.）Sm. 的根状茎。

【别名】白石笋、山冬笋、水蕉花、象甘蔗。

【形态特征】多年生草本。株高达3m，顶部常分枝，旋卷。叶片长圆形或披针形，背面密被
绢毛。穗状花序，顶生；苞片被短柔毛，顶端具短尖头；花萼红色，3裂，嫩时被茸毛；花冠管
短，裂片长圆状椭圆形，白色或顶部红色；唇瓣宽喇叭形，纯白色；雄蕊花瓣状。蒴果稍木质，
红色。花期7~9月，果期9~11月。

【分布】生于海拔45~1700 m的疏林下、山谷阴湿地、路边草丛中、荒坡、水沟边等处。产
于台湾、云南等地。

【性能主治】味辛、酸、性微寒；有小毒。有利水消肿、解毒止痒的作用。主治百日咳，肾
炎水肿，尿路感染，肝硬化腹水，小便不利；外用治荨麻疹，疮疖肿毒，中耳炎。

【采收加工】全年均可采收，以秋末采收为宜，洗净，切片，蒸熟晒干。

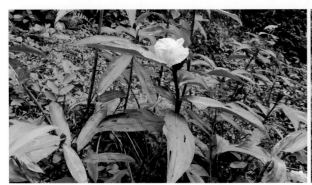
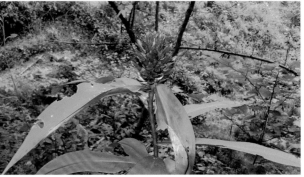

生姜

【基原】为姜科姜 *Zingiber officinale* Roscoe 的根状茎。

【别名】姜。

【形态特征】多年生草本。根状茎肥厚，多分枝，有芳香及辛辣味。叶片披针形或线状披针形，无毛，无柄；叶舌膜质，长2~4 mm。花序梗长达25 cm；穗状花序球果状；苞片卵形，顶端有小尖头；花冠黄绿色；唇瓣中央裂片长圆状倒卵形，有紫色条纹及淡黄色斑点。花期秋季。

【分布】我国中部、东南部至西南部各省区广为栽培。

【性能主治】味辛，性微温。有解表散寒、温中止呕、化痰止咳、解鱼蟹毒的作用。主治风寒感冒，胃寒呕吐，寒痰咳嗽，鱼蟹中毒。

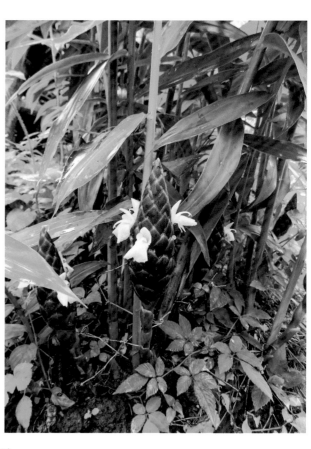

【采收加工】秋、冬季采挖，除去须根和泥沙。

【附注】干姜主治脘腹冷痛，呕吐泄泻，肢冷脉微，寒饮喘咳。

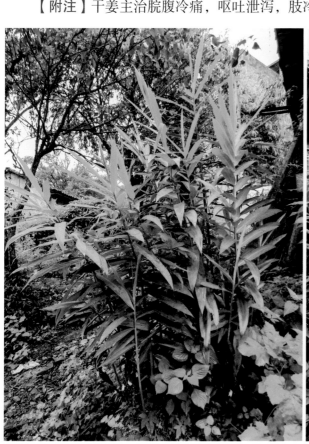
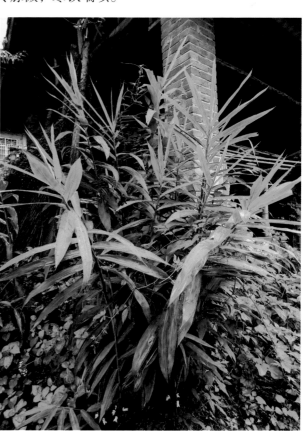

天冬

【基原】为百合科天门冬*Asparagus cochinchinensis*（Lour.）Merr. 的块根。

【别名】天门冬、明天冬、天冬草、倪铃、丝冬、赶条蛇、多仔婆。

【形态特征】攀缘植物。根稍肉质，在中部或近末端呈纺锤状膨大。茎平滑，分枝具棱或狭翅。叶状枝通常每3枝成簇，扁平或略呈锐三棱形，镰刀状；叶片鳞片状，基部具硬刺。花通常每2朵腋生，淡绿色；花梗长2~6 mm；雄花花被6片；花丝不贴生于花被片上。浆果熟时红色。花期5~6月，果期8~10月。

【分布】生于海拔1750 m以下的山坡、路旁、疏林下、山谷或荒地上。产于我国中部、西北、长江流域及南方各地。

【性能主治】味甘、苦，性寒。有养阴润燥、清肺生津的作用。主治肺燥干咳，顿咳痰黏，腰膝酸痛，骨蒸潮热，内热消渴，热病津伤，咽干口渴，肠燥便秘。

【采收加工】秋、冬季采挖，洗净，除去茎基和须根，置沸水中煮或蒸至透心，趁热除去外皮，洗净，干燥。

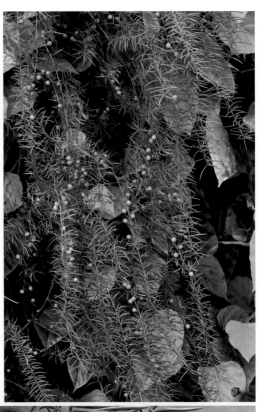

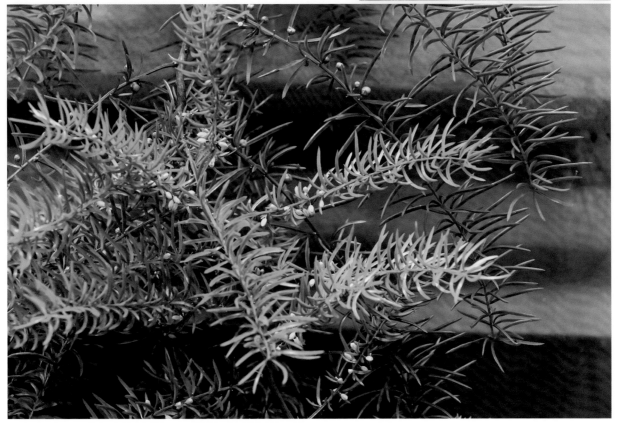

山猫儿

【基原】为百合科山菅Dianella ensifolia（L.）DC.的根状茎或全草。

【别名】碟碟草、老鼠砒、家鼠草、铰剪王。

【形态特征】多年生草本。根状茎圆柱状，横走。叶片狭条状披针形，基部稍收狭成鞘状，套叠或抱茎。圆锥花序，顶生；花被片条状披针形，绿白色、淡黄色至青紫色，5脉；雄蕊6枚，花药条形，花丝上部膨大。浆果近球形，深蓝色。花果期3~8月。

【分布】生于海拔1700 m以下的林下、山坡或草丛中。产于广东、台湾等地。

【性能主治】味辛，性温；有毒。有拔毒消肿、散瘀止痛的作用。主治瘰疬，痈疽疮癣，跌打损伤。

【采收加工】全年均可采收，洗净，晒干。

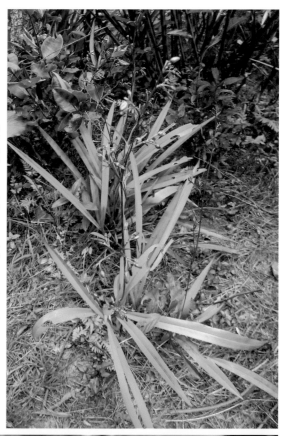

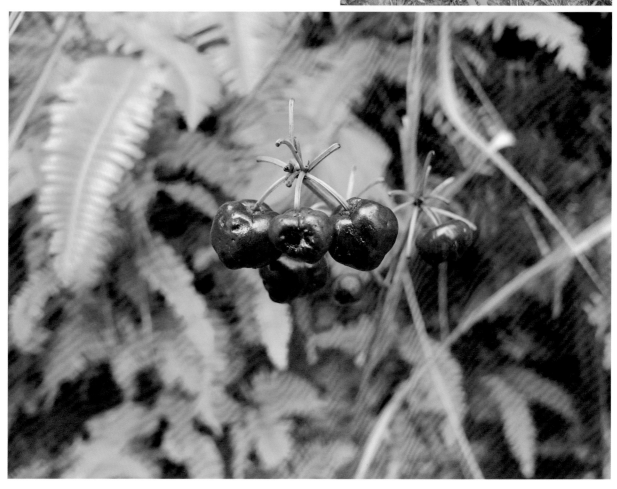

百尾笋

【基原】为百合科万寿竹*Disporum canton-iense*（Lour.）Merr.的根状茎及根。

【别名】石竹根、竹林梢、万花梢、黄牛尾巴。

【形态特征】多年生草本。根粗长，肉质。茎高达150 cm。叶片披针形至狭椭圆状披针形。伞形花序，花3~10朵，生于与上部叶对生的短枝顶端；花被片6片，斜出，倒披针形，基部有长2~3 mm的距；雄蕊6枚，内藏；子房3室。浆果近球形，熟时黑色。花期5~7月，果期8~10月。

【分布】生于海拔700~3000 m的灌木丛中或林下。产于台湾、福建、安徽、湖北、云南、陕西、西藏等地。

【性能主治】味甘，性平。有润肺止咳、健脾消积的作用。主治虚损咳喘，痰中带血，肠风下血，食积胀满。

【采收加工】夏、秋季采挖，洗净，晒干。

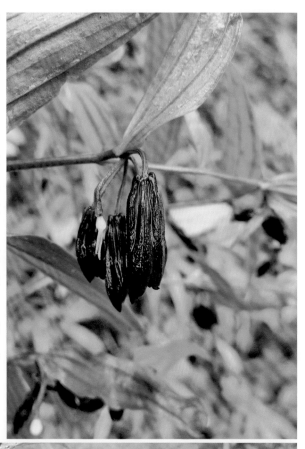

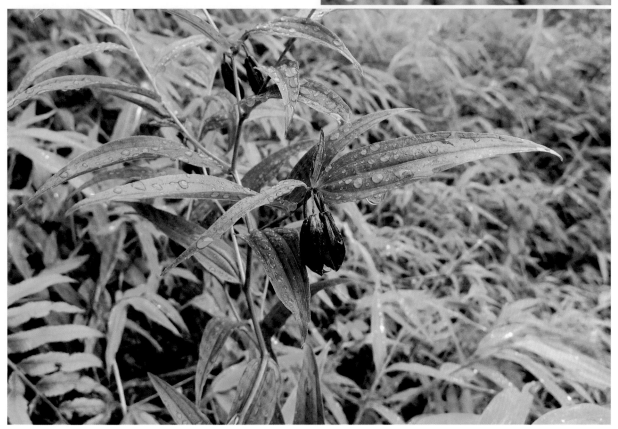

黄精

【基原】为百合科滇黄精*Polygonatum kingianum* Collett et Hemsl. 的根状茎。

【别名】大黄精。

【形态特征】多年生草本。根状茎近圆柱形或连珠状，肥厚。茎高1~3 m，顶端攀缘状。叶轮生，每轮3~10片；叶片条形、条状披针形或披针形，先端拳卷。花序具1~6花，下垂；花被粉红色，合生成筒，长18~25 mm，裂片6片，长3~5 mm；雄蕊6枚。浆果红色。花期3~5月，果期9~10月。

【分布】生于海拔700~3600 m的林下、灌木丛中或阴湿草坡，有时生于岩石上。产于云南、四川、贵州等地。

【性能主治】味甘，性平。有补气养阴、健脾、润肺、益肾的作用。主治脾胃气虚，体倦乏力，胃阴不足，口干食少，肺虚燥咳，劳嗽咳血，精血不足，腰膝酸软，须发早白，内热消渴。

【采收加工】春、秋季采挖，除去须根，洗净，置沸水中略烫或蒸至透心，干燥。

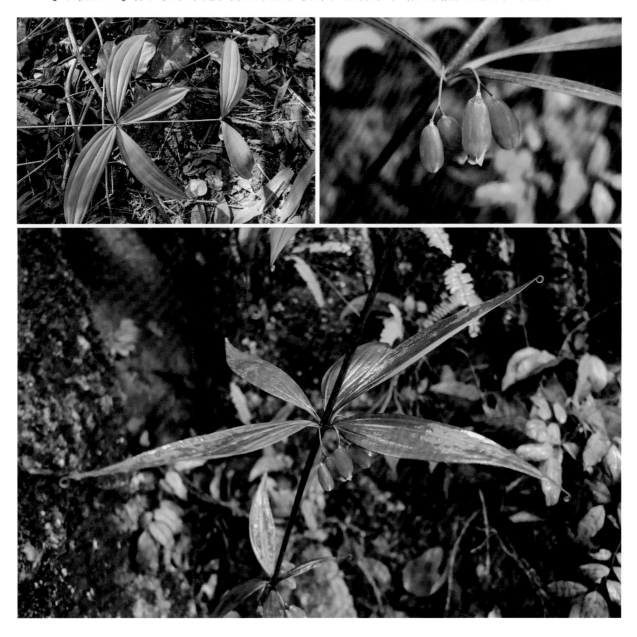

百合

【基原】为百合科野百合*Lilium brownii* F. E. Br. ex Miellez的肉质鳞叶。

【别名】百合蒜、蒜脑薯。

【形态特征】多年生草本。鳞茎球形。茎高达2 m。叶散生，披针形至条形，宽（0.6）1~2 cm。花单生或几朵排成近伞形；花喇叭形，乳白色，无斑点，向外张开或先端外弯；外轮花被片宽2~4.3 cm；内轮花被片宽3.4~5 cm，蜜腺两边具小乳头状突起；雄蕊向上弯。蒴果矩圆形，有棱。花期5~6月，果期9~10月。

【分布】生于山坡、灌木林中、路边、溪旁或石缝中。产于我国中部地区及广东、福建、浙江、云南、陕西等地。

【性能主治】味甘，性寒。有养阴润肺、清心安神的作用。主治阴虚燥咳，劳嗽咳血，虚烦惊悸，失眠多梦，精神恍惚。

【采收加工】秋季采收，洗净，剥取鳞叶，置沸水中略烫，干燥。

【附注】百合花主治咳嗽痰少或黏，眩晕，夜寐不安，天疱湿疮。

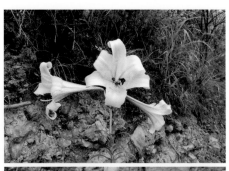

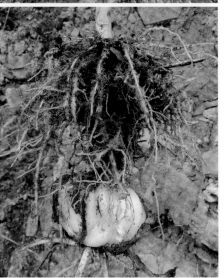

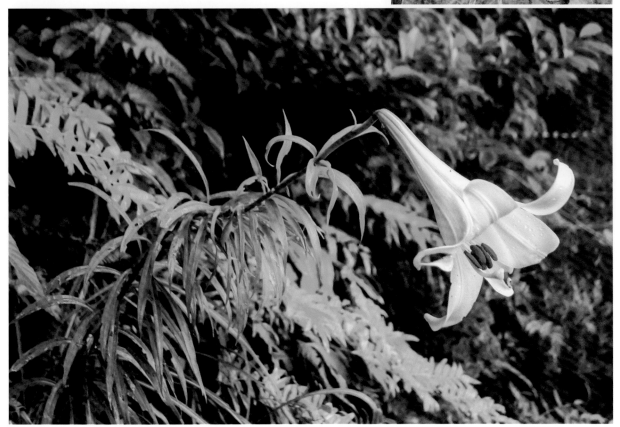

吉祥草

【基原】为百合科吉祥草*Reineckea carnea*（Andrews）Kunth的全草。

【别名】洋吉祥草、解晕草、广东万年青、松寿兰。

【形态特征】多年生草本。根状茎蔓延于地面，逐年向前延长或发出新枝。叶每簇有3~8片；叶片条形至披针形，长10~38 cm。穗状花序长2~6.5 cm；苞片长5~7 mm；花粉红色；裂片6片，矩圆形，稍肉质；雄蕊6枚，花丝丝状，花药近矩圆形；子房瓶状，花柱丝状。浆果熟时鲜红色。花果期7~11月。

【分布】生于海拔170~3200 m的阴湿山坡、山谷或密林下。产于我国东部、中部、南部、西南及陕西等地。

【性能主治】味甘，性凉。有清肺止咳、凉血止血、解毒利咽的作用。主治肺热咳嗽，咯血，吐血，便血，咽喉肿痛，目赤翳障，痈肿疮疖。

【采收加工】全年均可采收，洗净，晒干或阴干。

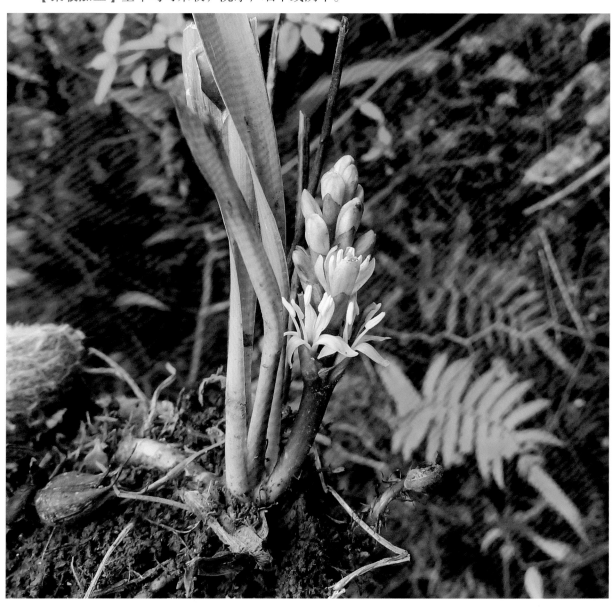

凌云重楼

【基原】为延龄草科凌云重楼*Paris cronquistii*（Takht.）H. Li的根状茎。

【别名】莲镇盟（壮语）。

【形态特征】多年生草本。叶6~7片，卵形，长11~17 cm，基部心形，绿色，腹面具紫色斑块，背面紫色或具紫斑。花基数5~6，与叶数相等；萼片绿色，披针形或卵状披针形；花瓣丝状，常比萼片短；药隔突出长1~6 mm；子房具5~6条棱，柱头5~6裂。蒴果红色。种子多数，鲜红色。花期4~6月，果期10~11月。

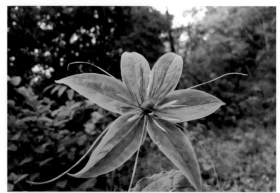
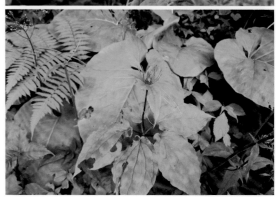

【分布】生于海拔900~2100 m的石灰石山坡、山谷林下、山谷阴湿地、石坡灌木丛、峡谷森林、苔藓林。产于四川、贵州、云南等地。

【性能主治】味苦，性微寒；有小毒。有清热解毒、消肿止痛的作用。主治疔疮痈肿，咽喉肿痛，蛇虫咬伤，跌扑伤痛，惊风抽搐。

【采收加工】秋季采挖，除去须根，洗净，晒干。

七叶一枝花

【基原】为延龄草科华重楼*Paris polyphylla* Sm. var. *chinensis*（Franch.）H. Hara的根状茎。

【别名】七叶楼、铁灯台、草河车。

【形态特征】多年生草本。根状茎粗厚，棕褐色。叶5~8片，通常7片；叶片倒卵状披针形、矩圆状披针形或倒披针形，基部通常楔形。花瓣线形，常比萼片短；雄蕊8~10枚，花药长1.2~2 cm，药隔突出部分长1~2 mm；子房近球形，具棱，柱头4~5裂。花期5~7月，果期8~10月。

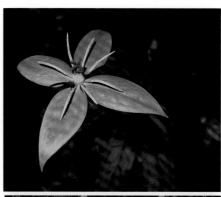
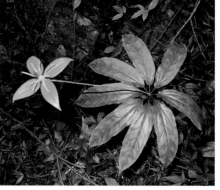

【分布】生于海拔600~2000 m的林下阴处或沟谷边的草丛中。产于我国东部、中部、南部、西南地区及台湾等地。

【性能主治】味苦，性微寒；有小毒。有清热解毒、消肿止痛、凉肝定惊的作用。主治疔疮痈肿，咽喉肿痛，蛇虫咬伤，跌扑伤痛，惊风抽搐。

【采收加工】秋季采挖，除去须根，洗净，晒干。

重楼

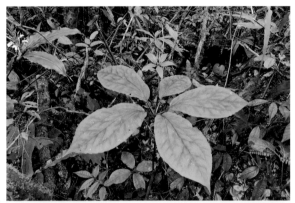

【基原】为延龄草科七叶一枝花 *Paris polyphylla* Sm. 的根状茎。

【别名】蚤休、螺丝七、海螺七。

【形态特征】多年生草本。根状茎粗厚，棕褐色。叶5~11片；叶片，矩圆形或倒卵状披针形，长7~15 cm。花基数3~7；萼片绿色，披针形；花瓣线形，常比外轮长；雄蕊8~12枚，药隔突出部分常不明显；子房近球形，具棱，柱头4~5裂。蒴果紫色。种子多数，鲜红色。花期4~7月，果期8~11月。

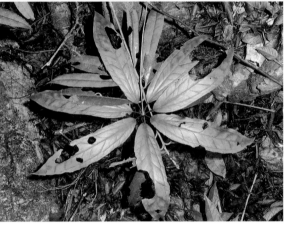

【分布】生于海拔1800~3200 m的林下。产于云南、四川、贵州、广西、西藏等地。

【性能主治】味苦，性微寒；有小毒。有清热解毒、消肿止痛、凉肝定惊的作用。主治疔疮痈肿，咽喉肿痛，蛇虫咬伤，跌扑伤痛，惊风抽搐。

【采收加工】秋季采挖，除去须根，洗净，晒干。

菝葜

【基原】为菝葜科菝葜 *Smilax china* L. 的根状茎。

【别名】金刚根、王瓜草、金刚骨、金刚藤。

【形态特征】攀缘灌木。根状茎粗厚，坚硬，块状。茎疏生刺。叶干后通常红褐色或近古铜色，圆形、卵形或宽卵形；叶柄几乎都有卷须，脱落点位于靠近卷须处。伞形花序，常呈球形；花序托近球形；花绿黄色，外花被3片，内花被3片，稍狭。浆果熟时红色，有粉霜。花期2~5月，果期9~11月。

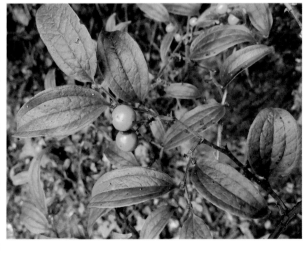

【分布】生于海拔2000 m以下的林下、灌木丛中、路旁、河谷或山坡上。产于我国东部、南部、中南、西南地区及台湾等地。

【性能主治】味甘、微苦、涩，性平。有利湿去浊、祛风除痹、解毒散瘀的作用。主治小便淋浊，带下量多，风湿痹痛，疔疮痈肿。

【采收加工】秋末至次年春采挖，除去须根，洗净，晒干或趁鲜切片，干燥。

金钱蒲

【基原】为天南星科金钱蒲*Acorus gramineus* Soland. 的根状茎。

【别名】昌本、九节菖蒲。

【形态特征】多年生草本。根状茎芳香，淡黄色。叶片线形，长20~30 cm，宽不足6 mm，无中肋。叶状佛焰苞长3~14 cm，为肉穗花序长的1~2倍，宽1~2 mm；肉穗花序黄绿色，圆柱形，长3~9.5 cm。果序直径达1 cm，果黄绿色。花期5~6月，果7~8月成熟。

【分布】生于海拔1800 m以下的水旁湿地或石上。产于我国南部、中部、西北、西南地区及浙江等地。

【性能主治】味辛、苦，性温。有开窍豁痰、醒神益智、化湿开胃的作用。主治神昏癫痫，健忘失眠，耳鸣耳聋，脘痞不饥，噤口下痢。

【采收加工】秋、冬季采挖，除去须根和泥沙，晒干。

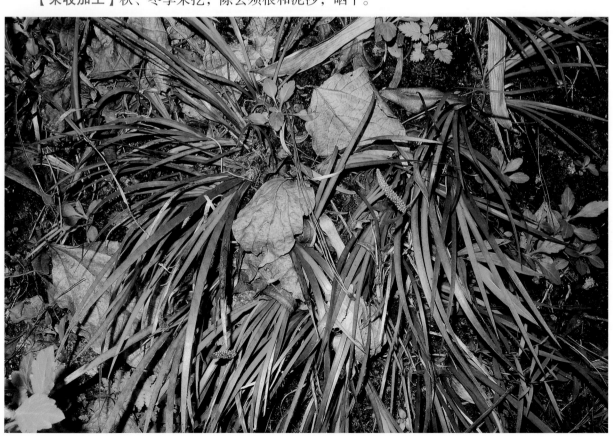

石菖蒲

【基原】为天南星科石菖蒲*Acorus tatarinowii* Schott的根状茎。

【别名】菖蒲叶、山菖蒲、水剑草、香菖蒲。

【形态特征】多年生草本。根状茎芳香，淡褐色。叶无柄，线形，宽7~13 mm，无中肋。花序柄腋生，三棱形；叶片状佛焰苞长13~25 cm，为肉穗花序长的2~5倍或更长；肉穗花序圆柱状，直径4~7 mm。花白色。成熟果序长7~8 cm，直径可达1 cm；果熟时黄绿色或黄白色。花果期2~6月。

【分布】生于海拔20~2600 m的密林下、湿地或溪旁石上。产于黄河以南各地。

【性能主治】味辛、苦，性温。有开窍豁痰、醒神益智、化湿开胃的作用。主治神昏癫痫，健忘失眠，耳鸣耳聋，脘痞不饥，噤口下痢。

【采收加工】秋、冬季采挖，除去须根和泥沙，晒干。

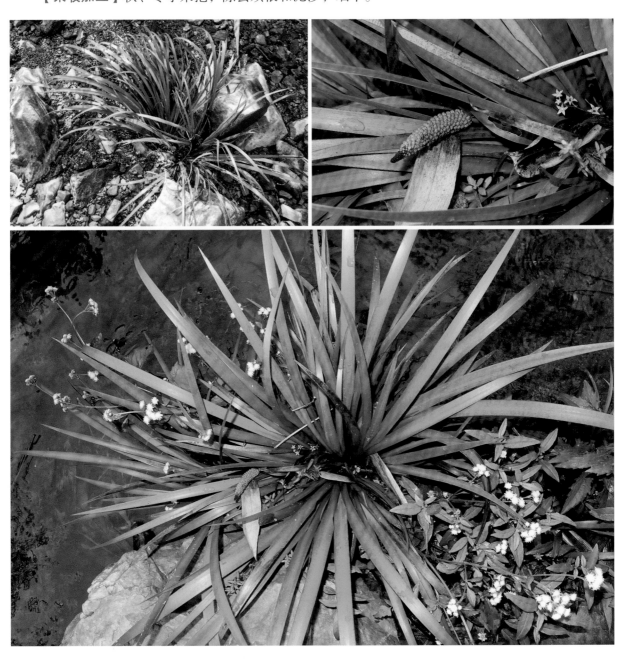

天南星

【基原】为天南星科一把伞南星*Arisaema erubescens*（Wall.）Schott的块茎。

【别名】天南星、虎掌南星、麻蛇饭。

【形态特征】多年生草本。块茎扁球形，直径达6 cm。叶1片，稀2片；叶片放射状分裂，裂片多至20片，披针形、长圆形至椭圆形。肉穗花序单性；雄花序长2~2.5 cm，花密；雌花序长约2 cm；雄花具短柄，雄蕊2~4枚；子房卵圆形，柱头无柄。浆果红色。花期5~7月，果期9月。

【分布】生于海拔3200 m以下的林下、灌木丛中、草坡、荒地中。产于河北、河南、陕西、云南、山西等地。

【性能主治】味苦、辛，性温；有毒。有散结消肿的作用。主治痈肿，蛇虫咬伤。

【采收加工】秋、冬季茎叶枯萎时采挖，除去须根及外皮，干燥。

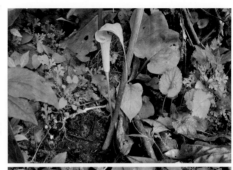
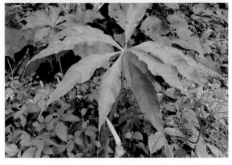

天南星

【基原】为天南星科天南星*Arisaema heterophyllum* Blume的块茎。

【别名】异叶天南星、独角莲，狗爪南星。

【形态特征】多年生草本。块茎扁球形，直径达4 cm。叶常单一；叶片鸟足状分裂，裂片13~19片，倒披针形、长圆形、线状长圆形。肉穗花序两性和雄花序单性；两性花序，下部为雌花，上部为雄花；雌花球形，花柱明显；雄花具柄，花药2~4个。浆果黄红色、红色，圆柱形。花期4~5月，果期7~9月。

【分布】生于海拔2700 m以下的林下、灌木丛中或草地。产于黑龙江、浙江、江苏、湖北、陕西等地。

【性能主治】味苦、辛，性温，有毒。有散结消肿的作用。主治痈肿，蛇虫咬伤。

【采收加工】秋、冬季茎叶枯萎时采挖，除去须根及外皮，干燥。

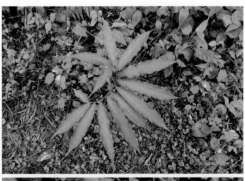
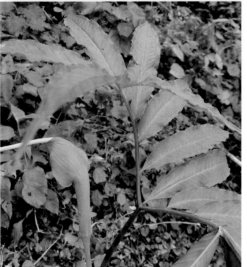

野芋

【基原】为天南星科野芋*Colocasia esculentum* var. *antiquorum*（Schott）Hubbard et Rehder的块茎。

【别名】老芋、野芋艿、野芋头。

【形态特征】多年生草本植物。块茎球形。叶片盾状卵形，基部心形，长达50 cm以上。佛焰苞苍黄色，长15~25 cm；管部淡绿色，长圆形，长为檐部的1/5~1/2；檐部线状披针形，先端渐尖；肉穗花序短于佛焰苞：雌花序与不育雄花序等长；能育雄花序和附属器各长4~8 cm。子房具极短的花柱。

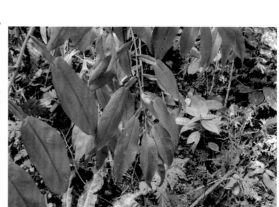

【分布】生于林下阴湿处。主产于长江流域以南各地，亦有栽培。

【性能主治】味辛，性寒；有大毒。有清热解毒、散瘀消肿的作用。主治痈疮肿毒，乳痈，颈淋巴结炎，痔疮，疥癣，跌打损伤，虫蛇咬伤。

【采收加工】夏、秋季采挖，鲜用或切片晒干。

石柑子

【基原】为天南星科石柑子*Pothos chinensis*（Raf.）Merr. 的全草。

【别名】石气柑、青蒲芦茶、石葫芦。

【形态特征】附生攀缘亚灌木。叶片椭圆形、披针状卵形至披针状长圆形，宽1.5~5.6 cm；叶柄倒卵状长圆形或楔形，长1~4 cm，约为叶片长的1/6。肉穗花序腋生，椭圆形至近圆球形，淡绿色、淡黄色。浆果黄绿色至红色，卵形或长圆形，长约1 cm。花果期四季。

【分布】生于海拔2400 m以下的阴湿密林中，常匍匐于岩石上或附生于树干上。产于台湾、湖北、云南等地。

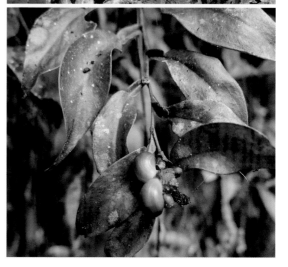

【性能主治】味辛、苦，性平；有小毒。有行气止痛、消积、祛风湿、散瘀解毒的作用。主治心、胃气痛，疝气，食积胀满，风湿痹痛，脚气，跌打损伤，中耳炎，鼻窦炎。

【采收加工】春、夏季采收，洗净，鲜用或切段晒干。

蝴蝶花

【基原】为鸢尾科蝴蝶花Iris japonica Thunb. 的全草。

【别名】铁扁担、燕子花、蓝花铰剪、紫燕。

【形态特征】多年生草本。根状茎长，块状，节明显。叶基生；叶片宽1.5~3 cm，无明显的中脉。花茎直立，顶生总状聚伞花序，分枝5~12条；花淡蓝色或蓝紫色，直径约5 cm；外花被裂片倒卵形或椭圆形，中脉上有隆起的黄色鸡冠状附属物；花柱上部3分枝，呈花瓣状。蒴果椭圆状柱形。花期3~4月，果期5~6月。

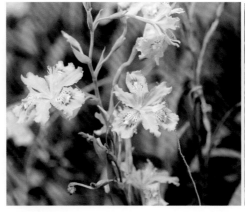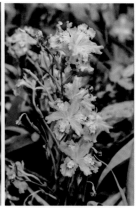

【分布】生于海拔3000~3300 m的山坡较荫蔽而湿润的草地、疏林下或林缘草地。产于我国东部、南部、中部、西北、西南地区。

【性能主治】味苦，性寒；有小毒。有消肿止痛、清热解毒的作用。主治肝炎，肝大，肝区痛，胃痛，咽喉肿痛，便血。

【采收加工】春、夏季采收，切段，晒干。

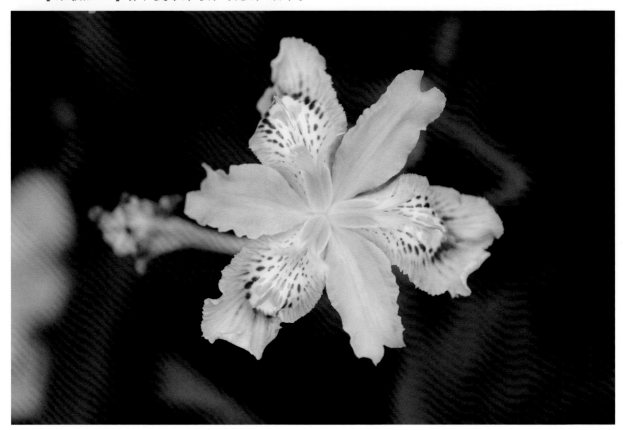

百部

【基原】为百部科大百部*Stemona tuberosa* Lour. 的块根。

【别名】百部根、白并、玉箫、箭杆。

【形态特征】多年生攀缘性草本。块根肉质，纺锤状。叶对生或轮生，稀兼有互生；叶片卵状披针形或宽卵形，宽2~17 cm，基部心形；叶柄长3~10 cm。花单生或2~3朵排成总状花序，生于叶腋，稀贴生于叶柄上；花被片4片，黄绿色；雄蕊4枚，紫红色。蒴果光滑，具多数种子。花期4~7月，果期5~8月。

【分布】生于海拔370~2240 m的山坡丛林下、溪边、路旁以及山谷和阴湿岩石中。产于浙江、台湾、湖北、广东、云南等地。

【性能主治】味甘、苦，性微温。有润肺下气止咳、杀虫灭虱的作用。主治新久咳嗽，肺痨咳嗽，顿咳，头虱病，体虱病，蛲虫病，阴痒。

【采收加工】春、秋季采挖，除去须根，洗净，置沸水中略烫或蒸至无白心，取出，晒干。

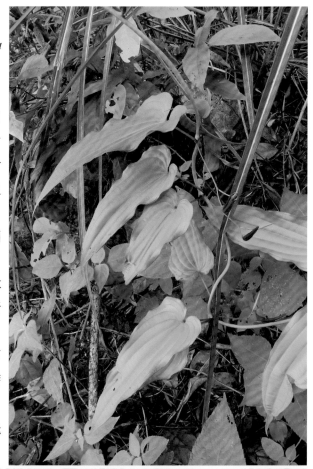

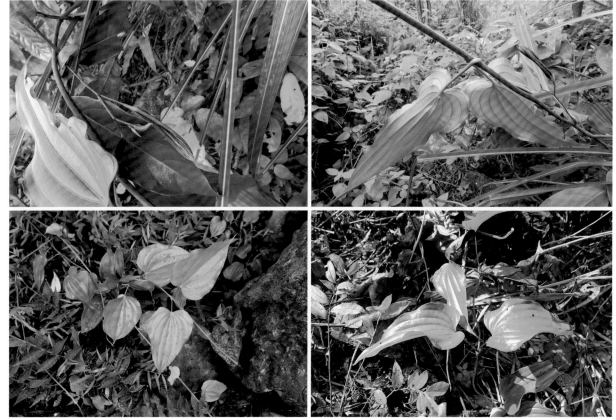

薯莨

【基原】为薯蓣科薯莨*Dioscorea cirrhosa* Lour. 的块茎。

【别名】赭魁、薯良、鸡血莲、血母。

【形态特征】粗壮藤本。块茎形状多样，外皮黑褐色，断面鲜时红色。茎右旋，下部具刺。叶片长椭圆状卵形至卵圆形。雄花为穗状或圆锥花序，腋生；雄花花被片，外轮宽卵形，内轮倒卵形；雄蕊6枚；雌花为穗状花序，单生叶腋；雌花花被片，外轮为卵形。蒴果不反折，近三棱状扁圆形。花期4~6月，果期7月至翌年1月。

【分布】生于海拔350~1500 m的山坡、路旁、河谷边的杂木林中、阔叶林中、灌木丛中或林边。产于我国西南地区及浙江、台湾、湖南、广东等地。

【性能主治】味苦，性凉；有小毒。有活血止血、理气止痛、清热解毒的作用。主治咳血，呕血，尿血，便血，月经不调，闭经，产后腹痛，脘腹胀痛，热毒血痢，水泻，关节痛，跌打肿痛，疮疖，带状疱疹，外伤出血。

【采收加工】5~8月采挖，洗净，捣碎，鲜用或切片晒干。

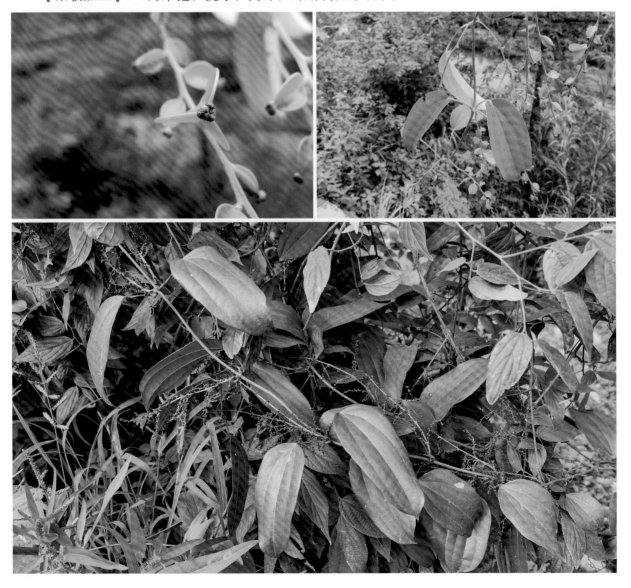

褐苞薯蓣

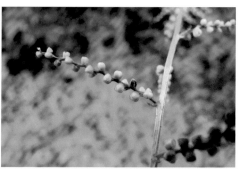

【基原】为薯蓣科褐苞薯蓣*Dioscorea persimilis* Prain et Burkill的块茎。

【别名】山薯、土淮山。

【形态特征】缠绕草质藤本。块茎长圆柱形。茎右旋，常有棱。叶片卵形至长椭圆状卵形，基部宽心形或戟形。雄花为穗状或圆锥花序，腋生；苞片有紫褐色斑纹；雄花的花被片，外轮为宽卵形，有褐色斑纹，内轮倒卵形；雄蕊6枚；雌花为穗状花序，腋生。蒴果不反折，三棱状扁圆形。花期7月至翌年1月，果期9月至翌年1月。

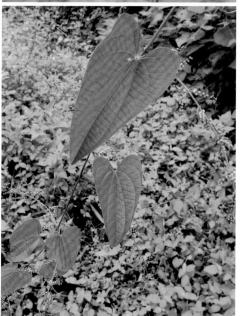

【分布】生于海拔100~1950 m的山坡、路旁、山谷杂木林中或灌木丛中。产于湖南、广东、云南等地。

【性能主治】味甘、涩，性平。有补脾止泻、补肺敛气的作用。主治脾虚久泻，干咳，气短。

【采收加工】秋、冬季采挖，鲜用或切片晒干。

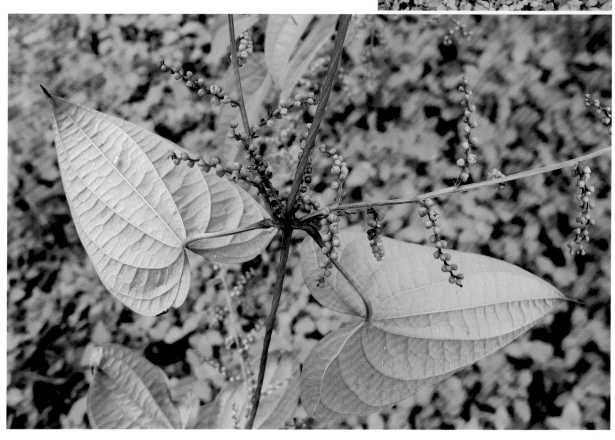

桄榔子

【基原】为棕榈科桄榔 *Arenga westerhoutii* Griff. 的成熟果实。

【别名】砂糖椰子。

【形态特征】乔木状。茎高达10 m。叶长达6 m，羽状全裂；羽片线形或线状披针形，长达150 cm，基部有不等的耳垂。花序腋生；花序长达150 cm；雄花长1.5~2 cm，花萼、花瓣各3片，雄蕊达100枚；雌花花萼及花瓣各3片。果近球形，直径4~5 cm，具3条棱。花期6月，果实花后2~3年成熟。

【分布】生于温湿地区的石灰岩石山林中。产于台湾、广东、海南、广西、云南等地。

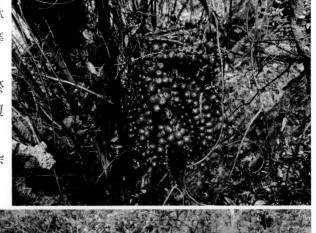

【性能主治】味甘，性平；有毒。有祛瘀破积、止痛的作用。主治产后血瘀腹痛，心腹冷痛。

【采收加工】果实成熟时采收，除去杂质，晒干。

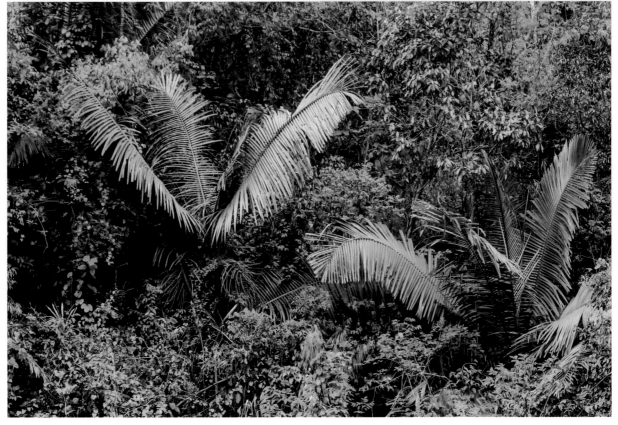

鱼尾葵

【基原】为棕榈科鱼尾葵*Caryota ochlandra* Hance的叶鞘纤维、根。

【别名】长穗鱼尾葵、董棕、鸡槟、假恍榔。

【形态特征】乔木状，高达20 m。茎绿色，被茸毛。叶长达4 m，二回羽状全裂。花序长达5 m，具多数穗状分枝花序；雄花花萼与花瓣无茸毛；盖萼片小于被盖的侧萼片，表面具疣状突起，边缘无半圆齿；花瓣黄色；雄蕊多数；雌花较小，长不及1 cm。果球形，熟时红色。花期5~7月，果期8~11月。

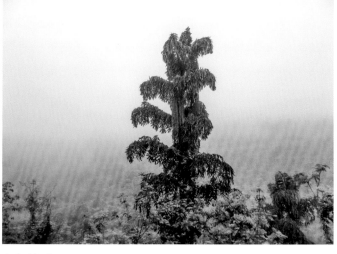

【分布】生于海拔450~700 m的山坡或沟谷林中。产于福建、广东、海南、广西、云南等地。

【性能主治】味微甘、涩，性平。有收敛止血、强筋骨的作用。主治吐血，咳血，便血，血崩，肝、肾虚，筋骨痿软。

【采收加工】全年均可采收，洗净，晒干。

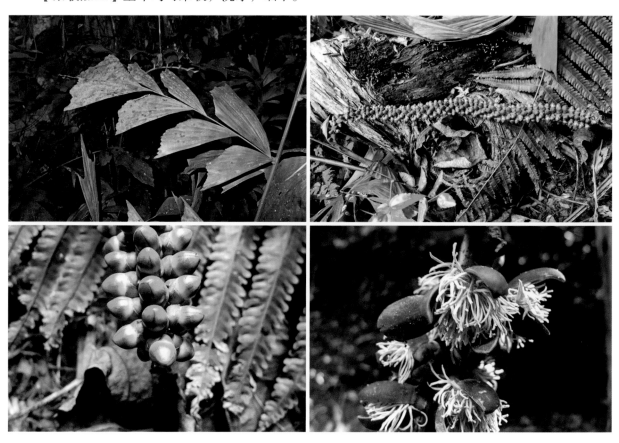

大叶仙茅

【基原】为仙茅科大叶仙茅*Curculigo capitulata*（Lour.）Kuntze的根及根状茎。

【别名】大地棕、猴子背巾、猴子包头、竹灵芝。

【形态特征】多年生草本。根状茎块状，具细长的走茎。叶片长圆状披针形或近长圆形，具折扇状脉。花茎短于叶，被长柔毛；总状花序缩成头状，长2.5~5 cm；花黄色；花被片6片，被毛；雄蕊6枚；柱头近头状，极浅的3裂；子房长圆形或近球形，被毛。浆果近球形，白色，无喙。花期5~6月，果期8~9月。

【分布】生于海拔850~2200 m的林下或阴湿处。产于福建、台湾、广东、海南、云南、西藏等地。

【性能主治】味苦、涩，性平。有润肺化痰、止咳平喘、镇静健脾、补肾固精的作用。主治肾虚喘咳，腰膝酸痛，白带异常，遗精。

【采收加工】全年均可采收，洗净，鲜用或晒干。

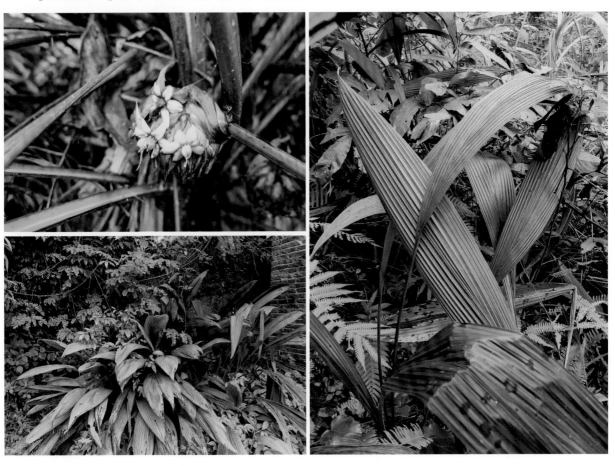

仙茅

【基原】为仙茅科仙茅*Curculigo orchioides* Gaertn. 的根状茎。

【别名】独茅根、茅爪子、婆罗门参、独脚仙茅。

【形态特征】多年生草本。根状茎近圆柱状，直生，直径约1 cm。叶片线状披针形或披针形，宽5~25 mm。花茎短，隐藏于叶鞘内；总状花序呈伞房状，具花4~6朵；花黄色；花被片6片，有时散生长柔毛；雄蕊6枚；柱头3裂；子房顶端具长喙，连喙长达7.5 mm，被疏毛。浆果近纺锤状，顶端有长喙。花果期4~9月。

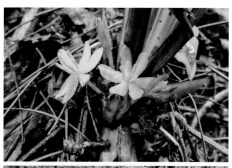
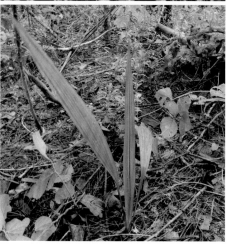

【分布】生于海拔1600 m以下的林中、草地或荒坡上。产于我国东部、中部、南部、西南地区及台湾等地。

【性能主治】味辛，性热；有毒。有补肾阳、强筋骨、祛寒湿的作用。主治阳痿精冷，筋骨痿软，腰膝冷痛，阳虚冷泻。

【采收加工】秋、冬季采挖，除去根头和须根，洗净，干燥。

蒟蒻薯

【基原】为蒟蒻薯科箭根薯*Tacca chantrieri* André的根状茎。

【别名】水狗仔、老虎须、山大黄、大水田七。

【形态特征】多年生草本。根状茎粗壮，近圆柱形。叶片长圆形或长圆状椭圆形。花葶较长；总苞片4枚，暗紫色，外轮卵状披针形，内轮阔卵形；小苞片线形；伞形花序有花5~7（18）朵；花被裂片6片，紫褐色；雄蕊6枚；柱头3裂。浆果具6棱，紫褐色，顶端有宿存的花被裂片。花果期4~11月。

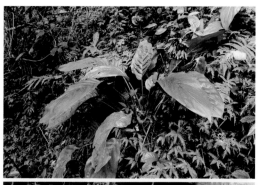
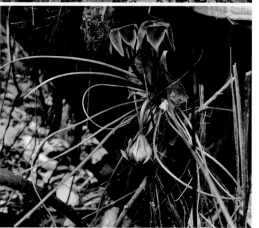

【分布】生于海拔170~1300 m的水边、林下、山谷阴湿处。产于湖南南部、广东、广西、云南等地。

【性能主治】味苦，性寒；有小毒。有清热解毒、理气止痛的作用。主治胃肠炎，胃及十二指肠溃疡，消化不良，痢疾，肝炎，疮疖，咽喉肿痛，烧烫伤。

【采收加工】春、夏季采挖，洗净，鲜用或切片晒干。

野灯心草

【基原】为灯心草科野灯心草*Juncus setchuensis* Buchenau ex Diels的全草。

【别名】龙须草、秧草、水通草。

【形态特征】多年生草本。根状茎短而横走。茎丛生，有明显的纵沟，直径1~1.5 mm，高25~65 cm，茎内充满白色髓心。叶片退化呈刺芒状。聚伞花序假侧生，花多朵；总苞片似茎的延伸，顶端尖锐；花被片卵状披针形，内轮与外轮等长；雄蕊3枚；子房1室；柱头3裂。蒴果卵形。花期5~7月，果期6~9月。

【分布】生于海拔800~1700 m的山沟、林下阴湿地、溪旁、道旁的浅水处。产于我国东部、南部、中部、西南各地。

【性能主治】味苦，性寒。有利水通淋、安神、凉血止血的作用。主治热淋，肾炎，心悸失眠，口舌生疮，咽痛，尿血。

【采收加工】全年均可采收，洗净，切段晒干。

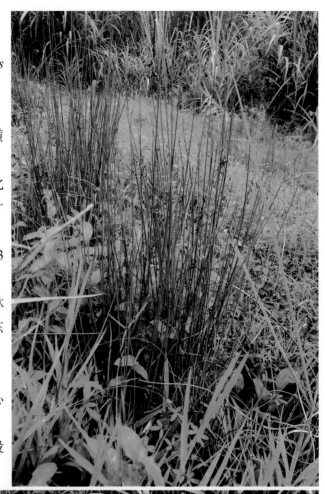

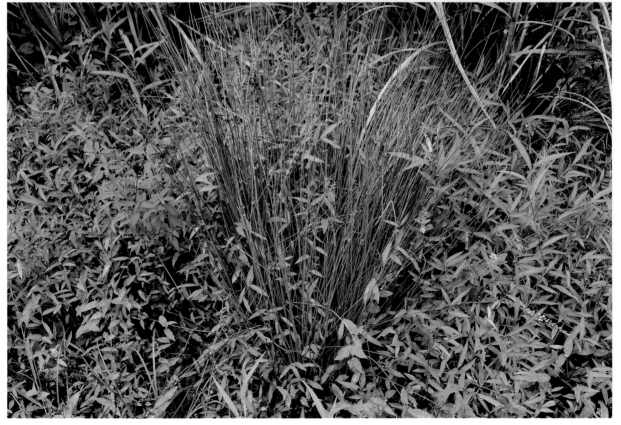

薏苡仁

【基原】为禾本科薏苡 *Coix lacryma-jobi* L. var. *lacryma-jobi* 的成熟种仁。

【别名】薏珠子、草珠儿、薏米、薏仁。

【形态特征】一年生草本。秆高1~2 m。叶片扁平宽大，长10~40 cm，宽1.5~3 cm。总状花序腋生成束；雌小穗位于花序下部，外面包以骨质念珠状之总苞，总苞卵圆形，长7~10 mm，直径6~8 mm，珐琅质，坚硬，有光泽；雄蕊常退化；雌蕊具细长的柱头。颖果小，常不饱满。花果期6~12月。

【分布】生于海拔200~2000 m湿润的屋旁、池塘、河沟、山谷、溪涧或易受涝的农田等地方，野生或栽培。我国大部分地区均有分布。

【性能主治】味甘、淡，性凉。有利水渗湿、健脾止泻、除痹、排脓、解毒散结的作用。主治水肿，脚气，小便不利，脾虚泄泻，湿痹拘挛，肺痈，肠痈，赘疣，癌肿。

【采收加工】秋季果实成熟时采割植株，晒干，打下果实，再晒干，除去外壳、黄褐色种皮和杂质，收集种仁。

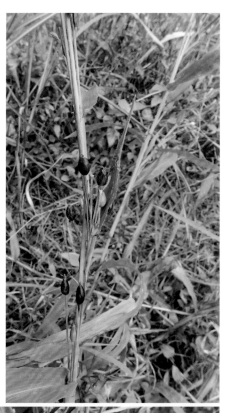

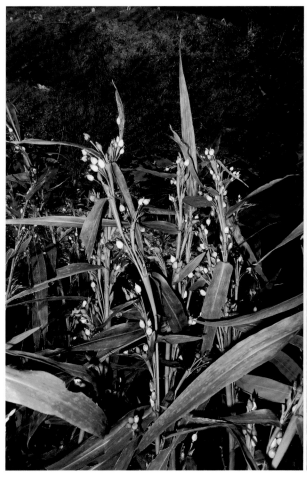

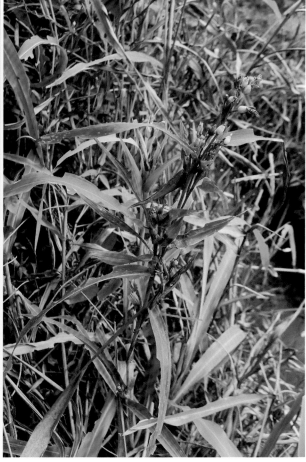

淡竹叶

【基原】为禾本科淡竹叶*Lophatherum gracile* Brongn. 的茎叶。

【别名】竹叶门冬青、迷身草、山鸡米、金竹叶。

【形态特征】多年生草本。须根中部膨大呈纺锤形小块根。秆高40~80 cm。叶片披针形。圆锥花序长12~25 cm；小穗线状披针形，长7~12 mm，宽1.5~2 mm，第一颖长34.5 mm，第二颖长4.5~5 mm；第一外稃长5~6.5 mm，宽约3 mm，具7脉；雄蕊2枚。颖果长椭圆形。花果期6~10月。

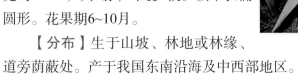

【分布】生于山坡、林地或林缘、道旁荫蔽处。产于我国东南沿海及中西部地区。

【性能主治】味甘、淡，性寒。有清热泻火、除烦止渴、利尿通淋的作用。主治热病烦渴，小便短赤涩痛，口舌生疮。

【采收加工】夏季未抽花穗前采割，晒干。

金发草

【基原】为禾本科金发草*Pogonatherum paniceum*（Lam.）Hackel的全草。

【别名】竹蒿草、笔须、龙奶草、羊丕草。

【形态特征】多年生草本。秆高30~60 cm。叶片线形，宽1.5~4 mm。总状花序，乳黄色；无柄小穗长2.5~3 mm，第一小花雄性，雄蕊2枚，花药长约1.8 mm；有柄小穗较小，第一小花缺，第二小花雄性或可两性，具雄蕊1枚，花药长达1.5 mm或不发育。花果期4~10月。

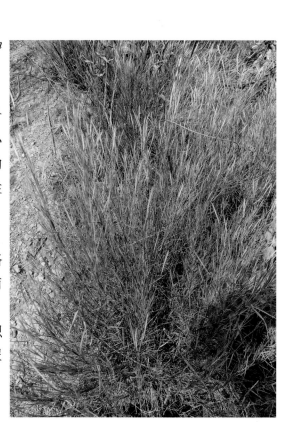

【分布】生于海拔2300 m以下的山坡、草地、路边、溪旁草地的干旱向阳处。产于湖北、广东、云南等地。

【性能主治】味甘，性寒。有清热、利湿、消积的作用。主治热病烦渴，黄疸型肝炎，脾肿大，糖尿病，消化不良，小儿疳积。

【采收加工】秋季采收，洗净，鲜用或晒干。

总名录

田林县药用植物名录

真菌门 Eumycota
麦角菌科 Clavicipitaceae
稻绿核菌
Ustilaginoidea virens (Cooke) Tak.
功效来源：《广西中药资源名录》

木耳科 Auriculariaceae
木耳
Auricularia auricula (Hook.) Underw.
功效来源：《广西中药资源名录》

灵芝菌科 Ganodermataceae
树舌
Ganoderma applanatum (Pers.) Pat.
功效来源：《广西中药资源名录》

口蘑科 Tricholomataceae
香菇
Lentinus edodes (Berk.) Sing.
功效来源：《广西中药资源名录》

雪丸
Omphalia lapidescens Schroet.
功效来源：《广西中药资源名录》

伞菌科 Agaricaceae
粪鬼伞
Coprinus sterquilinus (Scop.) Fr.
功效来源：《广西中药资源名录》

马勃科 Lycoperdaceae
小马勃
Lycoperdon pusillum Batsch ex Pers.
功效来源：《广西中药资源名录》

葫芦藓科 Funariaceae
葫芦藓
Funaria hygrometrica Hedw.
功效来源：《广西中药资源名录》

苔藓植物门 Bryophyta
真藓科 Bryaceae
真藓
Bryum argenteum Hedw.
功效来源：《广西中药资源名录》

提灯藓科 Mniaceae
尖叶提灯藓
Mnium cuspidatum Hedw.
功效来源：《广西中药资源名录》

卷柏藓科 Racopilaceae
毛尖卷柏藓
Racopilum aristatun Mitt.
功效来源：《广西中药资源名录》

灰藓科 Hypnaceae
大灰藓
Hypnum plumaeforme Wils.
功效来源：《广西中药资源名录》

金发藓科 Polytrichaceae
东亚小金发藓
Pogonatum inflexum (Lindb.) Lec.
功效来源：《广西中药资源名录》

蛇苔科 Conocephalaceae
蛇苔
Conocephalum conicum (Linn.) Dum.
功效来源：《广西中药资源名录》

地钱科 Marchantiaceae
地钱
Marchantia polymorpha Linn.
功效来源：《广西中药资源名录》

蕨类植物门 Pteridophyta
F.2. 石杉科 Huperziaceae
蛇足石杉 千层塔
Huperzia serrata (Thunb.) Trevis.
分布地：浪平镇岑王老山
采集号：451029121020035（GXMI）
功效来源：《广西药用植物名录》《中华本草》

有柄马尾杉
Phlegmariurus hamiltonii (Spreng.) L. Love et D. Love var. *petiolatus* (C. B. Clarke) Ching
分布地：利周瑶族乡福祥村
采集号：451029121130003（GXMI）
功效来源：《中华本草》

F.3. 石松科 Lycopodiaceae
扁枝石松 过江龙

Diphasiastrum complanatum (L.) Holub var. *complanatum*

分布地：浪平镇岑王老山丢草坳

采集号：451029130313026（GXMI）

功效来源：《广西药用植物名录》《中华本草》

藤石松 舒筋草

Lycopodiastrum casuarinoides (Spring) Holub

分布地：浪平镇弄阳村

采集号：451029121130017（GXMI）

功效来源：《广西药用植物名录》《中华本草》

石松 伸筋草

Lycopodium japonicum Thunb.

分布地：浪平镇路旁

采集号：451029130601004（GXMI）

功效来源：《广西药用植物名录》《中华本草》《中国药典》（2020年版）

F.4. 卷柏科 Selaginellaceae

澜沧卷柏 小过江龙

Selaginella davidii Franch. subsp. *gebaueriana* (Hand.- Mazz.) X. C. Zhang

分布地：浪平镇央村

采集号：451029130601058（GXMI）

功效来源：《中华本草》

薄叶卷柏

Selaginella delicatula (Desv.) Alston

分布地：浪平镇平山村下南瓦土山沟

采集号：451029130422043（GXMI）

功效来源：《广西药用植物名录》《中华本草》

深绿卷柏 石上柏

Selaginella doederleinii Hieron.

分布地：浪平镇岑王老山桥下山沟（39 km）

采集号：451029130419073（GXMI）

功效来源：《中华本草》《全国中草药汇编》

异穗卷柏

Selaginella heterostachys Baker

分布地：老山桥下山沟（39 km）

采集号：451029130419072（GXMI）

功效来源：《中华本草》

兖州卷柏

Selaginella involvens (Sw.) Spring

分布地：浪平镇

采集号：451029130426009（GXMI）

功效来源：《广西药用植物名录》《中华本草》

细叶卷柏

Selaginella labordei Hieron. ex Christ

分布地：浪平镇央村

采集号：451029130913023（GXMI）

功效来源：《中华本草》

江南卷柏 地柏枝

Selaginella moellendorffii Hieron.

分布地：浪平镇岑王老山山顶

采集号：451029130421007（GXMI）

功效来源：《中药大辞典》

伏地卷柏 小地柏

Selaginella nipponica Franch.

分布地：浪平镇岑王老山

采集号：451029130418023（GXMI）

功效来源：《广西药用植物名录》《中华本草》

翠云草

Selaginella uncinata (Desv.) Spring

分布地：浪平镇岑王老山桥下山沟（39 km）

采集号：451029130419092（GXMI）

功效来源：《广西药用植物名录》《中华本草》

鞘舌卷柏

Selaginella vaginata Spring

分布地：田林县万吉山公园

采集号：451029130527010（GXMI）

功效来源：《中华本草》

F.6. 木贼科 Equisetaceae

披散木贼 密枝问荆

Equisetum diffusum D. Don

分布地：浪平镇后山

采集号：451029121021068（GXMI）

功效来源：《广西药用植物名录》《中华本草》

笔管草 笔筒草、节节草

Equisetum ramosissimum (Desf.) Boerner subsp. *debile* (Roxb. ex Vauch.) Hauke

分布地：浪平镇后山

采集号：451029121021067（GXMI）

功效来源：《广西药用植物名录》《中华本草》

F.9. 瓶尔小草科 Ophioglossaceae

心叶瓶尔小草 心叶一支箭

Ophioglossum reticulatum L.

分布地：八桂瑶族乡

采集号：451029140417010（GXMI）

功效来源：《广西药用植物名录》《中华本草》

F.11. 观音座莲科 Angiopteridaceae

福建观音座莲

Angiopteris fokiensis Hieron.
分布地：浪平镇平山村下南瓦土山沟
采集号：451029130422073（GXMI）
功效来源：《广西药用植物名录》

F.13. 紫萁科 Osmundaceae
紫萁 紫萁贯众
Osmunda japonica Thunb.
分布地：浪平镇岑王老山
采集号：451029130418033（GXMI）
功效来源：《中华本草》《中国药典》（2020年版）

F.14. 瘤足蕨科 Plagiogyriaceae
中国中部瘤足蕨
Plagiogyria euphlebia (Kunze) Mett.
分布地：浪平镇岑王老山山顶
采集号：451029130421043（GXMI）
功效来源：《中华本草》

耳形瘤足蕨 小牛肋巴
Plagiogyria stenoptera (Hance) Diels
分布地：浪平镇岑王老山山顶
采集号：451029121020019（GXMI）
功效来源：《中华本草》

F.15. 里白科 Gleicheniaceae
大芒萁
Dicranopteris ampla Ching et Chiu
分布地：浪平镇岑王老山桥下山沟（39 km）
采集号：451029130419065（GXMI）
功效来源：《广西药用植物名录》《中华本草》

中华里白
Diplopterygium chinense (Rosenst.) De Vol
分布地：浪平镇顺利宾馆后山
采集号：451029121021035（GXMI）
功效来源：《中华本草》

F.17. 海金沙科 Lygodiaceae
海南海金沙
Lygodium circinnatum (Burm. f.) Sw.
分布地：六隆镇洞弄村木场下分场
采集号：451029130321009（GXMI）
功效来源：《广西药用植物名录》《中华本草》

曲轴海金沙 牛抄藤
Lygodium flexuosum (L.) Sw.
分布地：田林县万吉山公园
采集号：451029130527015（GXMI）
功效来源：《广西药用植物名录》《中华本草》

海金沙
Lygodium japonicum (Thunb.) Sw.
分布地：潞城瑶族乡高速公路后山
采集号：451029130529018（GXMI）
功效来源：《广西药用植物名录》《中华本草》《中国药典》（2020年版）

羽裂海金沙
Lygodium polystachyum Wall. ex T. Moore
分布地：六隆镇山榄村
采集号：451029140108007（GXMI）
功效来源：《中华本草》

F.18. 膜蕨科 Hymenophyllaceae
中国东部膜蕨
Hymenophyllum barbatum (Bosch) Copel.
分布地：浪平镇甲朗村弄酸屯–弄沙屯
采集号：451029130719110（GXMI）
功效来源：《广西药用植物名录》《中华本草》

多果蕗蕨
Mecodium polyanthos (Sw.) Copel.
分布地：浪平镇
采集号：451029130426008（GXMI）
功效来源：《中华本草》

瓶蕨
Vandenboschia auriculata (Blume) Copel.
分布地：浪平镇岑王老山达隆坪保护站后山沟
采集号：451029130318008（GXMI）
功效来源：《广西药用植物名录》《中华本草》

南海瓶蕨
Vandenboschia radicans (Sw.) Copel.
分布地：浪平镇岑王老山安家坪村
采集号：451029130724063（GXMI）
功效来源：《中华本草》

F.20. 桫椤科 Cyatheaceae
粗齿桫椤
Alsophila denticulata Baker
分布地：浪平镇岑王老山水沟边
采集号：451029130314134（GXMI）
功效来源：民间

大叶黑桫椤 大桫椤
Alsophila gigantea Wall. ex Hook.
分布地：六隆镇门屯村门屯大沟
采集号：451029130428013（GXMI）
功效来源：《广西药用植物名录》《中华本草》

桫椤 龙骨风
Alsophila spinulosa (Wall. ex Hook.) Tryon
分布地：平塘乡平塘村俣俣屯
采集号：451029130528008（GXMI）
功效来源：《广西药用植物名录》《中华本草》

F.22. 碗蕨科 Dennstaedtiaceae
碗蕨
Dennstaedtia scabra (Wall. ex Hook.) T. Moore var. *scabra*
分布地：浪平镇岑王老山山顶
采集号：451029130421026（GXMI）
功效来源：《中华本草》《中药大辞典》《中华药海》《新华本草纲要》《广西药用植物名录》

边缘鳞盖蕨
Microlepia marginata (Panz.) C. Chr. var. *marginata*
分布地：潞城瑶族乡百昂至百乐26 km处路旁
采集号：451029130322031（GXMI）
功效来源：《广西药用植物名录》《中华本草》

F.23. 鳞始蕨科 Lindsaeaceae
团叶鳞始蕨
Lindsaea orbiculata (Lam.) Mett. var. *orbiculata*
分布地：田林县万吉山公园
采集号：451029130527012（GXMI）
功效来源：《中华药海》《广西药用植物名录》《中华本草》

乌蕨 大叶金花草
Sphenomeris chinensis (L.) Maxon
分布地：八桂瑶族乡弄萨村
采集号：451029130427048（GXMI）
功效来源：《广西药用植物名录》《中华本草》

F.26. 蕨科 Pteridiaceae
蕨
Pteridium aquilinum (L.) Kuhn var. *latiusculum* (Desv.) Underw. ex A. Heller
分布地：潞城瑶族乡渭卡村公路旁
采集号：451029130322005（GXMI）
功效来源：《广西药用植物名录》

F.27. 凤尾蕨科 Pteridaceae
猪鬃凤尾蕨
Pteris actiniopteroides Christ
分布地：浪平镇央村
采集号：451029130601059（GXMI）
功效来源：《广西药用植物名录》《中华本草》

狭眼凤尾蕨
Pteris biaurita L.
分布地：八桂瑶族乡六舟村附近土山
采集号：451029121206029（GXMI）
功效来源：《中华本草》

欧洲凤尾蕨 井边草
Pteris cretica L.
分布地：六隆镇供央村鸡沟
采集号：451029130317029（GXMI）
功效来源：《藏药》《侗药》《土家药》

凤尾蕨 井边草
Pteris cretica L. var. *intermedia* (Christ) C. Chr.
分布地：浪平镇岑王老山水沟边
采集号：451029130314128（GXMI）
功效来源：《广西药用植物名录》《中华本草》

粗糙凤尾蕨 井边草
Pteris cretica L. var. *laeta* (Wall. ex Ettingsh.) C. Chr. et Tard. -Blot
分布地：百昂至百乐28 km处路旁
采集号：451029130322033（GXMI）
功效来源：《广西药用植物名录》《中华本草》

岩凤尾蕨
Pteris deltodon Baker
分布地：浪平镇岑王老山安家坪村后山
采集号：451029130911034（GXMI）
功效来源：《广西药用植物名录》《中华本草》

刺齿半边旗 刺齿凤尾蕨
Pteris dispar Kunze
分布地：乐里镇委苗村
采集号：451029140413002（GXMI）
功效来源：《广西药用植物名录》《中华本草》

剑叶凤尾蕨 井边茜
Pteris ensiformis Burm. f. var. *ensiformis*
分布地：至八桂瑶族乡14~15 km间土山水沟
采集号：451029130319017（GXMI）
功效来源：《广西药用植物名录》《中华本草》

少羽凤尾蕨
Pteris ensiformis Burm. f. var. *merrillii* (C. Chr.) S. H. Wu
分布地：田林县万吉山公园
采集号：451029121017036（GXMI）
功效来源：《广西药用植物名录》

傅氏凤尾蕨
Pteris fauriei Hieron. var. *fauriei*
分布地：浪平镇平山村田坎石山沟（老沟）
采集号：451029130422028（GXMI）
功效来源：《广西壮药新资源》

狭叶凤尾蕨 片鸡尾草
Pteris henryi Christ
分布地：浪平镇附近山
采集号：451029121202027（GXMI）
功效来源：《中华本草》

井栏凤尾蕨 凤尾草
Pteris multifida Poir.
分布地：浪平镇央村
采集号：451029130601054（GXMI）
功效来源：《广西药用植物名录》《中华本草》

半边旗
Pteris semipinnata L.
分布地：至八桂瑶族乡14~15 km间土山水沟
采集号：451029130319025（GXMI）
功效来源：《广西药用植物名录》《中华本草》

西南凤尾蕨 三叉凤尾蕨
Pteris wallichiana Agardh
分布地：浪平镇岑王老山桥下山沟（39 km）
采集号：451029130419048（GXMI）
功效来源：《广西药用植物名录》《中华本草》

F.30. 中国蕨科 Sinopteridaceae
银粉背蕨
Aleuritopteris argentea (Gmel.) Fée
分布地：浪平镇委贵村茶洞屯石山
采集号：451029130723019（GXMI）
功效来源：《广西药用植物名录》《中华本草》

毛轴碎米蕨 川层草
Cheilosoria chusana (Hook.) Ching et K. H. Shing
分布地：田林县万吉山公园
采集号：451029121017011（GXMI）
功效来源：《广西药用植物名录》《中华本草》

栗柄金粉蕨 小野鸡尾
Onychium japonicum (Thunb.) Kunze var. *lucidum* (D. Don) Christ
分布地：浪平镇陇怀屯
采集号：451029130603048（GXMI）
功效来源：《全国中草药汇编》

F.31. 铁线蕨科 Adiantaceae
铁线蕨 猪鬃草
Adiantum capillusveneris L. f. *capillus-veneris*
分布地：六隆镇供央村渭轰屯
采集号：451029130809008（GXMI）
功效来源：民间

条裂铁线蕨 猪鬃草
Adiantum capillusveneris L. f. *dissectum* (Mart. et Galeot.) Ching
分布地：浪平镇央村
采集号：451029130601060（GXMI）
功效来源：民间

鞭叶铁线蕨 岩虱子
Adiantum caudatum L.
分布地：田林县万吉山公园
采集号：451029121017004（GXMI）
功效来源：《中华本草》《中药大辞典》《贵州草药》《广西药用植物名录》

白垩铁线蕨
Adiantum gravesii Hance
分布地：浪平镇甲朗村弄酸屯–弄沙屯
采集号：451029130719116（GXMI）
功效来源：《中华本草》

半月形铁线蕨 黑龙丝
Adiantum philippense L.
分布地：那比乡附近土山沟
采集号：451029130427030（GXMI）
功效来源：《广西药用植物名录》《中华本草》

F.32. 水蕨科 Parkeriaceae
水蕨
Ceratopteris thalictroides (L.) Brongn.
分布地：八桂瑶族乡六仆村
采集号：451029140109002（GXMI）
功效来源：《全国中草药汇编》《中药大辞典》《中华本草》《广西药用植物名录》

F.34. 车前蕨科 Antrophyaceae
车前蕨
Antrophyum henryi Hieron.
分布地：浪平镇下坝岩山
采集号：451029130602050（GXMI）
功效来源：民间

F.35. 书带蕨科 Vittariaceae
书带蕨
Haplopteris flexuosa (Fée) E. H. Crane

分布地：浪平镇岑王老山大王庙附近土山
采集号：451029130724026（GXMI）
功效来源：《广西药用植物名录》《中华本草》

F.36. 蹄盖蕨科 Athyriaceae

拟鳞毛蕨
Athyrium cuspidatum (Bedd.) M. Kato
分布地：潞城瑶族乡板桃村八架水库周围山山
采集号：451029121204012（GXMI）
功效来源：《中华本草》

长江蹄盖蕨 大地柏枝
Athyrium iseanum Rosenst.
分布地：浪平镇岑王老山村田家湾
采集号：451029130912030（GXMI）
功效来源：《中华本草》

F.37. 肿足蕨科 Hypodematiaceae

肿足蕨 小金狗
Hypodematium crenatum (Forsk.) Kuhn
分布地：浪平镇甲朗村弄酸屯–弄沙屯
采集号：451029130719105（GXMI）
功效来源：《广西药用植物名录》《中华本草》

F.38. 金星蕨科 Thelypteridaceae

渐尖毛蕨
Cyclosorus acuminatus (Houtt.) Nakai
分布地：六隆镇供央村鸡沟
采集号：451029130317026（GXMI）
功效来源：《广西药用植物名录》《中华本草》

干旱毛蕨
Cyclosorus aridus (D. Don) Tagawa
分布地：猫鼻梁村至尾宏山路上
采集号：李荫昆 900781（IBK）
功效来源：《广西药用植物名录》《中华本草》

齿牙毛蕨 箧子舒筋草
Cyclosorus dentatus (Forssk.) Ching
分布地：那比乡附近土山沟
采集号：451029130427036（GXMI）
功效来源：《广西药用植物名录》

中国南部毛蕨
Cyclosorus parasiticus (L.) Farwell
分布地：至八桂瑶族乡14~15 km间
采集号：451029130319031（GXMI）
功效来源：《中华本草》

戟叶圣蕨
Dictyocline sagittifolia Ching

分布地：浪平镇岑王老山桥下山沟（39 km）
采集号：451029130419055（GXMI）
功效来源：《广西药用植物名录》

金星蕨
Parathelypteris glanduligera (Kunze) Ching
分布地：八桂瑶族乡六丹村附近土山
采集号：451029121206019（GXMI）
功效来源：《广西药用植物名录》《中华本草》

延羽卵果蕨 小叶金鸡尾巴草
Phegopteris decursivepinnata (van Hall) Fée
分布地：浪平镇平山村南瓦土山沟
采集号：451029130422045（GXMI）
功效来源：《全国中草药汇编》

大羽新月蕨 铁蕨鸡
Pronephrium nudatum (Roxb.) Holttum
分布地：八桂瑶族乡弄瓦村变电站
采集号：451029121019028（GXMI）
功效来源：《中华本草》

披针新月蕨 鸡血莲
Pronephrium penangianum (Hook.) Holttum
分布地：浪平镇委贵村
采集号：451029130420057（GXMI）
功效来源：《广西药用植物名录》《中华本草》

F.39. 铁角蕨科 Aspleniaceae

线裂铁角蕨
Asplenium coenobiale Hance
分布地：浪平镇陇怀屯
采集号：451029130603055（GXMI）
功效来源：《广西药用植物名录》

毛轴铁角蕨
Asplenium crinicaule Hance
分布地：浪平镇岑王老山安家坪村后山
采集号：451029130911049（GXMI）
功效来源：《中华本草》

剑叶铁角蕨
Asplenium ensiforme Wall. ex Hook. et Grev.
分布地：浪平镇岑王老山达隆坪保护站后山沟
采集号：451029130318007（GXMI）
功效来源：《广西药用植物名录》《中华本草》

虎尾铁角蕨 岩春草
Asplenium incisum Thunb.
分布地：浪平镇九凤村唐家洞
采集号：451029130719057（GXMI）
功效来源：《中华本草》

倒挂铁角蕨 倒挂草
Asplenium normale D. Don
分布地：浪平镇岑王老山桥下山沟（39 km）
采集号：451029130419066（GXMI）
功效来源：《广西药用植物名录》《中华本草》

北京铁角蕨 铁杆地柏枝
Asplenium pekinense Hance
分布地：浪平镇江洞村
采集号：451029130315010（GXMI）
功效来源：《中华本草》

长叶铁角蕨 倒生莲
Asplenium prolongatum Hook.
分布地：浪平镇下坝岩山
采集号：451029130602049（GXMI）
功效来源：《广西药用植物名录》《中华本草》

石生铁角蕨 石上铁角蕨
Asplenium saxicola Rosenst.
分布地：浪平镇下坝岩山
采集号：451029130602057（GXMI）
功效来源：《广西药用植物名录》《中华本草》

变异铁角蕨 九倒生
Asplenium varians Wall. ex Hook. et Grev.
分布地：浪平镇岑王老山水沟边
采集号：451029130314131（GXMI）
功效来源：《中华本草》

狭翅铁角蕨
Asplenium wrightii A. A. Eaton ex Hook.
分布地：浪平镇岑王老山桥下山沟（39 km）
采集号：451029130419044（GXMI）
功效来源：《广西药用植物名录》

疏齿铁角蕨
Asplenium wrightioides Christ
分布地：浪平镇小洞子
采集号：451029130315021（GXMI）
功效来源：《广西药用植物名录》

云南铁角蕨 凤尾猪鬃草
Asplenium yunnanense Franch.
分布地：浪平镇岑王老山路边
采集号：451029121130053（GXMI）
功效来源：《昆明民间常用草药》

狭翅巢蕨 斩妖剑
Neottopteris antrophyoides (Christ) Ching
分布地：浪平镇下坝岩山
采集号：451029130602051（GXMI）

功效来源：《广西药用植物名录》《中华本草》

F.42. 乌毛蕨科 Blechnaceae
乌毛蕨
Blechnum orientale L.
分布地：八桂瑶族乡弄瓦村变电站
采集号：451029121019004（GXMI）
功效来源：《广西药用植物名录》《中华本草》

狗脊蕨 狗脊贯众
Woodwardia japonica (L. f.) Sm.
分布地：浪平镇岑王老山
采集号：451029121020025（GXMI）
功效来源：《广西药用植物名录》《中华本草》

F.45. 鳞毛蕨科 Dryopteridaceae
斜方复叶耳蕨
Arachniodes rhomboidea (Wall. ex Mett.) Ching
分布地：浪平镇岑王老山水沟边
采集号：451029130314139（GXMI）
功效来源：《中华本草》

异羽复叶耳蕨
Arachniodes simplicior (Makino) Ohwi
分布地：百乐乡各龙屯
采集号：451029130529041（GXMI）
功效来源：《中华本草》

镰羽贯众
Cyrtomium balansae (Christ) C. Chr. *f. balansae*
分布地：浪平镇岑王老山桥下山沟（39 km）
采集号：451029130419050（GXMI）
功效来源：《广西药用植物名录》《中华本草》

刺齿贯众
Cyrtomium caryotideum (Wall. ex Hook. et Grev.) C. Presl
分布地：浪平镇岑王老山水沟边
采集号：451029130314122（GXMI）
功效来源：《中华本草》

贯众
Cyrtomium fortunei J. Sm.
分布地：浪平镇江洞村
采集号：451029130315032（GXMI）
功效来源：《广西药用植物名录》《中华本草》

厚叶贯众
Cyrtomium pachyphyllum (Rosenst.) C. Chr.
分布地：浪平镇
采集号：451029130426016（GXMI）

功效来源：《广西药用植物名录》

暗鳞鳞毛蕨
Dryopteris atrata (Kunze) Ching
分布地：浪平镇
采集号：451029130425045（GXMI）
功效来源：《中华本草》

齿头鳞毛蕨 青溪鳞毛蕨
Dryopteris labordei (Christ) C. Chr.
分布地：浪平镇岑王老山山顶
采集号：451029130421031（GXMI）
功效来源：《广西药用植物名录》《中华本草》

变异鳞毛蕨
Dryopteris varia (L.) Kuntze
分布地：乐里镇新建村旺屯小河岸边
采集号：451029130316050（GXMI）
功效来源：《中华本草》

尖齿耳蕨
Polystichum acutidens Christ
分布地：浪平镇岑王老山水沟边
采集号：451029130314129（GXMI）
功效来源：《中华本草》

对生耳蕨
Polystichum deltodon (Baker) Diels var. *deltodon*
分布地：百乐乡龙车村石山
采集号：451029130907044（GXMI）
功效来源：《中华本草》

黑鳞耳蕨 黑鳞大耳蕨
Polystichum makinoi (Tagawa) Tagawa
分布地：浪平镇岑王老山山顶
采集号：451029130421048（GXMI）
功效来源：《中华本草》

对马耳蕨
Polystichum tsussimense (Hook.) J. Sm.
分布地：浪平镇
采集号：451029130425039（GXMI）
功效来源：《全国中草药汇编》《浙江天目山药植志》《中华本草》《中药大辞典》

F.46. 叉蕨科 Tectariaceae
地耳蕨 散血草
Quercifilix zeylanica (Houtt.) Copel.
分布地：田林县万吉山公园
采集号：451029121017002（GXMI）
功效来源：《中华本草》

F.50. 肾蕨科 Nephrolepidaceae
肾蕨
Nephrolepis cordifolia (L.) C. Presl
分布地：浪平镇顺利宾馆后山
采集号：451029121021033（GXMI）
功效来源：《广西药用植物名录》《中华本草》

F.52. 骨碎补科 Davalliaceae
云南小膜盖蕨
Araiostegia yunnanensis (Christ) Copel.
分布地：浪平镇附近山
采集号：451029121202029（GXMI）
功效来源：《广西药用植物名录》《中华本草》

F.56. 水龙骨科 Polypodiaceae
节肢蕨
Arthromeris lehmannii (Mett.) Ching
分布地：浪平镇
采集号：451029130425033（GXMI）
功效来源：《中国主要植物图说》

宽羽线蕨
Colysis elliptica (Thunb.) Ching var. *pothifolia* Ching
分布地：六隆镇烈屯村后山沟
采集号：451029130321017（GXMI）
功效来源：《广西药用植物名录》《中华本草》

抱石莲 鱼鳖金星
Lepidogrammitis drymoglossoides (Baker) Ching
分布地：浪平镇八号村
采集号：451029121201053（GXMI）
功效来源：《广西药用植物名录》《中华本草》

骨牌蕨 上树咳
Lepidogrammitis rostrata (Bedd.) Ching
分布地：浪平镇岑王老山达隆坪保护站后山沟
采集号：451029130318009（GXMI）
功效来源：《广西药用植物名录》《中华本草》

鳞果星蕨
Lepidomicrosorium buergerianum (Miq.) Ching et K. H. Shing
分布地：浪平镇央村
采集号：451029130913029（GXMI）
功效来源：《中华本草》

云南鳞果星蕨
Lepidomicrosorium hymenodes (Kunze) L. Shi et X. C. Zhang
分布地：浪平镇岑王老山水沟边
采集号：451029130314141（GXMI）

功效来源：《中华本草》

黄瓦韦
Lepisorus asterolepis (Baker) Ching
分布地：浪平镇岑王老山桥下山沟（39 km）
采集号：451029130419091（GXMI）
功效来源：《广西药用植物名录》《中华本草》

大瓦韦
Lepisorus macrosphaerus (Baker) Ching
分布地：浪平镇甲朗村弄酸屯–弄沙屯
采集号：451029130719075（GXMI）
功效来源：《广西药用植物名录》《中华本草》

瓦韦
Lepisorus thunbergianus (Kaulf.) Ching
分布地：田林县万吉山公园
采集号：451029121017009（GXMI）
功效来源：《广西药用植物名录》《中华本草》

江南星蕨 大叶骨牌草
Microsorum fortunei (T. Moore) Ching
分布地：浪平镇岑王老山
采集号：451029121021001（GXMI）
功效来源：《中华本草》《全国中草药汇编》

羽裂星蕨
Microsorum insigne (Blume) Copel.
分布地：浪平镇岑王老山桥下山沟（39 km）
采集号：451029130419074（GXMI）
功效来源：《中华本草》《中华药海》《中国药用孢子植物》《广西民族药简编》

盾蕨 大金刀
Neolepisorus ovatus (Bedd.) Ching
分布地：浪平镇岑王老山丢草坳
采集号：451029130313025（GXMI）
功效来源：《广西药用植物名录》《中华本草》

金鸡脚假瘤蕨
Phymatopteris hastata (Thunb.) Pic. Serm.
分布地：八桂瑶族乡八高村
采集号：451029121206036（GXMI）
功效来源：《广西药用植物名录》《中华本草》

喙叶假瘤蕨
Phymatopteris rhynchophylla (Hook.) Pic. Serm.
分布地：浪平镇甲朗村弄酸屯–弄沙屯
采集号：451029130719115（GXMI）
功效来源：《中华本草》

光亮瘤蕨
Phymatosorus cuspidatus (D. Don) Pic. Serm.
分布地：浪平镇顺利宾馆后山
采集号：451029121021025（GXMI）
功效来源：《广西药用植物名录》《中华本草》

友水龙骨 土碎补
Polypodiodes amoena (Wall. ex Mett.) Ching
分布地：浪平镇岑王老山
采集号：451029121021006（GXMI）
功效来源：《广西药用植物名录》《中华本草》

石蕨
Pyrrosia angustissima (Gies. ex Diels) Tagawa et K. Iwats.
分布地：浪平镇附近山
采集号：451029121202028（GXMI）
功效来源：《全国中草药汇编》

光石韦
Pyrrosia calvata (Baker) Ching
分布地：浪平镇岑王老山路边
采集号：451029121130057（GXMI）
功效来源：《广西药用植物名录》

石韦
Pyrrosia lingua (Thunb.) Farwell
分布地：浪平镇岑王老山大王庙附近土山
采集号：451029130724029（GXMI）
功效来源：《神农本草经》《本草纲目》《广西药用植物名录》《中华本草》《中国药典》（2020年版）

有柄石韦
Pyrrosia petiolosa (Christ) Ching
分布地：浪平镇江洞村
采集号：451029130315013（GXMI）
功效来源：《广西药用植物名录》《中华本草》《中国药典》（2020年版）

庐山石韦 石韦
Pyrrosia sheareri (Baker) Ching
分布地：浪平镇岑王老山路边
采集号：451029121130052（GXMI）
功效来源：《广西药用植物名录》《中华本草》《中国药典》（2020年版）

相似石韦
Pyrrosia similis Ching
分布地：浪平镇胜利公社
采集号：姚原吉48（GXMI）
功效来源：《广西药用植物名录》《中华本草》

中越石韦 宽尾石韦
Pyrrosia tonkinensis (Giesenh.) Ching
分布地：浪平镇后山
采集号：451029121021088（GXMI）
功效来源：《广西药用植物名录》《中华本草》

F.57. 槲蕨科 Drynariaceae
团叶槲蕨
Drynaria bonii Christ
分布地：潞城瑶族乡丰厚水库周围
采集号：451029130320018（GXMI）
功效来源：《中华本草》

石莲姜槲蕨
Drynaria propinqua (Wall. ex Mett.) J. Sm. ex Bedd.
分布地：浪平镇下坝岩山
采集号：451029130602054（GXMI）
功效来源：《广西药用植物名录》《中华本草》

槲蕨 骨碎补
Drynaria roosii Nakaike
分布地：浪平镇八号村
采集号：451029121201054（GXMI）
功效来源：《中华本草》

F.59. 禾叶蕨科 Grammitidaceae
短柄禾叶蕨
Grammitis dorsipila (Christ) C. Chr. et Tardieu
分布地：浪平镇
采集号：451029130427017（GXMI）
功效来源：《中华本草》

F.60. 剑蕨科 Loxogrammaceae
中华剑蕨
Loxogramme chinensis Ching
分布地：浪平镇老山山顶
采集号：451029130910008（GXMI）
功效来源：《广西药用植物名录》《中华本草》

F.61. 蘋科 Marsileaceae
蘋
Marsilea quadrifolia L.
分布地：潞城瑶族乡六也村
采集号：451029140414004（GXMI）
功效来源：《广西药用植物名录》《中华本草》

裸子植物门
Gymnospermae

G.4. 松科 Pinaceae
中国南部五针松
Pinus kwangtungensis Chun et Tsiang var. *kwangtungensis*
分布地：浪平镇甲朗村
采集号：451029121202002（GXMI）
功效来源：《广西药用植物名录》

马尾松 松花粉
Pinus massoniana Lamb.
分布地：六隆镇板图村25号样地附近
采集号：451029130530012（GXMI）
功效来源：《广西药用植物名录》《中华本草》《中国药典》（2020年版）

黄山松 松叶
Pinus taiwanensis Hayata
分布地：浪平镇
采集号：451029130426020（GXMI）
功效来源：《中华本草》

G.5. 杉科 Taxodiaceae
日本柳杉
Cryptomeria japonica (Thunb. ex L. f.) D. Don
分布地：浪平镇岑王老山
采集号：451029130313005（GXMI）
功效来源：《广西药用植物名录》《中华本草》

G.6. 柏科 Cupressaceae
柏木 柏树果
Cupressus funebris Endl.
分布地：浪平镇江洞村
采集号：451029130315003（GXMI）
功效来源：《广西药用植物名录》《中华本草》

G.9. 红豆杉科 Taxaceae
南方红豆杉
Taxus wallichiana Zucc. var. *mairei* (Lemée et H. Lév.) L. K. Fu et Nan Li
分布地：浪平镇
采集号：451029130425043（GXMI）
功效来源：《广西药用植物名录》

G.10. 买麻藤科 Gnetaceae
买麻藤
Gnetum montanum Markgr.
分布地：那比乡普农普牙河边
采集号：覃民府等 02838（IBK）
功效来源：《广西药用植物名录》《中华本草》

小叶买麻藤 买麻藤
Gnetum parvifolium (Warb.) Chun
分布地：浪平镇央村
采集号：451029130601035（GXMI）
功效来源：《广西药用植物名录》《中华本草》

被子植物门
Angiospormae

1. 木兰科 Magnoliaceae
桂南木莲
Manglietia conifera Dandy
分布地：浪平镇岑王老山达隆坪村
采集号：451029130906013（GXMI）
功效来源：《广西药用植物名录》《中华本草》

木莲 木莲果
Manglietia fordiana Oliver
分布地：浪平镇西华村
采集号：451029140422010（GXMI）
功效来源：《本草纲目》《全国中草药汇编》《广西药用植物名录》《中华本草》

金叶含笑
Michelia foveolata Merr. ex Dandy
分布地：浪平镇岑王老山天王庙村后山
采集号：451029130908031（GXMI）
功效来源：《广西药用植物名录》

2a. 八角科 Illiciaceae
八角 八角茴香
Illicium verum Hook. f.
分布地：六隆镇供央村渭轰屯
采集号：451029130809017（GXMI）
功效来源：《广西药用植物名录》《中华本草》《中国药典》（2020年版）

3. 五味子科 Schisandraceae
翼梗五味子 吊吊果
Schisandra henryi C. B. Clarke subsp. *henryi*
分布地：百乐乡谷龙村
采集号：451029140412004（GXMI）
功效来源：《广西药用植物名录》《中华本草》

8. 番荔枝科 Annonaceae
黑风藤
Fissistigma polyanthum (Hook. f. et Thomson) Merr.
分布地：乐里镇委苗村
采集号：451029140413006（GXMI）
功效来源：《广西药用植物名录》《中华本草》

凹叶瓜馥木
Fissistigma retusum (H. Lév.) Rehder
分布地：浪平镇下坝岩山
采集号：451029130603007（GXMI）
功效来源：《广西药用植物名录》

香港瓜馥木
Fissistigma uonicum (Dunn) Merr.
分布地：那比乡六昔村弄萨屯
采集号：451029130809039（GXMI）
功效来源：《广西药用植物名录》

野独活
Miliusa chunii W. T. Wang
分布地：浪平镇下坝岩山
采集号：451029130602033（GXMI）
功效来源：《广西药用植物名录》

中华野独活 野独活
Miliusa sinensis Finet et Gagnep.
分布地：百乐乡龙车村石山
采集号：451029130907047（GXMI）
功效来源：《广西药用植物名录》

11. 樟科 Lauraceae
红果黄肉楠 红果楠
Actinodaphne cupularis (Hemsl.) Gamble
分布地：浪平公社浪平大队
采集号：田林县调查队 3–43314（GXMI）
功效来源：《中华本草》

毛桂 山桂皮
Cinnamomum appelianum Schewe
分布地：至八桂瑶族乡14~15 km间
采集号：451029130319028（GXMI）
功效来源：《广西药用植物名录》《中华本草》

樟 樟木
Cinnamomum camphora (L.) Presl
分布地：浪平镇岑王老山达隆坪村
采集号：451029130906030（GXMI）
功效来源：《广西药用植物名录》《中华本草》《中国药典》（2020年版）

肉桂 肉桂、桂枝、肉桂油
Cinnamomum cassia (L.) D. Don
分布地：八桂瑶族乡弄瓦村变电站
采集号：451029121019009（GXMI）
功效来源：《广西药用植物名录》《中华本草》《中国药典》（2020年版）

香面叶 毛叶三条筋
Iteadaphne caudata (Nees) H. W. Li
分布地：浪平镇岑王老山达隆坪村后山
采集号：451029130909038（GXMI）
功效来源：《广西壮药新资源》《中华本草》

网叶山胡椒 山香果
Lindera metcalfiana C. K. Allen var. *dictyophylla* (C. K. Allen) H. P. Tsui
分布地：浪平镇岑王老山天王庙村后山
采集号：451029130908013（GXMI）
功效来源：《中华本草》

川钓樟
Lindera pulcherrima (Nees) Hook. f. var. *hemsleyana* (Diels) H. P. Tsui
分布地：浪平镇岑王老山山顶
采集号：451029130910033（GXMI）
功效来源：《广西药用植物名录》

三股筋香 臭油果
Lindera thomsonii C. K. Allen
分布地：田林-浪平镇路旁
采集号：451029130601007（GXMI）
功效来源：《中华本草》

山鸡椒 荜澄茄
Litsea cubeba (Lour.) Per.
分布地：八桂瑶族乡六丹村附近土山
采集号：451029121206008（GXMI）
功效来源：《广西药用植物名录》《中华本草》《中国药典》（2020年版）

近轮叶木姜子
Litsea elongata (Nees) Hook. f. var. *subverticillata* (Yen. C. Yang) Yen C. Yang et P. H. Huang
分布地：浪平镇央村
采集号：451029130912005（GXMI）
功效来源：《中华本草》《中药大辞典》

毛叶木姜子
Litsea mollis Hemsl.
分布地：浪平镇岑王老山丢草坳
采集号：451029130313014（GXMI）
功效来源：《广西药用植物名录》《中华本草》

红叶木姜子
Litsea rubescens Lecomte
分布地：板桃乡南洞
采集号：红水河考察队 109（KUN）
功效来源：《中华本草》

轮叶木姜子 跌打老
Litsea verticillata Hance
分布地：浪平镇下坝岩山
采集号：451029130602020（GXMI）
功效来源：《广西药用植物名录》《中华本草》

檫木 檫树
Sassafras tzumu (Hemsl.) Hemsl.
分布地：浪平公社浪平大队
采集号：田林县调查队 3-43224（GXMI）
功效来源：《广西药用植物名录》《中华本草》

13a. 青藤科（莲叶桐科）Illigeraceae
红花青藤
Illigera rhodantha Hance var. *rhodantha*
分布地：六隆镇门屯村门屯大沟
采集号：451029121016044（GXMI）
功效来源：《广西药用植物名录》《中华本草》

15. 毛茛科 Ranunculaceae
打破碗花花
Anemone hupehensis (Lemoine) Lemoine var. *hupehensis*
分布地：浪平镇岑王老山
采集号：451029121020033（GXMI）
功效来源：《广西药用植物名录》《中华本草》

钝齿铁线莲 棉花藤
Clematis apiifolia DC. var. *argentilucida* (H. Lév. et Vaniot) W. T. Wang
分布地：浪平镇岑王老山水沟边
采集号：451029130314077（GXMI）
功效来源：《广西药用植物名录》《中华本草》

小木通 川木通
Clematis armandii Franch.
分布地：浪平镇岑王老山山顶保护站附近
采集号：451029130914009（GXMI）
功效来源：《广西药用植物名录》《中华本草》《中国药典》（2020年版）

毛木通
Clematis buchananiana DC.
分布地：利周瑶族乡福祥村
采集号：451029121130007（GXMI）
功效来源：《广西药用植物名录》《中华本草》

两广铁线莲
Clematis chingii W. T. Wang
分布地：百乐乡龙车村石山
采集号：451029130907041（GXMI）
功效来源：《广西药用植物名录》

滑叶藤 小粘药
Clematis fasciculiflora Franch.
分布地：浪平镇甲朗村
采集号：451029121202004（GXMI）
功效来源：《广西药用植物名录》《中华本草》

威灵仙
Clematis florida Thunb.
分布地：浪平镇九凤村唐家洞
采集号：451029130719025（GXMI）
功效来源：《中药大辞典》《中华本草》《本草纲目》《广西药用植物名录》《中华本草》《中国药典》（2020年版）

小蓑衣藤
Clematis gouriana Roxb. ex DC.
分布地：八桂瑶族乡弄瓦村变电站
采集号：451029121019032（GXMI）
功效来源：《广西药用植物名录》

单叶铁线莲 雪里开
Clematis henryi Oliv.
分布地：浪平镇九凤村下寨
采集号：451029130304006（GXMI）
功效来源：《广西药用植物名录》《中华本草》

绣毛铁线莲 锈毛铁线莲
Clematis leschenaultiana DC.
分布地：浪平镇顺利宾馆后山
采集号：451029121021037（GXMI）
功效来源：《广西药用植物名录》《中华本草》

丝铁线莲 紫木通
Clematis loureiriana DC.
分布地：利周瑶族乡至浪平镇岑王老山途中
采集号：张肇骞 10933（IBK）
功效来源：《广西药用植物名录》《中华本草》

沙叶铁线莲
Clematis meyeniana Walp. var. *granulata* Finet et Gagnep.
分布地：旧州镇央白村
采集号：451029140417001（GXMI）
功效来源：《广西药用植物名录》《中华本草》

毛柱铁线莲
Clematis meyeniana Walp. var. *meyeniana*
分布地：浪平镇甲朗村弄酸屯–弄沙屯
采集号：451029130719067（GXMI）
功效来源：《广西药用植物名录》《中华本草》

绣球藤 川木通
Clematis montana Buch. -Ham. ex DC.
分布地：浪平镇岑王老山
采集号：451029130604014（GXMI）
功效来源：《全国中草药汇编》《广西药用植物名录》《中华本草》《中国药典》（2020年版）

裂叶铁线莲
Clematis parviloba Gardner et Champ.
分布地：浪平镇后山
采集号：451029121021081（GXMI）
功效来源：《广西药用植物名录》

莓叶铁线莲
Clematis rubifolia C. H. Wright
分布地：浪平镇香维村到浪平村
采集号：南植地 5085（IBK）
功效来源：《中华本草》

菝葜叶铁线莲
Clematis smilacifolia Wall. var. *smilacifolia*
分布地：六隆镇
采集号：451029130317010（GXMI）
功效来源：《中华本草》

禹毛茛 自扣草
Ranunculus cantoniensis DC.
分布地：浪平镇岑王老山
采集号：451029121021011（GXMI）
功效来源：《广西药用植物名录》《中华本草》

茴茴蒜 回回蒜
Ranunculus chinensis Bunge
分布地：潞城瑶族乡丰厚水库周围
采集号：451029130320021（GXMI）
功效来源：《广西药用植物名录》《中华本草》

石龙芮 石龙芮子
Ranunculus sceleratus L.
分布地：乐里镇新建村旺屯小河岸边
采集号：451029130316017（GXMI）
功效来源：《中华本草》

盾叶唐松草 岩扫把
Thalictrum ichangense Lecoy. ex Oliv.
分布地：浪平镇甲朗村弄酸屯–弄沙屯
采集号：451029130719070（GXMI）
功效来源：《广西药用植物名录》《中华本草》

19. 小檗科 Berberidaceae
长柱十大功劳 功劳木
Mahonia duclouxiana Gagnep.

分布地：浪平镇甲朗村

采集号：451029130314052（GXMI）

功效来源：《广西药用植物名录》《中华本草》

亮叶十大功劳

Mahonia nitens C. K. Schneid.

分布地：平塘乡平塘村周围石山

采集号：451029121209001（GXMI）

功效来源：民间

21. 木通科 Lardizabalaceae

三叶木通 预知子、木通

Akebia trifoliata (Thunb.) Koidz. subsp. *trifoliata*

分布地：浪平镇甲朗村

采集号：451029130314013（GXMI）

功效来源：《广西药用植物名录》《中华本草》《中国药典》（2020年版）

猫儿屎

Decaisnea insignis (Griff.) Hook. f. et Thomson

分布地：浪平镇央村

采集号：451029130913037（GXMI）

功效来源：《广西药用植物名录》《中华本草》

西南野木瓜 六月瓜

Stauntonia cavalerieana Gagnep.

分布地：浪平镇岑王老山山顶保护站附近

采集号：451029130914003（GXMI）

功效来源：《广西药用植物名录》《中华本草》

22. 大血藤科 Sargentodoxaceae

大血藤

Sargentodoxa cuneata (Oliv.) Rehder et E. H. Wilson

分布地：浪平镇岑王老山安家坪村

采集号：451029130724036（GXMI）

功效来源：《广西药用植物名录》《中华本草》《中国药典》（2020年版）

23. 防己科 Menispermaceae

木防己 小青藤

Cocculus orbiculatus (L.) DC. var. *orbiculatus*

分布地：浪平镇甲朗村袁家洞

采集号：451029130811013（GXMI）

功效来源：《广西药用植物名录》《中华本草》

粉叶轮环藤 百解藤

Cyclea hypoglauca (Schauer) Diels

分布地：浪平镇平山村田坎石山沟（老沟）

采集号：451029130422010（GXMI）

功效来源：《广西药用植物名录》《中华本草》

四川轮环藤 良藤

Cyclea sutchuenensis Gagnep.

分布地：浪平镇

采集号：451029130427011（GXMI）

功效来源：《广西药用植物名录》《中华本草》

肾子藤

Pachygone valida Diels

分布地：浪平镇九凤村下寨

采集号：451029130304014（GXMI）

功效来源：《广西壮药新资源》《中华本草》

细圆藤 黑风散

Pericampylus glaucus (Lam.) Merr.

分布地：浪平镇岑王老山安家坪村后山

采集号：451029130911013（GXMI）

功效来源：《广西药用植物名录》《中华本草》

血散薯

Stephania dielsiana Y. C. Wu

分布地：浪平镇平山村下南瓦土山沟

采集号：451029130422061（GXMI）

功效来源：《广西药用植物名录》《中华本草》

桐叶千金藤

Stephania japonica (Thunb.) Miers var. *discolor* (Blume) Forman

分布地：浪平镇央村村河坝屯

采集号：451029130913060（GXMI）

功效来源：《中华本草》《植物分类学说》

广西地不容 山乌龟

Stephania kwangsiensis H. S. Lo

分布地：六隆镇门屯村门屯大沟

采集号：451029121018012（GXMI）

功效来源：《广西药用植物名录》《中华本草》

黄叶地不容

Stephania viridiflavens H. S. Lo et M. Yang

分布地：六隆镇门屯村门屯大沟

采集号：451029130808047（GXMI）

功效来源：《中华本草》《广西药用植物名录》

青牛胆 金果榄

Tinospora sagittata (Oliv.) Gagnep. var. *sagittata*

分布地：浪平镇岑王老山村田家湾

采集号：451029130912034（GXMI）

功效来源：《中华本草》《中国药典》（2020年版）

24. 马兜铃科 Aristolochiaceae

葫芦叶马兜铃

Aristolochia cucurbitoides C. F. Liang
分布地：浪平镇岑王老山往浪平镇路旁
采集号：吕清华 2229（IBK）
功效来源：《广西药用植物名录》

尾花细辛
Asarum caudigerum Hance
分布地：浪平镇岑王老山水沟边
采集号：451029130314079（GXMI）
功效来源：《广西药用植物名录》《中华本草》

28. 胡椒科 Piperaceae
豆瓣绿
Peperomia tetraphylla (G. Forst.) Hook. et Arn.
分布地：浪平镇顺利宾馆后石山山脚
采集号：451029130423031（GXMI）
功效来源：《广西药用植物名录》《中华本草》

苎叶蒟
Piper boehmeriifolium (Miq.) Wall. ex C. DC.
分布地：利周瑶族乡田家湾村下西游
采集号：451029130910068（GXMI）
功效来源：民间

山蒟
Piper hancei Maxim.
分布地：潞城瑶族乡三瑶村瑶怒屯
采集号：451029130426051（GXMI）
功效来源：《广西药用植物名录》《中华本草》

毛蒟
Piper hongkongense C. DC.
分布地：浪平镇央村
采集号：451029130913017（GXMI）
功效来源：《广西药用植物名录》

假蒟
Piper sarmentosum Roxb.
分布地：六隆镇门屯村平寨屯
采集号：451029121016037（GXMI）
功效来源：《广西药用植物名录》《中华本草》

小叶爬崖香
Piper sintenense Hatus.
分布地：浪平镇岑王老山桥下山沟（39 km）
采集号：451029130419032（GXMI）
功效来源：民间

石南藤 南藤
Piper wallichii (Miq.) Hand. -Mazz.
分布地：浪平镇平山村田坎石山沟（老沟）

采集号：451029130422018（GXMI）
功效来源：《广西药用植物名录》《广西壮药新资源》《中华本草》

29. 三白草科 Saururaceae
裸蒴 百部还魂
Gymnotheca chinensis Decne.
分布地：那比乡附近土山沟
采集号：451029130427028（GXMI）
功效来源：《广西药用植物名录》《中华本草》

蕺菜 鱼腥草
Houttuynia cordata Thunb.
分布地：浪平镇岑王老山
采集号：451029130418021（GXMI）
功效来源：《广西药用植物名录》《中华本草》《中国药典》（2020年版）

三白草 三白草根
Saururus chinensis (Lour.) Baill.
分布地：旧州镇平保村
采集号：451029130425011（GXMI）
功效来源：《广西药用植物名录》《中华本草》《中国药典》（2020年版）

30. 金粟兰科 Chloranthaceae
全缘金粟兰 水晶花
Chloranthus holostegius (Hand. -Mazz.) S. J. Pei et Shan
分布地：安定镇八兰村
采集号：451029130810013（GXMI）
功效来源：《广西药用植物名录》《中华本草》

草珊瑚 肿节风
Sarcandra glabra (Thunb.) Nakai subsp. *glabra*
分布地：六隆镇门屯村门屯大沟
采集号：451029121018007（GXMI）
功效来源：《广西药用植物名录》《中华本草》《中国药典》（2020年版）

36. 白花菜科 Capparidaceae
黄花草
Arivela viscosa (L.) Raf.
分布地：利周瑶族乡
采集号：451029130906064（GXMI）
功效来源：《广西药用植物名录》《中华本草》

雷公橘
Capparis membranifolia Kurz
分布地：者苗乡者化村弄盘屯
采集号：451029140418004（GXMI）
功效来源：《广西药用植物名录》《中华本草》

毛叶山柑

Capparis pubifolia B. S. Sun

分布地：百乐乡龙车村去李田

采集号：451029130531035（GXMI）

功效来源：《广西药用植物名录》

39. 十字花科 Brassicaceae（Cruciferae）

荠

Capsella bursa-pastoris (L.) Medik.

分布地：乐里镇新建村旺屯小河岸边

采集号：451029130316009（GXMI）

功效来源：《本草纲目》

碎米荠 白带草

Cardamine hirsuta L.

分布地：浪平镇甲朗村

采集号：451029130314024（GXMI）

功效来源：《全国中草药汇编》《广西药用植物名录》《中华本草》

40. 堇菜科 Violaceae

如意草

Viola arcuata Blume

分布地：浪平镇岑王老山

采集号：451029130313004（GXMI）

功效来源：《广西药用植物名录》《中华本草》

深圆齿堇菜 石夹生

Viola davidii Franch.

分布地：浪平镇甲朗村

采集号：451029121202007（GXMI）

功效来源：《广西药用植物名录》

七星莲 地白草

Viola diffusa Ging.

分布地：浪平镇岑王老山水沟边

采集号：451029130314147（GXMI）

功效来源：《广西药用植物名录》《中华本草》

柔毛堇菜

Viola fargesii H. Boissieu

分布地：浪平镇岑王老山山顶

采集号：451029130421060（GXMI）

功效来源：《广西药用植物名录》

长萼堇菜 犁头草

Viola inconspicua Blume

分布地：八桂瑶族乡弄瓦村变电站

采集号：451029121019016（GXMI）

功效来源：《广西药用植物名录》《中华本草》

匍匐堇菜

Viola pilosa Blume

分布地：浪平镇甲朗村

采集号：451029130314028（GXMI）

功效来源：《中华本草》

42. 远志科 Polygalaceae

荷包山桂花 鸡根

Polygala arillata Buch. -Ham. ex D. Don

分布地：浪平镇委贵村老茶洞

采集号：451029130603066（GXMI）

功效来源：《广西药用植物名录》《中华本草》

尾叶远志 乌棒子

Polygala caudata Rehder et E. H. Wilson

分布地：浪平镇甲朗村

采集号：451029130314012（GXMI）

功效来源：《广西药用植物名录》《中华本草》

中国南部远志 大金牛草

Polygala chinensis L. var. *chinensis*

分布地：乐里镇委苗村

采集号：451029140413004（GXMI）

功效来源：《广西药用植物名录》《广西壮药新资源》《中华本草》

肾果小扁豆

Polygala furcata Royle

分布地：旧州镇附近

采集号：张肇骞10006（IBSC）

功效来源：《广西药用植物名录》《中华本草》

瓜子金

Polygala japonica Houtt.

分布地：浪平镇岑王老山山顶

采集号：451029130910047（GXMI）

功效来源：《广西药用植物名录》《中华本草》《中国药典》（2020年版）

小扁豆 小扁豆根

Polygala tatarinowii Regel

分布地：浪平镇甲朗村

采集号：451029130915004（GXMI）

功效来源：《中华本草》

长毛籽远志 木本远志

Polygala wattersii Hance

分布地：浪平镇

采集号：451029130425066（GXMI）

功效来源：《广西药用植物名录》《中华本草》

蝉翼藤
Securidaca inappendiculata Hassk.
分布地：六隆镇门屯村门屯大沟
采集号：451029130808035（GXMI）
功效来源：《广西药用植物名录》《中华本草》

45. 景天科 Crassulaceae
齿叶费菜
Phedimus odontophyllus (Fröderström) 't Hart
分布地：浪平镇委贵村老茶洞
采集号：451029130603073（GXMI）
功效来源：《中华本草》

佛甲草
Sedum lineare Thunb.
分布地：旧州镇央白村
采集号：451029140417007（GXMI）
功效来源：《广西药用植物名录》《中华本草》

47. 虎耳草科 Saxifragaceae
中国南部落新妇 落新妇
Astilbe grandis Stapf ex E. H. Wilson
分布地：浪平镇岑王老山山顶
采集号：451029130910027（GXMI）
功效来源：《广西药用植物名录》《中华本草》

肾萼金腰
Chrysosplenium delavayi Franch.
分布地：浪平镇岑王老山桥下山沟（39 km）
采集号：451029130419086（GXMI）
功效来源：《广西药用植物名录》

虎耳草
Saxifraga stolonifera Curtis
分布地：浪平镇岑王老山大王庙附近土山
采集号：451029130724015（GXMI）
功效来源：《广西药用植物名录》《中华本草》

黄水枝
Tiarella polyphylla D. Don
分布地：浪平镇岑王老山安家坪附近
采集号：451029130725016（GXMI）
功效来源：《广西药用植物名录》《中华本草》

53. 石竹科 Caryophyllaceae
无心菜
Arenaria serpyllifolia L.
分布地：浪平镇西华村
采集号：451029140422006（GXMI）
功效来源：《广西药用植物名录》《中华本草》

短瓣花
Brachystemma calycinum D. Don
分布地：浪平镇岑王老山经营所至叶家坡途中
采集号：张肇骞 10986（IBK）
功效来源：《广西药用植物名录》《中华本草》

荷莲豆草 荷莲豆菜
Drymaria cordata (L.) Willd. ex Schult.
分布地：利周瑶族乡爱善村旁
采集号：451029121013029（GXMI）
功效来源：《广西药用植物名录》《中华本草》

鹅肠菜 鹅肠草
Myosoton aquaticum (L.) Moench
分布地：浪平镇顺利宾馆后山
采集号：451029121021027（GXMI）
功效来源：《广西药用植物名录》《中华本草》

狗筋蔓
Silene baccifera (L.) Roth
分布地：浪平镇委贵村茶洞屯石山
采集号：451029130723004（GXMI）
功效来源：《广西药用植物名录》《中华本草》

雀舌草
Stellaria alsine Grimm
分布地：至八桂瑶族乡14~15 km间土山水沟
采集号：451029130319019（GXMI）
功效来源：《广西药用植物名录》《中华本草》

繁缕
Stellaria media (L.) Vill.
分布地：浪平镇委贵村
采集号：451029130420022（GXMI）
功效来源：《广西药用植物名录》《中华本草》

箐姑草 接筋草
Stellaria vestita Kurz
分布地：浪平镇甲朗村
采集号：451029130314027（GXMI）
功效来源：《中华本草》

巫山繁缕
Stellaria wushanensis F. N. Williams
分布地：浪平镇岑王老山水沟边
采集号：451029130314080（GXMI）
功效来源：《广西壮药新资源》

57. 蓼科 Polygonaceae
金线草
Antenoron filiforme (Thunb.) Roberty et Vautier var. *filiforme*

分布地：浪平镇顺利宾馆后山

采集号：451029121021039（GXMI）

功效来源：《广西药用植物名录》《中华本草》

金荞麦

Fagopyrum dibotrys (D. Don) H. Hara

分布地：浪平镇后山

采集号：451029121021063（GXMI）

功效来源：《广西药用植物名录》《中华本草》《中国药典》（2020年版）

何首乌 首乌藤

Fallopia multiflora (Thunb.) Haraldson

分布地：旧州镇汤海立体农业示范区

采集号：451029121014036（GXMI）

功效来源：《广西药用植物名录》《中华本草》《中国药典》（2020年版）

毛蓼

Polygonum barbatum L.

分布地：八桂瑶族乡果卜村那庭屯

采集号：451029130809030（GXMI）

功效来源：《广西药用植物名录》《中华本草》

头花蓼

Polygonum capitatum Buch. -Ham. ex D. Don

分布地：浪平镇岑王老山路边

采集号：451029121130044（GXMI）

功效来源：《广西药用植物名录》

火炭母

Polygonum chinense L. var. *chinense*

分布地：旧州镇汤海立体农业示范区

采集号：451029121014043（GXMI）

功效来源：《广西药用植物名录》《中华本草》

硬毛火炭母 火炭母草根

Polygonum chinense L. var. *hispidum* Hook. f.

分布地：旧州镇汤海立体农业示范区

采集号：451029121014059（GXMI）

功效来源：《中华本草》

水蓼

Polygonum hydropiper L.

分布地：旧州镇平保村

采集号：451029130425019（GXMI）

功效来源：《广西药用植物名录》《中华本草》

愉悦蓼

Polygonum jucundum Meissn.

分布地：潞城瑶族乡丰厚水库周围

采集号：451029130320023（GXMI）

功效来源：《广西药用植物名录》《中华本草》

酸模叶蓼 辣蓼草

Polygonum lapathifolium L. var. *lapathifolium*

分布地：乐里镇新建村旺屯小河岸边

采集号：451029130316027（GXMI）

功效来源：《广西药用植物名录》《中华本草》

长鬃蓼 白辣蓼

Polygonum longisetum Bruijn var. *longisetum*

分布地：利周瑶族乡爱善村旁

采集号：451029121013035（GXMI）

功效来源：《中华本草》

圆基长鬃蓼

Polygonum longisetum Bruijn var. *rotundatum* A. J. Li

分布地：六隆镇洞弄村木场下分场

采集号：451029130321006（GXMI）

功效来源：《广西药用植物名录》《中华本草》

绢毛蓼

Polygonum molle D. Don var. *molle*

分布地：浪平镇岑王老山安家坪村后山

采集号：451029130911006（GXMI）

功效来源：《广西药用植物名录》

倒毛蓼 九牯牛

Polygonum molle D. Don var. *rude* (Meisn.) A. J. Li

分布地：浪平镇委贵村茶洞屯石山

采集号：451029130723008（GXMI）

功效来源：《中华本草》

尼泊尔蓼 猫儿眼睛

Polygonum nepalense Meissn.

分布地：浪平镇后山

采集号：451029121021083（GXMI）

功效来源：《广西壮药新资源》《中华本草》

杠板归

Polygonum perfoliatum L.

分布地：六隆镇供央村鸡沟山

采集号：451029121016032（GXMI）

功效来源：《广西药用植物名录》《中华本草》《中国药典》（2020年版）

习见蓼 小萹蓄

Polygonum plebeium R. Br.

分布地：浪平镇顺利宾馆后石山山脚

采集号：451029130423032（GXMI）

功效来源：《广西药用植物名录》《中华本草》

丛枝蓼

Polygonum posumbu Buch. -Ham. ex D. Don

分布地：浪平镇岑王老山达隆坪保护站后山沟

采集号：451029130318005（GXMI）

功效来源：《广西药用植物名录》《中华本草》

伏毛蓼

Polygonum pubescens Blume

分布地：六隆镇门屯村门屯大沟

采集号：451029121018003（GXMI）

功效来源：《广西药用植物名录》《中华本草》

戟叶蓼 水麻tiao

Polygonum thunbergii Sieb. et Zucc.

分布地：浪平镇岑王老山大王庙附近土山

采集号：451029130724022（GXMI）

功效来源：《中华本草》

虎杖 虎杖叶

Reynoutria japonica Houtt.

分布地：浪平镇岑王老山达隆坪村

采集号：451029130906035（GXMI）

功效来源：《广西药用植物名录》《中华本草》《中国药典》（2020年版）

刺酸模 假菠菜

Rumex maritimus L.

分布地：浪平镇顺利宾馆后田边

采集号：451029130314067（GXMI）

功效来源：《广西药用植物名录》《中华本草》

尼泊尔酸模 牛耳大黄

Rumex nepalensis Spreng.

分布地：乐里镇新建村旺屯小河岸边

采集号：451029130316020（GXMI）

功效来源：《傈僳药》《傣药》

59. 商陆科 Phytolaccaceae

商陆

Phytolacca acinosa Roxb.

分布地：百乐乡各龙屯

采集号：451029130529022（GXMI）

功效来源：《广西药用植物名录》《中华本草》《中国药典》（2020年版）

61. 藜科 Chenopodiaceae

土荆芥

Dysphania ambrosioides (L.) Mosyakin et Clemants

分布地：浪平镇委贵村茶洞屯石山

采集号：451029130723011（GXMI）

功效来源：《广西药用植物名录》《中华本草》

63. 苋科 Amaranthaceae

土牛膝

Achyranthes aspera L.

分布地：六隆镇门屯村平寨屯

采集号：451029121016038（GXMI）

功效来源：《广西药用植物名录》《中华本草》

牛膝

Achyranthes bidentata Blume

分布地：浪平镇后山

采集号：451029130605009（GXMI）

功效来源：《广西药用植物名录》《中华本草》《中国药典》（2020年版）

白花苋

Aerva sanguinolenta (L.) Blume

分布地：田林县万吉山公园

采集号：451029121017018（GXMI）

功效来源：《广西药用植物名录》《中华本草》

莲子草

Alternanthera sessilis (L.) R. Br. ex DC.

分布地：潞城瑶族乡营盘村十二桥附近

采集号：451029121015029（GXMI）

功效来源：《广西药用植物名录》《中华本草》

皱果苋 白苋

Amaranthus viridis L.

分布地：六隆镇门屯村平寨屯

采集号：451029121016040（GXMI）

功效来源：《广西药用植物名录》《中华本草》

青葙 青葙子

Celosia argentea L.

分布地：旧州镇广龙村土山

采集号：451029121205016（GXMI）

功效来源：《广西药用植物名录》《中华本草》《中国药典》（2020年版）

川牛膝

Cyathula officinalis Kuan

分布地：百乐乡

采集号：451029130531030（GXMI）

功效来源：《中华本草》《中国药典》（2020年版）

浆果苋

Deeringia amaranthoides (Lam.) Merr.

分布地：浪平镇后山

采集号：451029121021066（GXMI）

功效来源：《广西药用植物名录》《中华本草》

64. 落葵科 Basellaceae

落葵薯 藤三七
Anredera cordifolia (Ten.) Steenis
分布地：六隆镇供央村渭轰屯
采集号：451029130809007（GXMI）
功效来源：《广西药用植物名录》《中华本草》

落葵
Basella alba L.
分布地：潞城瑶族乡营盘村十二桥附近
采集号：451029121015024（GXMI）
功效来源：《广西药用植物名录》《中华本草》

65. 亚麻科 Linaceae

米念芭 白花柴
Tirpitzia ovoidea Chun et How ex W. L. Sha
分布地：翟家寨石山
采集号：451029130423008（GXMI）
功效来源：《广西药用植物名录》《中华本草》

青篱柴
Tirpitzia sinensis (Hemsl.) H. Hallier
分布地：浪平镇央村
采集号：451029130601050（GXMI）
功效来源：《广西药用植物名录》《中华本草》

66. 蒺藜科 Zygophyllaceae

尼泊尔老鹳草 老鹳草
Geranium nepalense Sweet
分布地：浪平镇岑王老山水沟边
采集号：451029130314072（GXMI）
功效来源：《广西药用植物名录》《中华本草》

69. 酢浆草科 Oxalidaceae

酢浆草
Oxalis corniculata L.
分布地：至八桂瑶族乡14~15 km的土山水沟
采集号：451029130319018（GXMI）
功效来源：《广西药用植物名录》《中华本草》

山酢浆草 麦穗七
Oxalis griffithii Edgeworth et Hook. f.
分布地：浪平镇岑王老山
采集号：张肇骞 11070（IBK）
功效来源：《广西药用植物名录》《中华本草》

71. 凤仙花科 Balsaminaceae

绿萼凤仙花
Impatiens chlorosepala Hand. -Mazz.
分布地：浪平镇岑王老山达隆坪

采集号：451029130906025（GXMI）
功效来源：民间

块节凤仙花 串铃
Impatiens pinfanensis Hook. f.
分布地：浪平镇岑王老山大王庙附近土山
采集号：451029130724030（GXMI）
功效来源：《中华本草》

黄金凤
Impatiens siculifer Hook. f.
分布地：浪平镇岑王老山安家坪附近
采集号：451029130724059（GXMI）
功效来源：《广西壮药新资源》《中华本草》

72. 千屈菜科 Lythraceae

水苋菜
Ammannia baccifera L.
分布地：八桂瑶族乡六丹村附近土山
采集号：451029121206004（GXMI）
功效来源：《广西药用植物名录》《中华本草》

节节菜 水马齿苋
Rotala indica (Willd.) Koehne
分布地：八桂瑶族乡六丹村附近土山
采集号：451029121206003（GXMI）
功效来源：《广西药用植物名录》《中华本草》

75. 安石榴科 Punicaceae

石榴 石榴叶
Punica granatum L.
分布地：浪平镇下坝岩山
采集号：451029130602030（GXMI）
功效来源：《广西药用植物名录》《中华本草》《中国药典》（2020年版）

77. 柳叶菜科 Onagraceae

南方露珠草
Circaea mollis Sieb. et Zucc.
分布地：浪平镇九凤村唐家洞
采集号：451029130719005（GXMI）
功效来源：《中华本草》

柳叶菜
Epilobium hirsutum L.
分布地：浪平镇香维村
采集号：451029121202035（GXMI）
功效来源：《广西药用植物名录》《中华本草》

长籽柳叶菜 心胆草
Epilobium pyrricholophum Franch. et Savat.

分布地：浪平镇甲朗村弄酸屯–弄沙屯

采集号：451029130719119（GXMI）

功效来源：《广西药用植物名录》《中华本草》

假柳叶菜

Ludwigia epilobiloides Maxim.

分布地：利周瑶族乡新建村水沟边

采集号：451029121203039（GXMI）

功效来源：《广西药用植物名录》《中华本草》

草龙

Ludwigia hyssopifolia (G. Don) Exell

分布地：乐里镇新建村

采集号：451029130808015（GXMI）

功效来源：《中华本草》

毛草龙

Ludwigia octovalvis (Jacq.) P. H. Raven

分布地：乐里镇新建村

采集号：451029130808012（GXMI）

功效来源：《中华本草》

粉花月见草

Oenothera rosea L Herpt. ex Ait.

分布地：浪平镇岑王老山山顶

采集号：451029130421040（GXMI）

功效来源：《中华本草》

78. 小二仙草科 Haloragaceae

小二仙草

Gonocarpus micrantha Thunb.

分布地：浪平镇岑王老山

采集号：451029130722016（GXMI）

功效来源：《四川中药》志、《贵州草药》《草药手册》

81. 瑞香科 Thymelaeaceae

白瑞香 软皮树

Daphne papyracea Wall. ex Steud.

分布地：浪平镇岑王老山水沟边

采集号：451029130314107（GXMI）

功效来源：《广西壮药新资源》《中华本草》

了哥王

Wikstroemia indica (L.) C. A. Mey.

分布地：田林县万吉山公园

采集号：451029121017032（GXMI）

功效来源：《广西药用植物名录》《中华本草》

圆锥荛花 小黄构

Wikstroemia micrantha (H. L. Li) S. C. Huang var.

paniculata (H. L. Li) S. C. Huang

分布地：浪平镇九凤村唐家洞

采集号：451029130719011（GXMI）

功效来源：《广西药用植物名录》

小黄构

Wikstroemia micrantha Hemsl. var. micrantha

分布地：百乐乡龙车村石山

采集号：451029130907020（GXMI）

功效来源：《中华本草》

83. 紫茉莉科 Nyctaginaceae

黄细心 黄寿丹

Boerhavia diffusa L.

分布地：乐里镇新建村旺屯小河岸边

采集号：451029130316035（GXMI）

功效来源：《广西壮药新资源》《中华本草》

87. 马桑科 Coriariaceae

马桑 马桑根

Coriaria nepalensis Wall.

分布地：潞城瑶族乡百昂至百乐23 km处路旁

采集号：451029130322007（GXMI）

功效来源：《广西药用植物名录》《中华本草》

88. 海桐花科 Pittosporaceae

短萼海桐 山桂花

Pittosporum brevicalyx (Oliv.) Gagnep.

分布地：浪平镇

采集号：451029130425037（GXMI）

功效来源：《广西药用植物名录》《中华本草》

光叶海桐 光叶海桐根

Pittosporum glabratum Lindl. var. glabratum

分布地：浪平镇岑王老山接近山顶处

采集号：451029121020021（GXMI）

功效来源：《广西药用植物名录》《中华本草》

柄果海桐

Pittosporum podocarpum Gagnep. var. podocarpum

分布地：浪平镇岑王老山

采集号：451029130604024（GXMI）

功效来源：《广西药用植物名录》《中华本草》

棱果海桐

Pittosporum trigonocarpum H. Lév.

分布地：浪平镇平山村下南瓦土山沟

采集号：451029130422049（GXMI）

功效来源：《中华本草》

93. 大风子科 Flacourtiaceae

山羊角树 红木子
Carrierea calycina Franch.
分布地：浪平镇陇怀村
采集号：莫新礼 50086（IBK）
功效来源：《广西药用植物名录》《中华本草》

栀子皮 大黄树
Itoa orientalis Hemsl. var. *orientalis*
分布地：浪平镇岑王老山猫皮嶺屯附近
采集号：张肇骞 10965（IBK）
功效来源：《广西药用植物名录》《中华本草》

101. 西番莲科 Passifloraceae

杯叶西番莲 对叉疔药
Passiflora cupiformis Mast.
分布地：利周瑶族乡猫鼻梁村
采集号：451029140419002（GXMI）
功效来源：《广西药用植物名录》《中华本草》

龙珠果
Passiflora foetida L.
分布地：八桂瑶族乡弄瓦村变电站
采集号：451029121019037（GXMI）
功效来源：《广西药用植物名录》《中华本草》

镰叶西番莲 半截叶
Passiflora wilsonii Hemsley
分布地：浪平镇后山
采集号：451029130605003（GXMI）
功效来源：《中华本草》

103. 葫芦科 Cucurbitaceae

金瓜
Gymnopetalum chinensis (Lour.) Merr.
分布地：潞城瑶族乡
采集号：451029130810004（GXMI）
功效来源：《中华本草》

翅茎绞股蓝
Gynostemma caulopterum S. Z. He
分布地：浪平镇后山
采集号：451029130605005（GXMI）
功效来源：民间

光叶绞股蓝
Gynostemma laxum (Wall.) Cogn.
分布地：浪平镇后山
采集号：451029130605006（GXMI）
功效来源：《广西壮药新资源》

绞股蓝
Gynostemma pentaphyllum (Thunb.) Makino
分布地：六隆镇龙门村门屯大沟土山
采集号：451029121210005（GXMI）
功效来源：《广西药用植物名录》《中华本草》

帽儿瓜
Mukia maderaspatana (L.) M. J. Roem.
分布地：田林县万吉山公园
采集号：451029130527009（GXMI）
功效来源：《广西药用植物名录》

茅瓜
Solena amplexicaulis (Lam.) Gandhi
分布地：潞城瑶族乡高速公路后山
采集号：451029130529012（GXMI）
功效来源：《广西药用植物名录》《中华本草》

球果赤瓟
Thladiantha globicarpa A. M. Lu et Z. Y. Zhang
分布地：浪平镇岑王老山林场
采集号：高成芝，刘治仁 26519（GXMI）
功效来源：《广西药用植物名录》

王瓜 王瓜根
Trichosanthes cucumeroides (Ser.) Maxim. var. *cucumeroides*
分布地：浪平镇岑王老山山顶保护站附近
采集号：451029130914002（GXMI）
功效来源：《广西药用植物名录》《中华本草》

糙点栝楼
Trichosanthes dunniana H. Lév.
分布地：旧州镇汤海立体农业示范区
采集号：451029121014058（GXMI）
功效来源：《广西药用植物名录》《中华本草》

裂苞栝楼
Trichosanthes fissibracteata C. Y. Wu ex C. Y. Cheng et C. H. Yueh
分布地：浪平镇九凤村唐家洞
采集号：451029130719009（GXMI）
功效来源：《广西药用植物名录》

中华栝楼 瓜蒌
Trichosanthes rosthornii Harms var. *rosthornii*
分布地：旧州镇汤海立体农业示范区
采集号：451029121014067（GXMI）
功效来源：《广西药用植物名录》《中华本草》《中国药典》（2020年版）

红花栝楼 瓜蒌子
Trichosanthes rubriflos Thorel et Cayla
分布地：八桂瑶族乡
采集号：451029130906086（GXMI）
功效来源：《广西药用植物名录》《中华本草》

马（㼤）儿 马交儿
Zehneria indica (Lour.) Keraudren
分布地：利周瑶族乡爱善村那柴坡
采集号：451029121013046（GXMI）
功效来源：《广西药用植物名录》《中华本草》

钮子瓜
Zehneria maysorensis (Wight et Arn.) Arn.
分布地：浪平镇九凤村唐家洞
采集号：451029130719023（GXMI）
功效来源：《广西药用植物名录》《中华本草》

104. 秋海棠科 Begoniaceae
食用秋海棠 大叶半边莲
Begonia edulis H. Lév.
分布地：六隆镇门屯村门屯大沟
采集号：451029121016043（GXMI）
功效来源：《广西药用植物名录》《中华本草》

中华秋海棠
Begonia grandis Dryand. var. *sinensis* (A. DC.) Irmsch.
分布地：浪平镇九凤村下寨唐家洞
采集号：451029130915038（GXMI）
功效来源：《广西药用植物名录》《中华本草》

大香秋海棠
Begonia handelii Irmsch. var. *handelii*
分布地：六隆镇
采集号：451029130317043（GXMI）
功效来源：《广西药用植物名录》《中华本草》

裂叶秋海棠 大半边莲
Begonia palmata D. Don var. *palmata*
分布地：浪平镇岑王老山水沟边
采集号：451029130314109（GXMI）
功效来源：《广西药用植物名录》《中华本草》

掌裂秋海棠 水八角
Begonia pedatifida H. Lév.
分布地：浪平镇岑王老山安家村
采集号：451029130725019（GXMI）
功效来源：《广西药用植物名录》《中华本草》

107. 仙人掌科 Cactaceae
量天尺
Hylocereus undatus (Haw.) Britton et Rose
分布地：六隆镇供央村村旁
采集号：451029130808052（GXMI）
功效来源：《广西药用植物名录》《中华本草》

108. 山茶科 Theaceae
油茶 茶油
Camellia oleifera Abel
分布地：浪平镇央村村河坝屯
采集号：451029130913071（GXMI）
功效来源：《广西药用植物名录》《中华本草》《中国药典》（2020年版）

白毛茶 茶叶
Camellia sinensis (L.) Kuntze var. *pubilimba* H. T. Chang
分布地：浪平镇央村村河坝屯
采集号：451029130913072（GXMI）
功效来源：《广西药用植物名录》

茶
Camellia sinensis (L.) O. Kuntze var. *sinensis*
分布地：浪平镇岑王老山天王庙村后山
采集号：451029130908030（GXMI）
功效来源：《广西药用植物名录》《中华本草》

岗柃 岗柃叶
Eurya groffii Merr.
分布地：八桂瑶族乡弄瓦村变电站
采集号：451029121019021（GXMI）
功效来源：《广西药用植物名录》《中华本草》

凹脉柃 苦白蜡
Eurya impressinervis Kobuski
分布地：浪平镇九凤村下寨
采集号：451029140304005（GXMI）
功效来源：《中华本草》

细枝柃
Eurya loquaiana Dunn var. *loquaiana*
分布地：浪平镇岑王老山
采集号：451029121021015（GXMI）
功效来源：《广西药用植物名录》《中华本草》

四角柃
Eurya tetragonoclada Merr. et Chun
分布地：浪平公社浪平大队
采集号：田林专业队 3-43335（GXMI）
功效来源：《广西药用植物名录》

红木荷 毛木树
Schima wallichii (DC.) Korth.
分布地：六隆镇龙门村门屯大沟土山
采集号：451029121210003（GXMI）
功效来源：《广西药用植物名录》《中华本草》

112. 猕猴桃科 Actinidiaceae

京梨猕猴桃 水梨藤
Actinidia callosa Lindl. var. henryi Maxim.
分布地：浪平镇
采集号：451029130425069（GXMI）
功效来源：《广西药用植物名录》《中华本草》

粉毛猕猴桃
Actinidia farinosa C. F. Liang
分布地：那祥乡对面河土岗上
采集号：李中提 600772（IBK）
功效来源：民间

楔叶猕猴桃
Actinidia fasciculoides C. F. Liang var. cuneata C. F. Liang
分布地：浪平公社附近
采集号：黄啟斌 41099（IBK）
功效来源：民间

黄毛猕猴桃
Actinidia fulvicoma Hance var. fulvicoma
分布地：浪平镇岑王老山
采集号：张肇骞 11039（IBK）
功效来源：《广西壮药新资源》

糙毛猕猴桃
Actinidia fulvicoma Hance var. hirsuta Finet et Gagnep.
分布地：浪平镇岑王老山
采集号：451029121020006（GXMI）
功效来源：民间

蒙自猕猴桃
Actinidia henryi Dunn
分布地：浪平镇岑王老山
采集号：451029130604023（GXMI）
功效来源：民间

两广猕猴桃
Actinidia liangguangensis C. F. Liang
分布地：浪平镇岑王老山桥下山沟（39 km）
采集号：451029130419103（GXMI）
功效来源：《广西药用植物名录》

革叶猕猴桃
Actinidia rubricaulis Dunn var. coriacea (Finet et

Gagnep.) C. F. Liang
分布地：浪平镇岑王老山安家坪附近
采集号：451029130724057（GXMI）
功效来源：《中华本草》

红茎猕猴桃
Actinidia rubricaulis Dunn var. rubricaulis
分布地：距浪平镇委贵村约3 km
采集号：451029130420013（GXMI）
功效来源：《广西药用植物名录》

113. 水东哥科 Saurauiaceae

尼泊尔水东哥 铜皮
Saurauia napaulensis DC.
分布地：潞城瑶族乡三瑶村
采集号：苏宏汉 67590（IBSC）
功效来源：《中华本草》

聚锥水东哥
Saurauia thyrsiflora C. F. Liang et Y. S. Wang
分布地：那比乡弄巴村
采集号：451029121211004（GXMI）
功效来源：《广西药用植物名录》

118. 桃金娘科 Myrtaceae

子楝树 子楝树叶
Decaspermum gracilentum (Hance) Merr. et L. M. Perry
分布地：浪平镇下坝岩山
采集号：451029130602001（GXMI）
功效来源：《广西药用植物名录》《中华本草》

赤桉 洋草果
Eucalyptus camaldulensis Dehnh. var. camaldulensis
分布地：公乃林场根竹涌
采集号：李树刚 200708（IBSC）
功效来源：《中华本草》

番石榴 番石榴叶
Psidium guajava L.
分布地：八桂瑶族乡弄瓦村变电站
采集号：451029121019020（GXMI）
功效来源：《广西药用植物名录》《中华本草》

120. 野牡丹科 Melastomataceae

线萼金花树 叶下红
Blastus apricus (Hand. -Mazz.) H. L. Li var. apricus
分布地：田林县至可麻途中（可麻右面山坡）
采集号：李荫昆 P00731（IBK）
功效来源：《广西药用植物名录》《中华本草》

顶花酸脚杆
Medinilla assamica (C. B. Clarke) C. Chen
分布地：六隆镇门屯村门屯大沟
采集号：451029121018028（GXMI）
功效来源：《中华本草》

地菍 地菍果
Melastoma dodecandrum Lour.
分布地：浪平镇岑王老山山顶保护站附近
采集号：451029130914010（GXMI）
功效来源：《广西药用植物名录》《中华本草》

野牡丹 羊开口
Melastoma malabathricum L.
分布地：八桂瑶族乡六丹村
采集号：451029130319033（GXMI）
功效来源：《广西药用植物名录》《中华本草》

假朝天罐 朝天罐
Osbeckia crinita Benth.
分布地：浪平镇央村
采集号：451029130912020（GXMI）
功效来源：《广西药用植物名录》《中华本草》

尖子木 遍山红
Oxyspora paniculata (D. Don) DC.
分布地：浪平镇后山
采集号：451029121021077（GXMI）
功效来源：《广西药用植物名录》《中华本草》

锦香草
Phyllagathis cavaleriei (H. Lév. et Vaniot) Guillaumin var. *cavaleriei*
分布地：浪平镇岑王老山大桥顶上土山
采集号：451029130725045（GXMI）
功效来源：《广西药用植物名录》《中华本草》

偏瓣花 偏瓣花根
Plagiopetalum esquirolii (H. Lév.) Rehder
分布地：浪平镇委贵村茶洞屯石山
采集号：451029130723013（GXMI）
功效来源：《中华本草》

肉穗草
Sarcopyramis bodinieri H. Lév. et Vaniot
分布地：浪平镇岑王老山山顶
采集号：451029130910011（GXMI）
功效来源：《中华本草》

楮头红 斑楮头红
Sarcopyramis nepalensis Wall.
分布地：浪平镇老山山顶

采集号：451029130910004（GXMI）
功效来源：《中药大辞典》《广西药用植物名录》《中华本草》

蜂斗草
Sonerila contonensis Stapf
分布地：浪平镇岑王老山达隆坪村后山
采集号：451029130909040（GXMI）
功效来源：《中华本草》

121. 使君子科 Combretaceae
风车子 华风车子根
Combretum alfredii Hance
分布地：浪平镇平山村毛家寨
采集号：451029121201031（GXMI）
功效来源：《广西药用植物名录》《中华本草》

石风车子 石风车子叶
Combretum wallichii DC.
分布地：浪平公社
采集号：廖信佩，方鼎 26430（GXMI）
功效来源：《广西药用植物名录》《中华本草》

123. 金丝桃科 Hypericaceae
黄牛木 黄牛茶
Cratoxylum cochinchinense (Lour.) Blume
分布地：利周瑶族乡新建村周围土山
采集号：451029121203019（GXMI）
功效来源：《广西药用植物名录》《中华本草》

黄海棠 红旱莲
Hypericum ascyron L.
分布地：浪平镇九凤村唐家洞
采集号：451029130719037（GXMI）
功效来源：《广西药用植物名录》《中华本草》

金丝梅
Hypericum patulum Thunb. ex Murray
分布地：浪平镇下坝岩山
采集号：451029130602046（GXMI）
功效来源：《广西药用植物名录》《中华本草》

元宝草
Hypericum sampsonii Hance
分布地：浪平镇九凤村唐家洞
采集号：451029130719039（GXMI）
功效来源：《广西药用植物名录》《中华本草》

遍地金
Hypericum wightianum Wall. ex Wight et Arn.
分布地：浪平镇央村

采集号：451029130601044（GXMI）

功效来源：《广西药用植物名录》《中华本草》

128. 椴树科 Tiliaceae

长蒴黄麻 山麻

Corchorus olitorius L.

分布地：利周瑶族乡

采集号：451029130906070（GXMI）

功效来源：《广西药用植物名录》《中华本草》

苘麻叶扁担杆

Grewia abutilifolia W. Vent ex Juss.

分布地：八桂瑶族乡弄萨村

采集号：451029130427045（GXMI）

功效来源：《广西药用植物名录》《中华本草》

毛果扁担杆 野火绳

Grewia eriocarpa Juss.

分布地：田林县万吉山公园

采集号：451029130527007（GXMI）

功效来源：《广西药用植物名录》《中华本草》

破布叶 布渣叶

Microcos paniculata L.

分布地：浪平镇

采集号：451029140815008（GXMI）

功效来源：《全国中草药汇编》《生草药性备要》《广西药用植物名录》《中华本草》《中国药典》（2020年版）

南京椴 菩提树花

Tilia miqueliana Maxim.

分布地：潞城瑶族乡八维屯4号样地附近

采集号：451029130531005（GXMI）

功效来源：《中华本草》

单毛刺蒴麻

Triumfetta annua L.

分布地：利周瑶族乡爱善村旁

采集号：451029121013048（GXMI）

功效来源：《滇省志》《滇药录》《哈尼药》

毛刺蒴麻 毛黐头婆

Triumfetta cana Blume

分布地：六隆镇供央村鸡沟山

采集号：451029121016011（GXMI）

功效来源：《广西药用植物名录》《中华本草》

130. 梧桐科 Sterculiaceae

昂天莲

Ambroma augusta (L.) L. f.

分布地：八渡瑶族乡那拉村石山

采集号：451029130907002（GXMI）

功效来源：《中华本草》

桂火绳

Eriolaena kwangsiensis Hand. -Mazz.

分布地：八桂瑶族乡六丹村附近土山

采集号：451029121206021（GXMI）

功效来源：《广西药用植物名录》

细齿山芝麻

Helicteres glabriuscula Wall. ex Mast.

分布地：田林县万吉山公园

采集号：451029130527011（GXMI）

功效来源：《广西药用植物名录》《中华本草》

梭罗树

Reevesia pubescens Mast.

分布地：猫臭村

采集号：李荫昆 P712（IBK）

功效来源：《广西壮药新资源》

假苹婆 红郎伞

Sterculia lanceolata Cav.

分布地：乐里镇行道树

采集号：451029130528020（GXMI）

功效来源：《广西药用植物名录》《中华本草》

131. 木棉科 Bombacaceae

木棉

Bombax ceiba L.

分布地：八桂瑶族乡六丹村

采集号：451029130319038（GXMI）

功效来源：《广西药用植物名录》《中华本草》《中国药典》（2020年版）

132. 锦葵科 Malvaceae

黄蜀葵 黄蜀葵子

Abelmoschus manihot (L.) Medik. var. *manihot*

分布地：八桂瑶族乡弄瓦村变电站

采集号：451029121019013（GXMI）

功效来源：《广西药用植物名录》《中华本草》《中国药典》（2020年版）

木芙蓉 木芙蓉叶

Hibiscus mutabilis L.

分布地：浪平镇央村

采集号：451029130912019（GXMI）

功效来源：《广西药用植物名录》《中华本草》

木槿 木槿皮
Hibiscus syriacus L.
分布地：浪平镇委贵村茶洞屯石山
采集号：451029130723015（GXMI）
功效来源：《广西药用植物名录》《中华本草》

赛葵
Malvastrum coromandelianum (L.) Gürcke
分布地：潞城瑶族乡营盘村十二桥附近
采集号：451029121015127（GXMI）
功效来源：《广西药用植物名录》《中华本草》

黄花稔
Sida acuta Burm. f.
分布地：旧州镇附近
采集号：张肇骞 10913（IBK）
功效来源：《广西药用植物名录》《中华本草》

桤叶黄花稔 脓见愁
Sida alnifolia L. var. *alnifolia*
分布地：那比乡附近土山沟
采集号：451029130427025（GXMI）
功效来源：《广西药用植物名录》《中华本草》

粘毛黄花稔 粘毛黄花荵
Sida mysorensis Wight et Arn.
分布地：八桂瑶族乡弄瓦村变电站
采集号：451029121019014（GXMI）
功效来源：《广西药用植物名录》《中华本草》

白背黄花稔 黄花母
Sida rhombifolia L.
分布地：八桂瑶族乡
采集号：451029130906087（GXMI）
功效来源：《广西药用植物名录》《中华本草》

榛叶黄花稔
Sida subcordata Span.
分布地：八桂瑶族乡弄瓦村变电站
采集号：451029121019023（GXMI）
功效来源：《广西药用植物名录》

拔毒散
Sida szechuensis Matsuda
分布地：浪平镇岑王老山安家坪村后山
采集号：451029130911007（GXMI）
功效来源：《广西药用植物名录》《中华本草》

粗叶地桃花
Urena lobata L. var. *glauca* (Blume) Borssum Waalkes
分布地：浪平镇央村
采集号：451029130912013（GXMI）

功效来源：《广西药用植物名录》《中华本草》

地桃花
Urena lobata L. var. *lobata*
分布地：浪平镇九凤村唐家洞
采集号：451029130719047（GXMI）
功效来源：《广西药用植物名录》《中华本草》

135. 古柯科 Erythroxylaceae
东方古柯
Erythroxylum sinense C. Y. Wu
分布地：浪平镇岑王老山
采集号：451029130604028（GXMI）
功效来源：《广西壮药新资源》《中华本草》

136. 大戟科 Euphorbiaceae
铁苋菜
Acalypha australis L.
分布地：浪平镇岑王老山达隆坪村
采集号：451029130906017（GXMI）
功效来源：《广西药用植物名录》

石栗 石栗叶
Aleurites moluccanus (L.) Willd.
分布地：六隆镇山榄村
采集号：451029140108003（GXMI）
功效来源：《中药大辞典》《中华本草》

五月茶
Antidesma bunius (L.) Spreng.
分布地：六隆镇门屯村门屯大沟
采集号：451029130808041（GXMI）
功效来源：《广西药用植物名录》《中华本草》

方叶五月茶
Antidesma ghaesembilla Gaertn.
分布地：乐里镇新建村
采集号：451029130808018（GXMI）
功效来源：《广西药用植物名录》《中华本草》

黑面神
Breynia fruticosa (L.) Hook. f.
分布地：百乐乡龙车村石山
采集号：451029130907036（GXMI）
功效来源：《广西药用植物名录》《中华本草》

喙果黑面神 小面瓜
Breynia rostrata Merr.
分布地：乐里镇新建村
采集号：451029130808004（GXMI）
功效来源：《广西药用植物名录》

小叶黑面神
Breynia vitisidaea (Burm.) C. E. C. Fisch.
分布地：浪平镇委贵村
采集号：451029130420039（GXMI）
功效来源：民间

禾串树
Bridelia balansae Tutcher
分布地：潞城瑶族乡高速公路后山
采集号：451029130529008（GXMI）
功效来源：《中华本草》

土蜜藤
Bridelia stipularis (L.) Blume
分布地：六隆镇供央村渭羕屯
采集号：451029130809012（GXMI）
功效来源：《中华本草》

蝴蝶果
Cleidiocarpon cavaleriei (H. Lév.) Airy Shaw
分布地：尹祥乡对面河岩石上
采集号：李中提 600781（IBK）
功效来源：《广西壮药新资源》

棒柄花 大树三台
Cleidion brevipetiolatum Pax et K. Hoffm.
分布地：浪平镇央村
采集号：451029130913025（GXMI）
功效来源：《广西药用植物名录》《中华本草》

巴豆
Croton tiglium L.
分布地：百乐乡龙车村石山
采集号：451029130907040（GXMI）
功效来源：《广西药用植物名录》《中华本草》《中国药典》（2020年版）

小巴豆
Croton xiaopadou (Y. T. Chang et S. Z. Huang) H. S. Kiu
分布地：百乐乡
采集号：451029130531018（GXMI）
功效来源：《中国药典》（2020年版）

飞扬草、大飞扬草 飞扬草
Euphorbia hirta L.
分布地：田林县万吉山公园
采集号：451029130527005（GXMI）
功效来源：《广西药用植物名录》《中华本草》《中国药典》（2020年版）

通奶草
Euphorbia hypericifolia L.

分布地：潞城瑶族乡营盘村十二桥附近
采集号：451029121015026（GXMI）
功效来源：《广西药用植物名录》《中华本草》

铁海棠
Euphorbia milii Des Moul.
分布地：六隆镇回田林县城约3 km的公路旁
采集号：451029130321026（GXMI）
功效来源：《广西药用植物名录》《中华本草》

匍匐大戟 铺地草
Euphorbia prostrata Aiton
分布地：潞城至福达2~3 km公路边
采集号：451029130320001（GXMI）
功效来源：《广西药用植物名录》《中华本草》

黄苞大戟
Euphorbia sikkimensis Boiss.
分布地：浪平公社浪平大队
采集号：田林县调查队 3–43291（GXMI）
功效来源：《广西药用植物名录》《中华本草》

毛果算盘子 漆大姑
Glochidion eriocarpum Champ. ex Benth.
分布地：浪平镇岑王老山
采集号：451029121020022（GXMI）
功效来源：《广西药用植物名录》《中华本草》

甜叶算盘子
Glochidion philippicum (Cav.) C. B. Rob.
分布地：浪平镇岑王老山安家坪村
采集号：451029130724058（GXMI）
功效来源：《广西药用植物名录》《中华本草》

算盘子
Glochidion puberum (L.) Hutch.
分布地：浪平镇岑王老山安家坪村后山
采集号：451029130911016（GXMI）
功效来源：《广西药用植物名录》《中华本草》

水柳 水杨柳
Homonoia riparia Lour.
分布地：乐里镇新建村旺屯小河岸边
采集号：451029130316022（GXMI）
功效来源：《广西药用植物名录》《中华本草》

麻疯树
Jatropha curcas L.
分布地：六隆镇供央村村旁
采集号：451029130808050（GXMI）
功效来源：《广西药用植物名录》《中华本草》

尾叶雀舌木
Leptopus esquirolii (H. Lév.) P. T. Li
分布地：浪平镇九凤村唐家洞
采集号：451029130719041（GXMI）
功效来源：《广西药用植物名录》《中华本草》

中平树
Macaranga denticulata (Blume) Müll. Arg.
分布地：潞城瑶族乡三瑶村瑶怒屯
采集号：451029130426040（GXMI）
功效来源：《中华本草》

草鞋木
Macaranga henryi (Pax et K. Hoffm.) Rehder
分布地：浪平镇央村
采集号：451029130913003（GXMI）
功效来源：《广西药用植物名录》

毛桐
Mallotus barbatus (Wall.) Müll. Arg. var. *barbatus*
分布地：潞城瑶族乡三瑶村瑶怒屯
采集号：451029130426029（GXMI）
功效来源：《广西药用植物名录》《中华本草》

粗糠柴
Mallotus philippinensis (Lam.) Müll. Arg.
分布地：利周瑶族乡新建村周围土山
采集号：451029121203009（GXMI）
功效来源：《广西药用植物名录》

石岩枫 山龙眼
Mallotus repandus (Willd.) Müll. Arg.
分布地：浪平镇下坝岩山
采集号：451029130602047（GXMI）
功效来源：《广西药用植物名录》《中华本草》

余甘子
Phyllanthus emblica L.
分布地：百乐乡根标村
采集号：451029140411005（GXMI）
功效来源：《广西药用植物名录》《中华本草》《中国药典》（2020年版）

小果叶下珠 山兵豆
Phyllanthus reticulatus Poir.
分布地：八桂瑶族乡果卜村那庭屯
采集号：451029130809034（GXMI）
功效来源：《广西药用植物名录》《中华本草》

叶下珠
Phyllanthus urinaria L.
分布地：利周瑶族乡爱善村村旁

采集号：451029121013011（GXMI）
功效来源：《广西药用植物名录》《中华本草》

黄珠子草
Phyllanthus virgatus G. Forst.
分布地：八桂瑶族乡
采集号：451029130906082（GXMI）
功效来源：《广西药用植物名录》《中华本草》

蓖麻 蓖麻子
Ricinus communis L.
分布地：利周瑶族乡村旁村
采集号：451029121013002（GXMI）
功效来源：《广西药用植物名录》《中国药典》（2020年版）

山乌桕
Sapium discolor (Champ. ex Benth.) Müll. Arg.
分布地：浪平镇岑王老山达隆坪村
采集号：451029130906029（GXMI）
功效来源：《广西药用植物名录》《中华本草》

守宫木
Sauropus androgynus (L.) Merr.
分布地：浪平镇岑王老山桥下山沟（39 km）
采集号：451029130419098（GXMI）
功效来源：《广西壮药新资源》

苍叶守宫木
Sauropus garrettii Craib
分布地：浪平镇岑王老山
采集号：C.C.Chang 11051（IBSC）
功效来源：《广西壮药新资源》

油桐 油桐子
Vernicia fordii (Hemsl.) Airy Shaw
分布地：距六隆约3 km的公路旁
采集号：451029130317012（GXMI）
功效来源：《广西药用植物名录》《中华本草》

139a. 鼠刺科 Escalloniaceae
毛鼠刺
Itea indochinensis Merr. var. *indochinensis*
分布地：浪平镇岑王老山山顶
采集号：451029130421013（GXMI）
功效来源：《广西药用植物名录》

142. 绣球花科 Hydrangeaceae
四川溲疏
Deutzia setchuenensis Franch.
分布地：浪平镇

采集号：451029130427019（GXMI）

功效来源：《中华本草》

常山

Dichroa febrifuga Lour.

分布地：浪平镇西华村

采集号：451029140422012（GXMI）

功效来源：《广西药用植物名录》《中华本草》《中国药典》（2020年版）

西南绣球 马边绣球

Hydrangea davidii Franch.

分布地：浪平镇岑王老山大王庙附近土山

采集号：451029130724027（GXMI）

功效来源：《广西药用植物名录》《中华本草》

粗枝绣球

Hydrangea robusta Hook. f. et Thomson

分布地：浪平镇央村

采集号：451029130912008（GXMI）

功效来源：《中华本草》

变叶豆草

Saniculiphyllum guangxiense C. Y. Wu et T. C. Ku

分布地：板桃乡

采集号：89–14（KUN）

功效来源：民间

143. 蔷薇科 Rosaceae

龙芽草 仙鹤草

Agrimonia pilosa Ledeb. var. *pilosa*

分布地：浪平镇九凤村唐家洞

采集号：451029130719048（GXMI）

功效来源：《广西药用植物名录》《中华本草》《中国药典》（2020年版）

桃 桃仁

Amygdalus persica L.

分布地：浪平镇甲朗村

采集号：451029130314046（GXMI）

功效来源：《广西药用植物名录》《中华本草》《中国药典》（2020年版）

钟花樱桃

Cerasus campanulata (Maxim.) A. N. Vassiljeva

分布地：浪平镇岑王老山水沟边

采集号：451029130314108（GXMI）

功效来源：民间

粉叶栒子

Cotoneaster glaucophyllus Franch.

分布地：浪平镇陇怀屯

采集号：451029130603023（GXMI）

功效来源：《广西药用植物名录》

云南山楂 山楂

Crataegus scabrifolia (Franch.) Rehder

分布地：旧州镇八架水库

采集号：451029130528015（GXMI）

功效来源：《广西药用植物名录》《中华本草》

皱果蛇莓

Duchesnea chrysantha (Zoll. et Moritzi) Miq.

分布地：浪平镇平山村田坎石山沟（老沟）

采集号：451029130422032（GXMI）

功效来源：《广西药用植物名录》

蛇莓

Duchesnea indica (Andrews) Focke

分布地：浪平镇岑王老山桥下山沟（39 km）

采集号：451029130419093（GXMI）

功效来源：《广西药用植物名录》《中华本草》

枇杷 枇杷叶

Eriobotrya japonica (Thunb.) Lindl.

分布地：六隆镇供央村渭轰屯

采集号：451029130809010（GXMI）

功效来源：《广西药用植物名录》《中华本草》《中国药典》（2020年版）

小叶枇杷

Eriobotrya seguinii (Levl.) Guillaumin

分布地：浪平镇甲朗村

采集号：451029130314011（GXMI）

功效来源：《中药大辞典》《中华本草》

黄毛草莓 白草莓

Fragaria nilgerrensis Schltdl. ex Gay

分布地：浪平镇岑王老山山顶

采集号：451029130421006（GXMI）

功效来源：《广西药用植物名录》

柔毛路边青 柔毛水杨梅

Geum japonicum Thunb. var. *chinense* F. Bolle

分布地：浪平镇甲朗村弄酸屯至弄沙屯

采集号：451029130719082（GXMI）

功效来源：《中华本草》《中国药典》（2020年版）

腺叶桂樱

Laurocerasus phaeosticta (Hance) C. K. Schneid. f. phaeosticta

分布地：利周瑶族乡猫鼻梁村

采集号：451029140419008（GXMI）

功效来源：《广西药用植物名录》

厚叶石楠
Photinia crassifolia H. Lév.
分布地：浪平镇
采集号：451029130426017（GXMI）
功效来源：民间

蛇含委陵菜 蛇含
Potentilla kleiniana Wight et Arn.
分布地：浪平镇委贵村
采集号：451029130420063（GXMI）
功效来源：《广西药用植物名录》《中华本草》

西南委陵菜
Potentilla lineata Trevir.
分布地：浪平镇弄怀屯土山
采集号：451029130723033（GXMI）
功效来源：《藏本草》《滇药录》《中佤药》《德宏
药录》《拉祜医药》《基诺药》《德宏药》

李
Prunus salicina Lindl.
分布地：田林-浪平公路旁
采集号：451029130601010（GXMI）
功效来源：《广西药用植物名录》《中华本草》

全缘火棘
Pyracantha atalantioides (Hance) Stapf
分布地：浪平镇委贵村
采集号：451029130420028（GXMI）
功效来源：《广西药用植物名录》

火棘
Pyracantha fortuneana (Maxim.) H. L. Li
分布地：浪平镇委贵村老茶洞
采集号：451029130603072（GXMI）
功效来源：《广西药用植物名录》《中华本草》

豆梨 鹿梨
Pyrus calleryana Decne. var. *calleryana*
分布地：翟家寨石山
采集号：451029130423006（GXMI）
功效来源：《广西药用植物名录》《中华本草》

金樱子
Rosa laevigata Michx.
分布地：至八桂瑶族乡14~15 km间土山水沟
采集号：451029130319022（GXMI）
功效来源：《广西药用植物名录》《中华本草》《中
国药典》（2020年版）

粗叶悬钩子
Rubus alceifolius Poir.
分布地：浪平镇委贵村老茶洞
采集号：451029130603074（GXMI）
功效来源：《中药大辞典》《中华本草》《常用中草
药手册》

周毛悬钩子
Rubus amphidasys Focke
分布地：浪平镇岑王老山大王庙附近土山
采集号：451029130724009（GXMI）
功效来源：《中华本草》

寒莓
Rubus buergeri Miq.
分布地：浪平镇岑王老山
采集号：451029130722049（GXMI）
功效来源：《中华本草》

山莓
Rubus corchorifolius L. f.
分布地：浪平镇委贵村
采集号：451029130420058（GXMI）
功效来源：《广西药用植物名录》《中华本草》

栽秧泡 黄锁梅根
Rubus ellipticus Sm. var. *obcordatus* (Franch.) Focke
分布地：潞城瑶族乡百昂至百乐23 km处路旁
采集号：451029130322026（GXMI）
功效来源：《广西药用植物名录》《中华本草》

宜昌悬钩子 牛尾泡
Rubus ichangensis Hemsl. et Kuntze
分布地：浪平镇岑王老山大王庙附近土山
采集号：451029130724011（GXMI）
功效来源：《广西药用植物名录》《中华本草》

棠叶悬钩子
Rubus malifolius Focke var. *malifolius*
分布地：浪平镇岑王老山桥下山沟（39 km）
采集号：451029130419001（GXMI）
功效来源：《广西药用植物名录》

红泡刺藤
Rubus niveus Thunb.
分布地：浪平镇岑王老山
采集号：451029130418024（GXMI）
功效来源：《广西药用植物名录》《中华本草》

茅莓 倒莓子
Rubus parvifolius L.
分布地：潞城瑶族乡渭卡村公路旁

采集号：451029130322002（GXMI）
功效来源：《广西药用植物名录》《中华本草》

川莓
Rubus setchuenensis Bureau et Franch.
分布地：浪平镇岑王老山
采集号：张肇骞 11044（IBK）
功效来源：《中华本草》

红腺悬钩子 牛奶莓
Rubus sumatranus Miq.
分布地：六隆镇供央村鸡沟
采集号：451029130317021（GXMI）
功效来源：《广西药用植物名录》《中华本草》

红毛悬钩子
Rubus wallichianus Wight et Arn.
分布地：浪平镇岑王老山羊栏沟
采集号：高成芝，刘治仁 26479（GXMI）
功效来源：《广西药用植物名录》

美脉花楸
Sorbus caloneura (Stapf) Rehder
分布地：浪平镇九凤村下寨
采集号：451029140304004（GXMI）
功效来源：《瑶药》《苗药》《湘蓝考》

渐尖绣线菊 吹火筒
Spiraea japonica L. f. var. *acuminata* Franch.
分布地：浪平镇九凤村唐家洞
采集号：451029130719035（GXMI）
功效来源：《广西药用植物名录》《中华本草》

光叶绣线菊
Spiraea japonica L. f. var. *fortunei* (Panchon) Rehder
分布地：田林—浪平公路旁
采集号：451029130601011（GXMI）
功效来源：《广西药用植物名录》《中华本草》

绣线菊
Spiraea japonica L. f. var. *japonica*
分布地：浪平镇顺利宾馆后山
采集号：451029121021024（GXMI）
功效来源：《中华本草》

145. 蜡梅科 Calycanthaceae

山蜡梅 山腊梅
Chimonanthus nitens Oliv.
分布地：浪平镇委贵村老茶洞
采集号：451029130603068（GXMI）
功效来源：《广西药用植物名录》《中华本草》

146. 含羞草科 Mimosaceae

亮叶猴耳环 水肿木、火汤木、山木香
Archidendron lucidum (Bentham) I. C. Nielsen Adansonia
分布地：八桂瑶族乡六丹村附近土山
采集号：451029121206022（GXMI）
功效来源：《广西药用植物名录》《中华本草》

台湾相思 相思藤
Acacia confusa Merr.
分布地：旧州镇八架水库
采集号：451029130528011（GXMI）
功效来源：《广西药用植物名录》《中华本草》

藤金合欢
Acacia sinuata (Lour.) Merr.
分布地：八桂瑶族乡果卜村那庭屯
采集号：451029130809031（GXMI）
功效来源：《广西药用植物名录》《中华本草》

海红豆
Adenanthera pavonina L. var. *pavonina*
分布地：六隆镇供央水库下
采集号：451029130428017（GXMI）
功效来源：《广西壮药新资源》《中华本草》

楹树
Albizia chinensis (Osbeck) Merr.
分布地：旧州镇那渡村
采集号：451029130425002（GXMI）
功效来源：《广西壮药新资源》《中华本草》

山槐 合欢皮
Albizia kalkora (Roxb.) Prain
分布地：翟家寨石山
采集号：451029130423013（GXMI）
功效来源：《广西药用植物名录》《中华本草》

阔荚合欢
Albizia lebbeck (L.) Benth.
分布地：旧州镇那渡村
采集号：451029130425001（GXMI）
功效来源：《广西药用植物名录》《中华本草》

大叶合欢
Archidendron turgidum (Merr.) I. C. Nielsen
分布地：利周瑶族乡田家湾村下西游
采集号：451029130910067（GXMI）
功效来源：《广西药用植物名录》

银合欢
Leucaena leucocephala (Lam.) de Wit
分布地：田林县城东加油站旁

采集号：451029130427051（GXMI）

功效来源：《广西壮药新资源》《中华本草》

147. 苏木科（云实科）Caesalpiniaceae

火索藤

Bauhinia aurea H. Lév.

分布地：那比乡附近土山沟

采集号：451029130427032（GXMI）

功效来源：《广西药用植物名录》《中华本草》

鞍叶羊蹄甲

Bauhinia brachycarpa Wall. ex Benth. var. *brachycarpa*

分布地：安定镇八兰村

采集号：451029130810015（GXMI）

功效来源：《广西药用植物名录》《中华本草》

囊托羊蹄甲

Bauhinia touranensis Gagnep.

分布地：浪平镇岑王老山安家坪村

采集号：451029130724053（GXMI）

功效来源：《广西药用植物名录》《广西壮药新资源》

云实

Caesalpinia decapetala (Roth) Alston

分布地：潞城瑶族乡渭卡村公路旁

采集号：451029130322001（GXMI）

功效来源：《广西药用植物名录》《中华本草》

喙荚云实 苦石莲

Caesalpinia minax Hance

分布地：潞城瑶族乡三瑶村瑶怒屯

采集号：451029130426030（GXMI）

功效来源：《广西药用植物名录》《中华本草》

鸡嘴簕

Caesalpinia sinensis (Hemsl.) J. E. Vidal

分布地：浪平镇江洞村

采集号：451029130315001（GXMI）

功效来源：《广西药用植物名录》

紫荆 紫荆皮

Cercis chinensis Bunge

分布地：浪平镇江洞村

采集号：451029130315005（GXMI）

功效来源：《广西药用植物名录》《中华本草》

湖北紫荆

Cercis glabra Pamp.

分布地：浪平镇浪平村黄家坡

采集号：李中提 600958（IBK）

功效来源：《中华本草》

含羞草决明 山扁豆

Chamaecrista mimosoides (L.) Greene

分布地：浪平镇央村村河坝屯

采集号：451029130913046（GXMI）

功效来源：《全国中草药汇编》《中药大辞典》《中华本草》

肥皂荚

Gymnocladus chinensis Baill.

分布地：浪平镇岑王老山天王庙村后山

采集号：451029130909020（GXMI）

功效来源：《中华本草》

仪花 铁罗伞

Lysidice rhodostegia Hance

分布地：百乐乡板干村百木屯

采集号：451029130322044（GXMI）

功效来源：《广西药用植物名录》《广西壮药新资源》《中华本草》

中国无忧花

Saraca dives Pierre

分布地：六隆镇洞弄村木场下分场

采集号：451029130321012（GXMI）

功效来源：《广西药用植物名录》《中华本草》

黄槐决明 黄槐

Senna surattensis (Burm. f.) H. S. Irwin et Barneby subsp. *surattensis*

分布地：潞城瑶族乡高速路口

采集号：451029121015001（GXMI）

功效来源：《中华本草》

决明 决明子

Senna tora (L.) Roxb.

分布地：利周瑶族乡爱善村村旁

采集号：451029121013037（GXMI）

功效来源：《广西药用植物名录》《中华本草》《中国药典》（2020年版）

148. 蝶形花科 Papilionaceae

链荚豆 狗蚁草

Alysicarpus vaginalis Chun

分布地：田林县万吉山公园

采集号：451029121017023（GXMI）

功效来源：《广西药用植物名录》《中华本草》

紫云英 紫云英子

Astragalus sinicus L.

分布地：浪平镇岑王老山达隆坪保护站后山沟

采集号：451029130318003（GXMI）

功效来源：《广西药用植物名录》《中华本草》

木豆 木豆叶
Cajanus cajan (L.) Huth
分布地：百乐乡板干村百木屯
采集号：451029130322042（GXMI）
功效来源：《广西药用植物名录》

虫豆
Cajanus crassus (Prain ex King) Maesen
分布地：那比乡附近土山沟
采集号：451029130427029（GXMI）
功效来源：《中华本草》

蔓草虫豆
Cajanus scarabaeoides (L.) Thouars var. *scarabaeoides*
分布地：八渡瑶族乡那拉村石山
采集号：451029130907004（GXMI）
功效来源：《广西药用植物名录》《中华本草》

灰毛崖豆藤
Callerya cinerea (Benth.) Schot
分布地：旧州镇那渡村
采集号：451029130425008（GXMI）
功效来源：《广西药用植物名录》《中华本草》

亮叶崖豆藤
Callerya nitida (Benth.) R. Geesink var. *nitida*
分布地：浪平镇央村
采集号：451029130601034（GXMI）
功效来源：《广西药用植物名录》《中华本草》

海南崖豆藤
Callerya pachyloba (Drake) H. Sun
分布地：八桂瑶族乡六丹村附近土山
采集号：451029140110002（GXMI）
功效来源：《广西药用植物名录》

茸毛叶杭子梢 杭子梢
Campylotropis pinetorum (Kurz) Schindl. subsp. *velutina* (Dunn) H. Ohashi
分布地：浪平镇岑王老山
采集号：451029130418008（GXMI）
功效来源：《中华本草》

三棱枝杭子梢 爬山豆根
Campylotropis trigonoclada (Franch.) Schindl.
分布地：浪平镇八号村
采集号：451029121201043（GXMI）
功效来源：《广西药用植物名录》《中华本草》

小刀豆
Canavalia cathartica Thouars
分布地：六隆镇供央村水坝

采集号：451029130808029（GXMI）
功效来源：《广西药用植物名录》

铺地蝙蝠草
Christia obcordata (Poir.) Bakh. f. ex Meeuwen
分布地：利周瑶族乡
采集号：451029130906069（GXMI）
功效来源：《广西药用植物名录》《中华本草》

圆叶舞草
Codariocalyx gyroides (Roxb. ex Link) Z. Y. Zhu
分布地：八桂瑶族乡弄瓦村变电站后山沟
采集号：451029121019002（GXMI）
功效来源：《广西药用植物名录》

小叶三点金
Codariocalyx microphyllus (Thunb.) H. Ohashi
分布地：潞城瑶族乡高速公路后山
采集号：451029130529014（GXMI）
功效来源：《广西药用植物名录》《中华本草》

舞草
Codariocalyx motorius (Houtt.) H. Ohashi
分布地：八桂瑶族乡八高村
采集号：451029121206035（GXMI）
功效来源：《广西药用植物名录》《中华本草》

巴豆藤 铁藤根
Craspedolobium schochii Harms
分布地：潞城瑶族乡
采集号：451029130810008（GXMI）
功效来源：《广西药用植物名录》《中华本草》

翅托叶猪屎豆
Crotalaria alata Buch. -Ham. ex D. Don
分布地：乐里镇新建村
采集号：451029130808003（GXMI）
功效来源：《广西药用植物名录》

响铃豆
Crotalaria albida B. Heyne ex Roth
分布地：六隆镇供央村鸡沟山
采集号：451029121016002（GXMI）
功效来源：《广西药用植物名录》《中华本草》

长萼猪屎豆
Crotalaria calycina Schrank
分布地：田林县万吉山公园
采集号：451029121017029（GXMI）
功效来源：《广西药用植物名录》《中华本草》

中国猪屎豆
Crotalaria chinensis L.
分布地：定安镇
采集号：罗增禧 6452（GXMI）
功效来源：《广西药用植物名录》

假地蓝 狗响铃
Crotalaria ferruginea Graham ex Benth.
分布地：浪平镇央村村河坝屯
采集号：451029130913057（GXMI）
功效来源：《全国中草药汇编》《中华本草》

头花猪屎豆
Crotalaria mairei H. Lév.
分布地：利周瑶族乡新建村周围土山
采集号：451029121203007（GXMI）
功效来源：《中华本草》

假苜蓿
Crotalaria medicaginea Lam.
分布地：利周瑶族乡
采集号：451029130906068（GXMI）
功效来源：民间

猪屎豆 猪腰子
Crotalaria pallida Aiton var. *pallida*
分布地：潞城瑶族乡丰厚水库周围
采集号：451029130320025（GXMI）
功效来源：《广西药用植物名录》《中华本草》

野百合 百合
Crotalaria sessiliflora L.
分布地：田林–浪平公路旁
采集号：451029130601002（GXMI）
功效来源：《广西药用植物名录》《中华本草》

秧青
Dalbergia assamica Benth.
分布地：安定镇八兰村
采集号：451029130810018（GXMI）
功效来源：《全国中草药汇编》《中药大辞典》《中华本草》

大金刚藤 金刚藤
Dalbergia dyeriana Prain ex Harms
分布地：浪平镇
采集号：451029130425049（GXMI）
功效来源：民间

藤黄檀 藤檀
Dalbergia hancei Benth.
分布地：浪平镇香维村

采集号：451029121202034（GXMI）
功效来源：《广西药用植物名录》《中华本草》

多裂黄檀
Dalbergia rimosa Roxb.
分布地：浪平镇央村
采集号：451029130913026（GXMI）
功效来源：《广西药用植物名录》

滇黔黄檀 秧青
Dalbergia yunnanensis Franch.
分布地：浪平镇下坝岩山
采集号：451029130602014（GXMI）
功效来源：《中华本草》

假木豆
Dendrolobium triangulare (Retz.) Schindl.
分布地：潞城瑶族乡营盘村十二桥附近
采集号：451029121015032（GXMI）
功效来源：《广西药用植物名录》《中华本草》

毛果鱼藤
Derris eriocarpa F. C. How
分布地：百乐乡龙车村去李田
采集号：451029130531034（GXMI）
功效来源：《广西药用植物名录》《中华本草》

中南鱼藤
Derris fordii Oliv. var. *fordii*
分布地：至八桂瑶族乡14~15 km间
采集号：451029130319029（GXMI）
功效来源：《广西药用植物名录》《中华本草》

大叶山蚂蝗 红母鸡草
Desmodium gangeticum (L.) DC.
分布地：利周瑶族乡
采集号：451029130906063（GXMI）
功效来源：《中华本草》

疏果山蚂蝗
Desmodium griffithianum Benth.
分布地：旧州镇汤海立体农业示范区
采集号：451029121014024（GXMI）
功效来源：《滇药录》

假地豆
Desmodium heterocarpon (L.) DC. var. *heterocarpon*
分布地：浪平镇央村
采集号：451029130914026（GXMI）
功效来源：《全国中草药汇编》《中药大辞典》

饿蚂蝗

Desmodium multiflorum DC.

分布地：浪平镇岑王老山达隆坪村

采集号：451029130906040（GXMI）

功效来源：《广西药用植物名录》《中华本草》

长波叶山蚂蝗 粘人花根

Desmodium sequax Wall.

分布地：百乐乡龙车村石山

采集号：451029130907049（GXMI）

功效来源：《广西药用植物名录》《广西壮药新资源》《中华本草》

茸毛山蚂蝗

Desmodium velutinum (Willd.) DC.

分布地：利周瑶族乡新建村周围土山

采集号：451029121203025（GXMI）

功效来源：《广西药用植物名录》

长柄野扁豆 野扁豆

Dunbaria podocarpa Kurz

分布地：六隆镇供央村渭羡屯

采集号：451029130809023（GXMI）

功效来源：《广西药用植物名录》《中华本草》

圆叶野扁豆

Dunbaria rotundifolia (Lour.) Merr.

分布地：利周瑶族乡百六村口公路旁

采集号：451029130316006（GXMI）

功效来源：《广西药用植物名录》《中华本草》

河边千斤拔 岩豆

Flemingia fluminalis C. B. Clarke ex Prain

分布地：旧州镇红水河边

采集号：张肇骞 10905（IBK）

功效来源：《中华本草》

大叶千斤拔

Flemingia macrophylla (Willd.) Kuntze ex Prain

分布地：八桂瑶族乡六丹村附近土山

采集号：451029121206013（GXMI）

功效来源：《广西药用植物名录》《中华本草》

球穗千斤拔

Flemingia strobilifera (L.) R. Br.

分布地：那比乡那腊村

采集号：451029130128001（GXMI）

功效来源：《广西药用植物名录》《中华本草》

干花豆 虾须豆

Fordia cauliflora Hemsl.

分布地：八渡瑶族乡那拉村石山

采集号：451029130907010（GXMI）

功效来源：《广西药用植物名录》《中华本草》

小叶干花豆 野京豆

Fordia microphylla Dunn ex Z. Wei

分布地：潞城瑶族乡

采集号：南植地 5056（IBK）

功效来源：《中华本草》

宽卵叶长柄山蚂蝗

Hylodesmum podocarpum (DC.) H. Ohashi et R. R. Mill subsp. *fallax* (Schindl.) H. Ohashi et R. R. Mill

分布地：六隆镇门屯村门屯大沟

采集号：451029121018024（GXMI）

功效来源：《广西药用植物名录》《中华本草》

尖叶长柄山蚂蝗 菱叶山蚂蝗

Hylodesmum podocarpum (DC.) H. Ohashi et R. R. Mill subsp. *oxyphyllum* (DC.) H. Ohashi et R. R. Mill

分布地：浪平镇岑王老山天王庙村后山

采集号：451029130909006（GXMI）

功效来源：《广西药用植物名录》《中华本草》

深紫木蓝 野饭豆

Indigofera atropurpurea Buch. -Ham. ex Hornem.

分布地：八桂瑶族乡

采集号：451029130906090（GXMI）

功效来源：《广西药用植物名录》《中华本草》

河北木蓝 铁扫竹

Indigofera bungeana Walpers

分布地：浪平镇央村村河坝屯

采集号：451029130913050（GXMI）

功效来源：《中国植物志》《广西药用植物名录》《中华本草》

马棘

Indigofera pseudotinctoria Matsum.

分布地：浪平镇平山村毛家寨

采集号：451029121201034（GXMI）

功效来源：《广西药用植物名录》《中华本草》

扁豆

Lablab purpureus (L.) Sw.

分布地：潞城瑶族乡营盘村十二桥附近

采集号：451029121015013（GXMI）

功效来源：《广西药用植物名录》《中华本草》《中国药典》（2020年版）

截叶铁扫帚 铁扫帚

Lespedeza cuneata (Dum. Cours.) G. Don

分布地：浪平镇平山村毛家寨

采集号：451029121201026（GXMI）
功效来源：《广西药用植物名录》《中华本草》

厚果崖豆藤 苦檀子
Millettia pachycarpa Benth.
分布地：六隆镇门屯渭猛沟公路边
采集号：451029130321001（GXMI）
功效来源：《广西药用植物名录》《中华本草》

疏叶崖豆藤 小牛力
Millettia pulchra (Benth.) Kurz var. *laxior* (Dunn) Z. Wei
分布地：八桂瑶族乡弄瓦村变电站
采集号：451029121019018（GXMI）
功效来源：《中华本草》

印度崖豆
Millettia pulchra (Benth.) Kurz var. *pulchra*
分布地：潞城瑶族乡八维屯4号样地附近
采集号：451029130531009（GXMI）
功效来源：《广西药用植物名录》

白花油麻藤 鸡血藤
Mucuna birdwoodiana Tutcher
分布地：浪平镇八号村
采集号：451029121201051（GXMI）
功效来源：《广西药用植物名录》《中华本草》

大果油麻藤 黑血藤
Mucuna macrocarpa Wall.
分布地：百乐乡根标村
采集号：451029140411008（GXMI）
功效来源：《广西药用植物名录》《广西壮药新资源》《中华本草》

肥荚红豆
Ormosia fordiana Oliv.
分布地：八桂瑶族公社八江大队八江沟谷
采集号：覃民府，沈开福 02886（IBK）
功效来源：《广西药用植物名录》《中华本草》

排钱树 排钱草
Phyllodium pulchellum (L.) Desv.
分布地：田林县万吉山公园
采集号：451029121017027（GXMI）
功效来源：《广西药用植物名录》《中华本草》

葛 葛根
Pueraria montana (Lour.) Merr. var. *lobata* (Willd.) Maesen et S. M. Almeida ex Sanjappa et Predeep
分布地：浪平镇岑王老山安家坪村后山
采集号：451029130911029（GXMI）
功效来源：《广西药用植物名录》《中华本草》《中国药典》（2020年版）

鹿藿
Rhynchosia volubilis Lour.
分布地：八桂瑶族乡
采集号：451029130906084（GXMI）
功效来源：《广西药用植物名录》《中华本草》

西南宿苞豆
Shuteria vestita Wight et Arnott
分布地：潞城至福达2~3 km公路边
采集号：451029130320004（GXMI）
功效来源：《中华本草》

锈毛槐
Sophora prazeri Prain var. *prazeri*
分布地：龙车乡采石场
采集号：451029121204021（GXMI）
功效来源：《广西壮药新资源》

葫芦茶
Tadehagi triquetrum (L.) H. Ohashi
分布地：利周瑶族乡百六村口公路旁
采集号：451029130316002（GXMI）
功效来源：《广西药用植物名录》《中华本草》

白车轴草 三消草
Trifolium repens L.
分布地：浪平镇委贵村
采集号：451029130420020（GXMI）
功效来源：《广西药用植物名录》《中华本草》

猫尾草 布狗尾
Uraria crinita (L.) Desv.
分布地：潞城瑶族乡
采集号：451029130810009（GXMI）
功效来源：《广西药用植物名录》《中华本草》

狸尾豆 狐狸尾
Uraria lagopodioides (L.) Desv. ex DC.
分布地：八桂瑶族乡果卜村那庭屯
采集号：451029130809032（GXMI）
功效来源：《广西药用植物名录》《中华本草》

算珠豆
Urariopsis cordifolia (Wall.) Schindl.
分布地：潞城瑶族乡三瑶村
采集号：苏宏汉 67646（IBSC）
功效来源：《广西壮药新资源》《中华本草》

广布野豌豆
Vicia cracca L.

分布地：距浪平镇委贵村约3 km
采集号：451029130420010（GXMI）
功效来源：《广西药用植物名录》《中华本草》

救荒野豌豆 野豌豆
Vicia sativa L.
分布地：至八桂瑶族乡14~15 km间
采集号：451029130319026（GXMI）
功效来源：《广西药用植物名录》《中华本草》

150. 旌节花科 Stachyuraceae
西域旌节花 小通草
Stachyurus himalaicus Hook. f. et Thomson ex Benth.
分布地：浪平镇岑王老山
采集号：451029130313003（GXMI）
功效来源：《广西药用植物名录》《中华本草》《中国药典》（2020年版）

云南旌节花 小通草
Stachyurus yunnanensis Franch.
分布地：浪平镇甲朗村
采集号：451029130314009（GXMI）
功效来源：《广西药用植物名录》《中华本草》

151. 金缕梅科 Hamamelidaceae
枫香树 路路通
Liquidambar formosana Hance
分布地：浪平镇平山村下南瓦土山沟
采集号：451029130422037（GXMI）
功效来源：《广西药用植物名录》《中华本草》《中国药典》（2020年版）

红花荷
Rhodoleia championii Hook. f.
分布地：浪平镇岑王老山达隆坪村后山
采集号：451029130909037（GXMI）
功效来源：《广西药用植物名录》

152. 杜仲科 Eucommiaceae
杜仲
Eucommia ulmoides Oliv.
分布地：平塘乡平塘村俫俫屯
采集号：451029130528001（GXMI）
功效来源：《中华本草》《中国药典》（2020年版）

154. 黄杨科 Buxaceae
板凳果 金丝矮陀陀
Pachysandra axillaris Franch.
分布地：浪平镇甲朗村
采集号：451029130314044（GXMI）
功效来源：《广西药用植物名录》《中华本草》

野扇花 胃友果
Sarcococca ruscifolia Stapf
分布地：浪平镇九凤村下寨唐家洞
采集号：451029130915030（GXMI）
功效来源：《广西药用植物名录》《中华本草》

159. 杨梅科 Myricaceae
毛杨梅 毛杨梅皮
Myrica esculenta Buch. -Ham. ex D. Don
分布地：利周瑶族乡田家湾村下西游
采集号：451029130910072（GXMI）
功效来源：《广西药用植物名录》《中华本草》

161. 桦木科 Betulaceae
尼泊尔桤木 旱冬瓜
Alnus nepalensis D. Don
分布地：距浪平镇委贵村约3 km
采集号：451029130420003（GXMI）
功效来源：《广西药用植物名录》《中华本草》

西桦
Betula alnoides Buch. -Ham. ex D. Don
分布地：旧州镇广龙村土山
采集号：451029121205007（GXMI）
功效来源：《中华本草》

亮叶桦
Betula luminifera H. J. P. Winkl.
分布地：浪平镇岑王老山
采集号：451029130313008（GXMI）
功效来源：《广西药用植物名录》《中华本草》

163. 壳斗科（山毛榉科）Fagaceae
栗 栗子
Castanea mollissima Blume
分布地：百乐乡根标村
采集号：451029140411001（GXMI）
功效来源：《广西药用植物名录》《中华本草》

锥 锥栗
Castanopsis chinensis (Spreng.) Hance
分布地：浪平镇委贵村老茶洞
采集号：451029130603076（GXMI）
功效来源：《广西药用植物名录》《中华本草》

毛叶青冈 埋博树
Cyclobalanopsis kerrii (Craib) Hu
分布地：那比乡
采集号：451029140415003（GXMI）
功效来源：《中华本草》

木姜叶柯
Lithocarpus litseifolius (Hance) Chun var. *litseifolius*
分布地：浪平镇岑王老山安家坪村后山
采集号：451029130911037（GXMI）
功效来源：《中华本草》

白栎
Quercus fabri Hance
分布地：八桂瑶族乡八高村
采集号：451029121206041（GXMI）
功效来源：《广西药用植物名录》《中华本草》

栓皮栎 青杠碗
Quercus variabilis Blume
分布地：八渡瑶族乡那拉村石山
采集号：451029130907007（GXMI）
功效来源：《中华本草》

165. 榆科 Ulmaceae

紫弹树
Celtis biondii Pamp.
分布地：田林-浪平公路旁
采集号：451029130601006（GXMI）
功效来源：《中华本草》

四蕊朴 朴树叶
Celtis tetrandra Roxb.
分布地：潞城瑶族乡六弋村
采集号：451029140414002（GXMI）
功效来源：《广西药用植物名录》

假玉桂
Celtis timorensis Span.
分布地：六隆镇板图村25号样地附近
采集号：451029130530011（GXMI）
功效来源：《广西药用植物名录》《中华本草》

青檀
Pteroceltis tatarinowii Maxim.
分布地：定安镇那门村八温屯
采集号：451029140418001（GXMI）
功效来源：民间

异色山黄麻 山黄麻
Trema orientalis (L.) Blume
分布地：利周瑶族乡新建村周围土山
采集号：451029121203010（GXMI）
功效来源：《广西药用植物名录》《中华本草》

167. 桑科 Moraceae

藤构
Broussonetia kaempferi Sieb. var. *australis* T. Suzuki
分布地：浪平镇岑王老山
采集号：451029130313002（GXMI）
功效来源：《广西药用植物名录》《中华本草》

小构树 谷皮树
Broussonetia kazinoki Sieb. et Zucc.
分布地：浪平镇岑王老山
采集号：451029130418019（GXMI）
功效来源：《广西药用植物名录》《中华本草》

构树 楮实子
Broussonetia papyrifera (L.) L'Her. ex Vent.
分布地：烈屯村村旁
采集号：451029130321018（GXMI）
功效来源：《广西药用植物名录》《中华本草》《中国药典》（2020年版）

石榕树
Ficus abelii Miq.
分布地：乐里镇新建村旺屯小河岸边
采集号：451029130316034（GXMI）
功效来源：《中华本草》《全国中草药汇编》《广西民族药简编》

高山榕
Ficus altissima Blume
分布地：浪平镇西华村
采集号：451029140422002（GXMI）
功效来源：《广西药用植物名录》

垂叶榕
Ficus benjamina L.
分布地：田林县万吉山公园
采集号：451029130527003（GXMI）
功效来源：《中国中药资源志要》

矮小天仙果
Ficus erecta Thunb.
分布地：浪平镇陇怀屯
采集号：451029130603019（GXMI）
功效来源：《中华本草》

水同木 水桐木
Ficus fistulosa Reinw. ex Blume
分布地：乐里镇新建村旺屯小河岸边
采集号：451029130316043（GXMI）
功效来源：《中华本草》

台湾榕
Ficus formosana Maxim.
分布地：浪平镇平山村下南瓦土山沟
采集号：451029130422071（GXMI）
功效来源：《广西药用植物名录》《中华本草》

冠毛榕
Ficus gasparriniana Miq. var. *gasparriniana*
分布地：浪平镇岑王老山天王庙村后山
采集号：451029130909018（GXMI）
功效来源：《中华本草》

尖叶榕
Ficus henryi Warb.
分布地：浪平镇央村
采集号：451029130912010（GXMI）
功效来源：《中华本草》

全缘粗叶榕
Ficus hirta Vahl var. *brevipla* Corner
分布地：浪平镇央村
采集号：451029130913031（GXMI）
功效来源：民间

粗叶榕 五爪龙
Ficus hirta Vahl var. *hirta*
分布地：田林县万吉山公园
采集号：451029121017022（GXMI）
功效来源：《广西药用植物名录》《中华本草》

对叶榕 牛奶树
Ficus hispida L. f. var. *hispida*
分布地：田林县万吉山公园
采集号：451029121017037（GXMI）
功效来源：《广西药用植物名录》《中华本草》

瘦柄榕
Ficus ischnopoda Miq.
分布地：平塘乡平塘村俫俫屯
采集号：451029130528004（GXMI）
功效来源：《广西药用植物名录》

琴叶榕
Ficus pandurata Hance var. *pandurata*
分布地：浪平镇甲朗村弄酸屯-弄沙屯
采集号：451029130719108（GXMI）
功效来源：《广西药用植物名录》《中华本草》

珍珠莲
Ficus sarmentosa Buch. -Ham. ex Sm. var. *henryi* (King ex Oliv.) Corner
分布地：浪平镇下坝岩山
采集号：451029130602004（GXMI）
功效来源：《中华本草》

薄叶爬藤榕
Ficus sarmentosa Buch. -Ham. ex Sm. var. *lacrymans* (Lév.) Corner
分布地：浪平镇陇怀屯
采集号：451029130603026（GXMI）
功效来源：《中华本草》

鸡嗉子榕
Ficus semicordata Buch. -Ham. ex Sm.
分布地：那祥乡猫鼻梁村
采集号：李中提 600843（IBK）
功效来源：《广西药用植物名录》

竹叶榕 水稻清
Ficus stenophylla Hemsl. var. *stenophylla*
分布地：六隆镇山榄村
采集号：451029140108001（GXMI）
功效来源：《中华本草》

地果 地枇杷
Ficus tikoua Bureau
分布地：浪平镇委贵村
采集号：451029130420048（GXMI）
功效来源：《广西药用植物名录》《中华本草》

斜叶榕
Ficus tinctoria G. Forst. subsp. *gibbosa* (Blume) Corner
分布地：乐里镇新建村旺屯小河岸边
采集号：451029130316037（GXMI）
功效来源：《中华本草》

岩木瓜
Ficus tsiangii Merr. ex Corner
分布地：浪平镇岑王老山
采集号：451029130423048（GXMI）
功效来源：《广西药用植物名录》

黄葛树
Ficus virens Aiton
分布地：六隆镇供央村鸡沟
采集号：451029130317019（GXMI）
功效来源：《中华本草》

构棘 穿破石
Maclura cochinchinensis (Lour.) Corner
分布地：浪平镇下坝岩山
采集号：451029130602023（GXMI）
功效来源：《中华本草》

牛筋藤
Malaisia scandens (Lour.) Planch.
分布地：乐里镇新建村
采集号：451029130808014（GXMI）
功效来源：《广西药用植物名录》

鸡桑 鸡桑叶
Morus australis Poir.
分布地：浪平镇顺利宾馆后石山山脚
采集号：451029130423029（GXMI）
功效来源：《广西药用植物名录》《广西壮药新资源》《中华本草》

169. 荨麻科 Urticaceae
序叶苎麻 水火麻
Boehmeria clidemioides Miq. var. *diffusa* (Wedd.) Hand.-Mazz.
分布地：旧州镇汤海立体农业示范区
采集号：451029121014055（GXMI）
功效来源：《广西壮药新资源》《中华本草》

苎麻 苎麻根
Boehmeria nivea (L.) Gaudich. var. *nivea*
分布地：浪平镇岑王老山达隆坪村
采集号：451029130906050（GXMI）
功效来源：《广西药用植物名录》《中华本草》

长叶苎麻 苎麻叶
Boehmeria penduliflora Wedd. ex Long
分布地：浪平镇岑王老山丢草坳村
采集号：451029130908002（GXMI）
功效来源：《中药大辞典》《中华本草》

八棱麻 野苎麻
Boehmeria siamensis Craib
分布地：潞城瑶族乡三瑶村瑶怒屯
采集号：451029130426035（GXMI）
功效来源：《广西药用植物名录》《中华本草》

长叶水麻
Debregeasia longifolia (Burm. f.) Wedd.
分布地：旧州镇广龙村土山
采集号：451029121205002（GXMI）
功效来源：《中华本草》

水麻
Debregeasia orientalis C. J. Chen
分布地：浪平镇岑王老山桥下山沟（39 km）
采集号：451029130419084（GXMI）
功效来源：《中华本草》

锐齿楼梯草 毛叶楼梯草
Elatostema cyrtandrifolium (Zoll. et Moritzi) Miq. var. *cyrtandrifolium*
分布地：浪平镇九凤村下寨唐家洞
采集号：451029130915022（GXMI）
功效来源：《中华本草》

多序楼梯草 菜板
Elatostema macintyrei Dunn
分布地：从六隆镇回田林县城约3 km的公路旁
采集号：451029130321023（GXMI）
功效来源：《广西药用植物名录》《中华本草》

糯米团 糯米藤
Gonostegia hirta (Blume ex Hassk.) Miq.
分布地：利周瑶族乡伟好村
采集号：451029130601021（GXMI）
功效来源：《广西药用植物名录》《中华本草》

珠芽艾麻 野绿麻
Laportea bulbifera (Sieb. et Zucc.) Wedd.
分布地：浪平镇央村
采集号：451029130912007（GXMI）
功效来源：《广西药用植物名录》《中华本草》

假楼梯草
Lecanthus peduncularis (Wall. ex Royle) Wedd.
分布地：浪平镇岑王老山达隆坪村
采集号：451029130906018（GXMI）
功效来源：《广西药用植物名录》《中华本草》

毛花点草 雪药
Nanocnide lobata Wedd.
分布地：浪平镇委贵村
采集号：451029130420029（GXMI）
功效来源：《广西药用植物名录》《中华本草》

紫麻
Oreocnide frutescens (Thunb.) Miq. subsp. *frutescens*
分布地：浪平镇岑王老山山顶
采集号：451029130421058（GXMI）
功效来源：《广西药用植物名录》《中华本草》

倒卵叶紫麻 癫皮根
Oreocnide obovata (C. H. Wright) Merr. var. *obovata*
分布地：浪平镇岑王老山达隆坪保护站后山沟
采集号：451029130318004（GXMI）
功效来源：《中华本草》

异被赤车
Pellionia heteroloba Wedd.
分布地：浪平镇岑王老山山顶

采集号：451029130421037（GXMI）

功效来源：《广西药用植物名录》《中华本草》

赤车

Pellionia radicans (Sieb. et Zucc.) Wedd.

分布地：利周瑶族乡猫鼻梁村

采集号：451029140419012（GXMI）

功效来源：《广西药用植物名录》《中华本草》

长柄冷水花 圆瓣冷水花

Pilea angulata (Blume) Blume subsp. *petiolaris* (Sieb. et Zucc.) C. J. Chen

分布地：浪平镇央村

采集号：451029130914021（GXMI）

功效来源：《中华本草》

湿生冷水花 四轮草

Pilea aquarum Dunn subsp. *aquarum*

分布地：浪平镇岑王老山桥下山沟（39 km）

采集号：451029130419111（GXMI）

功效来源：《广西药用植物名录》《中华本草》

短角湿生冷水花 四轮草

Pilea aquarum Dunn subsp. *brevicornuta* (Hayata) C. J. Chen

分布地：浪平镇岑王老山丢草坳

采集号：451029130313018（GXMI）

功效来源：《中华本草》

石油菜

Pilea cavaleriei H. Lév. subsp. *cavaleriei*

分布地：浪平镇甲朗村弄酸屯–弄沙屯

采集号：451029130719088（GXMI）

功效来源：《广西药用植物名录》《中华本草》

点乳冷水花

Pilea glaberrima (Blume) Blume

分布地：浪平镇岑王老山

采集号：451029121021009（GXMI）

功效来源：《中华本草》

山冷水花 苔水花

Pilea japonica (Maxim.) Hand. -Mazz.

分布地：浪平镇岑王老山经营所至叶家坡途中

采集号：张肇骞 10982（IBK）

功效来源：《中华本草》

长序冷水花 大冷水麻

Pilea melastomoides (Poir.) Wedd.

分布地：八桂瑶族乡

采集号：451029130906077（GXMI）

功效来源：《中华本草》

石筋草

Pilea plataniflora C. H. Wright

分布地：浪平镇下坝岩山

采集号：451029130602037（GXMI）

功效来源：《广西药用植物名录》《中华本草》

透茎冷水花

Pilea pumila (L.) A. Gray

分布地：浪平镇顺利宾馆后山

采集号：451029121021055（GXMI）

功效来源：《中华本草》

粗齿冷水花 紫绿草

Pilea sinofasciata C. J. Chen

分布地：浪平镇岑王老山安家坪村

采集号：451029130725010（GXMI）

功效来源：《中华本草》

红雾水葛 大粘药

Pouzolzia sanguinea (Blume) Merr.

分布地：六隆镇门屯村门屯大沟

采集号：451029130808045（GXMI）

功效来源：《广西药用植物名录》《中华本草》

多枝雾水葛 大粘药

Pouzolzia zeylanica (L.) Benn. et R. Br. var. *microphylla* (Wedd.) W. T. Wang

分布地：八桂瑶族乡弄瓦村变电站

采集号：451029121019015（GXMI）

功效来源：《广西药用植物名录》《中华本草》

170. 大麻科 Cannabinaceae

葎草

Humulus scandens (Lour.) Merr.

分布地：浪平镇顺利宾馆后山

采集号：451029121021030（GXMI）

功效来源：《广西药用植物名录》《中华本草》

171. 冬青科 Aquifoliaceae

广东冬青 小冬青

Ilex kwangtungensis Merr.

分布地：浪平镇岑王老山达隆坪村后山

采集号：451029130909039（GXMI）

功效来源：民间

毛冬青

Ilex pubescens Hook. et Arn. var. *pubescens*

分布地：浪平镇平山村下南瓦土山沟

采集号：451029130422041（GXMI）

功效来源：《广西药用植物名录》《广西壮药新资源》《中华本草》

173. 卫矛科 Celastraceae

过山枫
Celastrus aculeatus Merr.
分布地：浪平镇委贵村茶洞屯石山
采集号：451029130723005（GXMI）
功效来源：《新华本草纲要》《中华本草》

苦皮藤 苦皮树
Celastrus angulatus Maxim.
分布地：浪平镇央村
采集号：451029130912004（GXMI）
功效来源：《广西药用植物名录》

显柱南蛇藤 山货榔
Celastrus stylosus Wall. var. *stylosus*
分布地：浪平镇岑王老山安家坪村
采集号：451029130724045（GXMI）
功效来源：《中华本草》

卫矛
Euonymus alatus (Thunb.) Sieb.
分布地：浪平镇甲朗村弄酸屯-弄沙屯
采集号：451029130719092（GXMI）
功效来源：《广西药用植物名录》

核子木
Perrottetia racemosa (Oliv.) Loes.
分布地：浪平镇岑王老山
采集号：红水河植物考察队 443（KUN）
功效来源：《中华本草》

179. 茶茱萸科 Icacinaceae

粗丝木 黑骨走马
Gomphandra tetrandra (Wall.) Sleum.
分布地：浪平镇平山村田坎石山沟（老沟）
采集号：451029130422022（GXMI）
功效来源：《广西药用植物名录》《中华本草》

大果微花藤
Iodes balansae Gagnep.
分布地：八桂瑶族乡果卜村那庭屯
采集号：451029130809026（GXMI）
功效来源：《广西药用植物名录》《中华本草》

182. 铁青树科 Olacaceae

赤苍藤 腥藤
Erythropalum scandens Blume
分布地：六隆镇门屯村门屯大沟
采集号：451029130808031（GXMI）
功效来源：《广西药用植物名录》《中华本草》

青皮木 脆骨风
Schoepfia jasminodora Sieb. et Zucc. var. *jasminodora*
分布地：浪平镇
采集号：451029130427003（GXMI）
功效来源：《广西药用植物名录》《中华本草》

185. 桑寄生科 Loranthaceae

五蕊寄生
Dendrophthoe pentandra (L.) Miq.
分布地：八桂瑶族乡弄萨村
采集号：451029130427042（GXMI）
功效来源：《广西药用植物名录》《中华本草》

鞘花 杉寄生
Macrosolen cochinchinensis (Lour.) Tiegh.
分布地：八桂瑶族乡六丹村
采集号：451029130319039（GXMI）
功效来源：《广西药用植物名录》《中华本草》

红花寄生
Scurrula parasitica L. var. *parasitica*
分布地：犀牛塘后山
采集号：451029130315026（GXMI）
功效来源：《广西药用植物名录》《中华本草》

锈毛钝果寄生
Taxillus levinei (Merr.) H. S. Kiu
分布地：浪平镇甲朗村
采集号：451029130314001（GXMI）
功效来源：《广西药用植物名录》《中华本草》

毛叶钝果寄生
Taxillus nigrans (Hance) Danser
分布地：利周瑶族乡新建村周围土山
采集号：451029121203020（GXMI）
功效来源：《广西壮药新资源》《中华本草》

黔桂大苞寄生
Tolypanthus esquirolii (H. Lév.) Lauener
分布地：浪平镇
采集号：451029130426003（GXMI）
功效来源：《广西药用植物名录》

扁枝槲寄生 枫寄生
Viscum articulatum Burm. f.
分布地：八渡瑶族乡那拉村石山
采集号：451029130907016（GXMI）
功效来源：《广西药用植物名录》《中华本草》

棱枝槲寄生 柿寄生
Viscum diospyrosicola Hayata

分布地：浪平镇甲朗村弄酸屯–弄沙屯
采集号：451029130719064（GXMI）
功效来源：《中药大辞典》《广西药用植物名录》、西藏常用中草药

189. 蛇菰科 Balanophoraceae

疏花蛇菰 鹿仙草
Balanophora laxiflora Hemsl.
分布地：浪平镇岑王老山达隆坪村后山
采集号：451029130909033（GXMI）
功效来源：《广西壮药新资源》《中华本草》

多蕊蛇菰
Balanophora polyandra Griff.
分布地：浪平镇岑王老山天王庙村后山
采集号：451029130908019（GXMI）
功效来源：《中药大辞典》《广西药用植物名录》《海南植物志》《中华本草》

190. 鼠李科 Rhamnaceae

光枝勾儿茶
Berchemia polyphylla Wall. ex Lawson var. *leioclada* (Hand. -Mazz.) Hand. -Mazz.
分布地：浪平镇甲朗村
采集号：451029130915007（GXMI）
功效来源：《广西药用植物名录》《中华本草》

多叶勾儿茶 鸭公藤
Berchemia polyphylla Wall. ex Lawson var. *polyphylla*
分布地：浪平镇陇怀屯
采集号：451029130603063（GXMI）
功效来源：《广西药用植物名录》《中华本草》

毛咀签
Gouania javanica Miq.
分布地：利周瑶族乡
采集号：451029130906061（GXMI）
功效来源：《广西药用植物名录》《中华本草》

马甲子 铁篱笆
Paliurus ramosissimus (Lour.) Poir.
分布地：八渡瑶族乡那拉村石山
采集号：451029130907018（GXMI）
功效来源：《广西药用植物名录》《中华本草》

苞叶木 十两木
Rhamnella rubrinervis (H. Lév.) Rehder
分布地：六隆镇供央村渭轰屯
采集号：451029130809005（GXMI）
功效来源：《广西药用植物名录》《中华本草》

山绿柴
Rhamnus brachypoda C. Y. Wu ex Y. L. Chen
分布地：浪平镇甲朗村弄酸屯–弄沙屯
采集号：451029130719096（GXMI）
功效来源：《广西药用植物名录》

革叶鼠李
Rhamnus coriophylla Hand. -Mazz.
分布地：浪平镇甲朗村
采集号：451029130915009（GXMI）
功效来源：《广西壮药新资源》

长叶冻绿 黎辣根
Rhamnus crenata Sieb. et Zucc.
分布地：浪平镇岑王老山
采集号：451029130722044（GXMI）
功效来源：《广西药用植物名录》《中华本草》

尼泊尔鼠李 大风药
Rhamnus napalensis (Wall.) Lawson
分布地：浪平镇央村村河坝屯
采集号：451029130913055（GXMI）
功效来源：《广西药用植物名录》《中华本草》

梗花雀梅藤
Sageretia henryi Drumm. et Sprague
分布地：浪平镇
采集号：451029130425065（GXMI）
功效来源：《广西药用植物名录》《中华本草》

皱叶雀梅藤
Sageretia rugosa Hance
分布地：浪平镇平山村田坎石山沟（老沟）
采集号：451029130422024（GXMI）
功效来源：《广西药用植物名录》

印度枣 毛叶枣
Ziziphus incurva Roxb.
分布地：浪平镇下坝岩山
采集号：451029130602041（GXMI）
功效来源：《广西药用植物名录》

191. 胡颓子科 Elaeagnaceae

蔓胡颓子
Elaeagnus glabra Thunb.
分布地：浪平镇九凤村下寨
采集号：451029140304009（GXMI）
功效来源：《广西药用植物名录》《中华本草》

披针叶胡颓子 盐匏藤
Elaeagnus lanceolata Warb.

分布地：百乐乡谷龙村
采集号：451029140412002（GXMI）
功效来源：《中华本草》

鸡柏紫藤 铺山燕
Elaeagnus loureirii Champ.
分布地：浪平镇九凤村下寨
采集号：451029140304008（GXMI）
功效来源：《广西药用植物名录》《中华本草》

193. 葡萄科 Vitaceae

三裂蛇葡萄 金刚散
Ampelopsis delavayana Planch. ex Franch. var. *delavayana*
分布地：百乐乡
采集号：451029130531020（GXMI）
功效来源：《广西药用植物名录》《中华本草》

毛三裂蛇葡萄
Ampelopsis delavayana Planch. ex Franch. var. *setulosa* (Diels et Gilg) C. L. Li
分布地：六隆镇供央村渭轰屯
采集号：451029130809021（GXMI）
功效来源：《苗药》《彝药》《拉祜药》《傣药》《瑶药》《土家药》

显齿蛇葡萄 甜茶藤
Ampelopsis grossedentata (Hand. -Mazz.) W. T. Wang
分布地：浪平公社
采集号：田林县调查队 3–43214（GXMI）
功效来源：《广西药用植物名录》《中华本草》

乌蔹莓
Cayratia japonica (Thunb.) Gagnep. var. *japonica*
分布地：龙车乡采石场
采集号：451029121204030（GXMI）
功效来源：《广西药用植物名录》《中华本草》

毛乌蔹莓 乌蔹莓
Cayratia japonica (Thunb.) Gagnep. var. *mollis* (Wall.) Momiy.
分布地：旧州镇汤海立体农业示范区
采集号：451029121014066（GXMI）
功效来源：《广西壮药新资源》《中华本草》

苦郎藤 毛叶白粉藤
Cissus assamica (M. A. Lawson) Craib
分布地：浪平镇
采集号：451029121029026（GXMI）
功效来源：《广西药用植物名录》《中华本草》

白粉藤 独脚乌桕
Cissus repens Lam.

分布地：六隆镇供央村渭轰屯
采集号：451029130809002（GXMI）
功效来源：《中华本草》

火筒树 红吹风
Leea indica (Burm. f.) Merr.
分布地：六隆镇门屯村门屯大沟
采集号：451029130808032（GXMI）
功效来源：《广西药用植物名录》《中华本草》

七小叶崖爬藤
Tetrastigma delavayi Gagnep.
分布地：潞城瑶族乡三瑶村
采集号：H.Y.Liang 67607（IBK）
功效来源：《中华本草》

三叶崖爬藤 蛇附子
Tetrastigma hemsleyanum Diels et Gilg
分布地：浪平镇岑王老山天王庙村后山
采集号：451029130909009（GXMI）
功效来源：《广西药用植物名录》《中华本草》

叉须崖爬藤 五爪金龙
Tetrastigma hypoglaucum Planch.
分布地：浪平镇陇怀屯
采集号：451029130603038（GXMI）
功效来源：《傣药》《彝药》《德昂药》《景颇药》《傈僳药》

崖爬藤 走游草
Tetrastigma obtectum (Wall. ex Lawson) Planch. ex Franch. var. *obtectum*
分布地：浪平镇岑王老山天王庙村后山
采集号：451029130908020（GXMI）
功效来源：《广西药用植物名录》《中华本草》

厚叶崖爬藤
Tetrastigma pachyphyllum (Hemsl.) Chun
分布地：那比乡普农普牙附近
采集号：覃民府等 02784（IBK）
功效来源：《广西药用植物名录》

刺葡萄
Vitis davidii (Romanet du Caillaud) Föex
分布地：浪平镇岑王老山
采集号：451029130418018（GXMI）
功效来源：《广西药用植物名录》《中华本草》

葛藟葡萄 葛藟汁
Vitis flexuosa Thunb.
分布地：浪平镇顺利宾馆后石山山脚
采集号：451029130423033（GXMI）

功效来源：《中华本草》

俞藤

Yua thomsonii (Lawson) C. L. Li var. *thomsonii*

分布地：浪平镇甲朗村弄酸屯–弄沙屯

采集号：451029130719066（GXMI）

功效来源：《广西药用植物名录》《中华本草》

194. 芸香科 Rutaceae

臭节草

Boenninghausenia albiflora (Hook.) Rchb. ex Meisn.

分布地：浪平镇九凤村下寨唐家洞

采集号：451029130915026（GXMI）

功效来源：《广西药用植物名录》《中华本草》

柠檬

Citrus limon (L.) Burm. f.

分布地：八桂瑶族乡八高村

采集号：451029121206048（GXMI）

功效来源：《广西药用植物名录》《中华本草》

黎檬 柠檬叶

Citrus limonia Osbeck

分布地：至老山林场河岸上

采集号：李中提 600771（IBK）

功效来源：《广西药用植物名录》《中华本草》

柚

Citrus maxima (Burm.) Merr.

分布地：八桂瑶族乡弄瓦村变电站

采集号：451029121019027（GXMI）

功效来源：《广西药用植物名录》《中华本草》《中国药典》（2020年版）

齿叶黄皮 野黄皮

Clausena dunniana H. Lév. var. *dunniana*

分布地：浪平镇九凤村唐家洞

采集号：451029130719015（GXMI）

功效来源：《广西药用植物名录》《中华本草》

小黄皮

Clausena emarginata C. C. Huang

分布地：龙车乡采石场

采集号：451029121204019（GXMI）

功效来源：《广西药用植物名录》《中华本草》

假黄皮 山黄皮

Clausena excavata Burm. f.

分布地：浪平镇岑王老山猫鼻梁村至浪平山坳上

采集号：李中提 600625（KUN）

功效来源：《广西药用植物名录》《中华本草》

三桠苦

Evodia lepta (Spreng.) Merr.

分布地：那比乡六昔村弄萨屯

采集号：451029130809037（GXMI）

功效来源：《广西药用植物名录》《中华本草》

山橘树

Glycosmis cochinchinensis (Lour.) Pierre ex Engl.

分布地：利周瑶族乡至浪平镇岑王老山途中

采集号：张肇骞 10931（IBK）

功效来源：《中药大辞典》

小芸木

Micromelum integerrimum (Buch. -Ham. ex Colebr.) M. Roem. var. *integerrimum*

分布地：八桂瑶族乡八高村

采集号：451029121206040（GXMI）

功效来源：《广西药用植物名录》《中华本草》

豆叶九里香 满山香

Murraya euchrestifolia Hayata

分布地：浪平镇岑王老山路边

采集号：451029121130043（GXMI）

功效来源：《广西药用植物名录》《中华本草》

千里香 九里香

Murraya paniculata (L.) Jack.

分布地：八渡瑶族乡那拉村石山

采集号：451029130907011（GXMI）

功效来源：《广西药用植物名录》《中华本草》《中国药典》（2020年版）

乔木茵芋

Skimmia arborescens T. Anderson ex Gamble

分布地：浪平镇委贵村

采集号：451029130420016（GXMI）

功效来源：《广西药用植物名录》《中华本草》

吴茱萸

Tetradium ruticarpum (A. Juss.) Hartley

分布地：浪平镇岑王老山

采集号：451029130722042（GXMI）

功效来源：《广西药用植物名录》《中华本草》

蜜楝吴萸 五除叶

Tetradium trichotomum Lour.

分布地：浪平镇岑王老山水沟边

采集号：451029130314089（GXMI）

功效来源：《广西药用植物名录》《中华本草》

飞龙掌血

Toddalia asiatica (L.) Lam.

分布地：浪平镇甲朗村弄酸屯-弄沙屯

采集号：451029130719061（GXMI）

功效来源：《广西药用植物名录》《中华本草》

毛椿叶花椒 椿叶花椒

Zanthoxylum ailanthoides Sieb. et Zucc. var. *pubescens* Hatusima

分布地：旧州镇广龙村土山

采集号：451029121205008（GXMI）

功效来源：《广西药用植物名录》《中华本草》

竹叶花椒

Zanthoxylum armatum DC. var. *armatum*

分布地：浪平镇八号村

采集号：451029121201041（GXMI）

功效来源：《广西药用植物名录》《中华本草》

毛竹叶花椒 竹叶椒

Zanthoxylum armatum DC. var. *ferrugineum* (Rehder et E. H. Wilson) C. C. Huang

分布地：浪平镇平山村下南瓦土山沟

采集号：451029130422052（GXMI）

功效来源：《傈僳药》《藏药》《哈尼药》《彝药》《土家药》《基诺药》

蚬壳花椒 大叶花椒

Zanthoxylum dissitum Hemsl. var. *dissitum*

分布地：浪平镇委贵村

采集号：451029130420050（GXMI）

功效来源：《广西药用植物名录》《中华本草》

两面针 入地金牛

Zanthoxylum nitidum (Roxb.) DC. var. *nitidum*

分布地：六隆镇门屯村门屯大沟

采集号：451029130428002（GXMI）

功效来源：《全国中草药汇编》《中药大辞典》《广西药用植物名录》《中华本草》《中国药典》（2020年版）

异叶花椒 羊山刺

Zanthoxylum ovalifolium Wight

分布地：浪平镇

采集号：451029130427004（GXMI）

功效来源：《中华本草》

花椒簕

Zanthoxylum scandens Blume

分布地：浪平镇岑王老山山顶

采集号：451029130421003（GXMI）

功效来源：《广西药用植物名录》《中华本草》

195. 苦木科 Simaroubaceae

苦树 苦木

Picrasma quassioides (D. Don) Benn.

分布地：八桂瑶族乡

采集号：451029140417013（GXMI）

功效来源：《广西药用植物名录》《中华本草》《中国药典》（2020年版）

197. 楝科 Meliaceae

麻楝

Chukrasia tabularis A. Juss.

分布地：旧州镇八架水库

采集号：451029130528016（GXMI）

功效来源：《中华本草》

楝 苦楝

Melia azedarach L.

分布地：乐里镇新建村旺屯小河岸边

采集号：451029130316036（GXMI）

功效来源：《广西药用植物名录》《中华本草》《中国药典》（2020年版）

川楝 苦楝皮

Melia toosendan Sieb. et Zucc.

分布地：八渡瑶族乡那拉村石山

采集号：451029130907008（GXMI）

功效来源：《全国中草药汇编》《广西药用植物名录》《中华本草》《中国药典》（2020年版）

香椿

Toona sinensis (Juss.) Roem.

采集号：451029121211006（GXMI）

功效来源：《广西药用植物名录》《中华本草》

198. 无患子科 Sapindaceae

倒地铃

Cardiospermum halicacabum L.

分布地：八桂瑶族乡果卜村那庭屯

采集号：451029130809029（GXMI）

功效来源：《广西药用植物名录》《中华本草》

龙荔

Dimocarpus confinis (F. C. How et C. N. Ho) H. S. Lo

分布地：乐里镇委苗村

采集号：451029140413001（GXMI）

功效来源：民间

龙眼 龙眼肉

Dimocarpus longan Lour.

分布地：六隆镇供央村渭轰屯

采集号：451029130809003（GXMI）

功效来源：《广西药用植物名录》《中华本草》《中国药典》（2020年版）

复羽叶栾树 摇钱树
Koelreuteria bipinnata Franch.
分布地：百乐乡龙车村石山
采集号：451029130907055（GXMI）
功效来源：《广西壮药新资源》《中华本草》

200. 槭树科 Aceraceae
青榨槭
Acer davidii Franch.
分布地：浪平镇岑王老山桥下山沟（39 km）
采集号：451029130419080（GXMI）
功效来源：《广西药用植物名录》《中华本草》

罗浮槭 蝴蝶果
Acer fabri Hance
分布地：浪平镇
采集号：451029130427022（GXMI）
功效来源：《广西药用植物名录》《中华本草》

中华槭 五角枫根
Acer sinense Pax
分布地：浪平镇岑王老山
采集号：451029130604029（GXMI）
功效来源：《广西药用植物名录》《中华本草》

201. 清风藤科 Sabiaceae
单叶泡花树
Meliosma thorelii Lecomte
分布地：那祥乡猫鼻梁村至浪平镇岑王老山路上
采集号：李中提 600714（IBK）
功效来源：《中华本草》

平伐清风藤 铁牛钻石
Sabia dielsii H. Lév.
分布地：浪平镇岑王老山安家坪村后山
采集号：451029130911030（GXMI）
功效来源：《广西药用植物名录》

簇花清风藤 小发散
Sabia fasciculata Lecomte ex L. Chen
分布地：浪平镇岑王老山水沟边
采集号：451029130314090（GXMI）
功效来源：《广西药用植物名录》《中华本草》

清风藤
Sabia japonica Maxim.
分布地：浪平镇甲朗村
采集号：451029130314047（GXMI）

功效来源：《广西药用植物名录》《中华本草》

小花清风藤
Sabia parviflora Wall. ex Roxb
分布地：浪平镇平山村田坎石山沟（老沟）
采集号：451029130422005（GXMI）
功效来源：《广西药用植物名录》《中华本草》

尖叶清风藤
Sabia swinhoei Hemsl.
分布地：百乐乡谷龙村
采集号：451029140412003（GXMI）
功效来源：《广西药用植物名录》

204. 省沽油科 Staphyleaceae
山香圆
Turpinia montana (Blume) Kurz
分布地：翟家寨石山
采集号：451029130423005（GXMI）
功效来源：《中华本草》

205. 漆树科 Anacardiaceae
南酸枣 广枣
Choerospondias axillaris (Roxb.) B. L. Burtt et A. W. Hill var. *axillaris*
分布地：六隆镇供央村鸡沟山
采集号：451029121016029（GXMI）
功效来源：《广西药用植物名录》《中华本草》

杧果
Mangifera indica L.
分布地：乐里镇新建村旺屯小河岸边
采集号：451029130316039（GXMI）
功效来源：《广西药用植物名录》《中华本草》

藤漆
Pegia nitida Colebr.
分布地：六隆镇门屯大沟
采集号：451029130317040（GXMI）
功效来源：民间

盐肤木 五倍子
Rhus chinensis Mill. var. *chinensis*
分布地：潞城瑶族乡
采集号：451029130810007（GXMI）
功效来源：《广西药用植物名录》《中国药典》（2020年版）《中华本草》

野漆 野漆树
Toxicodendron succedaneum (L.) Kuntze var. *succedaneum*
分布地：田林县万吉山公园

采集号：451029121017025（GXMI）

功效来源：《广西药用植物名录》《中华本草》

207. 胡桃科 Juglandaceae

毛叶黄杞

Engelhardia spicata Lesch. ex Blume var. *colebrookeana* (Lindl. ex Wall.) Koord. et Valeton

分布地：六隆镇供央水库下

采集号：451029130428015（GXMI）

功效来源：《全国中草药汇编》《中华本草》

胡桃楸

Juglans mandshurica Maxim.

分布地：浪平镇岑王老山安家坪村后山

采集号：451029130911004（GXMI）

功效来源：《中华本草》

胡桃 分心木

Juglans regia L.

分布地：浪平镇委贵村

采集号：451029130420045（GXMI）

功效来源：《广西药用植物名录》《中华本草》《中国药典》（2020年版）

化香树 化香树叶

Platycarya strobilacea Sieb. et Zucc.

分布地：浪平镇

采集号：451029130426004（GXMI）

功效来源：《广西药用植物名录》《中华本草》

枫杨

Pterocarya stenoptera C. DC.

分布地：潞城瑶族乡丰厚水库周围

采集号：451029130320026（GXMI）

功效来源：《广西药用植物名录》

209. 山茱萸科 Cornaceae

桃叶珊瑚 天脚板果

Aucuba chinensis Benth. var. *chinensis*

分布地：浪平镇九凤村下寨

采集号：451029140304015（GXMI）

功效来源：《广西药用植物名录》《中华本草》

灯台树

Cornus controversa Hemsl.

分布地：浪平镇委贵村

采集号：451029130420052（GXMI）

功效来源：《中华本草》

209a. 鞘柄木科（烂泥树科）Toricelliaceae

角叶鞘柄木 水冬瓜根

Toricellia angulata Oliv.

分布地：浪平镇岑王老山安家坪村后山

采集号：451029130911048（GXMI）

功效来源：《中华本草》

210. 八角枫科 Alangiaceae

八角枫

Alangium chinense (Lour.) Harms subsp. *chinense*

分布地：浪平镇

采集号：451029130427001（GXMI）

功效来源：《广西药用植物名录》《中华本草》

小花八角枫

Alangium faberi Oliv. var. *faberi*

分布地：浪平镇

采集号：451029130427002（GXMI）

功效来源：《广西药用植物名录》《中华本草》

211. 珙桐科（蓝果树科）Nyssaceae

喜树

Camptotheca acuminata Decne.

分布地：八桂瑶族乡果卜村那庭屯

采集号：451029130809033（GXMI）

功效来源：《广西药用植物名录》《中华本草》

212. 五加科 Araliaceae

黄毛楤木

Aralia chinensis L.

分布地：浪平镇弄怀屯土山

采集号：451029130723025（GXMI）

功效来源：《中华本草》

头序楤木

Aralia dasyphylla Miq.

分布地：猫鼻楼屯后面的山

采集号：李荫昆 P00706（IBK）

功效来源：《中华本草》

台湾毛楤木

Aralia decaisneana Hance

分布地：至六隆约3 km公里路旁

采集号：451029130317011（GXMI）

功效来源：《广西药用植物名录》

虎刺楤木

Aralia finlaysoniana (Wall. ex DC.) Seem.

分布地：旧州镇汤海立体农业示范区

采集号：451029121014106（GXMI）

功效来源：《广西药用植物名录》《中华本草》

纤齿罗伞 假通草树皮
Brassaiopsis ciliata Dunn
分布地：浪平镇岑王老山天王庙村后山
采集号：451029130908015（GXMI）
功效来源：《中华本草》

锈毛罗伞 阴阳枫
Brassaiopsis ferruginea (H. L. Li) G. Hoo
分布地：浪平镇岑王老山山顶
采集号：451029130421024（GXMI）
功效来源：《广西药用植物名录》《中华本草》

罗伞 鸭脚罗伞
Brassaiopsis glomerulata (Blume) Regel
分布地：六隆镇门屯村门屯大沟
采集号：451029130808033（GXMI）
功效来源：《广西药用植物名录》《中华本草》

三叶罗伞
Brassaiopsis tripteris (H. Lév.) Rehder
分布地：八桂瑶族乡六丹村附近土山
采集号：451029140110003（GXMI）
功效来源：《广西药用植物名录》《中华本草》

白簕
Eleutherococcus trifoliatus (L.) S. Y. Hu
分布地：潞城瑶族乡板桃村八架水库周围山
采集号：451029121204010（GXMI）
功效来源：《广西药用植物名录》《中华本草》

常春藤
Hedera sinensis (Tobler) Hand. -Mazz.
分布地：浪平镇
采集号：451029130427016（GXMI）
功效来源：《中药大辞典》《本草纲目拾遗》《中华本草》

异叶梁王茶
Metapanax davidii (Franch.) J. Wen ex Frodin
分布地：浪平镇甲朗村弄酸屯—弄沙屯
采集号：451029130719068（GXMI）
功效来源：《中华本草》

短序鹅掌柴 川黔鸭脚木
Schefflera bodinieri (H. Lév.) Rehder
分布地：浪平镇岑王老山水沟边
采集号：451029130314098（GXMI）
功效来源：《广西药用植物名录》《广西壮药新资源》《中华本草》

穗序鹅掌柴 大泡通
Schefflera delavayi (Franch.) Harms
分布地：浪平镇秦王岭
采集号：南植地 5114（IBK）
功效来源：《广西药用植物名录》《中华本草》

密脉鹅掌柴
Schefflera elliptica (Blume) Harms
分布地：利周瑶族乡新建村周围土山
采集号：451029121203016（GXMI）
功效来源：《广西药用植物名录》《中华本草》

刺通草
Trevesia palmata (DC.) Vis.
分布地：八桂瑶族乡弄萨村
采集号：451029130427049（GXMI）
功效来源：《广西药用植物名录》《中华本草》

213. 伞形科 Apiaceae（Umbelliferae）

蛇床 蛇床子
Cnidium monnieri (L.) Cusson
分布地：浪平镇
采集号：451029150410036（GXMI）
功效来源：《广西药用植物名录》《中华本草》《中国药典》（2020年版）

芫荽
Coriandrum sativum L.
分布地：乐里镇新建村旺屯小河岸边
采集号：451029130316011（GXMI）
功效来源：《广西药用植物名录》《中华本草》

二管独活
Heracleum bivittatum H. Boissieu
分布地：浪平镇岑王老山达隆坪村
采集号：451029130906033（GXMI）
功效来源：《拉祜药》《滇省志》

红马蹄草
Hydrocotyle nepalensis Hook.
分布地：利周瑶族乡爱善村那柴坡
采集号：451029121013024（GXMI）
功效来源：《广西药用植物名录》《中华本草》

水芹
Oenanthe javanica (Blume) DC. subsp. *javanica*
分布地：高龙乡渭山村长田屯
采集号：451029140415006（GXMI）
功效来源：《广西药用植物名录》《中华本草》

卵叶水芹 芹花

Oenanthe javanica (Blume) DC. subsp. *rosthornii* (Diels) F. T. Pu

分布地：浪平镇后山

采集号：451029121021089（GXMI）

功效来源：《广西壮药新资源》《中华本草》

裸茎囊瓣芹 药芹菜根

Pternopetalum nudicaule (H. Boissieu) Hand. -Mazz.

分布地：浪平镇岑王老山安家坪村

采集号：451029130725007（GXMI）

功效来源：《中华本草》

五匹青 紫金沙

Pternopetalum vulgare (Dunn) Hand. -Mazz.

分布地：浪平镇岑王老山桥下山沟（39 km）

采集号：451029130419011（GXMI）

功效来源：《中华本草》

野鹅脚板 黑鹅脚板

Sanicula orthacantha S. Moore

分布地：浪平镇岑王老山桥下山沟（39 km）

采集号：451029130419078（GXMI）

功效来源：《广西药用植物名录》《中华本草》

小窃衣 窃衣

Torilis japonica (Houtt.) DC.

分布地：浪平镇委贵村

采集号：451029130420036（GXMI）

功效来源：《广西药用植物名录》《中华本草》

214. 桤叶树科（山柳科）Clethraceae

云南桤叶树

Clethra delavayi Franch.

分布地：浪平镇岑王老山

采集号：451029130604018（GXMI）

功效来源：《广西药用植物名录》

贵州桤叶树

Clethra kaipoensis H. Lév.

分布地：浪平镇岑王老山安家坪村

采集号：451029130724060（GXMI）

功效来源：《广西药用植物名录》

215. 杜鹃花科 Ericaceae

假木荷

Craibiodendron stellatum (Pierre) W. W. Sm.

分布地：旧州镇广龙村土山

采集号：451029121205009（GXMI）

功效来源：《中华本草》

灯笼吊钟花

Enkianthus chinensis Franch.

分布地：浪平镇岑王老山山顶

采集号：451029121020016（GXMI）

功效来源：《广西壮药新资源》

毛滇白珠

Gaultheria leucocarpa Blume var. *crenulata* (Kurz) T. Z. Hsu

分布地：浪平镇岑王老山山顶

采集号：451029121020012（GXMI）

功效来源：《广西药用植物名录》《中华本草》

滇白珠

Gaultheria leucocarpa Blume var. *yunnanensis* (Franch.) T. Z. Hsu et R. C. Fang

分布地：浪平镇岑王老山

采集号：451029130722010（GXMI）

功效来源：《中华本草》

狭叶珍珠花

Lyonia ovalifolia (Wall.) Drude var. *lanceolata* (Wall.) Hand. -Mazz.

分布地：浪平镇岑王老山桥下山沟（39 km）

采集号：451029130419012（GXMI）

功效来源：《广西药用植物名录》

珍珠花 毭木

Lyonia ovalifolia (Wall.) Drude var. *ovalifolia*

分布地：浪平镇岑王老山

采集号：451029130722015（GXMI）

功效来源：《广西药用植物名录》《中华本草》

美丽马醉木

Pieris formosa (Wall.) D. Don

分布地：浪平镇岑王老山

采集号：451029121020042（GXMI）

功效来源：民间

广西杜鹃

Rhododendron kwangsiense Hu ex Tam

分布地：浪平镇岑王老山桥下山沟（39 km）

采集号：451029130419101（GXMI）

功效来源：《广西壮药新资源》

岭南杜鹃

Rhododendron mariae Hance

分布地：浪平镇岑王老山林场

采集号：高成芝，刘治仁 26462（GXMI）

功效来源：《广西药用植物名录》《中华本草》

毛棉杜鹃

Rhododendron moulmainense Hook.

分布地：浪平镇岑王老山

采集号：451029130604010（GXMI）

功效来源：《中华本草》

杜鹃 杜鹃花

Rhododendron simsii Planch.

分布地：浪平镇岑王老山山顶

采集号：451029130421042（GXMI）

功效来源：《广西药用植物名录》《中华本草》

216. 乌饭树科（越橘科）Vacciniaceae

樟叶越桔 尾叶越橘

Vaccinium dunalianum Wight

分布地：浪平镇甲朗村

采集号：451029121202019（GXMI）

功效来源：《中华本草》

221. 柿科 Ebenaceae

油柿 黑塔子根

Diospyros oleifera Cheng

分布地：百乐乡龙车村石山

采集号：451029130907030（GXMI）

功效来源：《广西药用植物名录》

223. 紫金牛科 Myrsinaceae

罗伞树

Ardisia affinis Hemsl.

分布地：乐里镇新建村

采集号：451029130808002（GXMI）

功效来源：《广西药用植物名录》《中华本草》

尾叶紫金牛

Ardisia caudata Hemsl.

分布地：浪平镇岑王老山达隆坪村后山

采集号：451029130909026（GXMI）

功效来源：《中华本草》

朱砂根

Ardisia crenata Sims

分布地：浪平镇岑王老山水沟边

采集号：451029130314116a（GXMI）

功效来源：《广西药用植物名录》《中华本草》《中国药典》（2020年版）

百两金

Ardisia crispa (Thunb.) A. DC.

分布地：浪平镇岑王老山

采集号：451029130722022（GXMI）

功效来源：《广西药用植物名录》《中华本草》

剑叶紫金牛

Ardisia ensifolia E. Walker

分布地：龙车乡采石场

采集号：451029121204040（GXMI）

功效来源：《广西药用植物名录》《中华本草》

月月红

Ardisia faberi Hemsl.

分布地：浪平镇

采集号：451029130427006（GXMI）

功效来源：《广西药用植物名录》《中华本草》

矮短紫金牛 紫金牛

Ardisia pedalis E. Walker

分布地：浪平镇岑王老山经营所附近

采集号：张肇骞 10942（IBK）

功效来源：《广西药用植物名录》

南方紫金牛

Ardisia thyrsiflora D. Don

分布地：六隆镇龙门村门屯大沟土山

采集号：451029121210009（GXMI）

功效来源：《广西药用植物名录》《广西壮药新资源》《中华本草》

白花酸藤果 咸酸蓠

Embelia ribes Burm. f. subsp. *ribes*

分布地：旧州镇平保村

采集号：451029130425020（GXMI）

功效来源：《广西药用植物名录》《中华本草》

瘤皮孔酸藤子 假刺藤

Embelia scandens (Lour.) Mez

分布地：浪平镇岑王老山丢草坳

采集号：451029130313012（GXMI）

功效来源：《广西药用植物名录》《中华本草》

杜茎山

Maesa japonica (Thunb.) Moritzi et Zoll.

分布地：百昂至百乐24 km处路旁

采集号：451029130322029（GXMI）

功效来源：《广西药用植物名录》《中华本草》

金珠柳

Maesa montana A. DC.

分布地：浪平镇岑王老山桥下山沟（39 km）

采集号：451029130419014（GXMI）

功效来源：《广西药用植物名录》《中华本草》

鲫鱼胆

Maesa perlarius (Lour.) Merr.

分布地：乐里镇新建村旺屯小河岸边

采集号：451029130316038（GXMI）

功效来源：《广西药用植物名录》《中华本草》

广西密花树

Myrsine kwangsiensis (E. Walker) Pipoly et C. Chen

分布地：平塘乡平塘村周围石山

采集号：451029121209009（GXMI）

功效来源：《广西药用植物名录》

针齿铁仔 针刺铁仔

Myrsine semiserrata Wall.

分布地：浪平镇甲朗村

采集号：451029130314004（GXMI）

功效来源：《中华本草》

光叶铁仔

Myrsine stolonifera (Koidz.) E. Walker

分布地：浪平镇岑王老山大桥顶上土山

采集号：451029130725042（GXMI）

功效来源：民间

瘤枝密花树

Myrsine verruculosa (C. Y. Wu et C. Chen) Pipoly et C. Chen

分布地：浪平镇甲朗村

采集号：451029130314037（GXMI）

功效来源：《中医宝典》

224. 安息香科（野茉莉科）Styracaceae

赤杨叶 豆渣树

Alniphyllum fortunei (Hemsl.) Makino

分布地：浪平镇岑王老山山顶

采集号：451029130421047（GXMI）

功效来源：《广西药用植物名录》《中华本草》

越南安息香

Styrax tonkinensis (Pierre) Craib ex Hartwich

分布地：浪平镇平山村下南瓦土山沟

采集号：451029130422063（GXMI）

功效来源：《广西药用植物名录》《中华本草》《中国药典》（2020年版）

225. 山矾科 Symplocaceae

黄牛奶树

Symplocos cochinchinensis (Lour.) S. Moore var. *laurina* (Retz.) Noot.

分布地：浪平镇弄怀屯土山

采集号：451029130723036（GXMI）

功效来源：《中华本草》

光亮山矾 四川山矾

Symplocos lucida (Thunb.) Sieb. et Zucc.

分布地：浪平镇岑王老山大桥顶上土山

采集号：451029130725040（GXMI）

功效来源：《中华本草》

珠仔树

Symplocos racemosa Roxb.

分布地：利周瑶族乡新建村周围土山

采集号：451029121203001（GXMI）

功效来源：《广西药用植物名录》

228. 马钱科 Loganiaceae

白背枫

Buddleja asiatica Lour.

分布地：潞城瑶族乡丰厚水库周围

采集号：451029130320010（GXMI）

功效来源：《广西药用植物名录》《中华本草》

大叶醉鱼草

Buddleja davidii Franch.

分布地：浪平镇岑王老山路边

采集号：451029121130046（GXMI）

功效来源：《中华本草》

密蒙花

Buddleja officinalis Maxim.

分布地：浪平镇岑王老山桥下山沟（39 km）

采集号：451029130419004（GXMI）

功效来源：《广西药用植物名录》《中华本草》《中国药典》（2020年版）

蓬莱葛

Gardneria multiflora Makino

分布地：百乐乡各龙屯

采集号：451029130529027（GXMI）

功效来源：《中华本草》

钩吻

Gelsemium elegans (Gardn. et Champ.) Benth.

分布地：利周瑶族乡新建村周围土山

采集号：451029121203018（GXMI）

功效来源：《广西药用植物名录》《中华本草》

229. 木犀科 Oleaceae

苦枥木

Fraxinus insularis Hemsl.

分布地：浪平镇

采集号：451029130425051（GXMI）

功效来源：《广西药用植物名录》

扭肚藤
Jasminum elongatum (Bergius) Willd.
分布地：至八桂瑶族乡14~15 km间土山水沟
采集号：451029130319012（GXMI）
功效来源：《广西药用植物名录》《中华本草》

清香藤 破骨风
Jasminum lanceolaria Roxb.
分布地：浪平镇委贵村
采集号：451029130420035（GXMI）
功效来源：《中药材大全》

栀花素馨
Jasminum lang Gagnep.
分布地：那比公社
采集号：盘碧泉，刘杨建 26446（GXMI）
功效来源：《广西药用植物名录》《中华本草》

青藤仔 百解藤
Jasminum nervosum Lour.
分布地：六隆供央村鸡沟村
采集号：451029130317013（GXMI）
功效来源：《广西药用植物名录》《中华本草》

亮叶素馨 亮叶茉莉
Jasminum seguinii H. Lév.
分布地：龙车乡采石场
采集号：451029121204020（GXMI）
功效来源：《广西药用植物名录》《中华本草》

华素馨
Jasminum sinense Hemsl.
分布地：浪平镇岑王老山安家坪村
采集号：451029130725015（GXMI）
功效来源：《广西药用植物名录》《中华本草》

密花素馨
Jasminum tonkinense Gagnep.
分布地：八桂瑶族乡弄萨村
采集号：451029130427039（GXMI）
功效来源：民间

女贞 女贞子
Ligustrum lucidum W. T. Aiton
分布地：浪平镇甲朗村
采集号：451029121202013（GXMI）
功效来源：《广西药用植物名录》《中华本草》《中国药典》（2020年版）

多毛小蜡
Ligustrum sinense Lour. var. *coryanum* (W. W. Sm.) Hand. -Mazz.
分布地：六隆镇门屯村门屯大沟
采集号：451029121018015（GXMI）
功效来源：《广西壮药新资源》

光萼小蜡 毛女贞
Ligustrum sinense Lour. var. *myrianthum* (Diels) Hoefker
分布地：浪平镇岑王老山达隆坪村
采集号：451029130906054（GXMI）
功效来源：《广西药用植物名录》《中华本草》

小蜡 小蜡树
Ligustrum sinense Lour. var. *sinense*
分布地：浪平镇委贵村弄桑屯
采集号：451029121201010（GXMI）
功效来源：《广西药用植物名录》《中华本草》

230. 夹竹桃科 Apocynaceae

鸡骨常山
Alstonia yunnanensis Diels
分布地：犀牛塘后山
采集号：451029130315025（GXMI）
功效来源：《广西药用植物名录》《中华本草》

狭叶链珠藤
Alyxia schlechteri H. Lév.
分布地：浪平镇九凤村下寨唐家洞
采集号：451029130915019（GXMI）
功效来源：《广西壮药新资源》

链珠藤 瓜子藤
Alyxia sinensis Champ. ex Benth.
分布地：浪平镇陇怀屯
采集号：451029130603020（GXMI）
功效来源：《广西药用植物名录》《中华本草》

长春花
Catharanthus roseus (L.) G. Don
分布地：田林县万吉山公园
采集号：451029121017020（GXMI）
功效来源：《广西药用植物名录》《中华本草》

川山橙 川山橙根
Melodinus hemsleyanus Diels
分布地：那祥乡小坳背后山
采集号：李中提 600880（IBK）
功效来源：《中华本草》

薄叶山橙
Melodinus tenuicaudatus Tsiang et P. T. Li
分布地：浪平镇下坝岩山
采集号：451029130602005（GXMI）

功效来源：《壮药》

夹竹桃 欧洲夹竹桃
Nerium oleander L.
分布地：田林县万吉山公园
采集号：451029130527004（GXMI）
功效来源：《广西药用植物名录》《中华本草》

萝芙木
Rauvolfia verticillata (Lour.) Baill.
分布地：浪平镇下坝岩山
采集号：451029130602032（GXMI）
功效来源：《广西药用植物名录》《中华本草》

贵州络石
Trachelospermum bodinieri (H. Lév.) Woodson
分布地：六隆镇供央村渭轰屯
采集号：451029130809015（GXMI）
功效来源：《中华本草》

络石 络石藤
Trachelospermum jasminoides (Lindl.) Lem.
分布地：浪平镇岑王老山山顶保护站附近
采集号：451029130914001（GXMI）
功效来源：《广西药用植物名录》《中华本草》

酸叶胶藤
Urceola rosea (Hook. et Arn.) D. J. Middleton
分布地：六隆镇门屯村门屯大沟
采集号：451029130428006（GXMI）
功效来源：《中华本草》

胭木
Wrightia arborea (Dennst.) Mabb.
分布地：安定镇八兰村
采集号：451029130810020（GXMI）
功效来源：《广西药用植物名录》《中华本草》

个溥
Wrightia sikkimensis Gamble
分布地：浪平镇委贵村弄桑屯
采集号：451029121201002（GXMI）
功效来源：《广西药用植物名录》

231. 萝藦科 Asclepiadaceae
乳突果
Adelostemma gracillimum (Wall. ex Wight) Hook. f.
分布地：浪平镇后山
采集号：451029121021087（GXMI）
功效来源：《广西药用植物名录》

古钩藤
Cryptolepis buchananii Schult.
分布地：潞城至福达2~3 km公路边
采集号：451029130320007（GXMI）
功效来源：《中华本草》

白薇
Cynanchum atratum Bunge
分布地：浪平镇西华村
采集号：451029140422003（GXMI）
功效来源：《广西药用植物名录》《中华本草》《中国药典》（2020年版）

刺瓜
Cynanchum corymbosum Wight
分布地：百昂至百乐25 km处路旁
采集号：451029130322030（GXMI）
功效来源：《广西药用植物名录》《中华本草》

朱砂藤
Cynanchum officinale (Hemsl.) Tsiang et H. D. Zhang
分布地：浪平镇岑王老山
采集号：451029130722009（GXMI）
功效来源：《广西药用植物名录》《中华本草》

昆明杯冠藤 断节参
Cynanchum wallichii Wight
分布地：百乐乡龙车村石山
采集号：451029130907034（GXMI）
功效来源：《中华本草》

贯筋藤
Dregea sinensis Hemsl. var. *corrugata* (Schneid.) Tsiang et P. T. Li
分布地：浪平镇陇怀屯
采集号：451029130603012（GXMI）
功效来源：《中华本草》

贵州醉魂藤
Heterostemma esquirolii (H. Lév.) Tsiang
分布地：龙车乡采石场
采集号：451029121204024（GXMI）
功效来源：《中华本草》

黄花球兰
Hoya fusca Wall.
分布地：浪平镇陇怀屯
采集号：451029130603032（GXMI）
功效来源：《滇药录》《滇省志》

香花球兰 石草鞋
Hoya lyi H. Lév.

分布地：浪平镇央村村河坝屯
采集号：451029130913059（GXMI）
功效来源：《中华本草》

蓝叶藤
Marsdenia tinctoria R. Br.
分布地：六隆镇门屯村门屯大沟
采集号：451029121016054（GXMI）
功效来源：《广西药用植物名录》《广西壮药新资源》《中华本草》

黑龙骨
Periploca forrestii Schltr.
分布地：翟家寨石山
采集号：451029130423016（GXMI）
功效来源：《广西药用植物名录》《中华本草》

须药藤
Stelmocrypton khasianum (Kurz) Baill.
分布地：乐里镇新建村
采集号：451029130808017（GXMI）
功效来源：《全国中草药汇编》《中药大辞典》《中华本草》

马莲鞍 古羊藤
Streptocaulon juventas (Lour.) Merr.
分布地：利周瑶族乡新建村周围的土山
采集号：451029121203021（GXMI）
功效来源：《广西药用植物名录》《中华本草》

多花娃儿藤 双飞蝴蝶
Tylophora floribunda Miq.
分布地：浪平镇
采集号：451029130427014（GXMI）
功效来源：《广西药用植物名录》

人参娃儿藤
Tylophora kerrii Craib
分布地：潞城瑶族乡高速公路后山
采集号：451029130529007（GXMI）
功效来源：《广西药用植物名录》《中华本草》

贵州娃儿藤
Tylophora silvestris Tsiang
分布地：高龙乡渭山村长田屯
采集号：451029140415010（GXMI）
功效来源：《广西药用植物名录》

232. 茜草科 Rubiaceae
猪肚木 猪肚木
Canthium horridum Blume

分布地：六隆镇供央村渭轰屯
采集号：451029130809020（GXMI）
功效来源：《广西药用植物名录》《中华本草》

大叶鱼骨木
Canthium simile Merr. et Chun
分布地：浪平镇岑王老山林场
采集号：南植地 5149（IBK）
功效来源：《广西药用植物名录》《中华本草》

短刺虎刺
Damnacanthus giganteus (Makino) Nakai
分布地：浪平镇岑王老山村田家湾
采集号：451029130912027（GXMI）
功效来源：《广西药用植物名录》《中华本草》

香果树
Emmenopterys henryi Oliv.
分布地：浪平镇甲朗村弄酸屯-弄沙屯
采集号：451029130719107（GXMI）
功效来源：《中华本草》

小红参
Galium elegans Wall. ex Roxb. var. *elegans*
分布地：浪平镇弄阳村
采集号：451029121130027（GXMI）
功效来源：《昆明民间常用草药》《云南中草药》

四叶葎
Galium bungei Steud. var. *bungei*
分布地：浪平镇甲朗村弄酸屯-弄沙屯
采集号：451029130719101（GXMI）
功效来源：《广西药用植物名录》

耳草
Hedyotis auricularia L. var. *auricularia*
分布地：浪平镇央村村河坝屯
采集号：451029130913056（GXMI）
功效来源：《广西药用植物名录》《中华本草》

白花蛇舌草
Hedyotis diffusa Willd.
分布地：八桂瑶族乡六丹村附近土山
采集号：451029121206015（GXMI）
功效来源：《广西药用植物名录》《中华本草》

牛白藤
Hedyotis hedyotidea (DC.) Merr.
分布地：旧州镇汤海立体农业示范区
采集号：451029121014032（GXMI）
功效来源：《广西药用植物名录》《中华本草》

长节耳草 牙疳药
Hedyotis uncinella Hook. et Arn.
分布地：浪平镇老山山顶
采集号：451029130910020（GXMI）
功效来源：《广西药用植物名录》《中华本草》

粗叶耳草
Hedyotis verticillata (L.) Lam.
分布地：六隆镇供央村鸡沟山
采集号：451029121016003（GXMI）
功效来源：《广西药用植物名录》《中华本草》

白花龙船花
Ixora henryi H. Lév.
分布地：浪平镇平山村田坎石山沟（老沟）
采集号：451029130422031（GXMI）
功效来源：《广西药用植物名录》

红芽大戟 红大戟
Knoxia corymbosa Willd.
分布地：六隆镇供央村鸡沟山
采集号：451029121016017（GXMI）
功效来源：《广西药用植物名录》《中华本草》

有梗粗叶木
Lasianthus rhinocerotis Blume subsp. *pedunculatus* (Pit.) H. Zhu
分布地：至八桂瑶族乡14~15 km间土山水沟
采集号：451029130319010（GXMI）
功效来源：《广西药用植物名录》

羊角藤
Morinda umbellata L. subsp. *obovata* Y. Z. Ruan
分布地：浪平镇岑王老山安家坪村
采集号：451029130724047（GXMI）
功效来源：《全国中草药汇编》《福建药物志》《湖南药物志》《中华药海》《中华本草》

柔毛玉叶金花
Mussaenda divaricata Hutch. var. *mollis* Hutch.
分布地：八桂瑶族乡
采集号：451029130906074（GXMI）
功效来源：《广西药用植物名录》

楠藤
Mussaenda erosa Champ. ex Benth.
分布地：浪平镇陇怀屯
采集号：451029130603017（GXMI）
功效来源：《广西药用植物名录》《中华本草》

贵州玉叶金花
Mussaenda esquirolii H. Lév.
分布地：浪平公社
采集号：田林专业队 3-43340（GXMI）
功效来源：《广西药用植物名录》《中华本草》

粗毛玉叶金花
Mussaenda hirsutula Miq.
分布地：潞城瑶族乡
采集号：451029130810005（GXMI）
功效来源：民间

玉叶金花
Mussaenda pubescens W. T. Aiton
分布地：潞城瑶族乡板桃村八架水库周围的山
采集号：451029121204001（GXMI）
功效来源：《广西药用植物名录》《中华本草》

大叶白纸扇
Mussaenda shikokiana Makino
分布地：田林县至浪平镇路旁
采集号：451029130601016（GXMI）
功效来源：《中华本草》《植物名实图考》

薄叶新耳草
Neanotis hirsuta (L. f.) W. H. Lewis
分布地：浪平镇央村
采集号：451029130912003（GXMI）
功效来源：《广西药用植物名录》

臭味新耳草
Neanotis ingrata (Hook. f.) W. H. Lewis
分布地：浪平镇岑王老山大王庙附近土山
采集号：451029130724017（GXMI）
功效来源：《广西药用植物名录》《中华本草》

广州蛇根草
Ophiorrhiza cantoniensis Hance
分布地：浪平镇九凤村下寨
采集号：451029140304022（GXMI）
功效来源：《广西药用植物名录》《中华本草》

日本蛇根草 蛇根草
Ophiorrhiza japonica Blume
分布地：浪平镇九凤村下寨唐家洞
采集号：451029130915029（GXMI）
功效来源：《广西药用植物名录》

耳叶鸡矢藤
Paederia cavaleriei H. Lév.
分布地：那祥乡猫鼻梁村背后老山中
采集号：李中提 600704（IBK）
功效来源：《中华本草》

鸡矢藤 鸡屎藤
Paederia scandens (Lour.) Merr. var. *scandens*
分布地：浪平镇岑王老山大王庙附近的土山
采集号：451029130724018（GXMI）
功效来源：《广西药用植物名录》《中华本草》

云南鸡矢藤
Paederia yunnanensis (H. Lév.) Rehder
分布地：旧州镇汤海立体农业示范区
采集号：451029121014048（GXMI）
功效来源：《广西药用植物名录》《中华本草》

香港大沙叶 大沙叶
Pavetta hongkongensis Bremek.
分布地：老山猫鼻梁村至浪平镇画坳上
采集号：李中提 600636（IBK）
功效来源：《中华本草》

驳骨九节
Psychotria prainii H. Lév.
分布地：龙车乡采石场
采集号：451029121204022（GXMI）
功效来源：《广西药用植物名录》《中华本草》

九节 山大颜
Psychotria rubra (Lour.) Poir. var. *rubra*
分布地：六隆镇门屯大沟
采集号：451029130317035（GXMI）
功效来源：《广西药用植物名录》《中华本草》

金剑草
Rubia alata Roxb.
分布地：浪平镇甲朗村弄酸屯—弄沙屯
采集号：451029130719089（GXMI）
功效来源：《广西药用植物名录》《中华本草》

钩毛茜草
Rubia oncotricha Hand. -Mazz.
分布地：浪平镇香维村
采集号：451029121202040（GXMI）
功效来源：《广西药用植物名录》《中华本草》

柄花茜草
Rubia podantha Diels
分布地：浪平镇弄阳村
采集号：451029121130021（GXMI）
功效来源：《中华本草》

多花茜草
Rubia wallichiana Decne.
分布地：浪平镇岑王老山
采集号：451029130722012（GXMI）

功效来源：《中华本草》

白花苦灯笼
Tarenna mollissima (Hook. et Arn.) Rob.
分布地：浪平镇下坝岩山
采集号：451029130602019（GXMI）
功效来源：《广西药用植物名录》《中华本草》

毛钩藤 钩藤
Uncaria hirsuta Havil.
分布地：浪平镇岑王老山
采集号：张肇骞 10964（IBK）
功效来源：《广西药用植物名录》《中国药典》
（2020年版）

大叶钩藤 钩藤
Uncaria macrophylla Wall.
分布地：八桂瑶族乡
采集号：451029130906081（GXMI）
功效来源：《广西药用植物名录》《中华本草》《中国药典》（2020年版）

攀茎钩藤
Uncaria scandens (Sm.) Hutch.
分布地：浪平镇岑王老山附近
采集号：张肇骞 10964（IBK）
功效来源：《广西药用植物名录》

白钩藤 钩藤
Uncaria sessilifructus Roxb.
分布地：六隆镇供央村鸡沟山
采集号：451029121016001（GXMI）
功效来源：《广西药用植物名录》《中国药典》（2020年版）

粗叶水锦树
Wendlandia scabra Kurz
分布地：旧州镇平保村
采集号：451029130425022（GXMI）
功效来源：《广西药用植物名录》

水锦树
Wendlandia uvariifolia Hance
分布地：潞城瑶族乡三瑶村瑶怒屯
采集号：451029130426034（GXMI）
功效来源：《广西药用植物名录》《中华本草》

233. 忍冬科 Caprifoliaceae

锈毛忍冬
Lonicera ferruginea Rehder
分布地：浪平镇委贵村

采集号：451029130420037（GXMI）
功效来源：《广西药用植物名录》

菰腺忍冬 金银花
Lonicera hypoglauca Miq. subsp. *hypoglauca*
分布地：浪平镇平山村田坎石山沟（老沟）
采集号：451029130422001（GXMI）
功效来源：《广西药用植物名录》《中华本草》《中国药典》（2020年版）

忍冬 金银花
Lonicera japonica Thunb.
分布地：旧州镇汤海立体农业示范区
采集号：451029121014012（GXMI）
功效来源：《广西药用植物名录》《中华本草》《中国药典》（2020年版）

女贞叶忍冬
Lonicera ligustrina Wall.
分布地：浪平镇
采集号：451029130426002（GXMI）
功效来源：民间

长花忍冬
Lonicera longiflora (Lindl.) DC.
分布地：浪平镇弄怀屯土山
采集号：451029130723020（GXMI）
功效来源：《全国中草药汇编》

大花忍冬
Lonicera macrantha (D. Don) Spreng. var. *macrantha*
分布地：旧州镇央白村
采集号：451029140417009（GXMI）
功效来源：《本草纲目》《广西药用植物名录》《中华本草》

细毡毛忍冬
Lonicera similis Hemsl.
分布地：浪平镇岑王老山天王庙村后山
采集号：451029130908018（GXMI）
功效来源：《广西药用植物名录》《中华本草》

接骨草
Sambucus chinensis Lindl.
分布地：旧州镇汤海立体农业示范区
采集号：451029121014018（GXMI）
功效来源：《广西药用植物名录》《中华本草》

短序荚蒾
Viburnum brachybotryum Hemsl.
分布地：百乐乡各龙屯
采集号：451029130529038（GXMI）

功效来源：《广西药用植物名录》

水红木 揉白叶
Viburnum cylindricum Buch. -Ham. ex D. Don
分布地：浪平镇岑王老山
采集号：451029130604015（GXMI）
功效来源：《广西药用植物名录》《中华本草》

荚蒾
Viburnum dilatatum Thunb.
分布地：六隆镇板图村25号样地附近
采集号：451029130530005（GXMI）
功效来源：《广西药用植物名录》

吕宋荚蒾 牛伴木
Viburnum luzonicum Rolfe
分布地：八桂瑶族乡
采集号：451029130906080（GXMI）
功效来源：《广西药用植物名录》《中华本草》

珊瑚树
Viburnum odoratissimum Ker Gawl.
分布地：浪平镇岑王老山安家坪村后山
采集号：451029130911032（GXMI）
功效来源：《广西药用植物名录》《中华本草》

球核荚蒾
Viburnum propinquum Hemsl.
分布地：浪平镇九凤村唐家洞
采集号：451029130719030（GXMI）
功效来源：《广西药用植物名录》《中华本草》

235. 败酱科 Valerianaceae
少蕊败酱
Patrinia monandra C. B. Clarke var. *monandra*
分布地：浪平镇岑王老山
采集号：451029130722018（GXMI）
功效来源：《广西壮药新资源》

白花败酱
Patrinia villosa (Thunb.) Juss.
分布地：浪平镇岑王老山山顶
采集号：451029130910012（GXMI）
功效来源：《广西药用植物名录》《中华本草》

长序缬草
Valeriana hardwickii Wall.
分布地：浪平镇岑王老山达隆坪村
采集号：451029130906046（GXMI）
功效来源：《广西药用植物名录》《中华本草》

蜘蛛香

Valeriana jatamansi Jones

分布地：浪平镇委贵村

采集号：451029130420023（GXMI）

功效来源：《广西药用植物名录》《中华本草》《中国药典》（2020年版）

236. 川续断科 Dipsacaceae

川续断 续断

Dipsacus asper Wall.

分布地：平塘乡平塘村周围石山

采集号：451029121209011（GXMI）

功效来源：《广西药用植物名录》《中华本草》《中国药典》（2020年版）

238. 菊科 Asteraceae（Compositae）

云南蓍 土一枝蒿

Achillea wilsoniana Heimerl

分布地：浪平镇小坳乡胜利公社

采集号：杨秀锦 20（GXMI）

功效来源：《广西药用植物名录》《中华本草》

破坏草（紫茎泽兰）破坏草

Ageratina adenophora (Sprenge) R.M.King et H.Robinson

分布地：至八桂瑶族乡14~15 km间土山水沟

采集号：451029130319011（GXMI）

功效来源：民间

藿香蓟

Ageratum conyzoides L.

分布地：潞城瑶族乡丰厚水库周围

采集号：451029130320012（GXMI）

功效来源：《中华本草》

长穗兔儿风 二郎剑

Ainsliaea henryi Diels

分布地：浪平镇岑王老山山顶

采集号：451029130421038（GXMI）

功效来源：《广西药用植物名录》《中华本草》

宽叶兔儿风 倒赤伞、肾炎草

Ainsliaea latifolia (D. Don) Sch. -Bip.

分布地：浪平镇甲朗村

采集号：451029121202020（GXMI）

功效来源：《中华本草》

细穗兔儿风

Ainsliaea spicata Vaniot

分布地：浪平镇老山山顶

采集号：451029130910022（GXMI）

功效来源：《拉祜医药》《滇药录》《楚彝本草》

《彝药志》《滇省志》

线叶珠光香青

Anaphalis margaritacea (L.) Benth. et Hook. f. var. *japonica* (Sch. Bip.) Makino

分布地：浪平镇岑王老山

采集号：451029121020007（GXMI）

功效来源：《广西药用植物名录》

牛蒡 牛蒡子

Arctium lappa L.

分布地：浪平镇委贵村茶洞屯石山

采集号：451029130723014（GXMI）

功效来源：《广西药用植物名录》《中国药典》（2020年版）

黄花蒿 青蒿

Artemisia annua L.

分布地：利周瑶族乡爱善村那柴坡

采集号：451029121013026（GXMI）

功效来源：《广西药用植物名录》《中华本草》《中国药典》（2020年版）

五月艾

Artemisia indica Willd.

分布地：浪平镇岑王老山安家坪村后山

采集号：451029130911010（GXMI）

功效来源：《广西药用植物名录》《中华本草》

三脉紫菀

Aster ageratoides Turcz. var. *ageratoides*

分布地：浪平镇岑王老山

采集号：451029121020036（GXMI）

功效来源：《广西药用植物名录》《中华本草》

毛枝三脉紫菀 毛茎马兰

Aster ageratoides Turcz. var. *lasiocladus* (Hayata) Hand. -Mazz.

分布地：田林县万吉山公园

采集号：451029121017039（GXMI）

功效来源：《广西药用植物名录》

微糙三脉紫菀

Aster ageratoides Turcz. var. *scaberulus* (Miq.) Ling

分布地：旧州镇广龙村土山

采集号：451029121205013（GXMI）

功效来源：《广西药用植物名录》《中华本草》

钻形紫菀 瑞连草

Aster subulatus Michx

分布地：潞城瑶族乡高速公路后山

采集号：451029130529010（GXMI）

功效来源：《中华本草》

白花鬼针草

Bidens alba (L.) DC.

分布地：利周瑶族乡爱善村村旁

采集号：451029121013041（GXMI）

功效来源：《中华本草》

金盏银盘

Bidens biternata (Lour.) Merr. et Sherff

分布地：浪平镇九凤村下寨唐家洞

采集号：451029130915041（GXMI）

功效来源：《广西药用植物名录》《中华本草》

大狼杷草

Bidens frondosa L.

分布地：浪平镇岑王老山

采集号：451029130722001（GXMI）

功效来源：《中华本草》

三叶鬼针草

Bidens pilosa L. var. *radiata* Sch. -Bip

分布地：烈屯村村旁

采集号：451029130321020（GXMI）

功效来源：《广西壮药新资源》《中华本草》

狼杷草

Bidens tripartita L.

分布地：浪平镇顺利宾馆后石山山脚

采集号：451029130423030（GXMI）

功效来源：《广西药用植物名录》《中华本草》

艾纳香

Blumea balsamifera (L.) DC.

分布地：那比乡附近土山沟

采集号：451029130427027（GXMI）

功效来源：《广西药用植物名录》《中华本草》《中国药典》（2020年版）

节节红

Blumea fistulosa (Roxb.) Kurz

分布地：弄瓦乡弄瓦村

采集号：451029130127002（GXMI）

功效来源：《广西药用植物名录》

六耳铃 走马风

Blumea laciniata (Roxb.) DC.

分布地：利周瑶族乡百六村口公路旁

采集号：451029130316003（GXMI）

功效来源：《广西药用植物名录》《中华本草》

千头艾纳香

Blumea lanceolaria (Roxb.) Druce

分布地：六隆镇供央村鸡沟村

采集号：451029130317018（GXMI）

功效来源：《广西药用植物名录》《中华本草》

东风草

Blumea megacephala (Randeria) C. C. Chang et Y. Q. Tseng

分布地：至六隆镇约3 km公里路旁

采集号：451029130317003（GXMI）

功效来源：《广西药用植物名录》《中华本草》

柔毛艾纳香

Blumea mollis (D. Don) Merr.

分布地：潞城瑶族乡丰厚水库周围

采集号：451029130320009（GXMI）

功效来源：《广西药用植物名录》《中华本草》

长圆叶艾纳香 大黄草

Blumea oblongifolia Kitam.

分布地：浪平镇岑王老山

采集号：张肇骞 11045（IBK）

功效来源：《广西药用植物名录》《中华本草》

戟叶艾纳香

Blumea sagittata Gagnep.

分布地：六隆镇门屯村门屯大沟

采集号：451029121018034（GXMI）

功效来源：《广西药用植物名录》

天名精 鹤虱

Carpesium abrotanoides L.

分布地：浪平镇平山村下南瓦土山沟

采集号：451029130422058（GXMI）

功效来源：《广西药用植物名录》《中华本草》《中国药典》（2020年版）

烟管头草

Carpesium cernuum Linn.

分布地：百乐乡各龙屯

采集号：451029130529025（GXMI）

功效来源：《广西药用植物名录》

贵州天名精

Carpesium faberi Winkler

分布地：浪平镇央村

采集号：451029130912014（GXMI）

功效来源：《广西药用植物名录》

棉毛尼泊尔天名精 地朝阳

Carpesium nepalense Less. var. *lanatum* (Hook. f. et Thomson ex C. B. Clarke) Kitam.

分布地：浪平镇弄怀屯土山

采集号：451029130723021（GXMI）

功效来源：《广西药用植物名录》《中华本草》

绵毛尼泊尔天名精

Carpesium nepalense Less. var. *lanatum* (Hook. f. et T. Thoms. ex C. B. Clarke) Kitam.

分布地：老山猫鼻梁村至浪平镇路上

采集号：李中提 600613（IBK）

功效来源：《广西药用植物名录》

飞机草

Chromolaena odoratum (L.) R. King et H. Rob.

分布地：浪平镇九凤村下寨唐家洞

采集号：451029130915014（GXMI）

功效来源：《广西药用植物名录》《中华本草》

野菊 野菊花

Chrysanthemum indicum L.

分布地：浪平镇弄阳村

采集号：451029121130032（GXMI）

功效来源：《广西药用植物名录》《中华本草》《中国药典》（2020年版）

总序蓟

Cirsium racemiforme Y. Ling et C. Shih

分布地：浪平镇岑王老山

采集号：451029130418017（GXMI）

功效来源：《广西药用植物名录》

牛口刺

Cirsium shansiense Petr.

分布地：浪平镇平山村毛家寨

采集号：451029121201029（GXMI）

功效来源：《本草经疏》《品汇精要》

白酒草

Conyza japonica (Thunb.) Less.

分布地：田林县万吉山公园

采集号：451029130527023（GXMI）

功效来源：《广西药用植物名录》《中华本草》

苏门白酒草

Conyza sumatrensis (Retz.) Walker

分布地：至八桂瑶族乡14~15 km间土山水沟

采集号：451029130319016（GXMI）

功效来源：《广西药用植物名录》《中华本草》

杯菊

Cyathocline purpurea (Buch. -Ham. ex D. Don) Kuntze

分布地：乐里镇新建村旺屯小河岸边

采集号：451029130316015（GXMI）

功效来源：《广西药用植物名录》《中华本草》

鱼眼草

Dichrocephala auriculata (Thunb.) Druce

分布地：浪平镇岑王老山安家坪村后山

采集号：451029130911015（GXMI）

功效来源：《广西药用植物名录》《中华本草》

小鱼眼草

Dichrocephala benthamii C. B. Clarke

分布地：浪平镇老山山顶

采集号：451029130910017（GXMI）

功效来源：《广西药用植物名录》《中华本草》

短冠东风菜 东风菜

Doellingeria marchandii (H. Lév.) Ling

分布地：浪平镇央村

采集号：451029130912015（GXMI）

功效来源：《广西药用植物名录》《中华本草》

鳢肠 墨旱莲

Eclipta prostrata (L.) L.

分布地：潞城瑶族乡营盘村十二桥附近

采集号：451029121015009（GXMI）

功效来源：《广西药用植物名录》《中华本草》《中国药典》（2020年版）

地胆草 地胆草、苦地胆根

Elephantopus scaber L.

分布地：八桂瑶族乡

采集号：451029130906079（GXMI）

功效来源：《广西药用植物名录》《中华本草》

小一点红 一点红

Emilia prenanthoidea DC.

分布地：浪平镇老山山顶

采集号：451029130910013（GXMI）

功效来源：民间

一点红

Emilia sonchifolia DC.

分布地：利周瑶族乡爱善村村旁

采集号：451029121013012（GXMI）

功效来源：《广西药用植物名录》《中华本草》

一年蓬

Erigeron annuus Pers.

分布地：潞城瑶族乡八维屯4号样地附近

采集号：451029130531002（GXMI）

功效来源：《中华本草》

多须公 华泽兰

Eupatorium chinese L.

分布地：浪平镇岑王老山

采集号：451029121020028（GXMI）

功效来源：民间

白头婆

Eupatorium japonicum Thunb.

分布地：浪平镇岑王老山安家坪村后山

采集号：451029130911012（GXMI）

功效来源：《广西药用植物名录》《中华本草》

牛膝菊 向阳花、辣子草

Galinsoga parviflora Cav.

分布地：浪平镇平山村下南瓦土山沟

采集号：451029130422077（GXMI）

功效来源：《广西壮药新资源》《中华本草》

毛大丁草 白眉草

Gerbera piloselloides (L.) Cass.

分布地：利周瑶族乡福祥村

采集号：451029121130011（GXMI）

功效来源：《广西药用植物名录》《中华本草》

拟鼠麹草（鼠麹草） 鼠曲草

Gnaphalium affine D. Don

分布地：旧州镇汤海立体农业示范区

采集号：451029121014053（GXMI）

功效来源：《广西药用植物名录》《中华本草》

秋拟鼠麹草（秋鼠麹草） 天水蚁草

Gnaphalium hypoleucum DC.

分布地：浪平镇岑王老山达隆坪村

采集号：451029130906045（GXMI）

功效来源：民间、《广西药用植物名录》《中华本草》

细叶鼠麹草 天青地白

Gnaphalium japonicum Thunb.

分布地：犀牛塘后山

采集号：451029130315027（GXMI）

功效来源：《广西药用植物名录》《中华本草》

田基黄

Grangea maderaspatana (L.) Poir.

分布地：潞城瑶族乡高速公路后山

采集号：451029130529004（GXMI）

功效来源：《广西药用植物名录》

红凤菜

Gynura bicolor (Roxb. ex Willd.) DC.

分布地：旧州镇广龙村土山

采集号：451029121205001（GXMI）

功效来源：《广西药用植物名录》《中华本草》

白子菜

Gynura divaricata (L.) DC.

分布地：浪平镇下坝岩山

采集号：451029130602015（GXMI）

功效来源：《广西药用植物名录》《中华本草》

平卧菊三七 蛇接骨

Gynura procumbens (Lour.) Merr.

分布地：浪平镇岑王老山经营所至叶家坡途中

采集号：张肇骞 10993（IBK）

功效来源：《中华本草》

泥胡菜

Hemistepta lyrata (Bunge) Bunge

分布地：浪平镇顺利宾馆后石山山脚

采集号：451029130423024（GXMI）

功效来源：《广西药用植物名录》《中华本草》

羊耳菊

Inula cappa (Buch. -Ham. ex D. Don) DC.

分布地：浪平镇后山

采集号：451029121021078（GXMI）

功效来源：《广西药用植物名录》《中华本草》

细叶小苦荬 粉苞苣

Ixeridium gracile (DC.) Shih

分布地：浪平镇陇怀屯

采集号：451029130603015（GXMI）

功效来源：《广西药用植物名录》《中华本草》

马兰

Kalimeris indica (L.) Sch. Bip.

分布地：浪平镇陇怀屯

采集号：451029130603014（GXMI）

功效来源：《广西药用植物名录》《中华本草》

六棱菊

Laggera alata (D. Don) Sch. -Bip. ex Oliv.

分布地：平塘乡平塘村周围石山

采集号：451029121209005（GXMI）

功效来源：《广西药用植物名录》《中华本草》

翼齿六棱菊

Laggera pterodonta Sch. Bip. ex Oliv.

分布地：潞城至福达2~3 km公路边

采集号：451029130320002（GXMI）

功效来源：《广西药用植物名录》《中华本草》《中国药典》（2020年版）

小舌菊

Microglossa pyrifolia (Lam.) Kuntze

分布地：旧州镇那度村百怀屯旁

采集号：451029121014002（GXMI）

功效来源：《广西药用植物名录》

圆舌粘冠草 油头草

Myriactis nepalensis Less.

分布地：浪平镇岑王老山山顶

采集号：451029130910023（GXMI）

功效来源：《广西药用植物名录》《中华本草》

银胶菊

Parthenium hysterophorus L.

分布地：八桂瑶族乡弄萨村

采集号：451029130427037（GXMI）

功效来源：《广西药用植物名录》

苇谷草 草金杉

Pentanema indicum (L.) Ling var. *indicum*

分布地：利周至浪平镇岑王老山途中

采集号：张启泰 10930（KUN）

功效来源：《广西药用植物名录》

兔耳一枝箭（毛大丁草）

Piloselloides hirsuta (Forsk.) C. Jeffrey ex Cyfodontis (*Gerbera piloselloides* (L.) Cass.)

分布地：浪平镇平山村田坎石山沟（老沟）

采集号：451029130422004（GXMI）

功效来源：《中药大辞典》《中华本草》

金仙草 金花蚤草

Pulicaria chrysantha (Diels) Ling

分布地：利周瑶族乡新建村周围土山

采集号：451029121203026（GXMI）

功效来源：《中华本草》

秋分草 大鱼鳅串

Rhynchospermum verticillatum Reinw.

分布地：百乐乡龙车村石山

采集号：451029130907046（GXMI）

功效来源：《广西药用植物名录》《中华本草》

三角叶风毛菊

Saussurea deltoidea (DC.) Sch. -Bip.

分布地：浪平公社

采集号：田林专业队 3–43357（GXMI）

功效来源：《广西药用植物名录》《中华本草》

千里光

Senecio scandens Buch. -Ham. ex D. Don

分布地：浪平镇委贵村弄桑屯

采集号：451029121201016（GXMI）

功效来源：《广西药用植物名录》《中华本草》《中国药典》（2020年版）

腺梗豨莶无腺变型 豨莶草

Siegesbeckia pubescens Makino f. *eglandulosa* Ling et Hwang

分布地：六隆镇供央村鸡沟山

采集号：451029121016013（GXMI）

功效来源：《广西药用植物名录》

蒲儿根

Sinosenecio oldhamianus (Maxim.) B. Nord.

分布地：浪平镇甲朗村

采集号：451029130314026（GXMI）

功效来源：《广西药用植物名录》《中华本草》

一枝黄花

Solidago decurrens Lour.

分布地：浪平镇岑王老山山顶

采集号：451029130910034（GXMI）

功效来源：《广西药用植物名录》《中华本草》《中国药典》（2020年版）

苣荬菜 裂叶苣荬菜

Sonchus arvensis L.

分布地：至六隆镇约3 km公里路旁

采集号：451029130317007（GXMI）

功效来源：《广西药用植物名录》

金钮扣 红铜水草

Spilanthes paniculata Wall. ex DC.

分布地：利周瑶族乡爱善村村旁

采集号：451029121013030（GXMI）

功效来源：《广西药用植物名录》《中华本草》

金腰箭

Synedrella nodiflora (L.) Gaertn.

分布地：乐里镇新建村

采集号：451029130808005（GXMI）

功效来源：《广西药用植物名录》《中华本草》

密花合耳菊

Synotis cappa (Buch. -Ham. ex D. Don) C. Jeffrey et Y. L. Chen

分布地：浪平镇岑王老山山顶

采集号：451029130910010（GXMI）

功效来源：《广西药用植物名录》

锯叶合耳菊 白叶火草

Synotis nagensium (C. B. Clarke) C. Jeffrey et Y. L. Chen

分布地：浪平镇弄怀屯土山

采集号：451029130723026（GXMI）

功效来源：《广西药用植物名录》《中华本草》

蒲公英

Taraxacum mongolicum Hand. -Mazz.

分布地：浪平镇央村

采集号：451029130601045（GXMI）

功效来源：《广西药用植物名录》《中华本草》《中国药典》（2020年版）

肿柄菊

Tithonia diversifolia A. Gray

分布地：浪平镇委贵村茶洞屯石山

采集号：451029130723007（GXMI）

功效来源：《广西药用植物名录》《中华本草》

糙叶斑鸠菊

Vernonia aspera (Roxb.) Buch. -Ham.

分布地：潞城瑶族乡丰厚水库周围

采集号：451029130320015（GXMI）

功效来源：《广西壮药新资源》《中华本草》

夜香牛

Vernonia cinerea (L.) Less.

分布地：利周瑶族乡新建村周围的土山

采集号：451029121203028（GXMI）

功效来源：《广西药用植物名录》《中华本草》

毒根斑鸠菊 发痧藤

Vernonia cumingiana Benth.

分布地：六隆镇门屯大沟

采集号：451029130317034（GXMI）

功效来源：《中华本草》

咸虾花

Vernonia patula (Dryand.) Merr.

分布地：六隆镇门屯村平寨屯

采集号：451029121016039（GXMI）

功效来源：《广西药用植物名录》《中华本草》

柳叶斑鸠菊

Vernonia saligna DC.

分布地：利周瑶族乡田家湾村下西游

采集号：451029130910069（GXMI）

功效来源：《中华本草》

折苞斑鸠菊

Vernonia spirei Gand.

分布地：浪平镇岑王老山丢草坳村

采集号：451029130908006（GXMI）

功效来源：《广西药用植物名录》

大叶斑鸠菊

Vernonia volkameriifolia (Wall.) DC.

分布地：至六隆镇约3 km公里路旁

采集号：451029130317009（GXMI）

功效来源：《中华本草》

蟛蜞菊

Wedelia chinensis (Osbeck) Merr.

分布地：田林县万吉山公园

采集号：451029121017030（GXMI）

功效来源：《广西药用植物名录》《中华本草》

山蟛蜞菊 麻叶蟛蜞菊

Wedelia wallichii Less.

分布地：潞城瑶族乡八维屯4号样地附近

采集号：451029130531008（GXMI）

功效来源：《广西药用植物名录》《中华本草》

苍耳 苍耳子

Xanthium sibiricum Patrin ex Widder

分布地：潞城瑶族乡营盘村十二桥附近

采集号：451029121015023（GXMI）

功效来源：《中药大辞典》《中华本草》《广西药用植物名录》《中华本草》《中国药典》（2020年版）

异叶黄鹌菜

Youngia heterophylla (Hemsl.) Babc. et Stebbins

分布地：潞城瑶族乡百昂至百乐23 km处路旁

采集号：451029130322008（GXMI）

功效来源：《长江三峡中草药图谱》

黄鹌菜

Youngia japonica (L.) DC.

分布地：田林县万吉山公园

采集号：451029121017008（GXMI）

功效来源：《广西药用植物名录》《中华本草》

239. 龙胆科 Gentianaceae

头花龙胆

Gentiana cephalantha Franch.

分布地：浪平镇岩科村甘洞坳

采集号：张奠湘，陈炳辉 156（IBSC）

功效来源：《中华本草》

红花龙胆 小龙胆草

Gentiana rhodantha Franch.

分布地：浪平镇长洞

采集号：南植地 5119（IBK）

功效来源：《中华本草》

滇龙胆草 龙胆

Gentiana rigescens Franch.

分布地：老山林场场部

采集号：高成芝，刘治仁 26603（GXMI）

功效来源：《中国药典》（2020年版）《中华本草》

獐牙菜 大苦草

Swertia bimaculata (Sieb. et Zucc.) Hook. f. et Thomson ex C. B. Clarke

分布地：浪平公社

采集号：田林专业队 3-43355（GXMI）

功效来源：《广西药用植物名录》《中华本草》

240. 报春花科 Primulaceae

点地梅

Androsace umbellata (Lour.) Merr.

分布地：浪平镇甲朗村

采集号：451029130314021（GXMI）

功效来源：《广西药用植物名录》《中华本草》

泽珍珠菜 单条草

Lysimachia candida Lindl.

分布地：潞城瑶族乡高速公路后山

采集号：451029130529019（GXMI）

功效来源：《广西药用植物名录》《中华本草》

石山细梗香草

Lysimachia capillipes Hemsl. var. *cavaleriei* (H. Lév.) Hand. -Mazz.

分布地：浪平镇

采集号：451029130425068（GXMI）

功效来源：《广西药用植物名录》

临时救

Lysimachia congestiflora Hemsl.

分布地：浪平镇岑王老山

采集号：451029130722004（GXMI）

功效来源：《广西药用植物名录》《中华本草》

延叶珍珠菜 疬子草

Lysimachia decurrens G. Forst.

分布地：六隆镇洞弄村木场下分场

采集号：451029130321010（GXMI）

功效来源：《中华本草》

灵香草

Lysimachia foenum-graecum Hance

分布地：浪平镇岑王老山桥下山沟（39 km）

采集号：451029130419020（GXMI）

功效来源：《广西药用植物名录》《中华本草》

三叶香草

Lysimachia insignis Hemsl.

分布地：八桂瑶族乡

采集号：451029140417011（GXMI）

功效来源：《广西药用植物名录》《中华本草》

耳柄过路黄

Lysimachia otophora C. Y. Wu

分布地：田林县至浪平镇路旁

采集号：451029130601019（GXMI）

功效来源：《广西药用植物名录》

落地梅 追风伞

Lysimachia paridiformis Franch. var. *paridiformis*

分布地：浪平镇央村

采集号：451029130601043（GXMI）

功效来源：《广西药用植物名录》《中华本草》

报春花

Primula malacoides Franch.

分布地：者苗乡者化村弄盘屯

采集号：451029140418007（GXMI）

功效来源：《广西药用植物名录》《中华本草》

241. 白花丹科（蓝雪科）Plumbaginaceae

白花丹

Plumbago zeylanica L.

分布地：八桂瑶族乡弄瓦村变电站

采集号：451029121019038（GXMI）

功效来源：《广西药用植物名录》《中华本草》

242. 车前科 Plantaginaceae

车前 车前草

Plantago asiatica L. subsp. *asiatica*

分布地：至六隆镇约3 km公里路旁

采集号：451029130317005（GXMI）

功效来源：《广西药用植物名录》《中华本草》《中国药典》（2020年版）

243. 桔梗科 Campanulaceae

球果牧根草 土沙参

Asyneuma chinense D. Y. Hong

分布地：浪平镇九凤村唐家洞

采集号：451029130719046（GXMI）

功效来源：《广西药用植物名录》《中华本草》

金钱豹

Campanumoea javanica Blume subsp. *japonica* (Maxim. ex Makino) D. Y. Hong

分布地：八桂瑶族乡

采集号：451029130906078（GXMI）

功效来源：《中华本草》

桂党参 大花金钱豹
Campanumoea javanica Blume subsp. *javanica*
分布地：浪平镇岑王老山达隆坪村
采集号：451029130906036（GXMI）
功效来源：《广西药用植物名录》《中华本草》

长叶轮钟草
Cyclocodon lancifolius (Roxb.) Kurz
分布地：浪平镇甲朗村袁家洞
采集号：451029130811008（GXMI）
功效来源：《广西药用植物名录》《中华本草》

同钟花 扭子菜
Homocodon brevipes (Hemsl.) D. Y. Hong
分布地：浪平镇岑王老山山顶
采集号：451029130910032（GXMI）
功效来源：《广西药用植物名录》《中华本草》

蓝花参
Wahlenbergia marginata (Thunb.) A. DC.
分布地：浪平镇委贵村
采集号：451029130420043（GXMI）
功效来源：《广西药用植物名录》《中华本草》

244. 半边莲科 Lobeliaceae
铜锤玉带草
Lobelia angulata Forst.
分布地：旧州镇汤海立体农业示范区
采集号：451029121014039（GXMI）
功效来源：《广西药用植物名录》《中华本草》

线萼山梗菜 狭萼半边莲
Lobelia melliana E. Wimm.
分布地：浪平镇央村村河坝屯
采集号：451029130913042（GXMI）
功效来源：《中华本草》

塔花山梗菜 铁栏杆
Lobelia pyramidalis Wall.
分布地：浪平镇后山
采集号：451029121021075（GXMI）
功效来源：《中华本草》

西南山梗菜
Lobelia sequinii H. Lév. et Vaniot
分布地：浪平公社
采集号：田林专业队 3–43332（GXMI）
功效来源：《中华本草》

249. 紫草科 Boraginaceae
琉璃草 倒提壶
Cynoglossum furcatum Wall.
分布地：浪平镇岑王老山林场场部
采集号：高成芝，刘治仁 26518（GXMI）
功效来源：《广西药用植物名录》《中华本草》

上思厚壳树
Ehretia tsangii I. M. Johnst.
分布地：旧州镇附近
采集号：张肇骞 10008（IBSC）
功效来源：《广西药用植物名录》

250. 茄科 Solanaceae
辣椒
Capsicum annuum L.
分布地：八渡瑶族乡那拉村石山
采集号：451029130907003（GXMI）
功效来源：《广西药用植物名录》《中华本草》《中国药典》（2020年版）

红丝线 毛药
Lycianthes biflora (Lour.) Bitter var. *biflora*
分布地：浪平镇岑王老山达隆坪村
采集号：451029130906055（GXMI）
功效来源：《广西药用植物名录》《中华本草》

小酸浆 灯笼泡
Physalis minima L.
分布地：田林县万吉山公园
采集号：451029121017040（GXMI）
功效来源：《广西药用植物名录》《中华本草》

喀西茄 野颠茄
Solanum aculeatissimum Jacquem.
分布地：六隆镇门屯村门屯
采集号：451029121016052（GXMI）
功效来源：《广西药用植物名录》《中华本草》

少花龙葵
Solanum americanum Mill.
分布地：田林–浪平公路旁
采集号：451029130811014（GXMI）
功效来源：《广西药用植物名录》《中华本草》

假烟叶树
Solanum erianthum D. Don
分布地：利周瑶族乡
采集号：451029121013001（GXMI）
功效来源：民间

野海茄 毛凤藤
Solanum japonense Nakai
分布地：老山经营所至叶家坡途中
采集号：张肇骞 11000（IBK）
功效来源：《广西药用植物名录》《中华本草》

白英
Solanum lyratum Thunb.
分布地：浪平镇岑王老山达隆坪村
采集号：451029130906034（GXMI）
功效来源：《广西药用植物名录》《中华本草》

龙葵
Solanum nigrum L.
分布地：潞城瑶族乡丰厚水库周围
采集号：451029130320024（GXMI）
功效来源：《广西药用植物名录》《中华本草》

旋花茄 旋柄茄
Solanum spirale Roxb.
分布地：板桃公社
采集号：覃德海，黄善谋 26444（GXMI）
功效来源：《广西药用植物名录》《中华本草》

水茄 丁茄根
Solanum torvum Sw.
分布地：旧州镇那度村百怀屯旁
采集号：451029121014008（GXMI）
功效来源：《广西药用植物名录》

刺天茄 丁茄根
Solanum violaceum Ortega
分布地：浪平镇香维村
采集号：451029121202042（GXMI）
功效来源：《中华本草》

251. 旋花科 Convolvulaceae

头花银背藤
Argyreia capitiformis (Poir.) Ooststr.
分布地：六隆镇门屯村门屯大沟
采集号：451029121018023（GXMI）
功效来源：《广西药用植物名录》

东京银背藤
Argyreia pierreana Boiss.
分布地：利周瑶族乡新建村周围土山
采集号：451029121203008（GXMI）
功效来源：《广西药用植物名录》《中华本草》

苞叶藤
Blinkworthia convolvuloides Prain
分布地：潞城瑶族乡巴那岗

采集号：刘坚 3348（GXMI）
功效来源：《广西药用植物名录》

飞蛾藤
Dinetus racemosus (Roxb.) Buch. -Ham. ex Sweet
分布地：利周瑶族乡爱善村那柴坡
采集号：451029121013019（GXMI）
功效来源：《广西药用植物名录》《中华本草》

蕹菜
Ipomoea aquatica Forssk.
分布地：利周瑶族乡
采集号：451029130906059（GXMI）
功效来源：《广西药用植物名录》《中华本草》

毛牵牛 牵牛子
Ipomoea biflora (L.) Pers.
分布地：潞城瑶族乡营盘村十二桥附近
采集号：451029121015133（GXMI）
功效来源：《广西药用植物名录》

牵牛
Ipomoea nil (L.) Roth
分布地：浪平镇顺利宾馆后山
采集号：451029121021058（GXMI）
功效来源：《广西药用植物名录》《中国药典》
（2020年版）

金钟藤
Merremia boisiana (Gagnep.) Ooststr. var. *boisiana*
分布地：旧州镇汤海立体农业示范区
采集号：451029121014095（GXMI）
功效来源：《广西药用植物名录》

篱栏网 篱栏子
Merremia hederacea (Burm. f.) Hallier f.
分布地：潞城瑶族乡营盘村十二桥附近
采集号：451029121015002（GXMI）
功效来源：《广西药用植物名录》《中华本草》

掌叶鱼黄草
Merremia vitifolia (Burm. f.) Hallier f.
分布地：利周瑶族乡百六村口公路旁
采集号：451029130316005（GXMI）
功效来源：《广西药用植物名录》

茑萝
Quamoclit pennata (Desr.) Boj.
分布地：利周瑶族乡
采集号：451029130906057（GXMI）
功效来源：《广西药用植物名录》

252. 玄参科 Scrophulariaceae

来江藤 蜜桶花
Brandisia hancei Hook. f.
分布地：浪平镇弄阳村
采集号：451029121130029（GXMI）
功效来源：《广西药用植物名录》《中华本草》

钟萼草
Lindenbergia philippensis (Cham. et Schltdl.) Benth.
分布地：潞城瑶族乡三瑶村瑶怒屯
采集号：451029130426027（GXMI）
功效来源：《广西药用植物名录》《中华本草》

母草
Lindernia crustacea (L.) F. Muell.
分布地：乐里镇新建村
采集号：451029130808025（GXMI）
功效来源：《广西药用植物名录》《中华本草》

旱田草
Lindernia ruellioides (Colsm.) Pennell
分布地：六隆镇门屯村门屯大沟
采集号：451029130808040（GXMI）
功效来源：《广西药用植物名录》《中华本草》

通泉草
Mazus pumilus (Burm. f.) Steenis var. *pumilus*
分布地：浪平镇九凤村唐家洞
采集号：451029130719058（GXMI）
功效来源：《全国中草药汇编》

白花泡桐 泡桐根
Paulownia fortunei (Seem.) Hemsl.
分布地：浪平镇岑王老山水沟边
采集号：451029130314101（GXMI）
功效来源：《广西药用植物名录》《中华本草》

野甘草
Scoparia dulcis L.
分布地：六隆镇门屯村门屯大沟
采集号：451029121016041（GXMI）
功效来源：《广西药用植物名录》《中华本草》

独脚金
Striga asiatica (L.) Kuntze
分布地：利周瑶族乡新建村周围土山
采集号：451029121203002（GXMI）
功效来源：《广西药用植物名录》《中华本草》

光叶蝴蝶草
Torenia asiatica L.
分布地：浪平镇岑王老山安家坪村

采集号：451029130724044（GXMI）
功效来源：《广西药用植物名录》《中华本草》

毛叶蝴蝶草
Torenia benthamiana Hance
分布地：六隆镇供央村鸡沟山
采集号：451029121016006（GXMI）
功效来源：《广西药用植物名录》

单色蝴蝶草
Torenia concolor Lindl.
分布地：八桂瑶族乡弄瓦村变电站
采集号：451029121019025（GXMI）
功效来源：《广西药用植物名录》《中华本草》

紫萼蝴蝶草
Torenia violacea (Azaola ex Blanco) Pennell
分布地：浪平镇岑王老山达隆坪村
采集号：451029130906039（GXMI）
功效来源：《广西药用植物名录》《中华本草》

阿拉伯婆婆纳 肾子草
Veronica persica Poir.
分布地：浪平镇岑王老山林场
采集号：高成芝,刘治仁 26516（GXMI）
功效来源：《中华本草》

水苦荬
Veronica undulata Wall. ex Jack
分布地：潞城瑶族乡渭卡村公路旁
采集号：451029130322004（GXMI）
功效来源：《广西药用植物名录》

253. 列当科 Orobanchaceae

蘑寄生
Gleadovia ruborum Gamble et Prain
分布地：百乐乡谷龙村
采集号：451029140412001（GXMI）
功效来源：《广西药用植物名录》《中华本草》

256. 苦苣苔科 Gesneriaceae

广西芒毛苣苔 下山虎
Aeschynanthus austroyunnanensis W. T. Wang var. *guangxiensis* (Chun ex W. T. Wang) W. T. Wang
分布地：浪平镇岑王老山安家坪村后山
采集号：451029130911044（GXMI）
功效来源：《广西药用植物名录》

黄杨叶芒毛苣苔
Aeschynanthus buxifolius Hemsl.
分布地：浪平镇岑王老山大桥顶上土山

采集号：451029130725043（GXMI）

功效来源：植物分类学报

横蒴苣苔

Beccarinda tonkinensis (Pellegr.) B. L. Burtt

分布地：浪平镇岑王老山林场伟洪山

采集号：高成芝,刘治仁 26499（GXMI）

功效来源：《广西药用植物名录》

革叶粗筒苣苔

Briggsia mihieri (Franch.) Craib

分布地：浪平镇岑王老山路边

采集号：451029121130054（GXMI）

功效来源：《广西药用植物名录》《中华本草》

朱红苣苔

Calcareoboea coccinea C. Y. Wu ex H. W. Li

分布地：浪平镇央村

采集号：451029130601038（GXMI）

功效来源：《广西药用植物名录》

羽裂唇柱苣苔

Chirita pinnatifida (Hand. -Mazz.) B. L. Burtt

分布地：浪平镇岑王老山安家坪村

采集号：451029130724038（GXMI）

功效来源：《广西药用植物名录》

斑叶唇柱苣苔

Chirita pumila D. Don

分布地：浪平镇岑王老山大王庙附近土山

采集号：451029130724007（GXMI）

功效来源：《滇省志》《哈尼药》

疏脉半蒴苣苔

Hemiboea cavaleriei H. Lév. var. *paucinervis* W. T. Wang et Z. Y. Li

分布地：浪平镇平山村毛家寨

采集号：451029121201030（GXMI）

功效来源：《广西药用植物名录》

滇黔紫花苣苔

Loxostigma cavaleriei (H. Lév. et Vaniot) B. L. Burtt

分布地：浪平镇岑王老山天王庙村后山

采集号：451029130908008（GXMI）

功效来源：民间

吊石苣苔 石吊兰

Lysionotus pauciflorus Maxim.

分布地：浪平镇委贵村茶洞屯石山

采集号：451029130723017（GXMI）

功效来源：《广西药用植物名录》《中华本草》《中国药典》（2020年版）

白花蛛毛苣苔

Paraboea glutinosa (Hand. -Mazz.) K. Y. Pan

分布地：浪平镇岑王老山丢草坳

采集号：451029130313031（GXMI）

功效来源：民间

蛛毛苣苔

Paraboea sinensis (Oliv.) B. L. Burtt

分布地：浪平镇陇怀屯

采集号：451029130603039（GXMI）

功效来源：《广西药用植物名录》《中华本草》

尖舌苣苔 大脖子药

Rhynchoglossum obliquum Blume

分布地：田林–浪平公路旁

采集号：451029130811017（GXMI）

功效来源：《广西药用植物名录》《中华本草》

257. 紫葳科 Bignoniaceae

火烧花

Mayodendron igneum (Kurz) Kurz

分布地：六隆镇供央村鸡沟

采集号：451029130317022（GXMI）

功效来源：《广西药用植物名录》

木蝴蝶

Oroxylum indicum (L.) Benth. ex Kurz

分布地：利周瑶族乡新建村

采集号：451029121203043（GXMI）

功效来源：《广西药用植物名录》《中华本草》《中国药典》（2020年版）

258. 芝麻科（胡麻科）Pedaliaceae

芝麻 黑芝麻

Sesamum indicum L.

分布地：六隆镇门屯村门屯大沟

采集号：451029130808037（GXMI）

功效来源：《广西药用植物名录》《中华本草》《中国药典》（2020年版）

259. 爵床科 Acanthaceae

白接骨

Asystasiella neesiana (Wall.) Lindau

分布地：浪平镇岑王老山大王庙附近土山

采集号：451029130724031（GXMI）

功效来源：《广西药用植物名录》《中华本草》

假杜鹃 紫靛

Barleria cristata L.

分布地：龙车乡采石场

采集号：451029121204041（GXMI）

功效来源:《广西药用植物名录》《中华本草》

狗肝菜

Dicliptera chinensis (L.) Juss.

分布地:八桂瑶族乡弄瓦村变电站

采集号:451029121019039(GXMI)

功效来源:《岭南采药录》《陆川本草》《南宁市药物志》《岭南草药志》

鸭嘴花

Justicia adhatoda L.

分布地:潞城瑶族乡丰厚水库周围

采集号:451029130320022(GXMI)

功效来源:《广西药用植物名录》《中华本草》

爵床

Justicia procumbens L. var. *procumbens*

分布地:乐里镇新建村

采集号:451029130808019(GXMI)

功效来源:《广西药用植物名录》《中华本草》

鳞花草

Lepidagathis incurva Buch. -Ham. ex D. Don

分布地:八桂瑶族乡六仆村

采集号:451029140109005(GXMI)

功效来源:《广西药用植物名录》《中华本草》

九头狮子草

Peristrophe japonica (Thunb.) Bremek.

分布地:乐里镇新建村旺屯小河岸边

采集号:451029130316014(GXMI)

功效来源:《广西药用植物名录》《中华本草》

云南山壳骨

Pseuderanthemum graciliflorum (Nees) Ridl.

分布地:潞城瑶族乡三瑶村瑶怒屯

采集号:451029130426047(GXMI)

功效来源:民间

芦莉草

Ruellia brattosiana leonard

分布地:乐里镇新建村

采集号:451029130808013(GXMI)

功效来源:《广州植物志》

中华孩儿草 明萼草

Rungia chinensis Benth.

分布地:浪平镇岑王老山安家坪村后山

采集号:451029130911046(GXMI)

功效来源:《中华本草》

水蓑衣

Hygrophila salicifolia (Vahl) Nees

分布地:利周瑶族乡爱善村村旁

采集号:451029121013032(GXMI)

功效来源:《广西药用植物名录》《中华本草》

263. 马鞭草科 Verbenaceae

木紫珠 乔木紫珠

Callicarpa arborea Roxb.

分布地:浪平镇甲朗村袁家洞

采集号:451029130811001(GXMI)

功效来源:《广西药用植物名录》《中华本草》

紫珠 珍珠枫

Callicarpa bodinieri H. Lév. var. *bodinieri*

分布地:浪平镇陇怀屯

采集号:451029130603036(GXMI)

功效来源:《广西药用植物名录》《中华本草》

华紫珠 紫珠

Callicarpa cathayana H. T. Chang

分布地:浪平镇岑王老山经营所附近

采集号:张肇骞 10944(IBK)

功效来源:《广西药用植物名录》《中华本草》

杜虹花 紫珠叶

Callicarpa formosana Rolfe

分布地:浪平镇甲朗村弄酸屯–弄沙屯

采集号:451029130719077(GXMI)

功效来源:《广西药用植物名录》《中华本草》《中国药典》(2020年版)

老鸦糊

Callicarpa giraldii Hesse ex Rehder var. *giraldii*

分布地:浪平镇

采集号:451029130425062(GXMI)

功效来源:《广西药用植物名录》《中华本草》

大叶紫珠

Callicarpa macrophylla Vahl

分布地:旧州镇那度村百怀屯旁

采集号:451029121014005(GXMI)

功效来源:《广西药用植物名录》《中华本草》《中国药典》(2020年版)

红紫珠

Callicarpa rubella Lindl. f. *rubella*

分布地:浪平镇陇怀屯

采集号:451029130603021(GXMI)

功效来源:《广西药用植物名录》《中华本草》

金腺莸
Caryopteris aureoglandulosa (Vaniot) C. Y. Wu
分布地：平山乡香维村下寨屯
采集号：451029130130001（GXMI）
功效来源：《广西药用植物名录》

锥花莸 紫红鞭
Caryopteris paniculata C. B. Clarke
分布地：那比乡那腊村
采集号：451029130128004（GXMI）
功效来源：《广西药用植物名录》《中华本草》

三花莸 六月寒
Caryopteris teniflora Maxim.
分布地：浪平镇平山村毛家寨
采集号：451029121201024（GXMI）
功效来源：《全国中草药汇编》《中华本草》《中药大辞典》

灰毛大青
Clerodendrum canescens Wall. ex Walp.
分布地：浪平镇岑王老山天王庙村后山
采集号：451029130908029（GXMI）
功效来源：《中国植物志》

臭茉莉
Clerodendrum chinense (Osbeck) Mabb. var. *simplex* (Moldenke) S. L. Chen
分布地：六隆镇洞弄村木场下分场
采集号：451029130321011（GXMI）
功效来源：《广西药用植物名录》《中华本草》

赪桐 赪桐根
Clerodendrum japonicum (Thunb.) Sweet
分布地：八桂瑶族乡弄瓦村变电站
采集号：451029121019033（GXMI）
功效来源：《广西药用植物名录》《中华本草》

海通
Clerodendrum mandarinorum Diels
分布地：利周瑶族乡福祥村
采集号：451029121130009（GXMI）
功效来源：《广西药用植物名录》《中华本草》

三台花 三台红花
Clerodendrum serratum (L.) Moon var. *amplexifolium* Moldenke
分布地：旧州镇八架水库
采集号：451029130528009（GXMI）
功效来源：《广西药用植物名录》《中华本草》

三对节
Clerodendrum serratum (L.) Moon var. *serratum*
分布地：那比乡普农普牙河边
采集号：覃民府等 02842（IBK）
功效来源：《广西药用植物名录》《中华本草》

马缨丹 五色梅叶
Lantana camara L.
分布地：田林县万吉山公园
采集号：451029121017003（GXMI）
功效来源：《广西药用植物名录》《中华本草》

过江藤
Phyla nodiflora (L.) E. L. Greene
分布地：旧州镇那渡村
采集号：451029130425004（GXMI）
功效来源：《广西药用植物名录》《中华本草》

滇桂豆腐柴
Premna confinis C. P'ei et S. L. Chen ex C. Y. Wu
分布地：旧州镇那度村百怀屯旁
采集号：451029121014004（GXMI）
功效来源：《广西药用植物名录》

石山豆腐柴
Premna crassa Hand. -Mazz.
分布地：百乐乡
采集号：451029130531027（GXMI）
功效来源：《广西药用植物名录》

黄毛豆腐柴 斑鸠占
Premna fulva Craib
分布地：八桂瑶族乡弄萨村
采集号：451029130427044（GXMI）
功效来源：《广西药用植物名录》《中华本草》

千解草
Premna herbacea Roxb.
分布地：潞城瑶族乡高速公路后山
采集号：451029130529001（GXMI）
功效来源：《广西药用植物名录》《中华本草》

马鞭草
Verbena officinalis L.
分布地：乐里镇新建村旺屯小河岸边
采集号：451029130316031（GXMI）
功效来源：《广西药用植物名录》《中华本草》

长叶荆
Vitex burmensis Moldenke
分布地：旧州镇汤海立体农业示范区
采集号：451029121014041（GXMI）

功效来源：民间

灰毛牡荆
Vitex canescens Kurz
分布地：浪平镇岑王老山安家坪村后山
采集号：451029130911038（GXMI）
功效来源：《广西药用植物名录》

牡荆 牡荆叶
Vitex negundo L. var. *cannabifolia* (Sieb. et Zucc.) Hand. -Mazz.
分布地：八桂瑶族乡弄瓦村变电站
采集号：451029121019005（GXMI）
功效来源：《广西药用植物名录》《中华本草》《中国药典》（2020年版）

黄荆 黄荆叶
Vitex negundo L. var. *negundo*
分布地：乐里镇新建村
采集号：451029130808011（GXMI）
功效来源：《广西药用植物名录》《中华本草》

263a. 透骨草科 Phrymaceae

透骨草
Phryma leptostachya L. subsp. *asiatica* (Hara) Kitamura
分布地：浪平镇顺利宾馆后山
采集号：451029121021054（GXMI）
功效来源：《广西药用植物名录》

264. 唇形科 Lamiaceae（Labiatae）

金疮小草 筋骨草
Ajuga decumbens Thunb.
分布地：江洞村
采集号：451029130315028（GXMI）
功效来源：《广西药用植物名录》《中华本草》《中国药典》（2020年版）

大籽筋骨草 拔毒草
Ajuga macrosperma Wall. ex Benth.
分布地：六隆镇门屯村门屯大沟
采集号：451029130317037（GXMI）
功效来源：《广西药用植物名录》《中华本草》

紫背金盘 散瘀草
Ajuga nipponensis Makino
分布地：浪平镇平山村下南瓦土山沟
采集号：451029130422039（GXMI）
功效来源：《广西药用植物名录》《中华本草》

广防风
Anisomeles indica (L.) Kuntze

分布地：利周瑶族乡村旁
采集号：451029121013004（GXMI）
功效来源：《广西药用植物名录》《中华本草》

细风轮菜 剪刀草
Clinopodium gracile (Benth.) Matsum.
分布地：浪平镇岑王老山桥下山沟（39 km）
采集号：451029130419079（GXMI）
功效来源：《广西药用植物名录》《中华本草》

灯笼草 断血流、灯笼草
Clinopodium polycephalum (Vaniot) C. Y. Wu et S. J. Hsuan
分布地：浪平镇顺利宾馆后田边
采集号：451029130314068（GXMI）
功效来源：《中华本草》《中国药典》（2020年版）

四方蒿
Elsholtzia blanda (Benth.) Benth.
分布地：浪平镇央村村河坝屯
采集号：451029130913041（GXMI）
功效来源：《广西药用植物名录》《中华本草》

野草香
Elsholtzia cyprianii (Pavol.) S. Chow ex P. S. Hsu
分布地：浪平镇弄阳村
采集号：451029121130030（GXMI）
功效来源：《中华本草》

野拔子
Elsholtzia rugulosa Hemsl.
分布地：浪平镇平山村毛家寨
采集号：451029121201025（GXMI）
功效来源：《广西药用植物名录》《中华本草》

中华锥花 老虎耳
Gomphostemma chinense Oliv.
分布地：猫鼻梁村背后毛湾
采集号：李荫昆 512（IBK）
功效来源：《广西药用植物名录》《中华本草》

山香
Hyptis suaveolens (L.) Poit.
分布地：潞城瑶族乡营盘村十二桥附近
采集号：451029121015022（GXMI）
功效来源：《广西药用植物名录》《中华本草》

细锥香茶菜
Isodon coetsa (Buch. -Ham. ex D. Don) Kudo
分布地：龙车乡采石场
采集号：451029121204028（GXMI）
功效来源：《广西药用植物名录》《中华本草》

线纹香茶菜 溪黄草

Isodon lophanthoides (Buch. -Ham. ex D. Don) H. Hara var. *lophanthoides*

分布地：浪平镇岑王老山

采集号：451029121020010（GXMI）

功效来源：《广西药用植物名录》《中华本草》

碎米桠 冬凌草

Isodon rubescens (Hemsl.) H. Hara

分布地：浪平镇岑王老山

采集号：451029121021007（GXMI）

功效来源：《广西药用植物名录》《中华本草》《中国药典》（2020年版）

益母草

Leonurus japonicus Houtt.

分布地：浪平镇香维村

采集号：451029121202038（GXMI）

功效来源：《广西药用植物名录》《中华本草》《中国药典》（2020年版）

绣球防风

Leucas ciliata Benth.

分布地：田林–浪平公路旁

采集号：451029130601001（GXMI）

功效来源：《广西药用植物名录》《中华本草》

疏毛白绒草

Leucas mollissima Wall. ex Benth. var. *chinensis* Benth.

分布地：利周瑶族乡爱善村村旁

采集号：451029121013045（GXMI）

功效来源：《广西药用植物名录》

白绒草

Leucas mollissima Wall. ex Benth. var. *mollissima*

分布地：六隆镇供央村鸡沟山

采集号：451029121016015（GXMI）

功效来源：《广西药用植物名录》《中华本草》

蜜蜂花 鼻血草

Melissa axillaris (Benth.) Bakh. f.

分布地：浪平镇甲朗村弄酸屯–弄沙屯

采集号：451029130719078（GXMI）

功效来源：《中华本草》

小花荠苎 细叶七星剑

Mosla cavaleriei H. Lév.

分布地：浪平镇老山山顶

采集号：451029130910031（GXMI）

功效来源：《广西药用植物名录》《中华本草》

石荠苎

Mosla scabra (Thunb.) C. Y. Wu et H. W. Li

分布地：浪平镇老山山顶

采集号：451029130910044（GXMI）

功效来源：《中华本草》

毛叶丁香罗勒 毛叶西香罗勒

Ocimum gratissimum L. var. *suave* (Willd) Hook. f.

分布地：利周瑶族乡村旁

采集号：451029121013008（GXMI）

功效来源：《广西药用植物名录》《中华本草》

小叶假糙苏 金槐

Paraphlomis javanica (Blume) Prain var. *coronata* (Vaniot) C. Y. Wu et H. W. Li

分布地：浪平镇陇怀屯

采集号：451029130603077（GXMI）

功效来源：《广西药用植物名录》《中华本草》

野生紫苏 紫苏子

Perilla frutescens (L.) Britton var. *purpurascens* (Hayata) H. W. Li

分布地：浪平镇央村

采集号：451029130914022（GXMI）

功效来源：《广西药用植物名录》《中华本草》

水珍珠菜 水毛射

Pogostemon auricularius (L.) Hassk.

分布地：八桂瑶族乡六丹村附近土山

采集号：451029121206010（GXMI）

功效来源：《广西药用植物名录》

刺蕊草 鸡挂骨草

Pogostemon glaber Benth.

分布地：浪平镇岑王老山

采集号：南植地 5170（IBK）

功效来源：《广西药用植物名录》《中华本草》

夏枯草

Prunella vulgaris L.

分布地：潞城瑶族乡百昂至百乐23 km处路旁

采集号：451029130322014（GXMI）

功效来源：《广西药用植物名录》《中华本草》《中国药典》（2020年版）

荔枝草

Salvia plebeia R. Br.

分布地：潞城至福达2~3 km公路边

采集号：451029130320003（GXMI）

功效来源：《广西药用植物名录》《中华本草》

长冠鼠尾草
Salvia plectranthoides Griff.
分布地：潞城瑶族乡百昂至百乐23 km处路旁
采集号：451029130322010（GXMI）
功效来源：《广西药用植物名录》《中华本草》

地埂鼠尾草 白补药
Salvia scapiformis Hance var. *scapiformis*
分布地：浪平镇
采集号：451029130427010（GXMI）
功效来源：《中华本草》

韩信草
Scutellaria indica L. var. *indica*
分布地：乐里镇新建村
采集号：451029130808009（GXMI）
功效来源：《广西药用植物名录》《中华本草》

钝叶黄芩
Scutellaria obtusifolia Hemsl. var. *obtusifolia*
分布地：田林–浪平公路旁
采集号：451029130601015（GXMI）
功效来源：《广西药用植物名录》

筒冠花 草藤乌
Siphocranion macranthum (Hook. f.) C. Y. Wu
分布地：浪平镇岑王老山村田家湾
采集号：451029130912026（GXMI）
功效来源：《广西药用植物名录》《中华本草》

西南水苏 破布草
Stachys kouyangensis (Vaniot) Dunn var. *kouyangensis*
分布地：浪平镇岑王老山山顶
采集号：451029130910042（GXMI）
功效来源：《中华本草》

细柄针筒菜
Stachys oblongifolia Wall. ex Benth. Var. *leptodon* (Hayata)
C.Y.Wu
分布地：潞城瑶族乡丰厚水库周围
采集号：451029130320020（GXMI）
功效来源：《广西药用植物名录》《中华本草》

血见愁
Teucrium viscidum Blume var. *viscidum*
分布地：浪平镇后山
采集号：451029121021074（GXMI）
功效来源：《广西药用植物名录》《中华本草》

267. 泽泻科 Alismataceae
东方泽泻 泽泻科
Alisma orientale (Samuel) Juz.

分布地：潞城瑶族乡丰厚水库周围
采集号：451029130320011（GXMI）
功效来源：《中华本草》

280. 鸭跖草科 Commelinaceae
穿鞘花
Amischotolype hispida (A. Rich.) D. Y. Hong
分布地：六隆镇门屯村门屯
采集号：451029121016047（GXMI）
功效来源：《广西药用植物名录》《中华本草》

饭包草
Commelina benghalensis L.
分布地：田林县万吉山公园
采集号：451029121017026（GXMI）
功效来源：《中华本草》

鸭跖草
Commelina communis L.
分布地：浪平镇岑王老山达隆坪村
采集号：451029130906028（GXMI）
功效来源：《广西药用植物名录》《中华本草》《中国药典》（2020年版）

节节草
Commelina diffusa Burm.
分布地：六隆镇门屯村门屯大沟
采集号：451029121018009（GXMI）
功效来源：《广西药用植物名录》《中华本草》

大苞鸭跖草
Commelina paludosa Blume
分布地：六隆镇门屯村门屯大沟
采集号：451029121018008（GXMI）
功效来源：《广西药用植物名录》《中华本草》

四孔草 竹叶菜
Cyanotis cristata (L.) D. Don
分布地：田林县万吉山公园
采集号：451029121017005（GXMI）
功效来源：《广西药用植物名录》《中华本草》

蓝耳草 露水草
Cyanotis vaga (Lour.) Roem. et Schult.
分布地：浪平镇岑王老山山顶保护站附近
采集号：451029130914007（GXMI）
功效来源：《中华本草》

聚花草
Floscopa scandens Lour.
分布地：六隆镇门屯村门屯大沟

采集号：451029121018001（GXMI）

功效来源：《广西药用植物名录》《中华本草》

大苞水竹叶 痰火草

Murdannia bracteata (C. B. Clarke) J. K. Morton ex D. Y. Hong

分布地：浪平镇央村

采集号：451029130913007（GXMI）

功效来源：《广西药用植物名录》《中华本草》

紫背水竹叶

Murdannia divergens (C. B. Clarke) A. Brückn.

分布地：田林县万吉山公园

采集号：451029130527014（GXMI）

功效来源：《广西药用植物名录》《中华本草》

裸花水竹叶 红毛草

Murdannia nudiflora (L.) Brenan

分布地：八桂瑶族乡六丹村附近土山

采集号：451029121206001（GXMI）

功效来源：《广西药用植物名录》《中华本草》

大杜若

Pollia hasskarlii R. S. Rao

分布地：浪平镇岑王老山猫鼻梁村寨河旁

采集号：李中提 600796（IBK）

功效来源：《广西药用植物名录》

杜若 竹叶莲

Pollia japonica Thunb.

分布地：浪平镇岑王老山安家坪村后山

采集号：451029130911043（GXMI）

功效来源：《广西药用植物名录》《中华本草》

小杜若

Pollia miranda (H. Lév.) H. Hara

分布地：浪平镇岑王老山达隆坪保护站后山沟

采集号：451029130318022（GXMI）

功效来源：《广西壮药新资源》

竹叶吉祥草

Spatholirion longifolium (Gagnep.) Dunn

分布地：浪平镇岑王老山安家坪村

采集号：451029130725014（GXMI）

功效来源：《全国中草药汇编》《广西药用植物名录》《中华本草》

竹叶子

Streptolirion volubile Edgeworth subsp. *volubile*

分布地：浪平镇后山

采集号：451029121021092（GXMI）

功效来源：《广西药用植物名录》《中华本草》

287. 芭蕉科 Musaceae

大蕉

Musa × *paradisiaca* L.

分布地：六隆镇供央村渭轰屯

采集号：451029130809025（GXMI）

功效来源：《本草再新》《现代实用中药》《中国药植图鉴》

290. 姜科 Zingiberaceae

竹叶山姜

Alpinia bambusifolia C. F. Liang et D. Fang

分布地：浪平镇岑王老山桥下山沟（39 km）

采集号：451029130419114（GXMI）

功效来源：民间

红豆蔻

Alpinia galanga (L.) Willd. var. *pyramidata* (Blume) K. Schum.

分布地：潞城瑶族乡高速公路后山

采集号：451029130529015（GXMI）

功效来源：《本草纲目》《中华本草》《全国中草药汇编》

山姜

Alpinia japonica (Thunb.) Miq.

分布地：潞城瑶族乡三瑶村瑶怒屯

采集号：451029130426046（GXMI）

功效来源：《广西药用植物名录》《中华本草》

长柄山姜

Alpinia kwangsiensis T. L. Wu et S. J. Chen

分布地：六隆镇供央村鸡沟

采集号：451029130317032（GXMI）

功效来源：《广西药用植物名录》

矮山姜

Alpinia psilogyna D. Fang

分布地：浪平镇岑王老山水沟边

采集号：451029130314103（GXMI）

功效来源：《广西药用植物名录》

闭鞘姜

Costus speciosus (Koen.) Sm.

分布地：六隆镇供央村鸡沟山

采集号：451029121016051（GXMI）

功效来源：《广西药用植物名录》《中华本草》

姜黄 郁金、姜黄

Curcuma longa L.

分布地：那祥乡

采集号：李中提 600967（IBK）

功效来源：《广西药用植物名录》《中华本草》《中国药典》（2020年版）

舞花姜
Globba racemosa Sm.
分布地：浪平镇岑王老山天王庙村后山
采集号：451029130908032（GXMI）
功效来源：《广西药用植物名录》《中华本草》

黄姜花 黄姜
Hedychium flavum Roxb.
分布地：浪平镇岑王老山村
采集号：451029121130073（GXMI）
功效来源：《广西药用植物名录》

山柰
Kaempferia galanga L.
分布地：旧州镇汤海立体农业示范区
采集号：451029121014060（GXMI）
功效来源：《广西药用植物名录》《中华本草》《中国药典》（2020年版）

匙苞姜
Zingiber cochleariforme D. Fang
分布地：浪平公社
采集号：廖信佩，方鼎 26428（GXMI）
功效来源：《广西药用植物名录》

乌姜 莪术
Zingiber lingyunense D. Fang
分布地：浪平公社
采集号：田林调查队 3-43328（GXMI）
功效来源：《广西药用植物名录》

姜 生姜
Zingiber officinale Roscoe
分布地：利周瑶族乡爱善村旁
采集号：451029121013034（GXMI）
功效来源：《广西药用植物名录》《中华本草》《中国药典》（2020年版）

291. 美人蕉科 Cannaceae
美人蕉
Canna indica L.
分布地：至八桂瑶族乡14~15 km间土山水沟
采集号：451029130319005（GXMI）
功效来源：《广西药用植物名录》《中华本草》

292. 竹芋科 Marantaceae
尖苞柊叶 尖苞柊叶根
Phrynium placentarium (Lour.) Merr.

分布地：六隆镇门屯村门屯大沟
采集号：451029130808051（GXMI）
功效来源：《广西药用植物名录》《中华本草》

293. 百合科 Liliaceae
粉条儿菜
Aletris spicata (Thunb.) Franch.
分布地：浪平镇岑王老山山顶
采集号：451029130421041（GXMI）
功效来源：《广西药用植物名录》《中华本草》

天门冬 天冬
Asparagus cochinchinensis (Lour.) Merr.
分布地：旧州镇汤海立体农业示范区
采集号：451029121014108（GXMI）
功效来源：《广西药用植物名录》《中华本草》《中国药典》（2020年版）

短梗天门冬 一窝鸡
Asparagus lycopodineus (Baker) F. T. Wang et T. Tang
分布地：猫臭楼屯后山
采集号：李荫昆 P00709（IBK）
功效来源：《广西药用植物名录》

大百合 心叶百合
Cardiocrinum giganteum (Wall.) Makino var. *giganteum*
分布地：浪平镇岑王老山
采集号：高成芝，刘治仁 26598（GXMI）
功效来源：《广西药用植物名录》《中华本草》

山菅 山猫儿
Dianella ensifolia (L.) DC.
分布地：六隆镇供央村鸡沟山
采集号：451029121016016（GXMI）
功效来源：《广西药用植物名录》《中华本草》

长叶竹根七
Disporopsis longifolia Craib
分布地：六隆镇门屯村门屯大沟
采集号：451029121018020（GXMI）
功效来源：《广西药用植物名录》《中华本草》

深裂竹根七 黄脚鸡
Disporopsis pernyi (Hua) Diels
分布地：浪平镇八号村
采集号：451029121201050（GXMI）
功效来源：《广西药用植物名录》《中华本草》

万寿竹 百尾笋
Disporum cantoniense (Lour.) Merr.
分布地：浪平镇九凤村唐家洞
采集号：451029130719031（GXMI）

功效来源：《中华本草》

阔叶山麦冬 土麦冬
Liriope muscari (Decne.) L. H. Bailey
分布地：浪平公社
采集号：田林县调查队 3-43211（GXMI）
功效来源：《广西药用植物名录》《中国药典》（2020年版）

长茎沿阶草
Ophiopogon chingii F. T. Wang et T. Tang
分布地：浪平公社
采集号：田林县调查队 3-43273（GXMI）
功效来源：《广西药用植物名录》

棒叶沿阶草
Ophiopogon clavatus C. H. Wright ex Oliv.
分布地：浪平镇岑王老山山顶
采集号：451029130421023（GXMI）
功效来源：《广西壮药新资源》

厚叶沿阶草
Ophiopogon corifolius F. T. Wang et L. K. Dai
分布地：龙车乡采石场
采集号：451029121204033（GXMI）
功效来源：《中药材大全》

褐鞘沿阶草 八宝镇心丹
Ophiopogon dracaenoides (Baker) Hook. f.
分布地：浪平镇岑王老山安家坪村
采集号：451029130725046（GXMI）
功效来源：《广西药用植物名录》

间型沿阶草
Ophiopogon intermedius D. Don
分布地：百乐乡龙车村石山
采集号：451029130907052（GXMI）
功效来源：《广西壮药新资源》

麦冬
Ophiopogon japonicus (Linnaeus f.) Ker Gawler
分布地：那比乡那腊村
采集号：451029130128002（GXMI）
功效来源：《广西药用植物名录》《中华本草》《中国药典》（2020年版）

宽叶沿阶草
Ophiopogon platyphyllus Merr. et Chun
分布地：六隆镇烈屯村后山沟
采集号：451029130321013（GXMI）
功效来源：《中国药用植物志》

狭叶沿阶草
Ophiopogon stenophyllus (Merr.) L. Rodr.
分布地：浪平镇后山
采集号：451029130605013（GXMI）
功效来源：《广西药用植物名录》

大盖球子草
Peliosanthes macrostegia Hance
分布地：浪平镇央村
采集号：451029130913012（GXMI）
功效来源：《中华本草》

多花黄精 黄精
Polygonatum cyrtonema Hua
分布地：浪平镇甲朗村弄酸屯至弄沙屯
采集号：451029130719085（GXMI）
功效来源：《中药大辞典》《广西药用植物名录》《中华本草》《中国药典》（2020年版）

滇黄精 黄精
Polygonatum kingianum Collett et Hemsl.
分布地：犀牛塘后山
采集号：451029130315022（GXMI）
功效来源：《广西药用植物名录》《中华本草》《中国药典》（2020年版）

点花黄精 树刁
Polygonatum punctatum Royle ex Kunth
分布地：浪平镇甲朗村
采集号：451029121202006（GXMI）
功效来源：《广西药用植物名录》《中华本草》

吉祥草
Reineckea carnea (Andrews) Kunth
分布地：浪平镇陇怀屯
采集号：451029130603028（GXMI）
功效来源：民间

295. 延龄草科 Trilliaceae

凌云重楼
Paris cronquistii (Takht.) H. Li
分布地：浪平镇岑王老山
采集号：451029130418002（GXMI）
功效来源：《中华本草》

海南重楼
Paris dunniana H. Lév.
分布地：六隆镇门屯村门屯大沟
采集号：451029121018019（GXMI）
功效来源：《广西药用植物名录》《中华本草》

球药隔重楼 七叶一枝花

Paris fargesii Franch. var. *fargesii*
分布地：浪平公社
采集号：田林县调查队 3-43270（GXMI）
功效来源：《广西药用植物名录》

具柄重楼 七叶一枝花
Paris fargesii Franch. var. *petiolata* (Baker ex C. H. Wright) F. T. Wang et Ts. Tang
分布地：六隆镇门屯村门屯大沟
采集号：451029130428001（GXMI）
功效来源：《广西药用植物名录》

华重楼 七叶一枝花
Paris polyphylla Sm. var. *chinensis* (Franch.) H. Hara
分布地：浪平镇岑王老山水沟边
采集号：451029130314096（GXMI）
功效来源：《广西药用植物名录》《中华本草》《中国药典》（2020年版）

七叶一枝花 重楼
Paris polyphylla Sm. var. *polyphylla*
分布地：浪平镇委贵村
采集号：451029130420065（GXMI）
功效来源：《广西药用植物名录》《中华本草》

狭叶重楼 重楼
Paris polyphylla Sm. var. *stenophylla* Franch.
分布地：浪平镇甲朗村
采集号：451029130314031（GXMI）
功效来源：《广西药用植物名录》《中华本草》

297. 菝葜科 Smilacaceae
云南肖菝葜
Heterosmilax yunnanensis Gagnep.
分布地：田林–浪平公路旁
采集号：451029130601008（GXMI）
功效来源：《广西药用植物名录》《中华本草》

弯梗菝葜
Smilax aberrans Gagnep.
分布地：浪平镇岑王老山桥下山沟（39 km）
采集号：451029130419033（GXMI）
功效来源：《广西药用植物名录》

圆锥菝葜
Smilax bracteata C. Presl
分布地：浪平镇平山村下南瓦土山沟
采集号：451029130422051（GXMI）
功效来源：《广西药用植物名录》

菝葜
Smilax china L.

分布地：百乐乡各龙屯
采集号：451029130529040（GXMI）
功效来源：《广西药用植物名录》《中华本草》《中国药典》（2020年版）

马甲菝葜
Smilax lanceifolia Roxb. var. *lanceifolia*
分布地：浪平镇岑王老山水沟边
采集号：451029130314113（GXMI）
功效来源：《广西药用植物名录》

暗色菝葜
Smilax lanceifolia Roxb. var. *opaca* A. DC.
分布地：田林–浪平路旁
采集号：451029130601014（GXMI）
功效来源：《广西药用植物名录》《中华本草》

粗糙菝葜
Smilax lebrunii H. Lév.
分布地：浪平镇岑王老山水沟边
采集号：451029130314085（GXMI）
功效来源：《广西药用植物名录》

抱茎菝葜
Smilax ocreata A. DC.
分布地：八桂瑶族乡八高村
采集号：451029121206049（GXMI）
功效来源：《广西药用植物名录》

短梗菝葜 铁丝灵仙
Smilax scobinicaulis C. H. Wright
分布地：浪平镇平山村田坎石山沟（老沟）
采集号：451029130422033（GXMI）
功效来源：《广西药用植物名录》《中华本草》

302. 天南星科 Araceae
金钱蒲 石菖蒲
Acorus gramineus Soland.
分布地：浪平镇岑王老山水沟边
采集号：451029130314081（GXMI）
功效来源：《广西药用植物名录》《中华本草》

石菖蒲
Acorus tatarinowii Schott
分布地：潞城瑶族乡百昂至百乐23 km处路旁
采集号：451029130322022（GXMI）
功效来源：《广西药用植物名录》《中华本草》《中国药典》（2020年版）

南蛇棒 磨芋
Amorphophallus dunnii Tutcher
分布地：百乐乡

采集号：451029130531033（GXMI）
功效来源：《广西药用植物名录》

磨芋

Amorphophallus konjac K. Koch
分布地：那祥乡猫鼻梁村背后老山中
采集号：李中提 600702（IBK）
功效来源：《广西药用植物名录》《中华本草》

灯台莲

Arisaema bockii Engl.
分布地：浪平镇央村
采集号：451029130913035（GXMI）
功效来源：《广西药用植物名录》《中华本草》

一把伞南星 天南星

Arisaema erubescens (Wall.) Schott
分布地：浪平镇岑王老山
采集号：451029130418001（GXMI）
功效来源：《广西药用植物名录》《中华本草》《中国药典》（2020年版）

象头花

Arisaema franchetianum Engl.
分布地：浪平镇岑王老山
采集号：451029130418003（GXMI）
功效来源：《广西药用植物名录》《中华本草》

天南星

Arisaema heterophyllum Blume
分布地：浪平镇顺利宾馆后石山山脚
采集号：451029130423022（GXMI）
功效来源：《广西药用植物名录》《中华本草》《中国药典》（2020年版）

凌云南星

Arisaema lingyunense H. Li
分布地：浪平镇岑王老山林场后背沟
采集号：高成芝，刘治仁 26456（GXMI）
功效来源：民间

芋 芋叶

Colocasia esculenta (L.) Schott
分布地：浪平镇九凤村唐家洞
采集号：451029130719001（GXMI）
功效来源：《广西壮药新资源》《中华本草》

野芋

Colocasia esculentum Schott var. *antiquorum* (Schott) Hubbard et Rehder
分布地：浪平镇九凤村下寨唐家洞
采集号：451029130915047（GXMI）

功效来源：《中华本草》

半夏

Pinellia ternata (Thunb.) Breitenb.
分布地：浪平镇下坝岩山
采集号：451029130602044（GXMI）
功效来源：《广西药用植物名录》《中华本草》《中国药典》（2020年版）

石柑子

Pothos chinensis (Raf.) Merr.
分布地：六隆镇烈屯村后山沟
采集号：451029130321016（GXMI）
功效来源：《广西药用植物名录》《中华本草》

狮子尾 青竹标

Rhaphidophora hongkongensis Schott
分布地：那祥乡对面河岩石上
采集号：李中提 600784（IBK）
功效来源：《广西药用植物名录》《中华本草》

毛过山龙

Rhaphidophora hookeri Schott
分布地：六隆镇门屯村门屯大沟
采集号：451029121018031（GXMI）
功效来源：《广西药用植物名录》

上树蜈蚣

Rhaphidophora lancifolia Schott
分布地：那祥乡对面河岸石
采集号：李中提 600763（IBK）
功效来源：民间

306. 石蒜科 Amaryllidaceae

水鬼蕉

Hymenocallis littoralis (Jacq.) Salisb.
分布地：田林县万吉山公园
采集号：451029130527022（GXMI）
功效来源：《中华本草》

忽地笑 铁色箭

Lycoris aurea (L'Hér.) Herb.
分布地：百乐乡龙车村石山
采集号：451029130907039（GXMI）
功效来源：《广西药用植物名录》《中华本草》

307. 鸢尾科 Iridaceae

蝴蝶花

Iris japonica Thunb.
分布地：浪平镇甲朗村
采集号：451029130314054（GXMI）

功效来源：《广西药用植物名录》《中华本草》

小花鸢尾
Iris speculatrix Hance
分布地：浪平公社
采集号：高成芝，刘治仁 26554（GXMI）
功效来源：《广西药用植物名录》《中华本草》

310. 百部科 Stemonaceae

大百部 百部
Stemona tuberosa Lour.
分布地：利周瑶族乡爱善村那柴坡
采集号：451029121013039（GXMI）
功效来源：《广西药用植物名录》《中华本草》《中国药典》（2020年版）

311. 薯蓣科 Dioscoreaceae

薯莨
Dioscorea cirrhosa Lour.
分布地：利周瑶族乡
采集号：451029130906062（GXMI）
功效来源：《广西药用植物名录》《中华本草》

七叶薯蓣 补血薯
Dioscorea esquirolii Prain et Burkill
分布地：六隆镇门屯村门屯大沟
采集号：451029121018022（GXMI）
功效来源：《广西药用植物名录》《中华本草》

光叶薯蓣 红山药
Dioscorea glabra Roxb.
分布地：利周瑶族乡新建村周围土山
采集号：451029121203011（GXMI）
功效来源：《广西药用植物名录》

日本薯蓣 山药
Dioscorea japonica Thunb. var. *japonica*
分布地：旧州镇汤海立体农业示范区
采集号：451029121014073（GXMI）
功效来源：《广西药用植物名录》《中华本草》

黑珠芽薯蓣
Dioscorea melanophyma Prain et Burkill
分布地：浪平公社
采集号：田林专业队 3-43351（GXMI）
功效来源：《广西药用植物名录》《中华本草》

褐苞薯蓣
Dioscorea persimilis Prain et Burkill var. *persimilis*
分布地：利周瑶族乡
采集号：451029130906066（GXMI）
功效来源：《广西药用植物名录》《中华本草》

毛胶薯蓣 牛尾参
Dioscorea subcalva Prain et Burkill
分布地：潞城瑶族乡
采集号：451029130810006（GXMI）
功效来源：《广西药用植物名录》《中华本草》

314. 棕榈科 Arecaceae（Palmae）

桄榔 桄榔子
Arenga westerhoutii Griff.
分布地：六隆镇门屯村门屯大沟
采集号：451029130428014（GXMI）
功效来源：《广西药用植物名录》《中华本草》

鱼尾葵
Caryota ochlandra Hance
分布地：八桂瑶族乡弄萨村
采集号：451029130427050（GXMI）
功效来源：《广西药用植物名录》《中华本草》

318. 仙茅科 Hypoxidaceae

大叶仙茅
Curculigo capitulata (Lour.) Kuntze
分布地：潞城瑶族乡三瑶村瑶怒屯
采集号：451029130426025（GXMI）
功效来源：《广西药用植物名录》

疏花仙茅
Curculigo gracilis (Kurz) Hook. f.
分布地：浪平镇岑王老山林场
采集号：高成芝，刘治仁 26459（GXMI）
功效来源：民间

仙茅
Curculigo orchioides Gaertn.
分布地：安定镇八兰村
采集号：451029130810017（GXMI）
功效来源：《广西药用植物名录》《中华本草》《中国药典》（2020年版）

小金梅草
Hypoxis aurea Lour.
分布地：浪平镇岑王老山山顶
采集号：451029130421061（GXMI）
功效来源：《广西药用植物名录》

321. 蒟蒻薯科 Taccaceae

箭根薯 蒟蒻薯
Tacca chantrieri André
分布地：六隆镇门屯村门屯大沟
采集号：451029130428009（GXMI）
功效来源：《广西药用植物名录》《中华本草》

323. 水玉簪科 Burmanniaceae

水玉簪
Burmannia disticha L.
分布地：浪平镇岑王老山山顶
采集号：451029130910030（GXMI）
功效来源：《广西药用植物名录》《中华本草》

326. 兰科 Orchidaceae

黄花白及
Bletilla ochracea Schltr.
分布地：浪平镇岑王老山林场
采集号：高成芝，刘治仁 26522（GXMI）
功效来源：《广西药用植物名录》《中华本草》

叉唇虾脊兰
Calanthe hancockii Rolfe
分布地：浪平镇岑王老山
采集号：红水河考察队 363（KUN）
功效来源：民间

流苏贝母兰
Coelogyne fimbriata Lindl.
分布地：百乐乡龙车村石山
采集号：451029130907026（GXMI）
功效来源：《广西药用植物名录》

多花兰 兰草
Cymbidium floribundum Lindl.
分布地：浪平镇
采集号：红水河考察队 271（KUN）
功效来源：《广西药用植物名录》《中华本草》

钩状石斛
Dendrobium aduncum Wall. ex Lindl.
分布地：浪平镇岑王老山猫鼻梁村河旁上
采集号：李中提 600787（IBK）
功效来源：《广西药用植物名录》《中华本草》

重唇石斛
Dendrobium hercoglossum Rchb. f.
分布地：潞城瑶族乡三瑶村
采集号：梁向日 67686（IBK）
功效来源：《广西药用植物名录》《中华本草》

聚石斛
Dendrobium lindleyi Stend.
分布地：八桂瑶族乡渭车乡至乐里路旁
采集号：李中提 600971（IBK）
功效来源：《广西药用植物名录》《中华本草》

半柱毛兰
Eria corneri Rchb. f.
分布地：潞城公社
采集号：田林专业队 3-43370（GXMI）
功效来源：《广西药用植物名录》《中华本草》

毛唇芋兰 青天葵
Nervilia fordii (Hance) Schltr.
分布地：浪平镇甲朗村弄酸屯-弄沙屯
采集号：451029130719112（GXMI）
功效来源：《广西药用植物名录》《中华本草》

羽唇兰
Ornithochilus difformis (Wall. ex Lindl.) Schltr.
分布地：六隆镇
采集号：451029130317046（GXMI）
功效来源：《广西药用植物名录》

云南石仙桃 石枣子
Pholidota yunnanensis Rolfe
分布地：浪平公社
采集号：田林县调查队 3-43251（GXMI）
功效来源：《广西药用植物名录》《中华本草》

毛唇独蒜兰 山慈菇
Pleione hookeriana (Lindl.) B. S. Williams
分布地：浪平镇岑王老山
采集号：高成芝，刘治仁 26561（GXMI）
功效来源：民间

绶草 盘龙参
Spiranthes sinensis (Pers.) Ames
分布地：潞城瑶族乡百昂至百乐23 km处路旁
采集号：451029130322016（GXMI）
功效来源：《广西药用植物名录》《中华本草》

琴唇万代兰 琴唇万带兰
Vanda concolor Blume
分布地：旧州镇广龙村土山
采集号：451029121205019（GXMI）
功效来源：《广西药用植物名录》《中华本草》

327. 灯芯草科 Juncaceae

野灯芯草
Juncus setchuensis Buchenau ex Diels var. *setchuensis*
分布地：浪平镇岑王老山
采集号：451029130722027（GXMI）
功效来源：《广西药用植物名录》

331. 莎草科 Cyperaceae

浆果薹草 山稗子
Carex baccans Nees
分布地：浪平镇后山
采集号：451029121021093（GXMI）
功效来源：《广西药用植物名录》《中华本草》

十字薹草
Carex cruciata Wahlenb.
分布地：浪平镇顺利宾馆后山
采集号：451029121021053（GXMI）
功效来源：《广西药用植物名录》《中华本草》

花葶薹草 翻天红
Carex scaposa C. B. Clarke var. *scaposa*
分布地：浪平镇岑王老山大桥顶上土山
采集号：451029130725044（GXMI）
功效来源：《广西药用植物名录》《中华本草》

异型莎草 王母钗
Cyperus difformis L.
分布地：浪平镇央村村河坝屯
采集号：451029130913058（GXMI）
功效来源：《广西药用植物名录》《中华本草》

畦畔莎草
Cyperus haspan L.
分布地：八桂瑶族乡弄瓦村变电站
采集号：451029121019041（GXMI）
功效来源：《广西药用植物名录》

毛轴莎草
Cyperus pilosus Vahl var. *pilosus*
分布地：利周瑶族乡爱善村旁
采集号：451029121013033（GXMI）
功效来源：《广西药用植物名录》《中华本草》

两歧飘拂草 飘拂草
Fimbristylis dichotoma (L.) Vahl
分布地：六隆镇供央村鸡沟山
采集号：451029121016009（GXMI）
功效来源：《广西药用植物名录》《中华本草》

短叶水蜈蚣 水蜈蚣
Kyllinga brevifolia Rottb. var. *brevifolia*
分布地：旧州镇汤海立体农业示范区
采集号：451029121014028（GXMI）
功效来源：《广西药用植物名录》《中华本草》

无刺鳞水蜈蚣
Kyllinga brevifolia Rottb. var. *leiolepis* (Franch. et Sav.) Hara
分布地：浪平镇央村

采集号：451029130913014（GXMI）
功效来源：《广西药用植物名录》《中华本草》

三头水蜈蚣
Kyllinga triceps Rottb.
分布地：安定镇八兰村
采集号：451029130810014（GXMI）
功效来源：《广西药用植物名录》《中华本草》

砖子苗
Mariscus sumatrensis (Retz.) J. Raynal var. *sumatrensis*
分布地：旧州镇汤海立体农业示范区
采集号：451029121014038（GXMI）
功效来源：《广西药用植物名录》《中华本草》

猪毛草
Schoenoplectus wallichii (Nees) T. Koyama
分布地：八桂瑶族乡六丹村附近土山
采集号：451029121206018（GXMI）
功效来源：《贵州民间药物》

高秆珍珠茅 三棱筋骨草
Scleria terrestris (L.) Fass
分布地：潞城瑶族乡三瑶村瑶怒屯
采集号：451029130426044（GXMI）
功效来源：《广西药用植物名录》《中华本草》

332b. 禾亚科 Agrostidoideae

薏苡 薏苡仁
Coix lacryma-jobi L. var. *lacryma-jobi*
分布地：潞城瑶族乡营盘村十二桥附近
采集号：451029121015035（GXMI）
功效来源：《广西药用植物名录》

狗牙根
Cynodon dactylon (L.) Pers.
分布地：浪平镇顺利宾馆后石山山脚
采集号：451029130423035（GXMI）
功效来源：《广西药用植物名录》《中华本草》

穇 穇子
Eleusine coracana (L.) Gaertn.
分布地：浪平镇岑王老山达隆坪村
采集号：451029130906031（GXMI）
功效来源：《广西药用植物名录》

牛筋草
Eleusine indica (L.) Gaertn.
分布地：八桂瑶族乡弄瓦村变电站
采集号：451029121019040（GXMI）
功效来源：《广西药用植物名录》《中华本草》

柯孟披碱草

Elymus kamoji (Ohwi) S. L. Chen var. *kamoji*

分布地：浪平镇岑王老山桥下山沟（39 km）

采集号：451029130419031（GXMI）

功效来源：《中华本草》

蜈蚣草

Eremochloa ciliaris (L.) Merr.

分布地：乐里镇新建村旺屯小河岸边

采集号：451029130316048（GXMI）

功效来源：《广西药用植物名录》《中华本草》

黄茅 地筋

Heteropogon contortus (L.) P. Beauv. ex Roemer

分布地：利周瑶族乡新建村周围土山

采集号：451029121203031（GXMI）

功效来源：《广西药用植物名录》《中华本草》

淡竹叶

Lophatherum gracile Brongn.

分布地：六隆镇供央村鸡沟山

采集号：451029121016005（GXMI）

功效来源：《广西药用植物名录》《中华本草》《中国药典》（2020年版）

类芦 篱笆竹

Neyraudia reynaudiana (Kunth) Keng ex Hitchc.

分布地：潞城瑶族乡营盘村十二桥附近

采集号：451029121015030（GXMI）

功效来源：《广西药用植物名录》《中华本草》

狼尾草

Pennisetum alopecuroides (L.) Spreng.

分布地：浪平镇央村

采集号：451029130912023（GXMI）

功效来源：《广西药用植物名录》《中华本草》

金发草

Pogonatherum paniceum (Lam.) Hackel

分布地：乐里镇新建村旺屯小河岸边

采集号：451029130316042（GXMI）

功效来源：《广西药用植物名录》

棒头草

Polypogon fugax Nees ex Steud.

分布地：乐里镇新建村旺屯小河岸边

采集号：451029130316023（GXMI）

功效来源：民间

斑茅

Saccharum arundinaceum Retz.

分布地：乐里镇新建村旺屯小河岸边

采集号：451029130316047（GXMI）

功效来源：《广西药用植物名录》《中华本草》

甘蔗

Saccharum officinarum Linn.

分布地：那比乡附近土山沟

采集号：451029130427033（GXMI）

功效来源：《本草纲目》《中药大辞典》

棕叶狗尾草 竹头草

Setaria palmifolia (J. Konig) Stapf

分布地：浪平镇九凤村唐家洞

采集号：451029130719060（GXMI）

功效来源：《广西药用植物名录》《中华本草》

皱叶狗尾草

Setaria plicata (Lam.) T. Cooke var. *plicata*

分布地：百乐乡

采集号：451029130531032（GXMI）

功效来源：《广西药用植物名录》《中华本草》

金色狗尾草

Setaria pumila (Poir.) Roem. et Schult.

分布地：浪平镇岑王老山达隆坪村

采集号：451029130906049（GXMI）

功效来源：《全国中草药汇编》《中华本草》

狗尾草

Setaria viridis (L.) P. Beauv.

分布地：旧州镇广龙村土山

采集号：451029121205003（GXMI）

功效来源：《广西药用植物名录》《中华本草》

高粱

Sorghum bicolor (L.) Moench

分布地：潞城瑶族乡

采集号：451029130810011（GXMI）

功效来源：《全国中草药汇编》《中药大辞典》《中华本草》

菅 菅茅根

Themeda villosa (Poir.) A. Camus

分布地：八桂瑶族乡八高村

采集号：451029121206034（GXMI）

功效来源：《中华本草》

棕叶芦

Thysanolaena latifolia (Roxb. ex Hornem.) Honda

分布地：潞城瑶族乡三瑶村瑶怒屯

采集号：451029130426026（GXMI）

功效来源：《广西药用植物名录》《中华本草》

田林县药用动物名录

环节动物门 Annelida
环带纲 Clitellata
颤蚓目 Tubificida
背暗异唇蚓 蚯蚓
Allolobophora caliginosa
功效来源：《中药大辞典》

蛭纲 Clitellata
无吻蛭目 Arhynchobdellida
日本医蛭 水蛭
Hirudo nipponia
功效来源：《中华本草》

光润金线蛭
Whitmania laevis
功效来源：《广西中药资源名录》

宽体金线蛭 水蛭
Whitmania pigra
功效来源：《中国药典》（2020年版）

方格星虫纲 Sipunculidea
戈芬星虫目 Golfingiiformes
光裸星虫 光裸星虫
Sipunculus nudus
功效来源：《中华本草》

软体动物门 Mollusca
腹足纲 Gastropoda
中腹足目 Mesogastropoda
方形环棱螺 螺蛳
Bellamya quadrata
功效来源：《中华本草》

梨形环棱螺 螺蛳
Bellamya purificata
功效来源：《中华本草》

中国圆田螺 田螺
Cipangopaludina chinensis
功效来源：《中药大辞典》

长缧旋圆田螺 田螺
Cipangopaludina longispira
功效来源：《中药大辞典》

胀肚圆田螺 田螺

Cipangopaludina yentricosa
功效来源：《中药大辞典》

柄眼目 Stylommatophora
野蛞蝓 蛞蝓
Agriolimax agrestis
功效来源：《中华本草》

黄蛞蝓 蛞蝓
Limax flavus
功效来源：《全国中草药汇编》

双线嗜粘液蛞蝓 蛞蝓
Phiolomycus bilineatus
功效来源：《全国中草药汇编》

江西巴蜗牛 蜗牛壳
Bradybaena kiangsiensis
功效来源：《中华本草》

灰巴蜗牛 蜗牛壳
Bradybaena rivida
功效来源：《中华本草》

同型巴蜗牛 蜗牛壳
Bradybaena similaris
功效来源：《中华本草》

褐云玛瑙螺 褐云玛瑙螺
Achatina fulica
功效来源：《中华本草》

皱疤坚螺 皱巴坚螺
Gamaena cicatricosa
功效来源：《中华本草》

双壳纲 Bivalvia
蚌目 Unionoida
圆蚌 蚌
Anodonta pacifica
功效来源：《全国中草药汇编》

背角无齿蚌 蚌粉
Anodonta woodiana
功效来源：《中华本草》

真瓣鳃目 Eulamellibranchia
褶纹冠蚌 珍珠

Cristaria plicata
功效来源：《中华本草》

帘蛤目 Venerida
河蚬 蚬壳
Corbicula fluminea
功效来源：《中华本草》

节肢动物门 Arthropoda
甲壳纲 Crustacea
等足目 Isopoda
平甲虫
Armadillidium vulgare
功效来源：《广西中药资源名录》

软甲纲 Malacostraca
十足目 Decapoda
日本沼虾 虾
Macrobrachium nipponense
功效来源：《全国中草药汇编》

罗氏沼虾
Macrobrachium rosenbergii
功效来源：《广西中药资源名录》

秀丽白虾 虾
Palaemon modestus
功效来源：《全国中草药汇编》

中华绒螯蟹 蟹
Eriocheir sinensis
功效来源：《中华本草》

蛛形纲 Arachnida
蜘蛛目 Araneae
大腹圆蛛 蜘蛛
Aranea ventricosa
功效来源：《中华本草》

迷路漏斗网蛛 草蜘蛛
Agelena labyrinthica
功效来源：《中华本草》

蛭蟷 蛭蟷
Latouchia paylovi
功效来源：《中华本草》

我国南部壁钱 壁钱
Uroetea compactilis
功效来源：《中华本草》

花背跳蛛 蝇虎
Menemerus confusus
功效来源：《中华本草》

倍足纲 Diplopoda
马陆目 Juliformia
宽跗陇马陆 马陆
Kronopolites svenhedind
功效来源：《中华本草》

山蛩目 Spribolida
燕山蛩 山蛩虫
Spirobolus bungii
功效来源：《中华本草》

唇足纲 Chilopoda
蜈蚣目 Scolopendromorpha
少棘蜈蚣 蜈蚣
Scolopendra subspinipes mutilans
功效来源：《中国药典》（2020年版）

昆虫纲 Insecta
衣鱼目 Zygentoma
毛衣鱼 衣鱼
Ctenolepisma vinosa
功效来源：《中华本草》

衣鱼目 Zygentoma
衣鱼 衣鱼
Lepisma saccharina
功效来源：《中华本草》

蜻蛉目 Odonata
大蜻蜓 蜻蜓
Anax parthervope
功效来源：《中华本草》

赤蜻蜓 蜻蜓
Crocothemis servillia
功效来源：《中华本草》

蜚蠊目 Blattodea
东方蜚蠊 蟑螂
Blatta orientalis
功效来源：《中华本草》

澳洲蜚蠊 蟑螂
Periplaneta australasiae
功效来源：《中华本草》

等翅目 Isoptera
家白蚁 家白蚁
Coptotermes formosanus
功效来源：《中华本草》

螳螂目 Mantodea
拒斧螳螂
Hierodula saussurei
功效来源：《广西中药资源名录》

薄翅螳螂 桑螵蛸
Mantis religiosa
功效来源：《中药大辞典》

长螳螂 螳螂
Paratenodera sinensis
功效来源：《中华本草》

直翅目 Orthoptera
中华蚱蜢 尖头蚱蜢
Acrida chinensis
功效来源：《全国中草药汇编》

飞蝗 蝗虫
Locusta migratoria
功效来源：《全国中草药汇编》

二齿稻蝗
Oxya bidentata
功效来源：《广西中药资源名录》

中华稻蝗 蚱蜢
Oxya chinensis
功效来源：《中华本草》

小稻蝗
Oxya intricata
功效来源：《广西中药资源名录》

长翅稻蝗
Oxya yelox
功效来源：《广西中药资源名录》

螽斯 蝈蝈
Gampsaocleis gratiosa
功效来源：《中华本草》

纺织娘 叫姑姑
Mecopoda elongata
功效来源：《中华本草》

花生大蟋蟀
Brachytrapes portentosus
功效来源：《广西中药资源名录》

油葫芦
Gryllus testaceus
功效来源：《广西中药资源名录》

棺头蟋蟀 蟋蟀
Loxoblemmus doenitzi
功效来源：《全国中草药汇编》

蟋蟀 蟋蟀
Scapsipedus aspersus
功效来源：《中华本草》

非洲蝼蛄 蝼蛄
Gryllotalpa africana
功效来源：《中华本草》

台湾蝼蛄
Gryllotalpa formosana
功效来源：《广西中药资源名录》

半翅目 Hemiptera
黑蚱蝉
Cryptotympana atrata
功效来源：《广西中药资源名录》

中国南部蚱蝉
Cryptotympana mandrina
功效来源：《广西中药资源名录》

蚱蝉 蝉蜕
Cryptotympana pastulata
功效来源：《中华本草》

半翅目 Hemiptera
褐翅红娘子 红娘子
Huechys philamata
功效来源：《中华本草》

黑翅红娘子 红娘子
Huechys sanguinea
功效来源：《中华本草》

紫胶虫 紫草茸
Laccifer lacca
功效来源：《中药大辞典》

半翅目 Hemiptera

九香虫 九香虫

Aspongonpus chinensis

功效来源：《中国药典》（2020年版）

半翅目 Hemiptera

水黾 水黾

Rhagadotarsus kraeplini

功效来源：《中华本草》

脉翅目 Neuroptera

黄足蛉蚁 地牯牛

Hagenomyia micans

功效来源：《中华本草》

蚁狮

Myrmeleon formicarium

功效来源：《广西中药资源名录》

鳞翅目 Lepidoptera

灯蛾 灯蛾

Arctia caja phaeosoma

功效来源：《中华本草》

黄刺蛾 雀瓮

Cnidocampa flavescens

功效来源：《中华本草》

高粱条螟 钻秆虫

Proceras indicus

功效来源：《中华本草》

玉米螟

Ostrinia mubilalis

功效来源：《广西中药资源名录》

家蚕 蚕沙

Bombyx mori

功效来源：《中华本草》

柞蚕 柞蚕蛹

Antheraea pernyi

功效来源：《中华本草》

蓖麻蚕 蓖麻蚕

Rhilosamia cynthia ricin

功效来源：《中华本草》

白粉蝶 白粉蝶

Pieris rapae

功效来源：《中华本草》

金凤蝶 茴香虫

Papilio machaon

功效来源：《中华本草》

凤蝶 茴香虫

Papilio xuthus

功效来源：《中华本草》

双翅目 Diptera

大头金蝇 五谷虫

Chrysomyia megacephala

功效来源：《中华本草》

双翅目 Diptera

江苏虻 虻虫

Tabanus kiangsuensis

功效来源：《中华本草》

中华虻 虻虫

Tabanus mandarinus

功效来源：《中华本草》

褐虻 虻虫

Tabanus sapporoensis

功效来源：《中华本草》

黧虻 虻虫

Tabanus trigeminus

功效来源：《中华本草》

花蝇 蜂蝇

Eristalis tenax

功效来源：《中国药用动物志》

鞘翅目 Coleoptera

黄边大龙虱 龙虱

Cybister japonicus

功效来源：《中华本草》

东方潜龙虱 龙虱

Cybister tripunctatus orientalis

功效来源：《中华本草》

虎斑步蚲 行夜

Pheropsophus jessoensis

功效来源：《中华本草》

行夜

Theropsophus jessoensis

功效来源：《广西中药资源名录》

中华豆芫菁
Epicauta chinensis
功效来源：《广西中药资源名录》

锯角豆芫菁 葛上亭长
Epicauta gorhami
功效来源：《中华本草》

胫毛豆芫菁
Epicauta tibialis.
功效来源：《广西中药资源名录》

毛角豆芫菁
Epicauta hirticornis
功效来源：《广西中药资源名录》

绿芫菁 青娘子
Lytta caragane
功效来源：《全国中草药汇编》

眼斑芫菁 斑蝥
Mylabrls clchorii
功效来源：《中华本草》

大斑芫菁 斑蝥
Mylabris phalerata
功效来源：《中华本草》

有沟叩头虫 叩头虫
Pleonomus canaliculatus
功效来源：《中华本草》

桑褐天牛 天牛
Apriona germari
功效来源：《中华本草》

云斑天牛
Batocera horsfieldi
功效来源：《广西中药资源名录》

桔褐天牛 蠰蛴
Nadezhdiella cahtori
功效来源：《全国中草药汇编》

柑桔星天牛 天牛
Anoplophora chinensis
功效来源：《中华本草》

黑色金龟子
Alissonotum impreassicolle
功效来源：《广西中药资源名录》

蜣螂虫 蜣螂
Catharsius molossus
功效来源：《中华本草》

独角蜣螂虫 独角蜣螂虫
Allomyrina dichotoma
功效来源：《中药大辞典》

竹象鼻虫 竹象鼻虫
Cyrtotrachelus longimanus
功效来源：《中华本草》

日本吉丁虫 吉丁虫
Chalcophora japonica
功效来源：《中华本草》

竹蠹虫 竹蠹虫
Lyctus brunneus
功效来源：《中华本草》

萤火虫 萤火
Luciola vitticollis
功效来源：《中华本草》

豉虫 豉虫
Gyrinus curtus
功效来源：《中华本草》

膜翅目 Hymenoptera
蜾蠃
Eumenis petjolata
功效来源：《广西中药资源名录》

中华蜜蜂 蜂蜜
Apis cerana
功效来源：《中国药典》（2020年版）

意大利蜂 蜂蜜
Apis mellifera
功效来源：《中国药典》（2020年版）

黄胸竹蜂
Xylocopa appendiculata
功效来源：《广西中药资源名录》

竹蜂 竹蜂
Xylocopa dissmilis
功效来源：《中华本草》

灰胸竹蜂
Xyiocopa phalothorax

功效来源：《广西中药资源名录》

中华竹蜂
Xyiocopa sinensis
功效来源：《广西中药资源名录》

华黄蜂
Polistes chinensis
功效来源：《广西中药资源名录》

斑胡蜂
Yespa mandarinia
功效来源：《广西中药资源名录》

胡蜂
Polistes fadwigae
功效来源：《广西中药资源名录》

长足蜂
Polistes hebraeus
功效来源：《广西中药资源名录》

大胡蜂
Vespa magnifica var. nobiris
功效来源：《广西中药资源名录》

黑蚂蚁 蚂蚁
Formica fusca
功效来源：《中华本草》

脊索动物门 Chordata
辐鳍鱼纲 Actinopteri
鲤形目 Cypriniformes
鳙鱼 鳙鱼头
Aristichthys nobilis
功效来源：《中华本草》

鲫鱼 鲫鱼
Carassius auratus
功效来源：《中华本草》

金鱼 金鱼
Carassius auratus
功效来源：《中华本草》

鲮 鲮鱼
Cirrhina molitorella
功效来源：《中华本草》

草鱼 鲩鱼

Ctenopharyngodon idella
功效来源：《中华本草》

鲤鱼 鲤鱼
Cyprinus carpio
功效来源：《中华本草》

鲦鱼 鲦鱼
Hemiculter leucisculus
功效来源：《中华本草》

鲢鱼 鲢鱼
Hypophthal miclitliys molitrix
功效来源：《中华本草》

青鱼 青鱼
Mylopharyngodon piceus
功效来源：《中华本草》

泥鳅 泥鳅
Migurnus anguillicaudatus
功效来源：《中华本草》

鲶形目 Siluriformes
小胡子鲶
Clarias abbreiatus
功效来源：《广西中药资源名录》

胡子鲶 塘虱鱼
Clarias fuscus
功效来源：《中华本草》

鲇形目 Siluriformes
鲇 鲇鱼尾
Parasilurus asotus
功效来源：《中华本草》

鲈形目 Perciformes
月鳢 张公鱼
Channa asiatica
功效来源：《中华本草》

斑鳢
Channa maculata
功效来源：《广西中药资源名录》

鳜鱼 鳜鱼
Siniperca chuatsi
功效来源：《中华本草》

歧尾斗鱼 菩萨鱼

Macropodus opercularis
功效来源：《中药大辞典》

合鳃目 Synbranchiformes
黄鳝 黄鳝
Monopterus albus
功效来源：《中华本草》

两栖纲 Amphibia
无尾目 Anura
黑眶蟾蜍 蟾蜍
Bufo melanostictus
功效来源：《中华本草》

沼蛙
Rana guentheri
功效来源：《广西中药资源名录》

泽蛙 虾蟆
Rana limnocharis
功效来源：《中华本草》

虎纹蛙
Rana tigrina rugulosa
功效来源：《广西中药资源名录》

斑腿树蛙 射尿（蚓）
Rhacophorus leucomystax
功效来源：《中华本草》

花姬蛙 花姬蛙
Microhyla pulchra
功效来源：《中国药用动物志》

爬虫纲 Reptilia
龟鳖目 Testudines
大头乌龟
Chinemys megalocephala
功效来源：《广西中药资源名录》

乌龟 龟甲
Chinemys reevesii
功效来源：《中国药典》（2020年版）

爬行纲 Reptilia
眼斑水龟
Clemmys bealei
功效来源：《广西中药资源名录》

黄喉水龟 龟胶
Clemmys mutiea

功效来源：《全国中草药汇编》

三线闭壳龟 夹蛇龟
Cuora trifasciata
功效来源：《中华本草》

花龟
Ocadia sinensis
功效来源：《广西中药资源名录》

爬虫纲 Reptilia
平胸龟 阴（句黾）
Platysternon megacephalum
功效来源：《中华本草》

爬行纲 Reptilia
鼋 鼋甲
Pelochelys bibroni
功效来源：《中华本草》

爬虫纲 Reptilia
中华鳖 鳖肉
Trionyx sinensis
功效来源：《中华本草》

山瑞鳖 鳖肉
Trionyx steindachneri
功效来源：《中华本草》

有鳞目 Squamata
中国壁虎
Gekko chinensis
功效来源：《广西中药资源名录》

蛤蚧 蛤蚧
Gekko gecko
功效来源：《中国药典》（2020年版）

蹼趾壁虎 壁虎
Gekko subpalmatus
功效来源：《中华本草》

爬行纲 Reptilia
石龙子 石龙子
Eumeces chinensis
功效来源：《中华本草》

爬虫纲 Reptilia
细蛇晰
Ophisaurus gracilis
功效来源：《广西中药资源名录》

脆蛇蜥 脆蛇
Ophisaurus harti
功效来源：《中华本草》

百花锦蛇 百花锦蛇
Elaphe moellendorffi
功效来源：《中国药用动物志》

三索锦蛇
Elaphe radiata
功效来源：《广西中药资源名录》

黑眉锦蛇 蛇蜕
Elaphe taeniura
功效来源：《中华本草》

中国水蛇
Enhydris chinensis
功效来源：《广西中药资源名录》

铅色水蛇
Enhydris plumbea
功效来源：《广西中药资源名录》

锈链游蛇
Natrix craspedogaster
功效来源：《广西中药资源名录》

乌游蛇
Natrix percarinata
功效来源：《广西中药资源名录》

渔游蛇
Natrix piscator
功效来源：《广西中药资源名录》

草游蛇
Natrix stolata
功效来源：《广西中药资源名录》

灰鼠蛇 黄梢蛇
Ptyas korros
功效来源：《中华本草》

滑鼠蛇 鼠标蛇
Ptyas mucosus
功效来源：《中华本草》

乌风蛇 蛇胆
Zaocys dhumnades
功效来源：《全国中草药汇编》

银环蛇 白花蛇
Bungarus multicinctus
功效来源：《中药大辞典》

眼镜蛇 眼镜蛇
Naja naja
功效来源：《中华本草》

眼镜王蛇
Ophiophagus hannah
功效来源：《广西中药资源名录》

白唇竹叶青
Trimeresurus albolabris
功效来源：《广西中药资源名录》

竹叶青
Trimeresurus stejnegeri
功效来源：《广西中药资源名录》

鸟纲 Aves
鹈形目 Pelecaniformes
鸬鹚 鸬鹚肉
Phalacrocorax carbo
功效来源：《中华本草》

池鹭
Ardeola bacchus
功效来源：《中华本草》

雁形目 Anseriformes
绿头鸭 凫肉
Anas platyrhynchos
功效来源：《中华本草》

家鸭 鸭胆
Anas platyrhynchos domestic
功效来源：《中华本草》

家鹅 鹅胆
Anas cygnoides domestica
功效来源：《中华本草》

鸡形目 Galliformes
灰胸竹鸡指名亚种 竹鸡
Bambusicola thoracica
功效来源：《中华本草》

白腹锦鸡 白腹锦鸡
Chrysolophus amherstiae
功效来源：《中国药用动物志》

红腹锦鸡 锦鸡
Chrysolophus pictus
功效来源：《全国中草药汇编》

鹌鹑 鹌鹑
Coturnix coturnix
功效来源：《中华本草》

鹧鸪 鹧鸪
Francolinus pintadeanus
功效来源：《中华本草》

家鸡 鸡脑
Gallus gallus domesticus
功效来源：《中华本草》

白鹇指名亚种 白鹇
Lophura nycthemera nycthemera
功效来源：《中华本草》

黑颈长尾雉
Syrmaticus humiae
功效来源：《广西中药资源名录》

鸽形目 Columbiformes
家鸽 鸽
Columba livia var. domestic
功效来源：《中华本草》

鹃形目 Cuculiformes
四声杜鹃指名亚种 杜鹃
Cuculus micropterus
功效来源：《全国中草药汇编》

小杜鹃指名亚种 杜鹃
Cuculus poliocephalus
功效来源：《本草纲目拾遗》

鸮形目 Strigiformes
鵰鸮中国南部亚种 猫头鹰
Bubo bubo kiautschensis
功效来源：《全国中草药汇编》

夜鹰目 Caprimulgiformes
夜鹰普通亚种
Caprimulgus indicus jotaka
功效来源：《广西中药资源名录》

佛法僧目 Coraciiformes
普通翠鸟 鱼狗
Alcedo atthis bengalensis

功效来源：《中华本草》

犀鸟目 Bucerotiformes
戴胜中国南部亚种 屎咕咕
Upupa epops longirostris
功效来源：《中华本草》

雀形目 Passeriformes
小云雀中国南部亚种
Alauda gulyula coelivex
功效来源：《广西中药资源名录》

家燕普通亚种
Hirundo rustia gutturalis
功效来源：《广西中药资源名录》

黑枕黄鹂普通亚种 莺
Oriolus chinensis diffusus
功效来源：《中华本草》

大嘴乌鸦普通亚种 乌鸦
Corvus macrorhynchos colonrum
功效来源：《中华本草》

白颈乌鸦
Corvus torquatus
功效来源：《广西中药资源名录》

喜鹊普通亚种 鹊
Pica pica sericea
功效来源：《中华本草》

紫啸鸫指名亚种 紫啸鸫
Myiophoneus caeruleus caeruleus
功效来源：《中华本草》

雀形目 Passeriformes
麻雀 雀
Passer montanus saturatus
功效来源：《中华本草》

山麻雀指名亚种 白丁香
Passer rutilans rutilans
功效来源：《全国中草药汇编》

雀形目 Passeriformes
黄胸鹀指名亚种
Emberiza aureola aureola
功效来源：《广西中药资源名录》

灰头鹀西北亚种
Emberiza spodocephala sordid
功效来源：《广西中药资源名录》

哺乳纲 Mammalia
翼手目 Chiroptera
黑髯墓蝠
Taphozous melanopogon
功效来源：《广西中药资源名录》

食肉目 Carnivora
狗 狗骨
Anis familiaris
功效来源：《中华本草》

豺 豺皮
Cuon alpinus lepturus
功效来源：《中华本草》

貉 貉肉
Nycterutes procyonoides
功效来源：《中华本草》

猪獾 獾骨
Arctonyx collaris albogularis
功效来源：《中华本草》

水獭 獭肉
Lutra lutra chinensis
功效来源：《中华本草》

鼬獾
Melogale moschata
功效来源：《广西中药资源名录》

黄鼬 鼬鼠肉
Mustela sibrica davidiana
功效来源：《中华本草》

小灵猫 灵猫香
Viverricula indica pallida
功效来源：《中华本草》

豹猫 狸肉
Felis bengalensis chinensis
功效来源：《中华本草》

家猫 猫肝
Felis ocreata domestic
功效来源：《中华本草》

金猫
Felis temmincki
功效来源：《广西中药资源名录》

奇蹄目 Perissodactyla
驴 驴蹄
Equus asinus
功效来源：《中华本草》

马 马骨
Equus caballus
功效来源：《中华本草》

偶蹄目 Artiodactyla
野猪 野猪黄
Sus scrofa chirodontus
功效来源：《中华本草》

家猪 猪脬
Sus scrofa domestica
功效来源：《中华本草》

林麝 麝香
Moschus berezovskii
功效来源：《中国药典》（2020年版）

赤麂
Muntiacus muntjak vaginalis
功效来源：《广西中药资源名录》

小麂 麂肉
Muntiacus reevesi reeyesi
功效来源：《中华本草》

黄牛 牛骨
Bos taurus domestic
功效来源：《中华本草》

水牛 水牛角
Bubalus bubalis
功效来源：《中华本草》

山羊 羊肉
Capra hircus
功效来源：《中华本草》

兔形目 Lagomorpha
家兔 兔头骨
Oryctolagus cuniculus domestic
功效来源：《中华本草》

啮齿目 Rodentia

红白飞鼠云南亚种
Petaurista alborufus ochraspis
功效来源：《广西中药资源名录》

棕足鼯鼠
Petaurista clarkei
功效来源：《广西中药资源名录》

棕鼯鼠福建亚种 鼺鼠
Petaurista petaurista rufipes
功效来源：《中华本草》

云南鼯鼠
Petaurista yunnanensis
功效来源：《广西中药资源名录》

飞鼠 五灵脂
Pteromys volans
功效来源：《全国中草药汇编》

复齿鼯鼠 五灵脂
Trogopterus xanthipes

功效来源：《中华本草》

赤腹松鼠 赤腹松鼠
Callosciurus erythraeus
功效来源：《中国药用动物志》

扫尾豪猪
Atherurus macrourus
功效来源：《广西中药资源名录》

中华竹鼠指名亚种 竹（鼠留）肉
Rhizomys sinensis sinensis
功效来源：《中华本草》

大家鼠 鼠
Rattus norvegicus
功效来源：《中华本草》

沼泽田鼠
Cicrotus fortis
功效来源：《广西中药资源名录》

参考文献

［1］方鼎，沙文兰，陈秀香，等.广西药用植物名录［M］.南宁：广西人民出版社，1986.

［2］广西中药资源普查办公室编.广西中药资源名录［M］.南宁：广西民族出版社，1993.

［3］国家药典委员会.中华人民共和国药典［M］.北京：中国医药科技出版社，2015.

［4］国家中医药管理局《中华本草》编委会.中华本草［M］.上海：上海科学技术出版社，1999.

［5］《全国中草药汇编》编写组.全国中草药汇编（上，下）［M］.北京：人民卫生出版社，1975.

［6］丁恒山.中国药用孢子植物［M］.上海：上海科学技术出版社，1982.

［7］苗明三，孙玉信，王晓田，等.中药大辞典［M］.太原：山西科学技术出版社，2017.

［8］中国科学院中国植物志编辑委员会.中国植物志（第1~80卷）［M］.北京：科学出版社，1959-2004.

［9］广西壮族自治区中国科学院广西植物研究所.广西植物志（第1~6卷）［M］.南宁：广西科学技术出版社，1991-2016.

［10］国家环境保护局，中国科学院植物研究所.中国珍稀濒危保护植物名录［J］.生物学通报，1987（7）：25-30.

［11］田林县地方志编纂委员会.田林县志［M］.南宁：广西人民出版社，1996.

［12］汪松，解焱.中国物种红色名录（第一卷）［M］.北京：高等教育出版社，2004.

［13］中国科学院植物研究所主编.中国珍稀濒危植物［M］.上海：上海教育出版社，1989.

［14］覃海宁，刘演.广西植物名录［M］.北京：科学出版社，2010.

［15］广西壮族自治区人民政府.广西壮族自治区第一批重点保护野生植物名录［R/OL］.（2010-03-30）［2010-03-30］.http://www. gxzf. gov. cn/zwgk/zfwj/zzqrmzfwj/20100517-297806. shtml.

［16］国家林业局，农业部.国家重点保护野生植物名录（第一批）［R/OL］.（1999-09-09）［1999-09-09］.http://www. gov. cn/gongbao/content/2000/content_60072. htm.

［17］广西壮族自治区卫生厅.广西中药志（1-2）［M］.南宁：广西人民出版社，1959-1963.

［18］广西壮族自治区卫生局.广西本草选编（上，下）［M］.南宁：广西人民出版社，1974.

［19］广西中药资源普查办公室.广西中药资源名录［M］.南宁：广西民族出版社，1993.